伤寒论类方
临证思辨录

主　审　唐祖宣

主　编　李吉彦　沈　会

人民卫生出版社
·北京·

图书在版编目（CIP）数据

伤寒论类方临证思辨录 / 李吉彦，沈会主编 . —北京：人民卫生出版社，2022.6

ISBN 978-7-117-32639-1

Ⅰ. ①伤… Ⅱ. ①李… ②沈… Ⅲ. ①《伤寒论》–研究 Ⅳ. ①R222.29

中国版本图书馆 CIP 数据核字（2021）第 271038 号

| 人卫智网 | www.ipmph.com | 医学教育、学术、考试、健康，购书智慧智能综合服务平台 |
| 人卫官网 | www.pmph.com | 人卫官方资讯发布平台 |

伤寒论类方临证思辨录

Shanghanlun Leifang Linzheng Sibianlu

主　　编：李吉彦　沈　会
出版发行：人民卫生出版社（中继线 010-59780011）
地　　址：北京市朝阳区潘家园南里 19 号
邮　　编：100021
E - mail：pmph @ pmph.com
购书热线：010-59787592　010-59787584　010-65264830
印　　刷：三河市尚艺印装有限公司
经　　销：新华书店
开　　本：710×1000　1/16　印张：31　插页：2
字　　数：540 千字
版　　次：2022 年 6 月第 1 版
印　　次：2022 年 6 月第 1 次印刷
标准书号：ISBN 978-7-117-32639-1
定　　价：85.00 元

打击盗版举报电话：010-59787491　E-mail：WQ @ pmph.com
质量问题联系电话：010-59787234　E-mail：zhiliang @ pmph.com

编委会

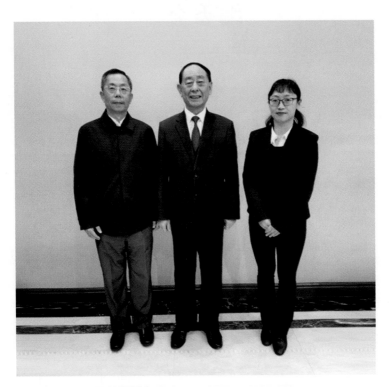

《伤寒论类方临证思辨录》主编与国医大师唐祖宣合影：

（从左始）李吉彦、唐祖宣、沈会

　　《伤寒论》是我国第一部临床学专著，乃众方之祖。其方配伍严谨，用法精当，疗效确切。不仅适用于外感热病，也适用于内伤杂病，同时对中医临床各科诊治都具有一定的启发指导意义。若能正确掌握伤寒论方的临床运用，则如仲景在自序中所言"若能寻余所集，思过半矣"。历代医家对于《伤寒论》的研究，各有所得，将仲景学说发扬光大，造福苍生。

　　清代徐大椿博览群书，勤于临证。"乃探求三十年，而后悟其所以然之故，于是不类经而类方，盖方之治病有定，而病之变迁无定，知其一定之治，随其病之千变万化，而应用不爽。此从流溯源之法，病无遁形矣"，将《伤寒论》113方分为桂枝汤类（19方）、麻黄汤类（6方）、葛根汤类（3方）、柴胡汤类（6方）、栀子汤类（7方）、承气汤类（12方）、泻心汤类（11方）、白虎汤类（3方）、五苓散类（4方）、四逆汤类（11方）、理中汤类（9方）、杂法方类（22方）12类。"细分之，不外十二类，每类先定主方，即以同类诸方附焉。其方之精思妙用，又复一一注明，条分而缕析之。随以论中用此方之症，列于方后，而更发明其所以然之故，使读者于病情药性，一目显然。不论从何经来，从何经去，而见症施治，与仲景之意，无不吻合，岂非至便之法乎。"同时，徐氏治学严谨，乃吾辈之楷模。《伤寒论类方》"纂集成帙之后，又复钻穷者七年，而五易其稿，乃无遗憾"。

　　弟子李吉彦研习中医三十余年，广求医道，集思广益；勤于临床，学以致用；教学相长，传仲景术。将对《伤寒论》及《伤寒论类方》体悟及自己临床经验相结合，会同沈会博士著成《伤寒论类方临证思辨录》一书，可喜可贺。李吉彦尊崇师训，重温经典，勤于临床。本书遵徐氏之意分为十二章，桂枝汤类方临证思辨、麻黄汤类方临证思辨、葛根汤类方临证思辨、柴胡汤类方临证思辨、栀子汤类方临证思辨、承气汤类方临证思辨、泻心汤类方临证思辨、白虎汤类方临证思辨、五苓散类方临证思辨、四逆汤类方临证思辨、理中汤类方临证思辨、杂法方类方临证思辨。本书在参阅历代名家及现代医家有关《伤寒论》研究及临床经验等的基础上，结合作者本人的临床经验，以"不类经而类方"的形式编撰而成，同时能做到不墨守成规，将仲景以后医家所创之方根据其临床效用，编入伤寒论类方后世拓展方，使读者能够随证取方，便于临床应用。

获悉此书即将出版，谨表祝贺，欣然为序。

唐祖宣

2020 年 7 月 6 日

　　《伤寒论类方》为清代著名医学家徐大椿所著。徐氏名大椿，又名大业，字灵胎，晚号洄溪，生于康熙三十二年（1693年），卒于乾隆三十六年（1771年），江苏吴江（今江苏省苏州市）人。《清史稿》称其"生有异禀，长身广颡，聪强过人。为诸生，勿屑，去而穷经。探研《易》理，好读黄老与《阴符》家言。凡星经、地志、九宫、音律、技击、句卒、嬴越之法，靡不通究，尤邃于医"。徐氏以方立论，认为《伤寒论》"非仲景依经立方之书，乃救误之书……因误治之后，变症错杂，必无循经现症之理。当时著书，亦不过随症立方，本无一定之次序也"，故不分经类证；因"方之治病有定，而病之变迁无定，知其一定之治，随其病之千变万化，而应用不爽"，故以类方方法研究《伤寒论》，阐发经旨，追寻仲景著书本义。根据方剂的组方原则、用药规律和加减法度，并参酌病机及其临床体会，将《伤寒论》113方（《伤寒论》载方115首，其中缺禹余粮丸及土瓜根方，故实存113方）分为12类，分别类归于桂枝汤等11个主方项下，余者列为杂法方类，故书名曰《伤寒论类方》。

　　本书传承徐氏《伤寒论类方》"以方类证"学术思想，分为12章：桂枝汤类方临证思辨、麻黄汤类方临证思辨、葛根汤类方临证思辨、柴胡汤类方临证思辨、栀子汤类方临证思辨、承气汤类方临证思辨、泻心汤类方临证思辨、白虎汤类方临证思辨、五苓散类方临证思辨、四逆汤类方临证思辨、理中汤类方临证思辨、杂法方类方临证思辨。每章分别设有伤寒论类方、金匮要略类方、伤寒论类方后世拓展方、伤寒论类方鉴别、伤寒论类方临床应用。在伤寒论类方、金匮要略类方及伤寒论类方后世拓展方下面对各个单方进行解析，列举了历代名家对该方的经典论述及临床应用经验，彰显古今著名医家对类方的精思妙用，以启迪当代。并列举方歌，方便后学记忆背诵。伤寒论类方鉴别以表格的形式比较伤寒论同类方方名、组成、主症、脉象、辨证要点、治法、方源等，揭示类方运用变化规律。道以术为载体，中医最终还是要落实到临床。根据临床实践经验，我们将徐氏《伤寒论类方》中"四逆汤类方"之"四逆散"重新归到"柴胡汤类方"。同时，在伤寒论类方临床应用中列举了编者临床应用伤寒论类方经典案例。

我们将伤寒论类方理论、临床经验较为全面地介绍于本书，希望能对读者有所裨益，但因水平有限，难免有不妥之处，敬望读者及同道指正。本书的问世，得益于辽宁省名老中医药专家李吉彦传承工作室、大连市中医医院专家工作站全体工作人员的辛勤劳动，对此深表感谢！

李吉彦　沈会

2021 年 6 月

目 录

第一章 桂枝汤类方临证思辨

第一节 《伤寒论》桂枝汤类方

一、桂枝汤

【桂枝汤】

桂枝三两，去皮 芍药三两 甘草二两，炙 生姜三两，切 大枣十二枚，擘

上五味，㕮咀三味，以水七升，微火煮取三升，去滓，适寒温，服一升。服已须臾，啜热稀粥一升余，以助药力，温覆令一时许，遍身漐漐，微似有汗者益佳，不可令如水流漓，病必不除。若一服汗出病差，停后服，不必尽剂。若不汗，更服依前法；又不汗，后服小促其间，半日许令三服尽。若病重者，一日一夜服，周时观之，服一剂尽，病症犹在者，更作服。若汗不出，乃服至二三剂。禁生冷、粘滑、肉面、五辛、酒酪、臭恶等多物。

【方解】本方中桂枝能通阳气而畅血行，解肌祛风，治卫强；芍药能益阴气而通血痹，敛阴和营，治营弱。两者相辅相成，以滋阴和阳，调和营卫。生姜佐桂枝通阳；大枣佐芍药和阴。甘草调和诸药，并啜粥以助药力，故本方有调和荣卫，解肌发汗的作用，为太阳中风的主方。柯琴谓之为："仲景群方之魁，乃滋阴和阳，调和营卫，解肌发汗之总方也。"《神农本草经》谓牡桂"主上气咳逆，结气，喉痹，吐吸，利关节，补中益气"，芍药"主邪气腹痛，除血痹，破坚积，寒热，疝瘕，止痛，利小便，益气"。

【方歌】

项强头痛汗憎风，桂芍生姜三两同，

枣十二枚甘二两，解肌还借粥之功。

········· →《伤寒论》相关条文 ←·········

太阳中风，阳浮而阴弱。阳浮者，热自发；阴弱者，汗自出。啬啬恶寒，淅淅恶风，翕翕发热，鼻鸣干呕者，桂枝汤主之。（12）（《伤寒论》）

太阳病，头痛、发热、汗出、恶风，桂枝汤主之。（13）（《伤寒论》）

太阳病，下之后，其气上冲者，可与桂枝汤，方用前法；若不上冲者，不得与之。（15）（《伤寒论》）

太阳病，初服桂枝汤，反烦不解者，先刺风池、风府，却与桂枝汤则愈。（24）（《伤寒论》）

太阳病，外证未解，脉浮弱者，当以汗解，宜桂枝汤。（42）（《伤寒论》）

太阳病，外证未解，不可下也，下之为逆；欲解外者，宜桂枝汤。（44）（《伤寒论》）

太阳病，先发汗不解，而复下之，脉浮者不愈。浮为在外，而反下之，故令不愈。今脉浮，故在外，当须解外则愈，宜桂枝汤。（45）（《伤寒论》）

病常自汗出者，此为荣气和。荣气和者，外不谐，以卫气不共荣气谐和故尔。以荣行脉中，卫行脉外。复发其汗，荣卫和则愈。宜桂枝汤。（53）（《伤寒论》）

病人藏无他病，时发热，自汗出，而不愈者，此卫气不和也。先其时发汗则愈，宜桂枝汤。（54）（《伤寒论》）

伤寒不大便六七日，头痛有热者，与承气汤；其小便清者，知不在里，仍在表也，当须发汗。若头痛者，必衄。宜桂枝汤。（56）（《伤寒论》）

伤寒发汗已解，半日许复烦，脉浮数者，可更发汗，宜桂枝汤。（57）（《伤寒论》）

太阳病，发热汗出者，此为荣弱卫强，故使汗出。欲救邪风者，宜桂枝汤。（95）（《伤寒论》）

阳明病，脉迟，汗出多，微恶寒者，表未解也，可发汗，宜桂枝汤。（234）（《伤寒论》）

太阴病，脉浮者，可发汗，宜桂枝汤。（276）（《伤寒论》）

吐利止而身痛不休者，当消息和解其外，宜桂枝汤小和之。（387）（《伤寒论》）

········· →《金匮要略》相关条文 ←·········

下利，腹胀满，身体疼痛者，先温其里，乃攻其表。温里宜四逆汤，攻

表宜桂枝汤。(36)(《金匮要略·呕吐哕下利病脉证治》)

师曰：妇人得平脉，阴脉小弱，其人渴，不能食，无寒热，名妊娠，桂枝汤主之。于法六十日当有此证，设有医治逆者，却一月，加吐下者，则绝之。(1)(《金匮要略·妇人妊娠病脉证并治》)

➔ 医家经典论述 ←

成无己："盖桂枝汤本专主太阳中风，其于腠理致密，荣卫邪实，津液禁固，寒邪所胜者，则桂枝为不能发散必也，皮肤疏凑，又自汗，风邪干于卫气者，乃可投之也。仲景以解肌为轻，以发汗为重，是以发汗吐下后，身疼不休者，必与桂枝汤。而不与麻黄汤者，以麻黄汤专于发汗，其发汗吐下后，津液内耗，虽有表邪，而止可解肌，故须桂枝汤小和之也。桂味辛热，用以为君。必谓桂犹圭也，宣导诸药，为之先聘，是犹辛甘发散为阳之意。盖发散风邪，必以辛为主，故桂枝所以为君也。芍药味苦酸微寒，甘草味甘平。二物用以为臣佐者，《内经》所谓：风淫所胜，平以辛，佐以苦，以甘缓之，以酸收之。是以芍药为臣，而甘草为佐也。生姜味辛温，大枣味甘温。二物为使者，《内经》所谓：风淫于内，以甘缓之，以辛散之。是以姜、枣为使者也。姜、枣味辛甘，固能发散，而此又不特专于发散之用，以脾主为胃行其津液，姜、枣之用，专行脾之津液，而和荣卫者也。麻黄汤所以不用姜、枣者，谓专于发汗，则不待行化，而津液得通矣。用诸方者，请熟究之。"(《伤寒明理方论》)

尤在泾："按风之为气，能动阳气而泄津液，所以发热汗自出。与伤寒之发热无汗不同，此方用桂枝发散邪气，即以芍药摄养津气，炙甘草合桂枝之辛，足以攘外，合芍药之酸，足以安内。生姜、大枣，甘辛相合，补益营卫，亦助正气去邪气之用也。"(《伤寒贯珠集》)

柯琴："四证中，头痛是太阳本证，头痛、发热、恶风，与麻黄证同，本方重在汗出恶风，而汗出犹为亲切，汗不出者，便非桂枝证……桂枝为调和营卫而设，只重在汗出也，营者，阴也；卫者，阳者。阴弱不能藏，阳强不能密，故汗出。"(《伤寒来苏集》)

徐大椿："桂枝本不能发汗，故须助以热粥。《内经》云：谷入于胃，以传于肺。肺主皮毛，汗所从出，啜粥充胃气以达于肺也……风在外，故阳脉浮，卫气有邪，则不能护营，故阴脉弱。风为阳邪，故发热，桂枝之辛以散之，芍药之酸以收之，甘草之甘以缓之。"(《伤寒论类方》)

刘渡舟："服药后要大口喝热稀粥一碗，一则可借谷气充汗源，一则可借热

力鼓舞卫阳驱邪从汗解，此即所谓'助药力'之法。"（《刘渡舟伤寒论讲稿》）

···················· → 医家临床应用 ← ····················

陈慎吾："常以此汤治自汗盗汗，虚虐，虚痢，随手而愈。"（《陈慎吾伤寒论讲义》）

刘渡舟："桂枝汤在外就能够调和营卫，在内能调和气血、调和脾胃，归根到底是能调和阴阳。无论是什么病，作为治疗也不外乎'阴平阳秘，精神乃治'，桂枝汤就有滋阴和阳，调和阴阳的作用，可以体现张仲景治疗诸病的指导思想。"（《刘渡舟伤寒论讲稿》）

胡希恕："只要是头痛，发热，汗出，恶风，就用桂枝汤，是没有错的。"（《胡希恕伤寒论讲座》）

郑卫平："桂枝汤为辛温解表轻剂，以调和营卫为主，此外还有调和气血、调和脾胃、调和阴阳的功效，凡营卫不和之病证皆可选用，并非仅限于外感的太阳中风证。"（《唐祖宣伤寒论解读》）

李宇航："桂枝汤外能解散风邪，调营卫，内能理气血、协阴阳、和脾胃。临床应用极为广泛，如外感病，虚人或妊娠期发热，病后复感寒邪等；阳虚胃痛、虚损腹痛、虚寒胁痛、内伤身痛；顽固自汗证、荨麻疹、皮肤瘙痒、过敏性鼻炎、面神经麻痹、血管神经性头痛；血运迟滞之月经失调、更年期综合征等，凡辨证属卫强营弱或脾胃不和者，均可以本方加减化裁治疗。"（《伤寒论研读》）

二、桂枝加附子汤

【桂枝加附子汤】

桂枝三两，去皮　芍药三两　甘草三两，炙　生姜三两，切　大枣十二枚，擘　附子一枚，炮，去皮，破八片

上六味，以水七升，煮取三升，去滓，温服一升。本云桂枝汤，今加附子。将息如前法。

【方解】本方于桂枝汤加附子而成，桂枝汤能调和营卫，解肌祛风；加附子以固阳，阳固则汗止，汗止则液不外脱。治发汗过多所致的汗漏不止，恶风，小便难，四肢微急，难以屈伸者。《神农本草经》谓附子"主风寒，咳逆，邪气，温中，金疮，破癥坚，积聚，血瘕，寒湿踒躄，拘挛，膝痛，不能行步"。

【方歌】

汗因过发漏浸浸，肢急常愁伸屈难，

尚有尿难风又恶，桂枝加附一枚安。

·········→ 《伤寒论》相关条文 ←·········

太阳病，发汗，遂漏不止，其人恶风，小便难，四肢微急，难以屈伸者，桂枝加附子汤主之。（20）（《伤寒论》）

→ 医家经典论述 ←

成无己："太阳病，因发汗，遂汗漏不止而恶风者，为阳气不足；因发汗，阳气益虚而皮腠不固也。《内经》曰：膀胱者，州都之官，津液藏焉，气化则出。小便难者，汗出亡津液，阳气虚弱，不能施化。四肢者，诸阳之本也。四肢微急，难以屈伸者，亡阳而脱液也。《针经》曰：液脱者，骨属屈伸不利，与桂枝加附子汤，以温经复阳。"（《注解伤寒论》）

尤在泾："发汗伤阳，外风复袭，汗遂不止，《活人》所谓漏风是也。夫阳者，所以实腠理，行津液，运肢体者也。今阳已虚，不能护其外，复不能行于里，则汗出，小便难，而邪风之气，方外淫而旁溢，则恶风、四肢微急，难以屈伸，是宜桂枝汤解散风邪，兼和营卫，加附子补助阳气，并御虚风也。"（《伤寒贯珠集》）

柯琴："用桂枝汤以补心之阳，阳密则漏汗自止矣，坎中阳虚，不能行水，必加附子以回肾之阳，阳归则小便自利矣。内外调和，则恶风自罢，而手足便利可知也。"（《伤寒来苏集》）

徐大椿："中风本恶风，汗后当愈，今仍恶风，则表邪未尽也。津液少，四肢为诸阳之本，急难屈伸，乃津脱阳虚之象，但不至亡阳耳。若更甚而厥冷恶寒，则有阳脱之虑，当用四逆汤矣。桂枝同附子服，则能止汗回阳。"（《伤寒论类方》）

·········→ 医家临床应用 ←·········

孙思邈："本方加大附子用量至二枚，治产后风虚，汗出不止，小便难，四肢微急，难以屈伸者。"（《备急千金要方》）

陈亦人："卫阳虚漏汗证；妇人阳虚崩漏带下加阿胶、艾叶；原发性坐骨神经痛；心阳虚之视力下降，瞳孔有蓝雾而影响视力；因长期持续在冷气设备的房间中工作而致的'冷房病'加茯苓、白术。"（《伤寒论译释》）

胡希恕："桂枝加附子汤的应用标准就是桂枝汤证而陷入少阴病。"(《胡希恕伤寒论讲座》)

郑卫平："临床中多见：四肢发凉，入冬彻夜不易回温，遇冷加重，得温稍减，兼有疼痛，入夜加重，色多苍白，脉多沉细无力，每治现代医学诊断的肢端动脉供血不足之跛行痉挛之症用之多效。对于风寒外侵，或汗出当风，寒湿之邪侵于经络流注关节所致的肿胀疼痛，难于屈伸之症用之每能取效。"(《唐祖宣伤寒论解读》)

李宇航："本方可辨证用于阳虚不能固摄所致的漏汗，阳虚自汗，阳虚外感，阳虚腹痛，风湿性关节炎、类风湿关节炎等符合其病机者。"(《伤寒论研读》)

三、桂枝加桂汤

【桂枝加桂汤】

桂枝五两，去皮　芍药三两　生姜三两，切　甘草二两，炙　大枣十二枚，擘

上五味，以水七升，煮取三升，去滓，温服一升。本云桂枝汤，今加桂满五两。所以加桂者，以能泄奔豚气也。

【方解】本方即桂枝汤重用桂枝，增加桂枝用量，意在温通心阳，以制肾水；芍药苦泄下降，通利小便；生姜温通阳气，散水气；大枣、甘草培土制水，甘缓冲气。故能温通心阳，平冲降逆而治奔豚，又兼有调荣卫的作用。

【方歌】

气从脐逆号奔豚，汗为烧针启病源，
只取桂枝汤本味，再加二两桂枝论。

-------- ➔ 《伤寒论》相关条文 ← --------

烧针令其汗，针处被寒，核起而赤者，必发奔豚。气从少腹上冲心者，灸其核上各一壮，与桂枝加桂汤，更加桂二两也。(117)(《伤寒论》)

-------- ➔ 《金匮要略》相关条文 ← --------

发汗后，烧针令其汗，针处被寒，核起而赤者，必发奔豚，气从少腹上至心，灸其核上各一壮，与桂枝加桂汤主之。(3)(《金匮要略·奔豚气病脉证治》)

医家经典论述

成无己："烧针发汗，则损阴血，而惊动心气，针处被寒，气聚而成核。心气因惊而虚，肾气乘寒气而动，发为奔豚。《金匮要略》曰：病有奔豚，从惊发得之。肾气欲上乘心，故其气从少腹上冲心也。先灸核上，以散其寒，与桂枝加桂汤，以泄奔豚之气。"（《注解伤寒论》）

尤在泾："烧针发其汗，针处被寒者，故寒虽从汗而出，新寒复从针孔而入也。核起而赤者，针处红肿如核，寒气所郁也。于是心气因汗而内虚，肾气乘寒而上逆，则发为奔豚，气从少腹上冲心也。灸其核上，以杜再入之邪，与桂枝加桂，以泄上逆之气。"（《伤寒贯珠集》）

柯琴："寒气不能外散，发为赤核，是奔豚之兆也。从小腹冲心，是奔豚之气象也，此阳气不舒，阴气反胜，必灸其核以散寒邪。服桂枝以补心气，更加桂者，不特益火之阳，且以制木邪而逐水气耳。前条发汗后，脐下悸，是水邪欲乘虚而犯心，故君茯苓以正治之，则奔豚自不发，此条为表寒未解而小腹气冲，是木邪挟水气以凌心，故于桂枝汤倍，加桂以平肝气，而奔豚自除。前在里而未发，此在表而已发，故治有不同。"（《伤寒来苏集》）

徐大椿："重加桂枝，不特御寒，且制肾气。又药味重，则能达下。凡奔豚症，此方可增减用之。"（《伤寒论类方》）

刘渡舟："桂枝能够治上气、结气，它还能够益气，有这么三个气的作用，所以下焦的阴气上逆、上冲，阴来犯阳，用桂枝的意义就很大了。一个它能够补心阳，桂枝甘草汤能补心阳，这回加大了剂量，三两用成五两了，大于芍药的几乎一倍了，所以它下气的作用、补心的作用就突出了，这些药还是调和脾胃、调和阴阳，重点突出了桂枝下气的作用、通阳的作用、补心的作用，所以它能治疗这个病。"（《刘渡舟伤寒论讲稿》）

陈慎吾："与桂枝汤调和气血，治其上冲。因奔豚属上冲之剧者，加桂以治内外夹攻之法也。"（《陈慎吾伤寒论讲义》）

郑卫平："误用烧针发汗，汗出邪气未去，反伤心阳。心阳不足，无以下温肾水，以致下焦阴寒之气上逆，发为奔豚之证，气从少腹上冲胸咽，烦闷欲死，片刻冲逆平息而复常，伴见心悸心慌、胸闷气短、神疲肢冷、舌白脉弱等诸阳气不足的征象。"（《唐祖宣伤寒论解读》）

医家临床应用

陈慎吾："（各家医案）治头痛时发，若一二日或四五日，甚则昏迷，吐

逆，绝饮食者，天阴欲雨时必头痛者。"(《陈慎吾伤寒论讲义》)

胡希恕："这个病叫奔豚，它是一个神经症状，病人感觉气上冲，应该还有桂枝汤证存在。"(《胡希恕伤寒论讲座》)

李宇航："除心阳不足，肾水上逆之奔豚证外，还可化裁治疗阳气不足，水邪上逆之胃痛，偏头痛，癫痫，顽固性呃逆等。"(《伤寒论研读》)

四、桂枝去芍药汤

【桂枝去芍药汤】

桂枝三两，去皮 甘草二两，炙 生姜三两，切 大枣十二枚，擘

上四味，以水七升，煮取三升，去滓，温服一升。本云，桂枝汤今去芍药。将息如前法。

【方解】本方为桂枝汤去芍药而成，芍药属阴，碍于通阳故去之。桂枝、生姜解表宣通心阳；大枣、甘草扶正以温阳益营。本方可解表不留邪，温通而无碍阳。

【方歌】

桂枝去芍义何居，胸满阴弥要急除，

若见恶寒阳不振，更加附子枚一俱。

→ 《伤寒论》相关条文 ←

太阳病，下之后，脉促胸满者，桂枝去芍药汤主之。(21)(《伤寒论》)

→ 医家经典论述 ←

成无己："与桂枝汤以散客邪，通行阳气。芍药益阴，阳虚者非所宜，故去之。"(《注解伤寒论》)

尤在泾："去芍药者，恐酸寒气味，足以留胸中之邪，且夺桂枝之性也。"(《伤寒贯珠集》)

柯琴："桂枝汤阳中有阴，去芍药之酸寒，则阴气流行耶，邪自不结，即扶阳之剂矣。"(《伤寒来苏集》)

陈修园："阳亡于外，宜引其阳以内入，芍药在所必用；阳衰于内，宜振其阳以自立，芍药则大非所宜也。"(《伤寒论浅注》)

→ **医家临床应用** ←

胡希恕:"用桂枝去芍药汤的体会,就是桂枝汤证但气冲比较厉害,而胸满,脉促。"(《胡希恕伤寒论讲座》)

李宇航:"本方由桂枝汤去芍药而成,去芍药乃避阴救阳之法。对胸闷、心悸、胸痛、咳逆等证属阴寒邪盛,胸阳不振者疗效满意。"(《伤寒论研读》)

五、桂枝去芍药加附子汤

【桂枝去芍药加附子汤】

桂枝三两, 去皮 甘草二两, 炙 生姜三两, 切 大枣十二枚, 擘 附子一枚, 炮, 去皮, 破八片

上五味,以水七升,煮取三升,去滓,温服一升。本云,桂枝汤今去芍药,加附子。将息如前法。

【方解】本方为桂枝去芍药汤再加附子而成,若见微恶寒而不发热,为阳虚征兆,加附子温经复阳。

【方歌】

桂枝去芍义何居,胸满阴弥要急除,

若见恶寒阳不振,更加附子一枚俱。

→ **《伤寒论》相关条文** ←

若微寒者,桂枝去芍药加附子汤主之。(22)(《伤寒论》)

→ **医家经典论述** ←

成无己:"与桂枝汤以散客邪,通行阳气。芍药益阴,阳虚者非所宜,故去之。阳气已虚,若更加之微寒,则必当温剂以散之,故加附子。"(《注解伤寒论》)

尤在泾:"若微恶寒者,其人阳不足,必加附子,以助阳气而逐阳邪。"(《伤寒贯珠集》)

柯琴:"若微见恶寒,则阴气凝聚,恐姜、桂之力薄不能散邪,必加附子之辛热。"(《伤寒来苏集》)

徐大椿:"中虚而表邪仍在,太阳之邪未尽,故用桂枝,下后伤阴,不宜更用凉药,微恶寒,则阳亦虚矣,故加附子。"(《伤寒论类方》)

陈修园："若脉不见促而见微者，身复恶寒者，为阳虚已极，桂枝去芍药方中加附子主之，恐桂，姜之力微，必助之附子而后可。"(《伤寒论浅注》)

→ 医家临床应用 ←

刘渡舟："临床中对于胸病，包括《金匮要略》中的胸痹病，如果出现了胸满，或者胸痛彻背，背痛彻心，或者气短，或者咳逆，只要属于胸阳虚而阴寒之气比较盛的，桂枝去芍药加附子汤都是有效的。"(《刘渡舟伤寒论讲稿》)

胡希恕："桂枝汤证气上冲比较剧甚一些，而胸满脉促，要用桂枝去芍药，如果陷于阴寒证，则加附子。"(《胡希恕伤寒论讲座》)

郑卫平："桂枝去芍药汤与桂枝去芍药加附子汤均为桂枝汤类方，主治太阳病误下致胸阳受挫，邪陷胸中的胸满证。临床无论表证存在否，只要辨证为胸阳被遏或胸阳不足，阳虚阴结者即可使用。该方被广泛应用于心、肺、脾阳不足，阴寒邪盛之胸闷、心悸、哮喘、痹证、胃痛、呃逆、呕吐、水肿、臌胀、疝气诸证的治疗。"(《唐祖宣伤寒论解读》)

李宇航："本方阳气受损程度比桂枝去芍药汤更重，故加附子，补阳消阴，可用于阳虚明显的胸痛证及其他阴寒凝结于内之证。"(《伤寒论研读》)

六、桂枝加厚朴杏子汤

【桂枝加厚朴杏子汤】

桂枝三两，去皮 甘草二两，炙 生姜三两，切 芍药三两 大枣十二枚，擘 厚朴二两，炙，去皮 杏仁五十枚，去皮尖

上七味，以水七升，微火煮取三升，去滓，温服一升，覆取微似汗。

【方解】本方为桂枝汤加厚朴、杏仁而成。桂枝汤解肌祛风，调和营卫；厚朴苦温，下气消痰；杏仁苦温，降逆平喘。适用于太阳中风兼肺寒气逆作喘证。

【方歌】

下后喘生及喘家，桂枝汤外更须加，
朴加二两五十杏，此法微茫未有涯。

→ 《伤寒论》相关条文 ←

喘家，作桂枝汤加厚朴杏子，佳。(18)(《伤寒论》)

太阳病，下之微喘者，表未解故也，桂枝加厚朴杏子汤主之。（43）
（《伤寒论》）

·········· ➜ **医家经典论述** ← ··········

成无己："太阳病，为诸阳主气，风甚气拥，则生喘也。与桂枝汤以散风，加厚朴、杏仁以降气……下后大喘，则为里气太虚，邪气传里，正气将脱也；下后微喘，则为里气上逆，邪不能传里，犹在表也。与桂枝汤解外，加厚朴，杏子以下逆气。"（《注解伤寒论》）

柯琴："喘为麻黄证，治喘者功在杏仁。此妄下后，表虽不解，腠理已疎，故不当用麻黄而宜桂枝矣。桂枝汤中有芍药，若但加杏仁，则喘虽微，恐不胜任，复加厚朴以佐之，喘随汗解矣。"（《伤寒来苏集》）

徐大椿："《别录》：厚朴主消痰下气。《本经》：杏仁主咳逆上气。"（《伤寒论类方》）

刘渡舟："用本方主要不在于治喘而是治中风兼以照顾宿疾，是急则治标之法，因此曰'佳'。另一条为新感表邪不解，邪陷致喘，是桂枝汤证的兼证，用本方意在发散表邪兼以宣降肺气，表里兼顾则诸证尽愈，因此不说'佳'，而说'主之'。"（《刘渡舟伤寒论讲稿》）

·········· ➜ **医家临床应用** ← ··········

刘渡舟："临床上凡是风寒外感兼有轻喘，脉浮有汗的，用桂枝加厚朴杏子汤有很好的效果。"（《刘渡舟伤寒论讲稿》）

胡希恕："桂枝汤加上厚朴，杏仁，可以治疗桂枝汤证微喘者，但是无汗而喘不适用，那是麻黄汤证。"（《胡希恕伤寒论讲座》）

郑卫平："适用于原有咳喘而又有新感者，但见其证必具桂枝汤证而兼有喘息。临床不仅用于喘证，只要符合营卫不和、痰湿阻遏、肺胃不和病机者皆可变通运用。"（《唐祖宣伤寒论解读》）

李宇航："用于外感风寒引起的支气管哮喘、慢性支气管炎、肺炎等。"（《伤寒论研读》）

七、小建中汤

【小建中汤】

桂枝三两，去皮 甘草二两，炙 大枣十二枚，擘 芍药六两 生姜三两，切 胶饴一升上六味，以水七升，煮取三升，去滓，内饴，更上微火消解，温服一升，日三服。呕家不可用建中汤，以甜故也。

【方解】本方为桂枝汤倍芍药加饴糖而成，以饴糖为君，甘以补中，为化生荣卫之本。倍用芍药，与甘味药相配能化阴养血；桂枝、生姜味辛，与甘味药配伍，又能辛甘化阳；加甘草、大枣建补中焦，调补气血，和里缓急，以复中气，则气血生化有源，阴阳俱足，诸症悉除，故名"建中"。主治虚劳里急腹中痛、悸、衄、梦失精、虚劳发黄等证。

【方歌】

> 建中即是桂枝汤，倍芍加饴绝妙方，
> 饴取一升六两芍，悸烦腹痛有奇长。

················→ 《伤寒论》相关条文 ←················

伤寒，阳脉涩，阴脉弦，法当腹中急痛，先与小建中汤，不差者，小柴胡汤主之。（100）（《伤寒论》）

伤寒二三日，心中悸而烦者，小建中汤主之。（102）（《伤寒论》）

················→ 《金匮要略》相关条文 ←················

虚劳里急，悸，衄，腹中痛，梦失精，四肢酸疼，手足烦热，咽干口燥，小建中汤主之。（13）（《金匮要略·血痹虚劳病脉证并治》）

妇人腹中痛，小建中汤主之。（18）（《金匮要略·妇人杂病脉证并治》）

男子黄，小便自利，当与虚劳小建中汤。（22）（《金匮要略·黄疸病脉证并治》）

················→ 医家经典论述 ←················

成无己："脉阳涩阴弦而腹中急痛者，当作里有虚寒治之，与小建中汤温中散寒；若不差者，非里寒也，必由邪气自表之里，里气不利所致，与小柴胡汤，去黄芩加芍药，以除传里之邪。伤寒二三日，邪气在表，未当传里之时，心中悸而烦，是非邪气搏所致。心悸者，气虚也；烦者，血虚也。以气血内虚，与小建中汤先建其里。"（《注解伤寒论》）

成无己："脾者土也，应中央，处四脏之中，为中州，治中焦，生育营卫，通行津液，一有不调，则营卫失所育，津液失所行，必以此汤温建中脏，是以建中名焉。胶饴味甘温，甘草味甘平，脾欲缓，急食甘以缓之，建脾者，必以甘为主，故以胶饴为君，甘草为臣。桂辛热，辛，散也，润也，荣卫不足，润而散之；芍药味酸微寒，酸，收也，泄也，津液不逮，收而行之，是以桂、芍为佐。生姜味辛温，大枣味甘温。胃者卫之源，脾者营之本。《黄帝针经》曰：营出中焦，卫出上焦是矣。卫为阳，不足者益之，必以辛；荣为阴，不足者补之，必以甘。辛甘相合，脾胃健而荣卫通，是以姜、枣为使。或谓桂枝汤解表，而芍药数少，建中汤温里，而芍药数多，殊不知两者远近之制。皮肤之邪为近，则制小其服也，桂枝汤芍药佐桂枝同用散邪，非与建中同体尔。心腹之邪为远，则制大其服也。建中汤芍药佐胶饴以建脾，非与桂枝同用尔。《内经》曰：近而奇偶，制小其服；远而奇偶，制大其服，此之谓也。"(《伤寒明理方论》)

方有执："小建中者，桂枝汤倍芍药而加胶饴也。桂枝汤扶阳而固卫，卫固则荣和。倍芍药者，酸以收阴，阴收则阳归附也。加胶饴者，甘以润土，土润则万物生也。建，定法也，定法惟中，不偏不党，王道荡荡，其斯之谓乎。"(《伤寒论条辨》)

尤在泾："伤寒里虚则悸，邪扰则烦，二三日悸而烦者，正虚不足，而邪欲入内也。是不可攻其邪，但与小建中汤，温养中气。中气立则邪自解，即不解，而攻取之法，亦可因而施矣……阳脉涩，阳气少也，阴脉弦，阴有邪也，阳不足而阴往乘之，法当腹中急痛，故以小建中汤温里益虚散阴气。若不瘥，知非虚寒在里，而是风邪内干也，故当以小柴胡汤散邪气、止腹痛。"(《伤寒贯珠集》)

柯琴："未发汗，心已虚，因悸而致烦，宜小建中和之……今阴脉弦，弦为肝脉，以脉来推之，当腹中急痛矣，肝若急，甘以缓之，酸以泄之，辛以散之，此小建中为厥阴驱寒发表平肝逐邪之先着也。"(《伤寒来苏集》)

徐大椿："中宫之阳气虚，则木来乘土，故阳涩而阴弦也，胶饴大甘，以助中宫。治太阴不愈，变而治少阳，所以疏土中之木也，以脉弦故用此法……悸而烦，其为虚烦可知，故用建中汤以补心脾之气，盖栀子汤治有热之虚烦，此治无热之虚烦也。"(《伤寒论类方》)

刘渡舟："小建中汤补虚扶虚，内能扶虚补气补血，外能调和营卫而治伤寒之表。"(《刘渡舟伤寒论讲稿》)

▶ 医家临床应用 ◀

陈慎吾："本方治虚劳失精，四肢酸疼，咽干口燥，烦悸，腹痛，黄证，痢，寒水咳嗽。"(《陈慎吾伤寒论讲义》)

刘渡舟："小建中汤里有饴糖，饴糖是个甜药，就是麦芽糖，这个药吃

下去既能够补血又能够补虚，因为是甜药，又能缓解筋脉的拘挛，所以它能治腹痛。"(《刘渡舟伤寒论讲稿》)

胡希恕："小建中汤治腹痛，无论是虚寒性的胃溃疡，或者其他一般的腹痛。小建中汤由桂枝汤证而来的，也能解表，如果中虚有寒，血气不足的这种"表不解"可以用它，即心中悸而烦，而一般表证，心中不悸。"(《胡希恕伤寒论讲座》)

郑卫平："临床广泛用于治疗内伤、外感各种病证以脾胃虚弱为病理重心者。本方虽以温中健脾为主，但与理中汤有别，并不适于阳虚夹湿之证，于阴阳两虚而阳虚为主者尤宜。若呕吐者不可用，因甜能助呕，中满者不可用，甘能补气填实故也。若阴虚内热较甚者，亦当慎用。"(《唐祖宣伤寒论解读》)

李宇航："广泛用于外感、内伤多种病证且以脾胃虚弱、气血不足为病机者。如慢性胃炎、消化性溃疡、胃下垂、贫血、过敏性紫癜、血小板减少性紫癜、小儿营养不良、消化不良、小儿反复感冒、自汗症等。本方加黄芪即为黄芪建中汤，则益气固表之功更著。"(《伤寒论研读》)

八、桂枝加芍药生姜各一两人参三两新加汤

【桂枝加芍药生姜各一两人参三两新加汤】

桂枝三两，去皮　芍药四两　甘草二两，炙　人参三两　大枣十二枚，擘　生姜四两

上六味，以水一斗二升，煮取三升，去滓，温服一升。本云，桂枝汤，今加芍药、生姜、人参。

【方解】本方即桂枝汤重用芍药、生姜加人参而成。桂枝汤调和荣卫，重用芍药加人参，以补虚益血，加重生姜之辛散，助桂枝以畅血行。荣卫充足，血行通畅，通则不痛。治疗营卫气血不足之身疼痛。

【方歌】

汗后身痛脉反沉，新加方法轶医林，
方中姜芍还增一，三两人参义蕴深。

→ 《伤寒论》相关条文 ←

发汗后，身疼痛，脉沉迟者，桂枝加芍药生姜各一两人参三两新加汤主之。(62)(《伤寒论》)

········· → **医家经典论述** ← ·········

　　成无己："汗后身疼痛，邪气未尽也。脉沉迟，荣血不足也。经曰：其脉沉者，荣气微也，又曰，迟者营气不足，血少故也。与桂枝汤以解未尽之邪，加芍药、生姜、人参以益不足之血。"（《注解伤寒论》）

　　尤在泾："发汗后，邪痹于外，而营虚于内，故身痛不除，而脉转沉迟。《经》曰：其脉沉者，营气微也。又曰：迟者，营气不足，血少故也。故以桂枝加芍药、生姜、人参以益不足之血，而散未尽之邪。东垣云：仲景于病人汗后身热、亡血、脉沉迟者，下利身凉、脉微、血虚者，并加人参。古人血脱者，必益气也。然人参味甘气温，温固养气，甘亦实能生血，汗下之后，血气虚衰者，非此不为功矣。"（《伤寒贯珠集》）

　　徐大椿："表未尽，气虚已甚，邪未尽，宜表，而气虚不能胜散药，故用人参。凡素体虚而过汗者，方可用。"（《伤寒论类方》）

　　吴谦："汗后身疼痛，是营卫虚而不和也，故以桂枝汤调和其营卫。倍生姜者，以脉沉迟，营中寒也；倍芍药者，以营不足血少也；加人参者，补诸虚也。桂枝得人参，大气周流，气血足而百骸理；人参得桂枝，通行内外，补营阴而益卫阳，表虚身疼未有不愈者也。"（《医宗金鉴》）

········· → **医家临床应用** ← ·········

　　刘渡舟："本方治疗营卫气血不足的身疼痛效果很好。"（《刘渡舟伤寒论讲稿》）

　　李宇航："临床上用于虚人外感，虚热，妊娠恶阻，产后血虚身痛等。"（《伤寒论研读》）

九、桂枝甘草汤

【**桂枝甘草汤**】

桂枝四两，去皮　甘草二两，炙

上二味，以水三升，煮取一升，去滓，顿服。

【**方解**】本方中桂枝用量倍于炙甘草，桂枝辛温，助心阳；炙甘草甘温，建中气，两者配伍，辛甘相合化阳，心阳得复，动悸自平。本方为温通心阳之基础方，临床可随证加减。本方服用方法为顿服，取其药专力捷，意在速效。

【方歌】

> 桂枝炙草取甘温，四桂二甘药不烦，
> 叉手冒心虚已极，汗多亡液究根源。

→《伤寒论》相关条文 ←

发汗过多，其人叉手自冒心，心下悸，欲得按者，桂枝甘草汤主之。（64）（《伤寒论》）

→ 医家经典论述 ←

尤在泾："心为阳脏，而汗为心之液，发汗过多，心阳则伤，其人叉手自冒心者，里虚欲为外护也。悸，心动也；欲得按者，心中筑筑不宁，欲得按而止也，是宜补助心阳为主，桂枝、甘草，辛甘相合，乃生阳化气之良剂也。"（《伤寒贯珠集》）

柯琴："汗多则心液虚，心气馁，故悸；叉手自冒，则外有所卫，得按，则内有所凭，如此不堪之状，望之而知其虚矣。桂枝为君，独任甘草为佐，去姜之辛散、枣之泥滞，并不用芍药者，已不藉其酸收，且不欲其苦泄也，甘温相得，血气和而悸自平。此与心中烦、心下有水气而悸者，迥殊。"（《伤寒来苏集》）

徐大椿："发汗不误，误在过多。汗为心之液，多则心气虚。二味扶阳补中，此乃阳虚之轻者，甚而振振欲擗地，则用真武汤矣。一症而轻重不同，用方迥异，其义精矣。"（《伤寒论类方》）

吴谦："发汗过多，外亡其液，内虚其气，气液两虚，中空无倚，故心下悸，惕惕然不能自主，所以叉手冒心，欲得自按，以护庇而求定也，故用桂枝甘草汤，以补阳气而生津液，自可愈矣。"（《医宗金鉴》）

→ 医家临床应用 ←

孙思邈："治口臭，用桂心，甘草等分为末，临卧以三指撮，酒服，二十日香。"（《备急千金要方》）

姜建国："本方可治疗心阳虚心悸，胸中憋闷，耳聋，低血压，寒疝等病证。"（《伤寒论》）

李宇航："常以本方加味治疗心律失常、冠心病、心绞痛、心血管神经官能症、肺源性心脏病等属心阳不足者，使用应注意桂枝用量两倍于甘草，以利温通心阳。"（《伤寒论研读》）

十、茯苓桂枝甘草大枣汤

【茯苓桂枝甘草大枣汤】

茯苓半斤 桂枝四两, 去皮 甘草二两, 炙 大枣十五枚, 擘

上四味，以甘澜水一斗，先煮茯苓，减二升，内诸药，煮取三升，去滓，温服一升，日三服。

作甘澜水法：取水二斗，置大盆内，以杓扬之，水上有珠子五六千颗相逐，取用之。

【方解】

方中桂枝、甘草壮心阳降逆气，茯苓镇水邪，大枣健脾以制水。不用白术，因其长于散水，短于镇水，能散则与水气欲上凌者不宜，故不用。

【方歌】

八两茯苓四桂枝，炙甘二两悸堪治，

枣推十五扶中土，煮取甘澜两度施。

→ 《伤寒论》相关条文 ←

发汗后，其人脐下悸者，欲作奔豚，茯苓桂枝甘草大枣汤主之。(65)（《伤寒论》）

→ 《金匮要略》相关条文 ←

发汗后，脐下悸者，欲作奔豚，茯苓桂枝甘草大枣汤主之。(4)（《金匮要略·奔豚气病脉证治》）

→ 医家经典论述 ←

成无己："茯苓以伐肾邪。桂枝能泄奔豚。甘草、大枣之甘，滋助脾土，以平肾气。煎用甘澜水者，扬之无力，取不助肾气也。"（《注解伤寒论》）

柯琴："心下悸，欲得按者，心气虚而不自安；脐下悸，欲作奔豚者，肾水乘心而上克矣。豚为水畜，奔则昂首疾驰，酷肖水势上干之象，因以名之。脐下悸时水气尚在下焦，欲作奔豚之兆，尚未发也，当先其时而急治之。君茯苓之淡渗，以伐肾邪，佐桂枝之甘温，以保心气，甘草、大枣培土以制水。亢则害者，承乃制矣。澜水，状似奔豚，而性则柔弱，故名劳水，用以先煮茯苓，取其不助肾邪，一惟趋下也。本方取味皆下，以其畏泛耳"。（《伤寒来苏集》）

尤在泾："发汗后，脐下悸者，心气不足而肾气乘之也。奔豚，肾之积，发则从少腹上冲心胸，如豕之突，故名奔豚。又肾为水脏，豚为水畜，肾气上冲，故名奔豚。茯苓能泄水气，故以为君；桂枝能伐肾邪，故以为臣；然欲治其水，必防其土，故取甘草、大枣补益土气为使；甘澜水者，扬之令轻，使水气去不益肾邪也。"（《伤寒贯珠集》）

吴谦："此方即苓桂术甘汤，去白术加大枣倍茯苓也。彼治心下逆满，气上冲胸，此治脐下悸，欲作奔豚。盖以水停中焦，故用白术；水停下焦，故倍茯苓。脐下悸，是邪上干心也，其病由汗后而起，自不外乎桂枝之法。仍以桂枝、甘草补阳气，生心液；倍加茯苓以君之，专伐肾邪；用大枣以佐之，益培中土；以甘澜水煎，取其不助水邪也。土强自可制水，阳建则能御阴，欲作奔豚之病，自潜消而默化矣。"（《医宗金鉴》）

刘渡舟："茯苓桂枝甘草大枣汤以桂枝甘草汤为基础方，辛甘合化为阳，以补心阳乏虚。茯苓甘淡，健脾气，固堤坝，利水邪，行津液，还可安魂魄，养心神。用量达到半斤，又将其先煎，目的就在于增强健脾利水的作用，以制水于下。大枣健脾补中，使中焦气实，堤坝坚固，以防水气上泛。由于是水气为患，故用甘澜水而非普通水煎药，以防助邪之弊。"（《刘渡舟伤寒论讲稿》）

-------------------- → 医家临床应用 ← --------------------

陆渊雷："澼饮澼囊，皆指胃扩张病，胃内有停水者。"（《伤寒论今释》）
胡希恕："小便不利，脐下悸或者腹挛痛。"（《胡希恕伤寒论讲座》）

十一、桂枝麻黄各半汤

【桂枝麻黄各半汤】

桂枝一两十六铢，去皮 芍药 生姜切 甘草炙 麻黄各一两，去节 大枣四枚，擘 杏仁二十四枚，汤浸，去皮尖及两仁者

上七味，以水五升，先煮麻黄一二沸，去上沫，内诸药，煮取一升八合，去滓，温服六合。本云，桂枝汤三合，麻黄汤三合，并为六合，顿服。将息如上法。

【方解】本方为桂枝汤与麻黄汤两方相合，各取两方原剂量三分之一的复方。麻黄汤开肤表，桂枝汤调荣卫，合两方为一方，变大剂为小剂，量少力轻，适用于太阳病轻症，表证未衰，余邪未尽，发热恶寒间歇发作的病人。

【方歌】

桂枝一两十六铢，甘芍姜麻一两符，
杏廿四枚枣四粒，面呈热色痒均驱。

→《伤寒论》相关条文←

太阳病，得之八九日，如疟状，发热恶寒，热多寒少，其人不呕，清便欲自可，一日二三度发。脉微缓者，为欲愈也；脉微而恶寒者，此阴阳俱虚，不可更发汗、更下、更吐也；面色反有热色者，未欲解也，以其不能得小汗出，身必痒，宜桂枝麻黄各半汤。(23)(《伤寒论》)

→ 医家经典论述 ←

成无己："阴阳俱虚，则面色青白，反有热色者，表未解也，热色为赤色也，得小汗则和，不得汗，则得邪气外散皮肤而为痒也，与桂枝麻黄各半汤，小发其汗，以除表邪。"(《注解伤寒论》)

尤在泾："夫既不得汗出，则非桂枝所能，而邪气又微，亦非麻黄所可发，故合两方为一方，变大制为小制，桂枝所以为汗液之地，麻黄所以为发散之用，且不使药过病，以伤其正也。"(《伤寒贯珠集》)

柯琴："当汗不汗，其身必痒，汗出不彻，未欲解也，可少发汗，故将桂枝麻黄二汤，各取二分之一，合为半服而与之，所以然者，以八九日来，正气已虚，邪犹未解，不可更汗，又不可不汗，故立此和解法耳。"(《伤寒来苏集》)

徐大椿："微邪已在皮肤中，欲自出不得，故身痒，以此汤取其小汗足矣。阳明篇云：身痒如虫行皮中状者，此以久虚故也。按此方分两甚轻，计共约六两，合今之秤，仅一两三四钱，分三服，只服四钱零，乃治邪退后至轻之剂，犹勿药也。"(《伤寒论类方》)

→ 医家临床应用 ←

尾台榕堂："痘疮热气如灼，表郁虽已见点，或见点稠密，风疹复出，或痘不起胀，喘咳咽痛者宜本汤。"(《类聚方广义》)

陈亦人："桂枝麻黄各半汤治外感风寒延日较久，正气略虚，表郁无汗者，荨麻疹属于风寒证者。"(《伤寒论译释》)

李宇航："表郁日久，邪轻证轻，症见发热恶寒如疟状，一日二三度发，或伴面热，身痒。"(《伤寒论研读》)

十二、桂枝二麻黄一汤

【麻黄二桂枝一汤】

桂枝一两十七铢，去皮 芍药一两六铢 麻黄十六铢，去节 生姜一两六铢，切 杏仁十六个，去皮尖 甘草一两二铢，炙 大枣五枚，擘

上七味，以水五升，先煮麻黄一二沸，去上沫，内诸药，煮取二升，去滓。温服一升，日再服。本云，桂枝汤二分，麻黄汤一分，合为二升，分再服，今合为一方，将息如前法。

【方解】本方为桂枝汤与麻黄汤二比一用量的合方，由桂枝汤剂量的十二分之五，麻黄汤剂量的九分之二相合而成。因表邪更轻，故方中麻黄汤的用量较各半汤更小，而微发其汗而祛邪，在小发汗方中，属于轻型。

【方歌】

一两六铢芍与姜，麻铢十六杏同行，

桂枝一两铢十七，草两二铢五枣匡。

················→ 《伤寒论》相关条文 ←················

服桂枝汤，大汗出，脉洪大者，与桂枝汤，如前法。若形似疟，一日再发者，汗出必解，宜桂枝二麻黄一汤。（25）（《伤寒论》）

················→ 医家经典论述 ←················

尤在泾："若其人病形如疟，而一日再发，则正气内盛，邪气欲退之征，设得汗出，其邪必从其表解，然非重剂所可发者，桂枝二麻黄一汤以助正而兼散邪，而又约小其剂，乃太阳发汗之轻剂也。"（《伤寒贯珠集》）

柯琴："然疟发作有时，日不再发，此则风气留其处，故曰再发耳。必倍加桂枝以解肌，少与麻黄以开表，所谓奇之不去则偶之也。"（《伤寒来苏集》）

徐大椿："汗虽出而邪未尽，此所谓邪不尽，行复如法者也。此与桂枝麻黄各半汤意略同，但此因大汗出之后，故桂枝略重，而麻黄略轻。"（《伤寒论类方》）

吴谦："今脉虽洪大而不烦渴，则为表邪仍在太阳，当更与桂枝汤如前法也。服汤不解，若形似疟，日再发者，虽属轻邪，始终是风寒所持，非汗出必不得解，故宜桂枝二麻黄一汤，小发营卫之汗。其不用桂枝麻黄各半汤者，盖因大汗已出也。"（《医宗金鉴》）

曹颖甫："病者服此，盖被自卧，须臾发热，遍身热热汗出，其病愈矣。又服药时，最好在寒热发作前约一二小时许，其效为著。"（《经方实验录》）

李宇航："表郁日久，邪微证微，症见发热恶寒如疟状，一日发作两次。"（《伤寒论研读》）

十三、桂枝二越婢一汤

【桂枝二越婢一汤】

桂枝去皮 芍药 麻黄 甘草各十八铢，炙 大枣四枚，擘 生姜一两二铢，切 石膏二十四铢，碎，绵裹

上七味，以五升水，煮麻黄一二沸，去上沫，内诸药，煮取二升，去滓，温服一升。本云，当裁为越婢汤桂枝汤，合之饮一升，今合为一方，桂枝汤二分，越婢汤一分。

【方解】本方为桂枝汤与越婢汤二比一用量合方，由桂枝汤剂量的四分之一与越婢汤剂量的八分之一相合而成。桂枝汤解表，兼调荣卫。加少量麻黄轻散外邪，配石膏清里热，使热从肌肉中透出。故此方为解表清里之剂。

【方歌】

桂芍麻甘十八铢，生姜一两二铢俱，

膏铢廿四四枚枣，要识无阳旨各殊。

太阳病，发热恶寒，热多寒少，脉微弱者，此无阳也，不可发汗，宜桂枝二越婢一汤。（27）（《伤寒论》）

尤在泾："用桂枝二分，生化阴阳；越婢一分，发散邪气，设得小汗，其邪必解，乃伤寒发汗之变法也。"（《伤寒贯珠集》）

徐大椿："此无阳与亡阳不同，并与他处之阳虚亦别，盖其人本非壮盛，而邪气亦轻，故身有寒热而脉微弱。若发其汗，必至有叉手冒心，脐下悸等症，故以此汤清疏营卫，令得似汗而解。况热多寒少，热在气分，尤与石膏为宜。古圣用药之审如此。按以上三方，所谓一二，各半之说，照方计算，

并不对准，未知何说？或云：将本方各煎，或一分，或二分，相和服，此亦一法。但方中又各药注明分两，则何也？存考。"(《伤寒论类方》)

刘渡舟："用桂枝汤加麻黄解表开郁，加石膏清阳郁之热。因为它的用量较轻，发汗解热之力较弱，所以仍属小汗方的范畴。"(《刘渡舟伤寒论讲稿》)

·············· ➔ 医家临床应用 ⬅ ··············

李培生："本方临床常用于治疗流行性感冒、上呼吸道感染、急性肾小球肾炎、慢性肾炎、或隐匿性肾炎急性发作等。"(《伤寒论讲义》)

李宇航："临床主要用于风寒外感，日久邪微，表郁不解者；也可加减用于皮肤瘙痒、荨麻疹、变态反应性微血管炎症性疾病，以发热如疟、身痒为辨证要点。"(《伤寒论研读》)

十四、桂枝去桂加茯苓白术汤

【桂枝去桂加茯苓白术汤】

芍药三两 甘草二两，炙 生姜切 白术 茯苓各三两 大枣十二枚，擘

上六味，以水八升，煮取三升，去滓，温服一升，小便利则愈。本云桂枝汤今去桂枝，加茯苓、白术。

【方解】本方为桂枝汤去桂枝加茯苓、白术而成。茯苓淡渗利水；芍药开泄水结，都能利小便；白术健脾利水；大枣、甘草补土制水。本证是有形的水饮，不是无形的水气，故用芍药之开泄破结。治里不治表，而不是解肌发汗，故去桂枝。

【方歌】

术芍苓姜三两均，枣须十二效堪珍，

炙甘二两中输化，水利邪除立法新。

·············· ➔ 《伤寒论》相关条文 ⬅ ··············

服桂枝汤，或下之，仍头项强痛，翕翕发热，无汗，心下满微痛，小便不利者，桂枝去桂加茯苓白术汤主之。(28)(《伤寒论》)

·············· ➔ 医家经典论述 ⬅ ··············

成无己："头项强痛，翕翕发热，虽经汗下，为邪气仍在表也。心下满，微痛，小便利者，则欲成结胸。今外证未罢，无汗，小便不利，则心下满，

微痛，为停饮也。与桂枝汤以解外，加茯苓白术利小便行留饮。"(《注解伤寒论》)

尤在泾："夫表邪挟饮者，不可攻表，必治其饮而后表可解，桂枝汤去桂加茯苓，白术，则不欲散邪于表，而但逐饮于里。饮去则不特满痛除，而表邪无附，亦自解矣。"(《伤寒贯珠集》)

柯琴："心下之水气凝结，故反无汗而外不解，心下满而微痛也。然病根在心下，而病机在膀胱，若小便利，病为在表，仍当发汗，若小便不利，病为在里，是太阳之本病，而非桂枝证未罢也。故去桂枝而君以苓、术，则姜、芍即散邪行水之，佐甘，枣效培土制水之功。此水结中焦，只可利而不可散，所以与小青龙，五苓散不同法。但得膀胱水去，而太阳表里之证悉除，此谓治病必求其本也。"(《伤寒来苏集》)

徐大椿："头痛发热，桂枝证仍在也，以其无汗，则不宜更用桂枝。心下满，则用白术，小便不利，则用茯苓，此症乃亡津液而有停饮者也。凡方中有加减法，皆佐使之药，若去其君药，则另立方名，今去桂枝，而仍以桂枝为名，所不可解！殆以此方虽去桂枝而意仍不离乎桂枝也。"(《伤寒论类方》)

> ➤ 医家临床应用 ◄

陈慎吾："主要证候是翕翕发热、小便不利的低热患者。"(《陈慎吾伤寒论讲义》)

郑卫平："现代医家根据本证三组症候群：即太阳经证头项强痛，翕翕发热，无汗；太阳腑证乃中焦症状，心下满微痛，广泛运用于感冒，尤其是胃肠型感冒；水肿、胃痛及癫痫由心下有宿疾水饮触发者。"(《唐祖宣伤寒论解读》)

李宇航："本方可用于颈椎病证属饮停中焦，而颈项强痛；饮停中焦，郁而化热的低热，饮停中焦所致的癫痫等。"(《伤寒论研读》)

十五、桂枝去芍药加蜀漆龙骨牡蛎救逆汤

【桂枝去芍药加蜀漆龙骨牡蛎救逆汤】

桂枝三两，去皮　甘草二两，炙　生姜三两，切　大枣十二枚，擘　牡蛎五两，熬　蜀漆三两，洗去腥　龙骨四两

上七味，以水一斗二升，先煮蜀漆，减二升，内诸药，煮取三升，去

滓，温服一升。本云桂枝汤，今去芍药，加蜀漆牡蛎龙骨。

【方解】本方由桂枝汤去芍药加蜀漆、龙骨、牡蛎而成，桂枝、甘草助心阳，龙、牡收敛浮越之神气，潜镇心神，姜、枣护中焦兼调荣卫，本证惊狂不安，因痰火结聚所致，故加蜀漆以去胸中邪热结气，涤痰开窍平惊狂，又因芍药助阴，妨碍通阳，故去之。

【方歌】

桂枝去芍已名汤，蜀漆还加龙牡藏，

五牡四龙三两漆，能疗火劫病惊狂。

······························→ 《伤寒论》相关条文 ←·······························

伤寒脉浮，医以火迫劫之，亡阳必惊狂，卧起不安者，桂枝去芍药加蜀漆牡蛎龙骨救逆汤主之。（112）（《伤寒论》）

······························→ 《金匮要略》相关条文 ←·······························

火邪者，桂枝去芍药加蜀漆牡蛎龙骨救逆汤主之。（12）（《金匮要略·惊悸吐血下血胸满瘀血病脉证治》）

······························→ 医家经典论述 ←·······························

成无己："伤寒脉浮，责邪在表，医以火劫发汗，汗大出者，亡其阳。汗者，心之液，亡阳则心气虚，心恶热，火邪内迫，则心神浮越，故惊狂，起卧不安，与桂枝汤解未尽之邪，去芍药，以芍药益阴，非亡阳所宜也。火邪错逆，加蜀漆之辛以散之，阳气亡脱，加龙骨、牡蛎之涩以固之，《本草》云：'涩可去脱，龙骨，牡蛎之属是也'。"（《注解伤寒论》）

尤在泾："被火者，动其神则惊狂，起卧不安，故当用龙、蛎，其去芍药者，盖欲以甘草急复心阳，而不须酸味更益营气也。"（《伤寒贯珠集》）

柯琴："桂枝方用芍药，是酸以收之也。此因迫汗，津液既亡，无液可敛，故去芍药，加龙蛎者，取其咸以补心，重以镇怯，涩以固脱，故曰救逆也。且去芍药之酸，则肝家得辛甘之补；加龙蛎之咸，肾家有既济之力。此虚则补母之法，又五行承制之妙理也。"（《伤寒来苏集》）

徐大椿："此与少阴汗出之亡阳迥别。盖少阴之亡阳，乃亡阴中之阳，故用四逆辈回其阳于肾中，今乃以火遍汗，亡其阳中之阳，故用安神之品，镇其阳于心中。各有至理，不可易也。去芍药，因阳虚不复助阴也；蜀漆去心腹邪积；龙骨、牡蛎治惊痫热气。"（《伤寒论类方》）

················· → 医家临床应用 ← ·················

刘渡舟："桂枝去芍药加蜀漆牡蛎龙骨救逆汤，一个是补心神，一个是镇静安神，一个方面是祛痰的，使痰饮之邪去掉了，不影响心神，这个病就好了……本方临床用于治疗精神分裂症、癔症、神经官能症等精神方面的疾病。"(《刘渡舟伤寒论讲稿》)

李宇航："用于以失眠、惊狂、惕而不安为主要表现的精神分裂症、神经衰弱症、癔症等，证属心阳虚兼痰浊者。"(《伤寒论研读》)

十六、桂枝甘草龙骨牡蛎汤

【桂枝甘草龙骨牡蛎汤】

桂枝一两，去皮 甘草二两，炙 龙骨二两 牡蛎二两，熬

上四味，以水五升，煮取二升半，去滓，温服八合，日三服。

【方解】本方为桂枝去芍药加蜀漆龙骨牡蛎救逆汤去姜、枣、蜀漆而成，因未惊狂，故不用蜀漆，因未迫使汗出，故不用滋补中焦的姜、枣。

【方歌】

二甘一桂不雷同，龙牡均行二两通，
火逆下之烦躁起，交通上下取诸中。

················· → 《伤寒论》相关条文 ← ·················

火逆下之，因烧针烦躁者，桂枝甘草龙骨牡蛎汤主之。(118)(《伤寒论》)

················· → 医家经典论述 ← ·················

成无己："先火为逆，复以下除之，里气因虚，又加烧针，里虚而为火热所烦，故生烦躁，与桂枝甘草龙骨牡蛎汤以散火邪。"(《注解伤寒论》)

尤在泾："火逆复下，已误复误，又加烧针，火气内迫，心阳内伤，则生烦躁，桂枝，甘草以复心阳之气；牡蛎、龙骨以安烦乱之神。"(《伤寒贯珠集》)

徐大椿："火气在上，则阴气独治于下，故重而痹。更误治，下之虚其阴，烧针又益其阳，则胸中益烦躁不宁矣。镇其阴气，散其火邪，上下同治，前方惊狂，治重在心，故用蜀漆。此无惊狂象，故蜀漆不用。其症、药大段相同。"(《伤寒论类方》)

·········· → 医家临床应用 ← ··········

刘渡舟:"这是桂枝去芍药加蜀漆龙骨牡蛎救逆汤的轻证。根据这个道理,我们在临床上治疗一些心阳虚而见烦躁的,可以用桂枝甘草龙骨牡蛎汤。"(《刘渡舟伤寒论讲稿》)

姜建国:"临床用于一些属心阳虚的神志病变,如神经衰弱、失眠、夜游、舞蹈病等。亦有用治遗精、带下、荨麻疹等,因有龙骨与牡蛎之收涩,故治遗精与带下证有效。"(《伤寒论》)

李宇航:"主治心阳虚损,浮越于外。症见心悸欲得按、烦躁不安、怵惕不寐、多汗、脉浮虚者。现代临床可用于快速型心房纤颤、频发室性期前收缩、窦性心动过速、房性心律失常、病态窦房结综合征、变异性心绞痛、失眠、注意力缺陷多动症等病机相符者。"(《伤寒论研读》)

十七、桂枝加葛根汤

【桂枝加葛根汤】

葛根四两 麻黄三两,去节 芍药二两 生姜三两,切 甘草二两,炙 大枣十二枚,擘 桂枝二两,去皮

上六味,以水一斗,先煮葛根减二升,去上沫,内诸药,煮取三升,去滓,温服一升。复取微似汗,不须啜粥,余如桂枝法将息及禁忌。臣亿等谨按:仲景本论,太阳中风自汗用桂枝,伤寒无汗用麻黄,今证云汗出恶风,而方中有麻黄,恐非本意也。第三卷有葛根汤证,云无汗、恶风,正与此同,是合用麻黄也。此云桂枝加葛根汤,恐是桂枝中但加葛根耳。

【方解】本方为桂枝汤加葛根而成,桂枝汤解肌祛风,调和营卫;葛根生津液而舒筋脉。《神农本草经》谓葛根"主消渴,身大热,呕吐,诸痹。起阴气,解诸毒"。

【方歌】

葛根四两走经输,项背几几反汗濡,
只取桂枝汤一料,加来此味妙相须。

·········· → 《伤寒论》相关条文 ← ··········

太阳病,项背强几几,反汗出恶风者,桂枝加葛根汤主之。(14)(《伤寒论》)

········· → **医家经典论述** ← ·········

尤在泾："桂枝加葛根汤，如太阳桂枝汤例；葛根汤，如太阳麻黄汤例。而并加葛根者，以项背几几，筋骨肌肉并痹而不用，故加葛根以疏肌肉之邪，且并须桂、芍、姜、枣以通营卫之气。"（《伤寒贯珠集》）

柯琴："风胜而无寒，故君葛根之甘凉，减桂枝之辛热，大变麻、桂二汤温散之法。"（《伤寒来苏集》）

徐大椿："几几，伸颈之象，邪气渐深，故加葛根。"（《伤寒论类方》）

吴谦："太阳病。项背强几几，无汗恶风者，实邪也。今反汗出恶风者，虚邪也，宜桂枝加葛根汤，解太阳之风，发阳明之汗也。"（《医宗金鉴》）

········· → **医家临床应用** ← ·········

庞安时："柔宜桂枝加葛根汤。"（《伤寒总病论》）

郑卫平："主要应用于神经、精神、循环、传染病等多系统疾病。临证应注意随症加减：颈椎骨质增生，加姜黄、生黄芪、桃仁；面神经麻痹加黄芪、当归、红花、地龙；头痛加细辛、川芎、白芷；面部浮肿加地龙、防己、白术；眼睑下垂加黄芪、熟附子；重症肌无力加黄芪；多发性肌炎加姜黄、桑枝；眩晕加天麻、钩藤；风疹作痒加紫背浮萍、蛇床子；麻疹初加升麻，后加桔梗、生地。注意应用时桂枝、芍药、葛根必须同用，且葛根宜重用，一般为 15～50g。"（《唐祖宣伤寒论解读》）

李宇航："用于肩凝证、落枕、颈椎病引起的项背疼痛、运动不利，风中阳明所致的口眼歪斜，寒湿痹证，太阳中风兼下利，荨麻疹等。"（《伤寒论研读》）

十八、桂枝加芍药汤、桂枝加大黄汤

【桂枝加芍药汤】

桂枝三两，去皮　芍药六两　甘草二两，炙　大枣十二枚，擘　生姜三两，切

上五味，以水七升，煮取三升，去滓，温分三服。本云桂枝汤，今加芍药。

【方解】本方由桂枝汤倍用芍药而成，以芍药为君破血痹，通脾络，止腹痛。如《神农本草经》谓芍药"主邪气腹痛，除血痹"。桂枝温阳通络，生姜温阳散寒，大枣、甘草补脾和中，缓急止痛。故本方可通阳益脾，和络止痛。

【桂枝加大黄汤】

桂枝_{三两，去皮} 大黄_{二两} 芍药_{六两} 生姜_{三两，切} 甘草_{二两，炙} 大枣_{十二枚，擘}

上六味，以水七升，煮取三升，去滓。温服一升，日三服。

【方解】 本方在上方基础上加大黄活血破瘀，助芍药通络止痛，治疗脾络瘀滞重症。如《神农本草经》谓大黄"主下瘀血……破癥瘕积聚"。

【方歌】

> 桂枝倍芍转输脾，泄满升邪止痛宜，
>
> 大实痛因反下误，黄加二两下无疑。

→《伤寒论》相关条文 ←

本太阳病，医反下之，因尔腹满时痛者，属太阴也，桂枝加芍药汤主之；大实痛者，桂枝加大黄汤主之。（279）（《伤寒论》）

→ 医家经典论述 ←

成无己："表邪未罢，医下之，邪因乘虚传于太阴，里气不和，故腹满时痛，与桂枝汤以解表，加芍药以和里。大实大满，自可除下之，故加大黄以下大实。"（《注解伤寒论》）

尤在泾："按《金匮》云：伤寒阳脉涩，阴脉弦，法当腹中急痛者，与小建中汤；不瘥者，与小柴胡汤。此亦邪陷阴中之故，而桂枝加芍药，亦小建中之意。不用胶饴，以其腹满，不欲更以甘味增满耳。"（《伤寒贯珠集》）

柯琴："此因表证未罢，而阳邪已陷入太阴，故倍芍药以滋脾阴而除满痛，此用阴和阳法也，若表邪未解，而阳邪陷入阳明，则加大黄以润胃燥，而除其大实痛，此双解表里法也。"（《伤寒附翼》）

徐大椿："虽见太阴症，而太阳之症尚未罢，故仍用桂枝汤，只加芍药一倍，以敛太阴之症。大实痛者，此句承上文腹满时痛言，腹满时痛，不过伤太阴之气，大实痛，则邪气结于太阴矣。此因误下而见太阴之症。大实痛，则反成太阴之实邪，仍用大黄引之，即从太阴出，不因误下而禁下，见症施治，无不尽然。"（《伤寒论类方》）

→ 医家临床应用 ←

陈慎吾："（各家医案）治桂枝汤证，腹拘挛剧者。又，遍身拘挛皆治之。又，其人宿有奔豚拘挛者皆以本方主之。其人宿有癥瘕痼癖，因痢疾引起固有之毒，作腹痛，或有块，剧痛不止者，本方加大黄主之。吐泻后腹痛

不止者，或痢毒解后而痛不止者，皆由因有之毒，本方主之。"(《陈慎吾伤寒论讲义》)

刘渡舟："一般而言，脾胃本身不和，不虚也不实，用桂枝加芍药汤；若脾气虚，腹痛、心慌、心跳、心烦，无力，面色苍白，用小建中汤；若大实痛，几天大便不利、加大黄泻一泻。"(《刘渡舟伤寒论讲稿》)

李宇航："桂枝加芍药汤临证用于治疗急性胃肠炎、消化不良之腹痛、妊娠呕吐等。桂枝加大黄汤可辨证用于太阴病实邪阻滞、泄泻、寒热错杂的积滞、肠结核、慢性痢疾等所致的腹痛。"(《伤寒论研读》)

第二节 《金匮要略》桂枝汤类方

一、瓜蒌桂枝汤

【瓜蒌桂枝汤】

瓜蒌根二两 桂枝三两 芍药三两 甘草二两 生姜三两 大枣十二枚

上六味，以水九升，煮取三升，分温三服，取微汗。汗不出，食顷，啜热粥发之。

【方解】本方为桂枝汤加瓜蒌根而成，方中以桂枝汤解肌发表，调和营卫以舒畅筋脉，以瓜蒌根甘寒生津，濡养筋脉，而治柔痉。

【方歌】

太阳证备脉沉迟，身体几几欲痉时，

三两蒌根姜桂芍，二甘十二枣枚宜。

·············→ 《金匮要略》相关条文 ←·············

太阳病，其证备，身体强，几几然，脉反沉迟，此为痉，瓜蒌桂枝汤主之。(11)(《金匮要略·痉湿暍病脉证治》)

·············→ 医家经典论述 ←·············

尤在泾："汗出恶风者，脉必浮数，为邪风盛于表。此证身体强几几然，脉反沉迟者，为风淫于外，而津伤于内，故用桂枝则同，而一加葛根以助其散，一加瓜蒌根兼滋其内，则不同也。"(《金匮要略心典》)

陈慎吾："今脉证悉具，脉不浮数而反沉迟，属血少津亏之中风证，为

风淫于外，津伤于内，欲作柔痉，故仍用桂枝以解外，瓜蒌以生津，预防柔痉之法也。"(《陈慎吾金匮要略讲义》)

→ 医家临床应用 ←

李宇航："本方可用于治疗感染性疾病、变态反应性疾病、落枕、颈椎骨质增生、腰肌劳损、皮肤干燥综合征、小儿抽搐症等病机相符合者。"(《伤寒论研读》)

二、桂枝芍药知母汤

【桂枝芍药知母汤】

桂枝四两 芍药三两 甘草二两 麻黄二两 生姜五两 白术五两 知母四两 防风四两 附子二枚,炮

上九味，以水七升，煮取二升，温服七合，日三服。

【方解】本方为麻黄汤、桂枝汤、甘草附子汤三方加减组成，方中麻黄、桂枝祛风通阳；附子温经散寒止痛；白术、防风除湿祛风；知母、芍药养阴清热；生姜祛风和胃止呕；甘草和胃调中；诸药合用可祛风除湿，温经散寒，清热养阴。用于治疗肢节疼痛的痹证。

【方歌】

> 脚肿身羸欲吐形，芍三姜五是前型，
> 知防术桂均须四，附子麻甘二两停。

→ 《金匮要略》相关条文 ←

诸肢节疼痛，身体魁羸，脚肿如脱，头眩短气，温温欲吐，桂枝芍药知母汤主之。(8)(《金匮要略·中风历节病脉证并治》)

→ 医家经典论述 ←

尤在泾："桂枝、麻黄、防风散湿于表；芍药、知母、甘草除热于中；白术、附子驱湿于下；而用生姜最多。以止呕降逆，为湿热外伤肢节，而复上冲心胃之治法也。"(《金匮要略心典》)

周扬俊："桂枝治风，麻黄治寒，白术治湿，防风佐桂，附子佐麻黄、白术。其芍药、生姜、甘草亦和发其营卫，如桂枝汤例也。知母治脚肿，引诸药祛邪益气力；附子行药势，为开痹大剂。然分两多而水少，恐分其服而

非一剂也。"(《金匮玉函经二注》)

沈明宗："此久痹而出方也，乃脾胃肝肾俱虚，足三阴表里皆痹，难拘一经主治，故用桂枝、芍药、甘、术调和营卫，充益五脏之元；麻黄、防风、生姜开腠行痹而驱风外出；知母保肺清金以使治节；经谓风、寒、湿三气合而为痹，以附子行阳燥湿除寒为佐也。"(《张仲景金匮要略》)

陈慎吾："以桂枝、防风、麻黄、生姜之辛燥治风治湿，白术、甘草之甘平补中健肠，芍药、知母之酸寒苦寒生血清热，本方为风湿热三邪并除之法也。"(《陈慎吾金匮要略讲义》)

➤ 医家临床应用 ◂

汤本求真："本条是述慢性关节炎，犹如畸形性关节炎之证治。"(《皇汉医学》)

胡希恕："治关节痛，湿邪特别重，脚肿如脱。"(《胡希恕金匮要略讲座》)

郑卫平："临床中有需掌握：面黄少华或色微黄及青黑，苔白腻或黄腻，脉浮数、浮滑或弦滑，四肢畏冷怕热，或沉重转测不利，或灼热肿胀，或在气候变化时症状加重。临床上只要辨其为风寒湿杂至为病的病机，投之可收异病同治之效。若寒湿重者，可重用麻黄、桂枝、附子以温阳发散；若热重于寒者，重用芍药、知母，加石膏、黄柏等以清热利湿；若湿邪盛者可加薏苡仁、苍术以化湿邪；正虚者加黄芪以益气固正。"(《唐祖宣金匮要略解读》)

李宇航："本方多用于治疗风湿性关节炎、类风湿关节炎、鹤膝风、肩凝症、坐骨神经痛、强直性脊柱炎、马尾神经炎、静脉血栓等证属阳虚风寒湿邪痹阻者。"(《伤寒论研读》)

三、黄芪桂枝五物汤

【黄芪桂枝五物汤】

黄芪三两 芍药三两 桂枝三两 生姜六两 大枣十二枚

上五味，以水六升，煮取二升，温服七合，日三服。

【方解】本方即桂枝汤去甘草，倍生姜加黄芪而成，黄芪为君，补益在表之卫气，充肌肤，温分肉；桂枝解肌祛风通阳；芪桂同用，固表而不留邪，补中有通，补正气去邪气；芍药敛阴和营兼除血痹，营阴充足，血脉通行，为治风先治血之意；生姜、大枣调和营卫，重用生姜，以其辛温散寒，能助芪桂振奋卫阳，发散表邪，故本可补益气血，温通卫阳，散寒除痹，治疗血痹。

【方歌】

血痹如风体不仁，桂枝三两芍芪均，
枣枚十二生姜六，须令阳通效自神。

→ 《金匮要略》相关条文 ←

血痹阴阳俱微，寸口关上微，尺中小紧，外证身体不仁，如风痹状，黄芪桂枝五物汤主之。(2)(《金匮要略·血痹虚劳病脉证并治》)

→ 医家经典论述 ←

尤在泾："阴刚俱微，该人迎、趺阳、太溪为言。寸口关上微，尺中小紧，即阳不足而阴为痹之象。不仁者，肌体顽痹，痛痒不觉，如风痹状，而实非风也。黄芪桂枝五物和荣之滞，助卫之行，亦针引阳气之意。以脉阴阳俱微，故不可针而可药，经所谓阴阳形气俱不足者，勿刺以针而调以甘药也。"(《金匮要略心典》)

魏荔彤："黄芪桂枝五物汤在风痹可治，在血痹亦可治也。以黄芪为主固表补中，佐以大枣；以桂枝治卫升阳，佐以生姜，以芍药入荣理血，共成厥美，五物而荣卫兼理，且表里荣卫胃阳亦兼理矣。推之中风于皮肤肌肉者，亦兼理矣，固不必多求他法也。"(《金匮要略方论本义》)

周扬俊："若言证以不仁概之，盖身为我身，则体为我体，而或为疼痛，或为麻木，每与我相阻，其为不仁甚矣，故以风痹象之而非真风痹也。经曰：风寒湿三者合而成痹，然何以单言风痹也？邪有兼中，人之受之者必有所偏，如多于风者，则其痛流行不常，淫于四末。盖血以养筋，血不通行，则筋节为之阻塞，且血藏于肝，肝为肾子，肾既受邪，则血无不壅滞，于是以黄芪固卫，芍药养荣，桂枝调和荣卫，托实表里，驱邪外出，佐以生姜宣胃，大枣益脾，岂非至当不易者乎。"(《金匮玉函经二注》)

→ 医家临床应用 ←

郑卫平："黄芪桂枝五物汤证乃仲景为血痹证而设，观血痹之症多为现在辨证之肝肾虚损，风邪入络，血虚夹瘀之疾，多因气血不足，劳汗当风，感受风邪，使血气痹阻不通所致身体不仁，如风痹状，黄芪桂枝五物汤益气通阳，和营解肌，以使正复邪祛，血行通畅。黄芪以大剂运用，每用30～60g，方能起益气之功，若加炮附片，益气温阳之力更著，临床可收事半功倍之效。"（《唐祖宣金匮要略解读》）

李宇航："临床上本方用于治疗冠心病、末梢神经炎、糖尿病周围神经病变、不安腿综合征、雷诺综合征、坐骨神经痛、产后腰腿疼、颈椎病、漏肩风、肌筋膜炎、类风湿性关节炎、气虚感冒、汗出偏沮、小儿多汗、中风后遗症等病机相符者。"（《伤寒论研读》）

四、黄芪建中汤

【黄芪建中汤】

桂枝三两，去皮　甘草三两，炙　大枣十二枚　芍药六两　生姜二两　胶饴一升　黄芪一两半

上七味，以水七升，煮取三升，去滓，内胶饴，更上微火消解。温服一升，日三服。气短胸满者，加生姜；腹满者，去枣加茯苓一两半。及疗肺虚损不足，补气，加半夏三两。

【方解】
本方即小建中汤加黄芪而成，方中黄芪补虚益气，小建中汤建立中气。生姜能散逆满，故气短胸满者加生姜；大枣能令中满，茯苓淡渗利湿，故腹满者去大枣加茯苓；补气加半夏者，以泻为补。

【方歌】

小建汤加两半芪，诸虚里急治无遗，
急当甘缓虚当补，愈信长沙百世师。

➔《金匮要略》相关条文 ←

虚劳里急，诸不足，黄芪建中汤主之。（14）（《金匮要略·血痹虚劳病脉证并治》）

➔ 医家经典论述 ←

尤在泾："里急者，里虚脉急，腹中当引痛也。诸不足者，阴阳诸脉，并俱不足，而眩、悸、喘、喝、失精、亡血等证，相因而至也。急者缓之必以甘，不足者补之必以温，充虚塞空，则黄芪尤有专长也。"（《金匮要略心典》）

徐彬："小建中汤本取化脾中之气，而肌肉乃脾之所生也，黄芪能走肌肉而实胃气，故加之以补不足，则桂、芍所以补一身之阴阳，而黄芪、饴糖

又所以补脾中之阴阳也。"(《金匮要略论注》)

颜新:"黄芪建中汤为主治疗患者中虚脾弱,土不生金,营卫气虚,失于固守之证,合二加龙骨汤治疗患者因虚阳逼津而致的自汗、盗汗。"(《孟河医派脾胃证治存真》)

陈慎吾:"久咳吐血,短气息迫,胸中悸而烦。腹挛急不能左卧,盗汗,下利,与本方愈。"(《陈慎吾金匮要略讲义》)

五、当归建中汤

【当归建中汤】

当归四两　桂枝三两　芍药六两　生姜三两　甘草二两　大枣十二枚

上六味,以水一斗,煮取三升。分温三服,一日令尽,若大虚,加饴糖六两汤成,内之于火上暖,令饴消,若去血过多,崩伤内衄不止,加地黄六两、阿胶二两,合八味,汤成内阿胶。若无当归,以芎䓖代之;若无生姜,以干姜代之。

【方解】本方即小建中汤加当归而成,当归可补血活血止痛。故治疗血虚腹痛者。

【方歌】

> 补中方用建中汤,四两当归去瘀良,
> 产后虚羸诸不足,调荣止痛补劳伤。
> 服汤行瘀变崩伤,二两阿胶六地黄。
> 若厥生姜宜变换,温中止血用干姜。
> 当归未有川芎代,此法微茫请细详。

附方《千金》内补当归建中汤　治妇人产后虚羸不足。腹中刺痛不止,吸吸少气,或苦少腹中急,摩痛引腰背,不能食饮,产后一月,日得四五剂为善。令人强壮,宜。(《金匮要略·妇人产后病脉证治》)

张锐:"治久虚不足,腹中痛,小腹痛急,吸吸短气,腰背引痛,胁肋牵疼，皮肤枯槁，肌肉消瘦，妇人多崩伤内竭，面目脱色，唇口干燥，产后服之，令人丁壮，散风攻寒邪，养卫气和血止痛温中。"（《鸡峰普济方》）

张璐："此即黄芪建中之变法。彼用黄芪以助卫外之阳；此用当归以调内营之血。然助外则用桂枝，调中则宜肉桂，两不移易之定法也。"（《张氏医通》）

陈修园："产后吸吸少气，不能饮食者，病在太阳也。腹中刺痛不止。或苦少腹急摩痛引腰背者。病在厥阴也。病属虚羸不足。故用桂枝汤倍芍，以助脾气之输；而刺痛牵引，乃血瘀滞着，故用当归以通凝聚之瘀，使脾气有权而得上输下转之力。故产后一月，日得服四五剂为善也。令人强壮宜者，得补益之功也。加饴糖者，以中土大虚，故用稼穑之味，以补中焦之气血。若去血过多，崩伤内衄不止，则血海空虚，阴气失守，故加地黄、阿胶之重浊味厚者以养阴。名之日内补者。以产后虚羸，病偏于内也。"（《金匮方歌括》）

-------------------- ➤ 医家临床应用 ◄ --------------------

张介宾："妇人血虚自汗。"（《景岳全书》）

六、桂枝加龙骨牡蛎汤

【桂枝加龙骨牡蛎汤】

桂枝 芍药 生姜各三两 甘草二两 大枣十二枚 龙骨 牡蛎各三两

上七味，以水七升，煮取三升，分温三服。

【方解】 本方为桂枝汤加龙骨、牡蛎而成，桂枝汤解肌调营卫，又可补虚调阴阳，加龙骨、牡蛎重镇固涩，又可潜阳入阴，使阴精不致下泄，虚阳不致上浮，阴阳相济，心肾交通则诸症可愈，治疗阴阳两虚失精证。

【方歌】

男子失精女梦交，坎离救治在中爻，
桂枝汤内加龙牡，三两相匀要细敲。

-------------------- ➤ 《金匮要略》相关条文 ◄ --------------------

夫失精家少腹弦急，阴头寒，目眩，一作目眶痛。发落，脉极虚芤迟，为清谷，亡血，失精。脉得诸芤动微紧，男子失精，女子梦交，桂枝龙骨牡蛎汤主之。（8）（《金匮要略·血痹虚劳病脉证并治》）

·········· ➜ **医家经典论述** ← ··········

尤在泾:"桂枝汤外证得之,能解肌去邪气,内证得之,能补虚调阴阳,加龙骨、牡蛎者,以失精梦交为神精间病,非此不足以收敛其浮越也。"(《金匮要略心典》)

徐彬:"桂枝、芍药通阳固阴;甘草、姜、枣和中、上焦之营卫,使阳能生阴,而以安肾宁心之龙骨、牡蛎为辅阴之主。"(《金匮要略论注》)

陈慎吾:"阳泛于上,精孤于下,用桂枝汤补虚调气血,加龙牡以收敛浮越之气也。"(《陈慎吾金匮要略讲义》)

·········· ➜ **医家临床应用** ← ··········

陈慎吾:"治色欲过度,体瘦面白,体热肢倦,口干,腹动。妇人心气郁结,胸腹动甚,寒热交作,经常延期,又屡以本方治遗尿症。"(《陈慎吾金匮要略讲义》)

曹颖甫:"此方不惟治遗精,并能治盗汗。"(《经方实验录》)

李宇航:"临床上本方可用于治疗遗精、多汗症、遗尿、女子梦交、脱发、心律失常、女性围绝经期多汗症等病机相符合者。"(《伤寒论研读》)

七、黄芪芍药桂枝苦酒汤

【黄芪芍药桂枝苦酒汤】

黄芪五两 芍药三两 桂枝三两

上三味,以苦酒一升,水七升,相和,煮取三升,温服一升,当心烦,服至六七日,乃解。若心烦不止者,以苦酒阻故也。一方用美酒醯代苦酒。

【方解】本方是桂枝汤去甘草、大枣、生姜,而加黄芪、苦酒而成。去甘草、大枣因味甘易致壅满,去生姜因辛温偏辛散。方中桂枝、芍药调和营卫,发汗除湿;黄芪补虚实表;苦酒敛汗救液,故治黄汗表虚多汗,口渴者。

【方歌】

> 黄汗脉沉出汗黄,水伤心火郁成殃,
>
> 黄芪五两推方主,桂芍均三苦酒勤。

·········· ➜ 《金匮要略》相关条文 ← ··········

问曰:黄汗之为病,身体肿,一作重。发热汗出而渴,状如风水,汗沾衣，色正黄如柏汁，脉自沉，何从得之？师曰：以汗出入水中浴，水从汗孔入，得之，宜芪芍桂酒汤主之。（28）（《金匮要略·水气病脉证并治》）

➔ 医家经典论述 ✦

张璐："水湿从外渐渍于经，非桂之辛温无以驱之达表；既用桂、芍内和营血，即以黄芪外壮卫气以杜湿邪之复入；犹恐芪、芍固护不逮，而用苦酒收敛津液不使随药外泄。乃服药后每致心烦，乃苦酒阻绝阳气不能通达之故，须六七日稍和，心下方得快，然非若水煎汤液之性味易过也。"（《千金方衍义》）

尤在泾："黄汗之病，与风水相似。但风水脉浮，而黄汗脉沉，风水恶风，而黄汗不恶风为异，其汗沾衣色正黄如蘗汁，则黄汗之所独也。风水为风气外合水气，黄汗为水气内遏热气，热被水遏，水与热得，交蒸互郁，汗液则黄。黄芪、桂枝、芍药行阳益阴，得酒则气益和而行愈周，盖欲使荣卫大行，而邪气毕达耳。云苦酒阻者，欲行而未得遽行，久积药力，乃自行耳，故曰服至六七日乃解。"（《金匮要略心典》）

陈修园："桂枝行阳，芍药益阴，黄芪气味轻清，外皮最厚，故外达于皮肤最捷，今煮以苦酒，则直协苦酒之酸以止汗……桂枝汤虽调和营卫，啜粥可令作汗，然恐其力量不及，故又加黄芪以助之，黄芪善走皮肤，故前方得苦酒之酸而能收，此方得姜、桂之辛而能发也，前方止汗是治黄汗之正病法，此方令微汗，是治黄汗之变证法。"（《金匮方歌括》）

➔ 医家临床应用 ✦

陈言："治身体洪肿，发热自汗，汗如蘗汁，其脉沉。"（《三因极一病证方论》）

八、桂枝加黄芪汤

【桂枝加黄芪汤】

桂枝三两 芍药三两 甘草二两，炙 生姜三两，切 大枣十二枚，擘 黄芪二两

上六味，以水八升，煮取三升，温服一升，须臾饮热稀粥一升余，以助药力，温服取微汗，若不汗，更服。

【方解】本方为桂枝汤加黄芪组成，桂枝汤解肌发汗，祛湿消肿，调和营卫；加黄芪二两益气固表，使水湿得散而表气不伤，治疗水湿郁表所致的黄汗证。

【方歌】

黄汗都由郁热来，历详变态费心裁，

桂枝原剂芪加二，啜粥重温令郁开。

➤ 《金匮要略》相关条文 ⬅

诸病黄家，但利其小便。假令脉浮，当以汗解之，宜桂枝加黄芪汤主之。(16)(《金匮要略·黄疸病脉证并治》)

黄汗之病，两胫自冷，假令发热，此属历节。食已汗出，又身常暮盗汗出者，此劳气也。若汗出已，反发热者，久久其身必甲错；发热不止者，必生恶疮。若身重汗出已，辄轻者，久久必身瞤，瞤即胸中痛，又从腰以上必汗出，下无汗，腰髋弛痛，如有物在皮中状，剧者不能食，身疼重，烦躁，小便不利，此为黄汗，桂枝加黄芪汤主之。(29)(《金匮要略·水气病脉证并治》)

➤ 医家经典论述 ⬅

尤在泾："但本无外风而欲出汗，则桂枝发散之中，必兼黄芪固卫，斯病去而表不伤，抑亦助正气以逐邪气也……其病之剧而未经得汗者，则窒于胸中而不能食；壅于肉理而身体重；郁于心而烦躁；闭于下而小便不通利也。此其进退微甚之机，不同如此，而要皆水气伤心之所致，故曰此为黄汗。桂枝、黄芪亦行阳散邪之法，而尤赖饮热稀粥取汗，以发交郁之邪也。"(《金匮要略心典》)

张璐："以桂芍和荣散邪，即兼黄芪司开合之权，杜邪复入之路也。"(《张氏医通》)

陈修园："黄本于郁热，得汗不能透彻，则郁热不能外达，桂枝汤虽调和营卫，啜粥可令作汗，然恐其力量不及，故又加黄芪以助之。黄芪善走皮肤，故前方得苦酒之酸而能收，此方得姜、桂之辛而能发也。前方止汗，是治黄汗之正病法；此方令微汗，是治黄之变证法。"(《金匮方歌括》)

陈慎吾："本方与芪芍桂酒汤皆主黄汗，前方有肿而本方不肿，前方汗必黄而本方汗不必黄也。"(《陈慎吾金匮要略讲义》)

➤ 医家临床应用 ⬅

陈慎吾："湿邪若夹风寒，则当汗解。脉浮，示有表邪，即西医所谓传染性黄疸，与256节黄汗之治法，同用桂枝加黄芪汤主之。"(《陈慎吾金匮要略讲义》)

李宇航："本方用于治疗黄汗、黄疸、末梢神经炎、手足麻木等。"(《伤寒论研读》)

九、桂枝去芍药加麻黄细辛附子汤

【桂枝去芍药加麻黄细辛附子汤】

桂枝三两 生姜三两，切 甘草二两 大枣十二枚 麻黄二两 细辛二两 附子一枚（炮）

上七味，以水七升，煮麻黄，去上沫，内诸药，煮取二升，分温三服，当汗出，如虫行皮中，即愈。

【方解】本方为桂枝汤去芍药加麻黄、细辛、附子而成，以附子、桂枝、生姜、甘草、大枣辛甘助阳，补火培土以化水饮；取麻黄、细辛辛以散之，发汗宣肺，以行水湿，治疗脾肾阳虚的气分病证而见心下痞硬。

→ 《金匮要略》相关条文 ←

气分，心下坚大如盘，边如旋杯，水饮所作。桂枝去芍药加麻黄细辛附子汤主之。(31)(《金匮要略·水气病脉证并治》)

→ 医家经典论述 ←

尤在泾："气分即寒气乘阳之虚，而结于气者，心下坚大如盘，边如旋盘，其势亦已甚矣，然不直攻其气，而以辛甘温药，行阳以化气。视后人之袭用枳、朴、香、砂者，工拙悬殊矣。云当汗出如虫行皮中者，盖欲使既结之阳，复行周身而愈也。"(《金匮要略心典》)

徐彬："药既用桂、甘、姜、枣以和其上，而复用麻黄、附子、细辛少阴剂以治其下，庶上下交通而病愈，所谓大气一转，其气乃散也。"(《金匮要略论注》)

罗美："用附子、姜、桂以生阳之气，麻黄、细辛以发阳之汗，甘草、大枣以培胃脘之阳，使心下之水饮外达于皮毛，必如虫行皮中，而坚大如盘者始散。"(《古今名医方论》)

陈修园："此证是心肾交病，上不能降，下不能升，日积月累，如铁石难破，方中用麻黄、桂枝、生姜以攻其上，附子、细辛以攻其下，甘草、大枣补中焦以运其气。庶上下之气交通，而病可愈。"(《金匮方歌括》)

魏荔彤："本方是桂枝去芍药汤合麻黄细辛附子汤两方相合而成，桂枝去芍药汤主治表证而兼心阳不足者，麻黄细辛附子汤主治素体阳虚（主要为肾阳虚）而外感风寒者。今两方合用，殆为心肾阳虚、外感风寒之证而设。方中桂枝配伍麻黄，辛温发汗，宣散水气，附子温经助阳，与细辛相合可祛寒化饮。盖阳虚之体，邪客较深，取细辛可通彻表里，搜邪外出。佐以生姜、大枣，伍麻黄发越水气，合桂枝温通营卫，佐以甘草，调和诸药。"（《金匮要略方论》）

────────→ **医家临床应用** ←────────

陈慎吾："本方可治上节之证，大气一转，为治万病之精义，而于血证为尤要。如劳咳、疮痈、吐血、不可为者，与本方每收意外奇效。"（《陈慎吾金匮要略讲义》）

李宇航："临床上本方用于治疗恶性肿瘤、风湿性心脏病、心力衰竭、慢性腰腿疼综合征等病机相符合者。"（《伤寒论研读》）

第三节 《伤寒论》桂枝汤类方后世拓展

一、桂枝桃仁汤

【桂枝桃仁汤】

桂枝 芍药 生地黄各二两 制桃仁五十个 甘草一两

共为细末，每服五钱，水二盏，姜三片，枣一个，煎至一盏，去滓，温服。

【方解】本方以桂枝为君药，温经脉，散风寒，行血滞；赤芍药代替白芍药，行滞活血之力增强；生姜味辛。佐桂枝以散寒温经，熟地黄养血调经，桃仁佐赤芍药活血化瘀以通经，甘草、大枣健脾益气，又助桂、姜以温通血脉。

────────→ **《妇人大全良方》相关原文** ←────────

陈自明："若经候顿然不行，脐腹刺痛，上攻心胁欲死。或因不行，结积渐渐成块，脐下如覆杯，久成肉症，不可复治。由惊恐、忧思，意所不决，气郁抑而不舒，则乘于血，血随气行，滞则血结。以气生先之，血生后之，宜服桂枝桃仁汤。不瘥，宜地黄通经丸。已成块者，宜万病丸。"（《妇人大全良方》）

张锐："妇人月经不行，腹痛较甚，或脐下有积块者。"(《鸡峰普济方》)

二、桂枝红花汤

【桂枝红花汤】

桂心　芍药　甘草炙 各三两　红花一两

上锉如麻豆大。每服五钱匕，以水一盏半，生姜四片，大枣二枚，煎至七分，去滓服，良久再服。汗出而解。

【方解】本方以桂枝为君药，温脉散寒，行血滞；芍药清热祛瘀缓急；红花活血通经；生姜佐桂枝以散寒温经；甘草、大枣健脾益气，与桂、芍相配又可化阴阳。

·············· → 　《类证活人书》相关原文　 ← ··············

朱肱："妇人伤寒，发热恶寒，四肢拘急，口燥舌干，经脉凝滞，不得往来。宜桂枝红花汤。"(《类证活人书》)

·············· → 　医家经典论述及临床应用　 ← ··············

许浚："热入血室及结胸。"(《东医宝鉴》)

三、桂枝去姜甘枣加苓夏佩兰荷叶汤

【桂枝去姜甘枣加苓夏佩兰荷叶汤】

桂枝二钱　佩兰二钱　制半夏三钱　赤芍三钱　晚蚕沙(包)三钱　赤茯苓三钱　苏梗三钱　淡黄芩(炒)一钱五分　麸枳壳二钱　焦谷芽五钱　鲜荷叶(洗)一觉　鲜佛手(三片，干者用)一钱

【方解】本方中桂枝、赤芍调和营卫；佩兰、制半夏、晚蚕沙、赤茯苓、鲜荷叶祛湿；淡黄芩清热燥湿；苏梗、麸枳壳、佛手、焦谷芽行气消食和中。全方配伍可调和营卫，祛湿清热。

·············· → 　《丁甘仁用药一百十三法》相关条文　 ← ··············

和营达邪法：此治表虚有汗之法，虚体冒邪，营卫不和，形寒，微热，有汗，胸闷，纳少之证，宜用此法。方中桂枝、赤芍调和营卫；苏梗、蚕

沙、佩兰、荷叶、佛手芳香疏表祛邪；枳壳、半夏宽中化湿；赤苓淡渗、谷芽和胃；黄芩清热。此即取桂枝汤调和营卫之意而巧作裁化之方。（《丁甘仁用药一百十三法》）

━━━━━━━━━━ ➜ **医家经典论述及临床应用** ← ━━━━━━━━━━

　　李宇航："主治虚体感邪，见形寒，微热，汗出，胸闷，纳少等症，属于营卫不调，湿热郁滞者。酒客（湿热素盛者）为仲景所提出的桂枝汤三禁例之一，本方提供了一个治疗营卫不调又兼有湿热内阻的范例，临床使用效果好，对临床中如何变通化裁使用桂枝汤有启示作用。"（《伤寒论研读》）

第四节　桂枝汤类方鉴别

　　桂枝汤类方鉴别见表1。

表1　桂枝汤类方鉴别表

方名	组成	主症	脉象	辨证要点	治法	方源
《伤寒论》桂枝汤类方						
桂枝汤	桂枝、芍药、炙甘草、生姜、大枣	啬啬恶寒、淅淅恶风、翕翕发热、鼻鸣干呕	阳浮阴弱	头痛、发热、汗出、恶风（太阳中风表虚证）	解肌祛风，调和营卫	《伤寒论》（12、13、15、17、18、19、24、25、26、28、42、44、45、53、54、56、57、63、91、95、162、164、234、240、276、372、387）
桂枝加附子汤	桂枝、芍药、炙甘草、生姜、大枣、附子	遂漏不止，其人恶风，小便难，四肢微急，难以屈伸		太阳病大汗亡阳，表未解者	解肌，回阳，固表	《伤寒论》（20）
桂枝加桂汤	桂枝、芍药、炙甘草、生姜、大枣（桂枝汤加桂枝二两）	奔豚。气从少腹，上冲心		奔豚，太阳病烧针表不解，气从少腹上冲心者（烧针之坏证）	壮心阳，治肾水，平冲逆，止奔豚	《伤寒论》（117）

续表

方名	组成	主症	脉象	辨证要点	治法	方源
桂枝去芍药汤	桂枝、炙甘草、生姜、大枣	胸满	脉促	太阳病误下后，邪陷于胸，胸阳受损，气滞胸满	解肌通阳	《伤寒论》（21）
桂枝去芍药加附子汤	桂枝、炙甘草、生姜、大枣、附子	胸满，微恶寒	脉促	上证兼阳虚者	解肌回阳	《伤寒论》（22）
桂枝加厚朴杏子汤	桂枝、芍药、炙甘草、生姜、大枣、厚朴、杏仁	喘者		太阳中风兼肺寒气逆作喘证	解表兼利肺气平喘	《伤寒论》（18、43）
小建中汤	桂枝、芍药、炙甘草、生姜、大枣、胶饴	腹中急痛心悸，烦	阳脉涩，阴脉弦	少阳夹虚伤寒夹虚	温中散寒，调和气血，扶正祛邪	《伤寒论》（100、102）
桂枝加芍药生姜各一两人参三两新加汤	桂枝、芍药、炙甘草、生姜、大枣、人参	身疼痛	脉沉迟	汗后亡阴，营卫气血不足之身疼痛	益气养营	《伤寒论》（62）
桂枝甘草汤	桂枝、炙甘草	叉手自冒心，心下悸，欲得按		发汗过多，心悸喜按	温复心阳	《伤寒论》（64）
茯苓桂枝甘草大枣汤	茯苓、桂枝、炙甘草、大枣	脐下悸者，欲作奔豚		心阳虚，水气上犯	壮心阳，健脾土，制水邪，平冲逆	《伤寒论》（65）
桂枝麻黄各半汤	桂枝、芍药、炙甘草、生姜、大枣、麻黄、杏仁（各取两方三分之一的药量）	如疟状，发热恶寒，热多寒少，其人不呕，清便欲自可面有热色，身痒		太阳病轻症	轻散外邪，小发其汗而祛邪	《伤寒论》（23）
桂枝二麻黄一汤	桂枝、芍药、炙甘草、生姜、大枣、麻黄、杏仁（桂枝汤与麻黄汤二比一用量的合方）	形似疟，一日再发		太阳表邪更轻，桂枝汤证较重	微发其汗而祛邪	《伤寒论》（25）

续表

方名	组成	主症	脉象	辨证要点	治法	方源
桂枝二越婢一汤	桂枝、芍药、炙甘草、生姜、大枣、麻黄、石膏	发热恶寒，热多寒少	脉微弱	桂枝汤证兼有里热	解表清里	《伤寒论》（27）
桂枝去桂加茯苓白术汤	芍药、炙甘草、生姜、大枣、茯苓、白术	头项强痛、翕翕发热、无汗、心下满微痛、小便不利者		桂枝汤证兼心下满微痛，小便不利，太阳病腑证	开结利水，宣通表里	《伤寒论》（28）
桂枝去芍药加蜀漆龙骨牡蛎救逆汤	桂枝、炙甘草、生姜、大枣、蜀漆、龙骨、牡蛎	亡阳，惊狂，卧起不安	脉浮	亡失心阳而发惊狂	温通心阳，镇惊安神，涤痰开窍	《伤寒论》（112）
桂枝甘草龙骨牡蛎汤	桂枝、炙甘草、龙骨、牡蛎	烦躁		心阳虚烦躁	壮心阳，镇心神	《伤寒论》（118）
桂枝加葛根汤	桂枝、芍药、炙甘草、生姜、大枣、葛根	项背强几几，反汗出恶风		太阳中风证兼项背强几几	解肌祛风，生津舒筋	《伤寒论》（14）
桂枝加芍药汤	桂枝、芍药、炙甘草、生姜、大枣（桂枝汤倍芍药）	腹满时痛		太阳病误下虚其中，腹满时痛属太阴，阳邪下陷气血不和，肠胃阴虚拘挛疼痛	通阳益脾，和络止痛	《伤寒论》（279）
桂枝加大黄汤	桂枝、芍药、炙甘草、生姜、大枣、大黄（桂枝汤倍芍药）	腹满大实痛		同上证而加重，兼阳明大实通，腐秽积滞壅遏气机，脾络瘀滞较重的大实痛	通阳益脾，活血破瘀，和络止痛	《伤寒论》（279）
《金匮要略》桂枝汤类方						
瓜蒌桂枝汤	瓜蒌根、桂枝、芍药、甘草、生姜、大枣	身体强，几几然	脉迟	柔痉，风淫于外，津伤于内，筋脉失于濡养	解肌祛邪，舒缓筋脉，祛风寒，存阴	《金匮要略·痉湿暍病脉证治》（11）

方名	组成	主症	脉象	辨证要点	治法	方源
桂枝芍药知母汤	桂枝、芍药、甘草、麻黄、生姜、白术、知母、防风、附子	肢节疼痛，身体魁羸，脚肿如脱，头眩短气，温温欲吐		历节风，风邪乘肝肾之虚，淫于筋骨之间	散风湿，除热降逆止呕	《金匮要略·中风历节病脉证并治》(8)
黄芪桂枝五物汤	黄芪、芍药、桂枝、生姜、大枣	身体不仁，如风痹状	寸口关上微，尺中小紧	血痹身体顽麻，气虚邪入阴经	补益气血，温通卫阳，散寒除痹	《金匮要略·血痹虚劳病脉证并治》(2)
黄芪建中汤	黄芪、桂枝、芍药、生姜、大枣、炙甘草、胶饴	里急，诸不足		虚劳，阴阳诸不足	助气补虚	《金匮要略·血痹虚劳病脉证并治》(14)
当归建中汤	当归、桂枝、芍药、生姜、大枣、甘草、饴糖	妇人产后虚羸不足，腹中刺痛不止，吸吸少气，或苦少腹中急摩痛，引腰背，不能食饮		血虚腹痛	和血补虚止痛	《金匮要略·妇人产后病脉证治》(《千金》内补)
桂枝加龙骨牡蛎汤	桂枝、芍药、生姜、甘草、大枣、龙骨、牡蛎	少腹弦急，阴头寒，目眩，发落，清谷，亡血，失精，男子失精，女子梦交	脉极虚芤迟，脉得诸芤动微紧	虚劳失精亡血，火不摄水，阳泛精枯	补虚调阴阳，潜镇固涩	《金匮要略·血痹虚劳病脉证并治》(8)
黄芪芍药桂枝苦酒汤	黄芪、芍药、桂枝、苦酒	身体肿，发热汗出而渴，状如风水，汗沾衣，色正黄如柏汁	脉沉	湿郁化热，湿热互结，内迫营分之黄汗，口渴	散水除湿兼清营热	《金匮要略·水气病脉证并治》(28)
桂枝加黄芪汤	桂枝、芍药、生姜、甘草、大枣、黄芪	两胫自冷，腰以上必汗，腰髋弛痛，如有物在皮中状，剧者不能食，身疼重，烦躁，小便不利		水湿郁表之黄汗，腰髋弛痛	益气扶阳，调和营卫	《金匮要略·水气病脉证并治》(29)
桂枝去芍药加麻黄细辛附子汤	桂枝、生姜、甘草、大枣、麻黄、细辛、附子	心下坚，大如盘，边如旋杯		水饮心下坚，气分	温散寒邪，宣肺利水	《金匮要略·水气病脉证并治》(31)

续表

方名	组成	主症	脉象	辨证要点	治法	方源
《伤寒论》桂枝汤类方后世拓展						
桂枝桃仁汤	桂枝、芍药、生地黄、制桃仁、甘草、姜、枣	月经不行,脐与小腹下痛不可忍	脉沉紧	月经不通,腹痛有冷感	温经散寒,活血祛瘀	《妇人大全良方》
桂枝红花汤	桂枝、芍药、甘草(炙)、红花、生姜、大枣	发热恶寒,四肢拘急,口燥舌干		妇人伤寒,经脉凝滞,不得往来,热入血室及结胸	调和营卫,温经散寒,活血祛瘀	《类证活人书》
桂枝去姜甘枣加苓夏佩兰荷叶汤	桂枝、赤芍、佩兰、制半夏、晚蚕沙、赤茯苓、苏梗、淡黄芩、麸枳壳、焦谷芽、鲜荷叶、佛手	形寒,微热,汗出,胸闷,纳少		虚体感邪,营卫不调,湿热郁滞	调和营卫,祛湿清热	《丁甘仁用药一百十三法》

第五节　桂枝汤类方临床应用

李某,女,67岁。初诊:2020年6月8日。

[主诉] 畏寒怕冷伴汗出半年余。

[病史] 患者半年前因受凉后感冒,治疗好转后出现畏寒怕冷,汗出,以背部较甚,出汗后自觉冷,继而咳嗽,食怕凉,易腹泻,西医对症治疗未见明显好转,症状逐渐加重,就诊于我处。刻下:畏风寒,怕冷,恶风,动则汗出,以背部较甚,纳可,寐可,大便溏,小便不利,舌淡暗苔白根部略腻,脉沉迟。既往有甲减、子宫下垂、焦虑症病史。

[辨病辨证] 自汗(阳虚卫外不固,营卫不和)。

[治法] 扶阳益气固表。

[方宗] 桂枝加附子汤。

[处方] 桂枝 10g，炒白芍 10g，炙甘草 10g，炮附子（久煎）15g，生姜 10g，大枣 5g，黄芪 30g，炒白术 15g，防风 15g，浮小麦 50g，五味子 10g，细辛 5g，干姜 10g，山药 15g，柴胡 10g，升麻 5g。10 剂，水煎服。

二诊：2020 年 6 月 19 日。畏寒怕冷略减轻，心情略烦，余症同前。上方炮附子加至 25g，五味子加至 15g，另加仙茅 10g，菟丝子 10g，炒白扁豆 10g，郁金 15g。10 剂，水煎服。

三诊：2020 年 6 月 29 日。后背畏寒怕冷，动则汗出，略焦虑，余症明显减轻，舌淡苔白嫩，脉沉迟。上方炮附子加至 30g，浮小麦加至 60g，另加淫羊藿 10g，煅龙骨（先煎）35g，煅牡蛎（先煎）35g。14 剂，水煎服。

随诊，服药 1 个月后上症明显好转。

按语 患者既往患风寒感冒后未完全治愈，日久阳虚卫外不固，营卫不和则出现畏寒、怕冷、汗出、腹泻、小便不利、舌淡暗苔白根部略腻、脉沉迟等症，足太阳膀胱经经脉循行不利，故后背部畏寒怕冷较甚。如《伤寒论》云："太阳病，发汗，遂漏不止，其人恶风，小便难，四肢微急，难以屈伸者，桂枝加附子汤主之。"故治以扶阳益气固表，以桂枝加附子汤为主方加减治疗。方中以桂枝汤调和营卫，加炮附子扶阳以固阴。如《伤寒来苏集》云："用桂枝以补心阳，阳密则漏汗自止矣，坎中阳虚不能行水，必加附子以回肾阳，阳归则小便自利矣。内外调和，则恶风自罢，而手足便利矣。"另加玉屏风散、浮小麦、五味子益气固表，收敛止汗；细辛、干姜、五味子配伍桂枝、白芍又有小青龙汤辛温解表散寒之意；生山药益气养阴；又因患者有子宫下垂病史，加柴胡、升麻取补中益气汤升提之意。二诊患者畏寒怕冷略减轻，但余症仍在，心情略烦，上方增加炮附子，五味子用量以温阳止汗，另加仙茅、菟丝子温肾阳以祛寒；淡豆豉解表除烦；郁金疏肝解郁。三诊增加附子用量，配伍淫羊藿温阳散寒；增加浮小麦用量，另加煅龙骨、煅牡蛎收敛止汗。

医案二

董某，女，65 岁。初诊：2019 年 5 月 17 日。

[主诉] 胃脘部疼痛 2 年余，加重伴便溏半月。

[病史] 2 年前无明显诱因出现胃脘部疼痛，间断口服奥美拉唑治疗，近半月胃脘部疼痛加重，并伴便溏，烧心，纳少，体重下降，口服奥美拉唑肠溶胶囊未见明显好转，渐加重，就诊于我处。刻下：胃脘部疼痛，便溏，纳少，消瘦，胃脘部怕凉，喜暖喜按，手足不温，食欲差，寐可，大便次数

增加。舌淡有齿痕苔白略腻，脉弱。于外院查胃镜示慢性萎缩性胃炎。

[辨病辨证] 胃痛（脾胃虚寒）。

[治法] 温中补虚，调和气血。

[方宗] 小建中汤。

[处方] 桂枝 10g，炒白芍 20g，炙甘草 10g，黄芪 30g，党参 20g，鸡内金 20g，海螵蛸 20g，生、炒麦芽各 15g，炒神曲 10g，茯苓 30g，炒白术 15g，炒山药 15g，焦山楂 10g，陈皮 20g，厚朴 15g，醋延胡索 15g，连翘 15g，木香 5g，佛手 15g，姜枣引。10 剂，水煎服。

二诊：2019 年 6 月 17 日。胃脘部疼痛好转，易腹泻，每日排便次数增加，余症同前。上方去木香，加沙参 10g，炒白扁豆 15g，炮姜 5g，砂仁（后下）5g，10 剂，水煎服。

三诊：2019 年 7 月 8 日。胃脘部疼痛明显改善，腹泻好转，舌暗苔腻，舌下络脉粗，余症同前。上方陈皮减至 15g，加丹参 10g，10 剂，水煎服。

按语 患者久病，脏腑功能衰退，脾胃功能受损，中焦虚寒，脾胃运化无权，脾失健运，气血生化乏源，气机升降失常，虚寒入络发为本病，治以温中补虚，调和气血，故用小建中汤为主方加减治疗，如刘渡舟云："小建中汤补虚扶虚，补气补血。"方中以生、炒麦芽替代饴糖，又可配伍神曲、鸡内金、焦山楂消食和中，另加党参、茯苓、白术、炙甘草取四君子汤益气健脾之功，黄芪补气升阳，加海螵蛸制酸，炒山药补脾益气，木香、厚朴、陈皮、佛手理气和中，连翘清热消痛散结，醋延胡索止痛。二诊胃脘部疼痛好转，易腹泻，每日排便次数增加，余症同前。上方去木香，加沙参益胃生津、炒白扁豆、砂仁配伍党参、茯苓、白术、山药有参苓白术散益气健脾、渗湿止泻之意，炮姜温中。三诊胃脘部疼痛明显改善，腹泻好转，舌暗苔腻，舌下络脉粗，余症同前。患者舌暗苔腻，舌下络脉粗，陈皮辛散伤津，故减量，加丹参活血祛瘀。

医案三

张某，女，30 岁。初诊：2017 年 7 月 31 日。

[主诉] 上腹部隐痛伴呕吐时作 1 年余，加重 1 周。

[病史] 患者 1 年余前因生气后出现上腹部隐痛、呕吐时作，空腹及情志不畅时加重。就诊于当地医院，查胃镜、肠镜未见明显异常，口服多潘立酮时有好转。1 周前，受凉后上腹部疼痛再次发作，口服法莫替丁未见明显好转。为进一步诊治来诊。刻下：上腹部隐痛，喜温喜按，呕吐时作，每日

1～2次，偶反酸、腹胀，大便每日3～4次，不成形，便后腹痛缓，时烦躁，寐欠安，平素纳少，乏力，面色不华，偏瘦，月经量少。舌淡嫩，苔薄白，脉细弦。近期胃镜、肠镜检查未见异常。

[辨病辨证] 胃痛（脾虚肝郁）。

[治法] 健脾疏肝，和胃止痛。

[方宗] 四君子汤合小建中汤。

[处方] 桂枝10g，炒白芍20g，生、炒麦芽各15g，党参15g，沙参10g，茯苓25g，炒白术10g，陈皮15g，炙鸡内金20g，海螵蛸20g，厚朴10g，姜半夏10g，神曲10g，苏梗（后下）15g，连翘15g，珍珠母（先煎）30g，五味子5g，益母草15g，焦栀子10g，生姜5g，大枣5g。7剂，水煎服。

二诊：2017年8月8日。上腹部痛减轻，偶呕吐，无反酸、腹胀，大便每日1～2次，不成形，烦躁、寐欠安、纳少、乏力改善，舌淡嫩，苔薄白，脉细弦。上方减厚朴，加炒扁豆15g，炒山药15g。7剂，水煎服。

三诊：2017年8月15日。诸症缓，无上腹部隐痛，无呕吐，大便每日1次，较前成形，烦躁、乏力改善，寐安，纳可，舌淡红，苔薄白，脉细弦。上方减焦栀子为5g。7剂，水煎服。

按语 患者素体虚弱，既往多年纳少、乏力，偏瘦，故脾虚为本。黄坤载曰："肝气宜升，胆火宜降，然非脾气上行，则肝气不升，非胃气之下降，则胆火不降"，"脾升肝肾亦升，故乙木不郁……"脾虚气机升降失常，致肝失疏泄而郁，并因生气后病发，故辨证为脾虚肝郁。脾虚气机升降失常，郁滞不通则上腹部隐痛；胃气上逆则呕吐，反酸；脾虚水湿不运，故见大便每日3～4次，不成形；肝郁则烦躁；舌淡嫩、脉细弦为脾虚肝郁之象。四诊合参，证属脾虚肝郁，故以四君子汤合小建中汤化裁。方中四君子汤益气健脾；小建中汤温中补虚，和里缓急；以生、炒麦芽替代饴糖，又可配伍鸡内金、海螵蛸、神曲和胃消食制酸；陈皮理气健脾；姜半夏、厚朴和胃降逆，行气除痞；苏梗、连翘疏肝下气，清热散结；珍珠母镇心安神清火；五味子安神止泻；益母草活血通经利水；栀子清火除烦。二诊仍见大便每日1～2次，不成形，故加用炒扁豆、炒山药增强益气健脾止泻之功，无腹胀则减厚朴。三诊诸症缓，继以原方巩固，栀子减量，而防苦寒伤胃。

小建中汤可温中补虚，缓急止痛，又可调和阴阳，柔肝理脾。如《伤寒论》云"伤寒，阳脉涩，阴脉弦，法当腹中急痛，先与小建中汤"，"伤寒二三日，心中悸而烦者，小建中汤主之"。临床应用以腹中拘急疼痛，喜温喜按，舌淡，脉细弦为辨证要点。

医案四

邢某，男，46岁。初诊日期：2018年5月5日。

[主诉]上腹部隐痛时作伴腹泻2年余。

[病史]患者2年前因工作压力大出现上腹部隐痛时作，与情绪有关，伴腹泻，大便不成形，每日3~4次，便后腹痛缓，腹部怕凉，食凉则腹泻，寐欠安，纳可。舌淡暗，苔薄白，边齿痕，脉弦。半年前肠镜、彩超检查未见异常。

[辨病辨证]腹痛（脾胃虚寒）。

[治法]温中健脾止痛。

[方宗]理中汤合小建中汤。

[处方]党参20g，干姜10g，炒白术10g，炙甘草10g，桂枝10g，白芍15g，五味子5g，防风15g，陈皮15g，沙参15g，吴茱萸5g，延胡索15g，桑寄生10g，茯神15g，山萸肉5g。7剂，水煎服。

二诊：2018年5月13日。腹痛缓解，大便每日2~3次，较前成形，食凉则腹泻，寐欠安好转，时烦躁，纳可。舌淡暗，苔薄白，边齿痕，脉弦。上方加炒扁豆10g，炒山药15g，土茯苓25g，焦栀子5g。10剂，水煎服。

三诊：2018年5月23日。偶因情志不畅时腹痛，大便每日1~2次，基本成形，烦躁缓解，纳可，寐尚安，舌淡红，苔薄白，边齿痕减轻，脉稍弦。上方去焦栀，减干姜至5g，加生姜5g，大枣5g。14剂，水煎服。

按语 患者既往长期饮食不节，伤及脾阳，并于2年前工作压力大，体质偏弱时发病。脾胃虚寒，脉络凝滞，故腹部隐痛；脾虚寒不运，湿渍大肠，则大便每日3~4次，不成形，食凉则腹泻；舌淡暗，边齿痕为脾胃虚寒之象。治以温中健脾止痛，理中汤合小建中汤化裁。方中党参、干姜、白术、炙甘草温中健脾；桂枝、白芍温阳养阴、缓急止痛，取小建中汤之意，因患者疼痛不甚，故减芍药量，而未加饴糖。茯神健脾安神；五味子安神收敛止泻；防风胜湿止泻；陈皮、延胡索行气止痛；吴茱萸温中止痛；沙参微寒，助党参益气，两者合用不但增强了补气作用，且避免了党参大量使用后可能引发的滞腻助火作用；桑寄生、山萸肉补肝肾、祛湿散寒止痛。二诊腹痛缓，大便仍不成形，遂予炒扁豆、炒山药增强补气健脾止泻之力，加土茯苓健脾利湿止泻；时有烦躁，考虑为本有肝郁，温药助其化火，故暂予焦栀子清虚火除烦。三诊，诸症缓解，去焦栀子以防日久苦寒伤胃，加生姜、大枣鼓舞胃气，减干姜用量，防久用伤津助火，以四君子汤合小建中汤益气健脾，温中补虚为主。

《伤寒论》曰："伤寒，阳脉涩，阴脉弦，法当腹中急痛，先与小建中汤。"《金匮要略》曰："虚劳里急，悸，衄，腹中痛……小建中汤主之"。李东垣《内外伤辨惑论》言："如腹痛，恶寒而脉弦者，是木来克土也，小建中汤主之。盖芍药味酸，于土中泻木为君。如脉沉细腹中痛，是水来侮土，以理中汤主之。干姜辛热，于土中泻水以为主也。"理中汤与小建中汤都有温中补虚、治疗中焦虚寒的作用。不同点在理中汤以治虚寒性下利、呕吐为主，病位在脾胃；小建中汤则侧重于虚寒性腹痛，还可治疗心悸而烦，病位在肝脾。为什么合方？第一，增强温中健脾力量。第二，患者因压力大发病，每因情绪有关，脉弦，有肝郁之象，故以小建中汤调和肝脾，缓肝之急，补脾之虚。而理中汤则可治其下利。该患者用药，首以温中为主，继加大补气健脾力度，终以补中益气善后。

医案五

宋某，女，43岁。初诊日期：2018年11月6日。

[主诉]双手关节反复肿胀、疼痛10年，加重2周。

[病史]患者10年前无明显诱因出现双手掌指关节及近端指间关节反复肿胀、疼痛，于外院就诊，经系统检查诊断为类风湿关节炎，病初服用抗风湿药，后因副作用停药，改以中药调理至今。2周前感上述不适再发并加重，于外院查抗核抗体滴度1：320，抗核抗体IgG（+），血常规示血红蛋白114g/L。遂来诊。刻下：双手掌指关节肿胀、疼痛，皮温略高，屈伸尚可，背部有时疼痛，饮食、夜眠欠安，便溏，小便可，月经周期正常，量可，色红，有血块，性情急躁。舌淡暗，苔浊腻，舌下络脉略紫，脉滑数。

[辨病辨证]痹证（血痹）。

[治法]祛风除湿，益气温经，和血通痹。

[方宗]黄芪桂枝五物汤。

[处方]黄芪50g，桂枝10g，炒白芍10g，炙甘草10g，生姜10g，大枣5g，羌活20g，独活20g，川芎15g，青风藤15g，海风藤15g，土茯苓30g，桑枝15g，菟丝子15g，仙茅10g，炒枣仁10g，龙骨（先煎）30g，牡蛎（先煎）30g，薏苡仁30g，郁金15g，连翘15g，桑寄生10g。10剂，水煎服。

二诊：2018年11月16日。服药后关节疼痛、肿胀大减，上方续服10剂，诸症消。

按语 患者罹患类风湿关节炎 10 年之久，察其舌脉，虑瘀滞已生，正气已损，故主方以黄芪桂枝五物汤祛风除湿，通阳散寒，对于风湿寒痹以及久痹正虚均具有良效。正如《金匮要略》云："血痹阴阳俱微……外证身体不仁，如风痹状，黄芪桂枝五物汤主之。"方中以大剂量黄芪扶正固本，补虚止痛；青风藤、海风藤皆属藤蔓，可通经入络，善治诸类关节疼痛；羌活、独活、川芎、桑枝、土茯苓、薏苡仁祛风通络除湿，散寒止痛，涤除全身上下之湿邪；龙骨、牡蛎既安神又壮骨，补肝肾之虚；菟丝子、仙茅调补阴阳，祛寒除湿；郁金养阴行郁，兼舒达肝气，又不似焦栀子、薄荷之寒凉，适合久痹之虚实错杂；内湿在于利小便，故加桑寄生补肝肾，助筋骨；加连翘清热；酸枣仁以安神。虑患者关节疼痛隐隐非剧，且非初发，若疼痛剧烈，尚可加细辛走十二经止痛，以及一些虫类药以搜剔经络瘀血。脾主肌肉，脾虚则生内湿，易于留滞关节，久则损伤脾胃之气，且临床常用风湿药物易损脾胃，故痹证治疗一定要注意顾护脾胃。

医案六

任某，男，36 岁。初诊：2020 年 7 月 21 日

[**主诉**] 唇周麻木伴疲劳乏力 5 年，加重 1 个月。

[**病史**] 患者 5 年前因工作劳累出现唇周麻木，伴咽喉部紧涩感，时轻时重。曾到医院行相关部位检查，未见明显异常，此后时有发作，劳累后则甚，伴疲劳乏力。1 个月前因劳累上症加重，遂就诊于我处。刻下：唇周麻木，疲乏无力，气短懒言，易汗出，畏寒怕风，烦躁，夜眠欠安，多梦，纳可，大便每日 2 次，不成形。舌胖大有齿痕苔薄白，脉细弱。

[**辨病辨证**] 血痹（营卫不和，气虚血滞）。

[**治法**] 益气温经，养血除痹。

[**方宗**] 黄芪桂枝五物汤合补中益气汤。

[**处方**] 黄芪 30g，桂枝 10g，白芍 10g，生姜 5g，大枣 5g，柴胡 10g，升麻 5g，白术 10g，党参 15g，陈皮 15g，茯苓 25g，木香 5g，郁金 15g，夜交藤 15g。10 剂，水煎服。

随诊，服药后上症明显好转。

按语 患者长期伏案，不事劳动，嗜食肥甘，形有余而气血不足，腠理疏松，动辄汗出，时邪贼风因虚而入侵致营卫不通，四肢肌肉不濡，表现为疲劳，气短乏力，唇周麻木不仁。《金匮要略·血痹虚劳病脉证并治》云："血痹阴阳俱微，寸口关上微，尺中小紧，外证身体不仁，如风痹状，黄芪桂

枝五物汤主之。"故以黄芪桂枝五物汤益气养血通痹，另加柴胡、升麻、党参、白术、陈皮成补中益气汤，配伍茯苓以健脾益胃，补益中气，使气血化生有源；木香、郁金行气消滞；夜交藤合茯苓以安神。

黄芪桂枝五物汤是由桂枝汤去甘草加黄芪化裁而成，以桂枝汤调和营卫，解表祛风，加黄芪甘温扶中资津养液。对于气虚不足之人，常配伍四君子汤，健运脾胃，使气血化生有源；对于气虚不升之人，常配伍升麻、柴胡升阳举陷，引经上达；对于血亏不足之人，常配伍当归芍药散加减。血痹之证临证变化较多，临床诊疗当随症加减，灵活运用。

医案七

王某，女，68 岁。初诊日期：2015 年 3 月 8 日。

[主诉] 上腹部疼痛反复发作 5 年余，加重 1 周。

[病史] 患者 5 年前因饮食不慎出现上腹部疼痛，饮食不适则腹泻，平素不敢吃凉食，水果需用热水烫后食用。1 周前劳累后上腹部疼痛加重，来诊我处。刻下：上腹部疼痛，食欲不振，疲劳，乏力，二便可，寐欠佳，舌质淡，苔白，脉细弱。胃镜提示：慢性萎缩性胃炎。

[辨病辨证] 胃痛（脾胃虚寒）。

[治法] 温中健脾，和胃止痛。

[方宗] 黄芪建中汤。

[处方] 黄芪 30g，桂枝 10g，炒白芍 20g，炙甘草 10g，炒白术 10g，党参 20g，茯苓 20g，炒山药 15g，陈皮 20g，延胡索 15g，生姜 5g，大枣 5g。7 剂，水煎服。

二诊：2015 年 3 月 15 日。上腹部痛明显缓解，但仍不敢食凉，纳差，睡眠欠佳，心烦，大便每日 2 次，不成形，舌脉同前。上方加炒扁豆 15g，薏苡仁 20g，神曲 15g，炙鸡内金 20g，合欢花 20g，夜交藤 20g，焦栀子 10g。10 剂，水煎服。

先后服药 1 个月余，症状明显好转，可以食用常温水果，继服人参健脾片巩固疗效。

按语 患者因饮食不节，久病而致脾胃虚寒，运化失职，气血生化乏源，而见诸症。《金匮要略·血痹虚劳病脉证并治》："虚劳里急诸不足，黄芪建中汤主之。"本方重在温补脾胃，是治疗虚寒胃痛的主要方剂。是在小建中汤中加入黄芪，可增强益气建中之功效，阳生阴长，诸虚不足之证自除。黄芪建中汤脉象以火气不足为特征，火不足则脾土弱，脾胃虚寒，易受外邪侵袭，导致胃肠疼痛、挛急、腹胀、泄泻症状，正如《黄帝内经》所云"正气存内，邪不可干"，"精气夺则虚"。病位在脾胃，因此名为建中。方中黄芪益气补中，小建中汤温脾散寒，缓急止痛，配合异功散加炒山药增强健脾益气之功效，加延胡索止痛。二诊时患者睡眠欠佳，心烦，大便不成形，上方加炒扁豆、薏苡仁除湿；神曲、炙鸡内金健脾消食；合欢花、焦栀子解郁除烦；夜交藤安神。服药好转后，以人参健脾片补气健脾，开胃消食，以善其后。

医案八

范某，男，31 岁。初诊：2019 年 4 月 8 日。

[主诉]心悸伴烦躁 1 年余。

[病史]患者 1 年余前无明显诱因出现心悸，烦躁，全身不适，自觉躺下后"全身跳"，未治疗，渐加重，就诊于我处。刻下：心悸，烦躁，全身不适，自觉躺下后"全身跳"，伴胸闷，嗳气，口干，四肢不温，寐差，小便频。舌淡红苔花剥，脉弱。

[辨病辨证]心悸（心阳不振）。

[治法]调和营卫，交通心肾。

[方宗]桂枝加龙骨牡蛎汤。

[处方]桂枝 10g，炒白芍 10g，龙骨（先煎）35g、牡蛎（先煎）35g，炙甘草 10g，生地黄 15g，泽泻 10g，姜半夏 10g，五味子 5g，木香 5g，郁金 20g，茯神 15g，夜交藤 15g，合欢皮 15g，炒白术 10g，党参 15g，陈皮 15g，姜枣引。10 剂，水煎服。

二诊：2019 年 4 月 15 日。心悸减轻，失眠好转，易紧张，偶尔自觉腹部如绳捆，余症同前。上方炒白芍加至 20g，龙骨、牡蛎加至 50g，生地黄加至 20g，五味子加至 10g，另加薄荷（后下）15g。10 剂，水煎服。

按语 患者久病致阴精亏损，损及阳气，而致营卫不和，阴阳两虚，阴阳不济，则心肾不交，故发为本病。治以调和营卫，交通心肾，故用桂枝加龙骨牡蛎汤为主方治疗，使阴精不下泄，虚阳不上浮，阴阳相济，心肾交通。另加生地黄、泽泻补肾而滋水涵木；木香、郁金、合欢皮、陈皮行气解郁；茯神、夜交藤、五味子宁心安神；白术、党参健脾益气；半夏降逆消痞。二诊心悸减轻，失眠好转，易紧张，偶尔自觉腹部如绳捆，余症同前。效不更方，上方增加芍药、龙骨、牡蛎、生地黄、五味子用量补肾柔肝，重镇安神，另加薄荷疏肝解郁。

医案九

戚某，女，47岁。初诊：2017年7月10日。

[**主诉**] 疲乏无力，畏寒怕风3年余，加重伴皮肤湿疹1个月。

[**病史**] 患者3年前因宫颈癌于当地三甲医院行子宫切除术，术后长期口服化疗药物，具体不详。术后自觉疲乏无力，困倦易怒，曾于当地医院对症治疗，症状无明显改善，1个月前上述症状加重，伴皮肤出现湿疹，经当地治疗无效后，求诊于我处。刻下：疲乏无力，畏寒怕风，无汗出，周身瘙痒，肘膝关节红色斑丘疹，烦躁易怒，腰背部冷痛，食欲可，寐差，月经无，二便尚可。舌紫暗有瘀点，苔薄白，脉微细。

[**辨病辨证**] 虚劳（营卫不和，皮腠瘀实，肝肾亏虚）。

[**治法**] 调和营卫，祛风止痒，调补肝肾。

[**方宗**] 桂枝麻黄各半汤合独活寄生汤。

[**处方**] 肉桂10g，炒白芍10g，炙甘草10g，炙麻黄5g，炒杏仁10g，生姜5g，大枣5g，沙参15g，薏苡仁30g，牡丹皮10g，丹参15g，怀牛膝15g，桑寄生15g，生地黄20g，泽泻10g，地肤子10g，炒蒺藜15g，蝉蜕10g，连翘15g，独活10g，防风15g，珍珠母（先煎）30g。10剂，水煎服。

继服半月余，诸症明显好转。

按语 该患术后气血亏虚，调养不当，加之正值中年，脏腑功能减退，卫外不固，虚邪贼风乘虚而入，郁积体表，欲出不能，欲入未可，不得宣泄，虚实相间，合而为病。故以桂枝麻黄各半汤为主方加减，治以调和营卫，祛风止痒，调补肝肾。《伤寒论》有云："太阳病，得之八九日，如疟状，发热恶寒，热多寒少，其人不呕，清便欲自可，一日二三度发。脉微缓者，为欲愈也；脉微而恶寒者，此阴阳俱虚，不可更发汗、更下、更吐也；面色反有热色者，未欲解也，以其不能得小汗出，身必痒，宜桂枝麻黄各半汤。"仲景时期肉桂与桂枝通用，方中以肉桂替代桂枝，既取桂枝发汗解表之效，又添温中散寒、引火归原之力；另加沙参补气养阴，健运中焦；薏苡仁甘淡渗湿，健脾利水；牡丹皮、丹参凉血活血化瘀；地肤子、刺蒺藜、蝉蜕、连翘清热利湿，祛风止痒；独活、防风祛风止痒，引药上行；生地黄、泽泻补肾而利水，引邪外出；怀牛膝、桑寄生补肝肾，壮腰膝，祛风湿；珍珠母镇静安神。

桂枝麻黄各半汤药物组成是桂枝汤和麻黄汤两方合剂，其证的病机为余邪郁表不解，欲汗而不得，正邪交争，法当汗出而解。如徐大椿《伤寒论类方》云："微邪已在皮肤中，欲自出不得，故身痒，以此汤取其小汗足矣。"

因患者病延既久，邪势已减，不宜单用麻黄汤峻发其汗，肌表闭塞又非桂枝汤所能解，故二方合一，变大剂为小剂小发其汗，而无过汗之弊。

医案十

李某，男，56岁。初诊：2020年6月30日。

[主诉]右侧踝关节疼痛、红肿3个月，加重1周。

[病史]患者3个月前因进食海鲜后出现右侧踝关节疼痛、红肿，于某医院诊断为痛风，经对症治疗后好转，此后病情反复。1周前又因进食海鲜，上述症状加重，遂就诊于我处。刻下：右侧踝关节外侧疼痛、红肿，行走不利，肠鸣，纳可，寐宁，二便调，舌淡胖苔白腻，脉沉弦。

[辨病辨证]痹证（风寒湿痹）。

[治法]祛风除湿，通阳散寒，佐以清热。

[方宗]桂枝芍药知母汤。

[处方]桂枝10g，赤芍10g，知母10g，麻黄15g，生甘草10g，茯苓30g，石膏（先煎）30g，细辛3g，干姜2g，苍术10g，炒薏苡仁45g，黄柏10g。7剂，水煎服。

二诊：2020年7月7日。患者右侧踝关节疼痛、红肿明显缓解，行走自如，舌淡胖大苔腻，脉弦滑。上方减生甘草、黄柏，另加生地黄20g，泽泻10g。7剂，水煎服。

随诊，服药半月后上症明显好转。

按语 患者既往生活习惯不良，饮食不节，长此以往，风寒湿邪乘虚侵袭，日久不愈，注于经络，留于关节，郁而化热，气血痹阻而为痹证，则出现关节疼痛、红肿、舌淡胖苔白腻、脉沉弦等症。《金匮要略·中风历节病脉证并治》云："诸肢节疼痛，身体魁羸，脚肿如脱，头眩短气，温温欲吐，桂枝芍药知母汤主之。"故治以温经散寒，祛风除湿，以桂枝芍药知母汤为主方加减治疗。方中麻黄、桂枝祛风通阳；赤芍、知母、石膏清热养阴；细辛、干姜温里散寒，祛风止痛；苍术、炒薏苡仁、黄柏有四妙丸之意以清热利湿，通利关节；茯苓健脾利湿；生甘草清热解毒，缓和药性。二诊患者右侧踝关节疼痛、红肿明显缓解，湿热明显缓解，故减生甘草、黄柏。另加生地黄、泽泻补肾利水，分消走泄，使邪气从下焦而出。

第二章　麻黄汤类方临证思辨

第一节　《伤寒论》麻黄汤类方

一、麻黄汤

【麻黄汤】

麻黄三两，去节　桂枝二两，去皮　甘草一两，炙　杏仁七十个，去皮尖

上四味，以水九升，先煮麻黄，减二升，去上沫，内诸药，煮取二升半，去滓，温服八合。覆取微似汗，不须啜粥，余如桂枝法将息。

【方解】此方为治疗太阳病伤寒证的代表方。麻黄性温，为一有力的发汗药，桂枝辛温通阳，助麻黄以解表邪，通关节以治身痛，杏仁苦温，利肺气而定喘，甘草甘平，和脾胃而调诸药。《神农本草经》谓麻黄"主中风，伤寒，头痛，温疟，发表出汗，去邪热气，止咳逆上气，除寒热，破癥坚积聚"。该方开表发汗，为太阳病表实无汗的主治方。

【方歌】

七十杏仁三两麻，一甘二桂效堪夸，

喘而无汗头身痛，温覆休教粥到牙。

- - - - - - - - - - → 《伤寒论》相关条文 ← - - - - - - - - - -

太阳病，头痛发热，身疼腰痛，骨节疼痛，恶风无汗而喘者，麻黄汤主之。（35）（《伤寒论》）

太阳与阳明合病，喘而胸满者，不可下，宜麻黄汤。（36）（《伤寒论》）

太阳病，十日以去，脉浮细而嗜卧者，外已解也。设胸满胁痛者，与小柴胡。脉但浮者，与麻黄汤。（37）（《伤寒论》）

太阳病，脉浮紧，无汗，发热，身疼痛，八九日不解，表证仍在，此当

发其汗。服药已微除，其人发烦目瞑，剧者必衄，衄乃解。所以然者，阳气重故也。麻黄汤主之。（46）（《伤寒论》）

脉浮者，病在表，可发汗，宜麻黄汤。（51）（《伤寒论》）

脉浮而数者，可发汗，宜麻黄汤。（52）（《伤寒论》）

伤寒脉浮紧，不发汗，因致衄者，麻黄汤主之。（55）（《伤寒论》）

脉但浮，无余证者，与麻黄汤。若不尿，腹满加哕者，不治。（232）（《伤寒论》）

阳明病，脉浮，无汗而喘者，发汗则愈，宜麻黄汤。（235）（《伤寒论》）

➤ 医家经典论述 ◄

成无己："麻黄汤主伤寒，寒则伤荣，寒邪并于荣，则荣实而卫虚。"（《伤寒明理方论》）

陈修园："太阳病，头痛发热，固不待言，而身疼，病在太阳之气也。经云：太阳主周身之气是也。其腰痛者，病在太阳之经也。经云：太阳之经，挟脊抵腰是也。经气俱病，即骨节亦牵连而疼痛。病从风得故恶风，邪伤肤表则肤表实而无汗，邪不得汗而出，则内壅于肺而喘者，不可用解肌之桂枝汤，必以发表之麻黄汤主之。"（《伤寒论浅注》）

王子接："麻黄汤，破营方也。试观立方大义，麻黄轻清入肺，杏仁重浊入心，仲景治太阳初病，必从心营肺卫入意也。分言其功能，麻黄开窍发汗，桂枝和阳解肌，杏仁下气定喘，甘草安内攘外，四者各擅其长，有非诸药之所能及。兼论其相制七法，桂枝外监麻黄之发表，不使其大汗亡阳，甘草内守麻黄之出汗，不使其劫阴脱营，去姜枣者，姜性上升，又恐碍麻黄发表，枣味缓中，又恐阻杏仁下气，辗转回顾，无非欲其神速，一剂奏绩。"（《绛雪园古方选注》）

汪昂："三阳经又有阴阳表里之分。太阳以热在皮肤，头痛项强，在经为表，麻黄汤、桂枝汤、九味羌活汤；以口渴尿赤，热入膀胱，在腑为里，五苓散。阳明以热在肌肉，目痛不眠，在经为表，葛根解肌汤；以口渴背寒，为热渐入里，白虎加参汤；若自汗狂谵，热已入胃腑，为全入里，调胃承气汤。少阳以胸胁之间为半表半里，表多小柴胡汤，里多热盛者黄芩汤。以上皆发热，太阳恶寒，阳明自汗，少阳多呕，皆三阳证也。"（《医方集解》）

徐大椿："《活人书》云：夏至后用麻黄汤，量加知母、石膏、黄芩，盖麻黄性热，恐有发黄斑出之虑……麻黄治无汗；杏仁治喘；桂枝甘草治太阳

诸症，无一味不紧切，所以谓之经方。"（《伤寒论类方》）

-------------------------------- → 医家临床应用 ← --------------------------------

胡希恕："麻黄汤证，由于无汗，体液和废物充斥于体表，压迫肌肉和关节，因使身腰、骨节无处不痛，并逆迫于肺而发喘。多见于急性病、外感之初起。"（《胡希恕经方精义笔录》）

蒋健："麻黄汤的辨证要点在于伤寒表实，肺失宣肃。首先可以治疗肺系疾患，肺合皮毛而主表，肺主通调水道而主水液代谢，因此在表之寒热，在肺之喘咳，在里之水肿、小便不利皆可应用，重要的应用指征在于'无汗'。其次还可以治疗各种痛证，特别是寒性诸痛。最后麻黄开解肺郁的功效不应忽视，诸气机不调病症在辨证施治时也要考虑到肺气郁闭的因素。"（《伤寒论汤证新解》）

唐祖宣："呼吸系统以恶寒发热、无汗咳喘、苔白脉浮为其辨证要点，临床常用治各类感冒、扁桃体炎、肺炎、支气管肺炎、支气管哮喘、百日咳、急性支气管炎等病；以寒凝表郁为特征的多种循环系统病症，如冠心病、高血压、胸痹胸痛、末梢循环障碍等；消化系统以卫闭营郁、气机不利为病理特征，可用治黄疸、习惯性便秘、膈肌痉挛等；神经运动病症坐骨神经痛、肩周炎、关节炎、肌肉疼痛；泌尿系统病症急性肾炎、慢性尿路感染、遗尿、尿潴留；妇科病症乳腺炎、痛经、产后高热、妊娠中毒；五官科病症过敏性鼻炎、慢性鼻炎、失声、急性结膜炎；皮肤科病症荨麻疹、风疹、皮肤瘙痒、银屑病等。病机属于卫闭营郁而病性属寒者，均可酌情选用本方加减治疗。"（《唐祖宣伤寒论类方解》）

李宇航："临床上用于辨证治疗流行性感冒、哮喘、寒闭失音、支气管哮喘、水肿、过敏性鼻炎、各种寒性疼痛之痹证、小儿夜尿等病机相符者。"（《伤寒论研读》）

二、麻黄杏仁甘草石膏汤

【麻杏石甘汤】

麻黄四两，去节　杏仁五十个，去皮尖　甘草二两，炙　石膏半斤，碎，绵裹

上四味，以水七升，煮麻黄，减二升，去上沫，内诸药，煮取二升，去滓，温服一升。

【方解】本证的汗出是里热外蒸，无大热是热已由表入里，喘是热壅

于肺,故治以宣清肺热的麻杏甘石汤。石膏辛寒,清除肺热;杏仁苦降,下气平喘;麻黄入肺治喘,并能协同石膏将肺中郁热透发外出;甘草调和诸药。该方为麻黄汤去桂枝加石膏,变辛温解表为辛凉清透。《神农本草经》谓石膏"主中风寒热,心下逆气,惊喘,口干,舌焦,不能息,腹中坚痛,除邪鬼,产乳,金疮"。

【方歌】

四两麻黄八两膏,二甘五十杏同熬,
须知禁桂为阳盛,喘汗全凭热势操。

·········→ 《伤寒论》相关条文 ←·········

发汗后,不可更行桂枝汤,汗出而喘,无大热者,可与麻黄杏仁甘草石膏汤。(63)(《伤寒论》)

下后不可更行桂枝汤;若汗出而喘,无大热者,可与麻黄杏子甘草石膏汤。(162)(《伤寒论》)

·········→ 医家经典论述 ←·········

成无己:"发汗后喘,当作桂枝加厚朴杏仁汤,汗出则喘愈,今汗出而喘,为邪气拥甚,桂枝汤不能发散,故不可更行桂枝汤。汗出而喘有大热者,内热气甚也;无大热者,表邪必甚也。与麻黄杏子甘草石膏汤,以散其邪。"(《注解伤寒论》)

陈修园:"太阳之气与肺金相合而主皮毛。桂枝之热虽能令其汗出,而不能除麻黄本证之喘,究竟汗为热汗,而麻黄本证之汗未尝出也。无大热者,热盛于内,上乘于肺,而外热反轻也,可与麻黄杏仁甘草石膏汤主之。取石膏止桂枝热逼之汗,仍用麻黄出本证未出之汗也。"(《伤寒论浅注》)

徐大椿:"此即越婢汤加杏仁也……发汗后,不可更行桂枝汤,既汗不可再汗,津液不得重伤。汗出而喘,尚有留邪在肺,故汗出而喘。无大热者,邪已轻也。可与此汤。汗出故用石膏,喘故用麻杏。发汗后,饮水多者,必喘,以水灌之亦喘。此二句明致喘之所由,盖喘未必皆由于水,而饮水则无有不喘者。戒之!"(《伤寒论类方》)

李克绍:"太阳病,表邪郁闭时也能作喘,但必与发热无汗兼见,汗出后喘即当止,本证是汗出而喘,身无大热,喘见于汗下以后,可知不是表证,故不能再用桂枝汤。"(《李克绍伤寒论讲义》)

······· ❖ **医家临床应用** ❖ ·······

胡希恕:"本方治'汗出而喘',无痰者宜用,有痰或痰多者不宜用,或加减而用。适此病机,肺炎有用本方的机会,但肺炎尚有其他证型,所以它并非治肺炎的专用方剂。"(《胡希恕经方精义笔录》)

蒋健:"凡是鼻窍、皮毛、咳喘、津液代谢产物如小便、汗液等所有肺系异常的疾患,辨属'邪热迫肺、失却清肃'的皆可用此方治疗。"(《伤寒论汤证新解》)

唐祖宣:"广泛用以治疗风热型感冒、肺炎、支气管炎、结肠炎、痔疮、咽喉炎、麻疹、遗尿等疾病。如治疗的肺炎、支气管炎等病,是直承伤寒之旨,以肺热炽盛为要。"(《唐祖宣伤寒论类方解》)

李宇航:"急性支气管炎、小儿痉挛性支气管炎、支气管哮喘、毛细支气管炎、老年性慢性支气管炎、肺炎、鼻窦炎等属肺热之病证。"(《伤寒论研读》)

三、大青龙汤

【大青龙汤】

麻黄六两,去节 桂枝二两,去皮 甘草二两,炙 杏仁四十枚(一本五十枚),去皮尖 生姜三两,切 大枣十枚(一本十二枚),擘 石膏如鸡子大,碎

上七味,以水九升,先煮麻黄,减二升,去上沫,内诸药,煮取三升,去滓,温服一升,取微似汗。汗出多者,温粉粉之。一服汗者,停后服。若复服,汗多亡阳遂一作逆虚,恶风烦躁,不得眠也。

【方解】本方即麻黄汤与越婢汤组成的复方。因本证不汗出而烦躁,是阳气郁闭过重,故重用麻黄。但麻黄辛热,于烦躁不宜,因加辛寒的石膏,使发汗而不助热,令郁阳从胸中肌肉发越而出。

【方歌】

二两桂甘三两姜,膏如鸡子六麻黄,

枣枚十二五十杏,无汗烦而且躁方。

······· ❖ **《伤寒论》相关条文** ❖ ·······

太阳中风,脉浮紧,发热,恶寒,身疼痛,不汗出而烦躁者,大青龙汤主之。若脉微弱,汗出恶风者,不可服之。服之则厥逆,筋惕肉瞤,此为逆

也。大青龙汤方。(38)(《伤寒论》)

伤寒脉浮缓,身不疼,但重,乍有轻时,无少阴证者,大青龙汤发之。(39)(《伤寒论》)

······· →《金匮要略》相关条文 ← ·······

病溢饮者,当发其汗,大青龙汤主之;小青龙汤亦主之。(23)(《金匮要略·痰饮咳嗽病脉证并治》)

······· → 医家经典论述 ← ·······

成无己:"此中风见寒脉也。浮则为风,风则伤卫;紧则为寒,寒则伤荣。荣卫俱病,故发热恶寒,身疼痛也。风并于卫者,为荣弱卫强;寒并于荣者,为荣强卫弱。今风寒两伤,则荣卫俱实,故不汗出而烦躁也。与大青龙汤发汗,以除荣卫风寒。若脉微弱,汗出恶风者,为荣卫俱虚,反服青龙汤,则必亡阳,或生厥逆,筋惕肉瞤,此治之逆也……辛甘均为发散。然风宜辛散,寒宜甘发,辛甘相合,乃能发散荣卫之风寒。麻黄、甘草、石膏、杏仁,以发散荣中之寒,桂枝、姜、枣,以解除卫中之风。"(《注解伤寒论》)

方有执:"大青龙者,桂枝麻黄二汤合剂之变制也,故为并中风寒之主治,校之桂枝麻黄各半汤,与桂枝二麻黄一汤,则少芍药而多石膏。去芍药者,不欲其收也。以其无芍药而观之,即麻黄汤方加石膏姜枣也。姜枣本桂枝汤中所有,其制则重在石膏。按本草,石膏辛甘大寒,辛以散风,甘以散寒,寒以除热,故为并中风寒发热之用。"(《伤寒论条辨》)

柯琴:"喘者是寒郁其气,升降不得自如,故多用杏仁之苦以降气;烦躁是热伤其气,无津不能作汗,故特加石膏之甘以生津。然其性沉而大寒,恐内热顿除而表寒不解,变为寒中而挟热下利,是引贼破家矣。故必倍麻黄以发表,又倍甘草以和中,更用姜枣以调营卫。一汗而表里双解,风热两除,此大青龙清内攘外之功,所以佐麻、桂二方之不及也。"(《伤寒附翼》)

徐大椿:"此合麻黄、桂枝、越婢三方为一方而无芍药……太阳中风,脉浮紧,紧为阴脉,故汗不易出。发热恶寒,非恶风。身疼痛,不汗出,而烦躁者,邪深热郁。大青龙汤主之。若脉微弱,汗出恶风者,不可服,服之则厥逆,筋惕肉瞤,此为逆也。恶风乃桂枝症,误服此则汗不止,而有亡阳之象矣。立此方即垂此戒,圣人之意深矣。按此方合麻桂而用石膏,何以发汗,如是之烈?盖麻黄汤,麻黄用二两,而此用六两;越婢汤石膏用半斤,而此用鸡子大一块。一剂之药，除大枣，约共十六两，以今秤计之，亦重三两有余，则发汗之重剂矣！虽少加石膏，终不足以相制也。"（《伤寒论类方》）

‧‧‧‧‧‧‧‧‧‧‧‧‧‧‧‧‧‧‧‧‧‧‧‧‧ ➔ 医家临床应用 ← ‧‧‧‧‧‧‧‧‧‧‧‧‧‧‧‧‧‧‧‧‧‧‧‧‧

尾台榕堂："治麻疹，脉浮紧，寒热头眩，身体疼痛、喘咳、咽痛，不汗出而烦躁者。治眼目疼痛，风泪不止，赤脉怒张，云翳四围，或眉棱骨疼痛，或头疼耳痛者；又治烂睑风，涕泪稠粘，瘙痒甚者，俱加苯营佳。"（《类聚方广义》）

胡希恕："临床常见于急慢性病，如各种感染发热，如感冒、鼻炎、肺炎、肾炎、脑炎、风湿等，凡见肿胀、喘满、小便不利而烦躁者，本方有捷效。此方治肾炎水肿适证用之，多取良效。"（《经方传真：胡希恕经方理论与实践》修订版）

唐祖宣："大青龙汤解表清里，其发汗之力量较之麻黄汤更甚，现代临床每多用治表闭无汗明显兼里热者，其药效峻猛，难以适度掌握。"（《唐祖宣伤寒论类方解》）

李宇航："本方多用治呼吸系统疾患，如感冒、支气管炎、哮喘等，亦有用汗腺闭塞症、风湿性关节炎者，其治呼吸系统疾病，必以外寒内热病机为凭。本方为发汗峻剂，无论急性、慢性病证，本方皆不宜久用常服。"（《伤寒论研读》）

四、小青龙汤

【小青龙汤】

麻黄去节 芍药 细辛 干姜 甘草炙 桂枝各三两，去皮 五味子半升 半夏半升，洗

上八味，以水一斗，先煮麻黄，减二升，去上沫，内诸药，煮取三升，去滓，温服一升。若渴，去半夏，加瓜蒌根三两；若微利，去麻黄，加荛花，如一鸡子，熬令赤色；若噎者，去麻黄，加附子一枚，炮；若小便不利，少腹满者，去麻黄，加茯苓四两；若喘，去麻黄，加杏仁半升，去皮尖。且荛花不治利。麻黄主喘，今此语反之，疑非仲景意。臣亿等谨按：小青龙汤大要治水。又按《本草》，荛花下十二水，若水去，利则止也。又按《千金》，形肿者应内麻黄。乃内杏仁者，以麻黄发其阳故也。以此证之，岂非仲景意也。

【方解】麻黄、桂枝解表。细辛能散，干姜能温，以祛寒散水气。五味子收敛肺气，佐姜辛以治咳。半夏除水饮，降胃气以止呕。芍药和阴，调

剂姜桂之辛燥。甘草和药性，令药力周到而不暴。渴去半夏加瓜蒌根，是因半夏性燥，能耗损津液，瓜蒌根能生津止渴。微利、噎、少腹满，都是在里部，故俱去麻黄，加附子温化水气以治噎；加芫花逐肠中的水气；加茯苓淡渗利小便以治少腹满。喘是水气所迫，肺气上逆，故去升散的麻黄，加苦降的杏仁。

【方歌】

桂麻姜芍草辛三，夏味半升记要语，
表不解兮心下水，咳而发热句中探。

❯ 《伤寒论》相关条文 ❮

伤寒表不解，心下有水气，干呕发热而咳，或渴，或利，或噎，或小便不利，少腹满，或喘者，小青龙汤主之。（40）（《伤寒论》）

伤寒心下有水气，咳而微喘，发热不渴。服汤已渴者，此寒去欲解也。小青龙汤主之。（41）（《伤寒论》）

❯ 《金匮要略》相关条文 ❮

咳逆，倚息不得卧，小青龙汤主之。（35）（《金匮要略·痰饮咳嗽病脉证并治》）

妇人吐涎沫，医反下之，心下即痞，当先治其吐涎沫，小青龙汤主之。涎沫止，乃治痞，泻心汤主之。（7）（《金匮要略·妇人杂病脉证并治》）

肺胀，咳而上气，烦躁而喘，脉浮者，心下有水，小青龙加石膏汤主之。（14）（《金匮要略·肺痿肺痈咳嗽上气病脉证治》）

❯ 医家经典论述 ❮

成无己："麻黄味甘辛温，为发散之主，表不解，应发散之，则以麻黄为君，桂味辛热，甘草味甘平，甘辛为阳，佐麻黄表散之，用二者所以为臣，芍药味酸微寒，五味子味酸温，二者所以为佐者，寒饮伤肺，咳逆而喘，则肺气逆。《内经》曰，肺欲收，急食酸以收之。故用芍药、五味子为佐，以收逆气，干姜味辛热，细辛味辛热，半夏味辛微温，三者所以为使者。心下有水，津液不行，则肾气燥。《内经》曰，肾苦燥，急食辛以润之。是以干姜、细辛、半夏为使，以散寒水，逆气收，寒水方散，津液通行，汗出而解矣。心下有水气，散行则所传不一，故又有增损之证。"（《伤寒明理方论》）

俞根初："风寒外搏，痰饮内伏，发为痰嗽气喘者，必须从小青龙加减施治。盖君以麻、桂辛温泄卫，即佐以芍、草酸甘护营；妙在干姜与五味拌捣为臣，一温肺阳而化饮，一收肺气以定喘；又以半夏之辛滑降痰，细辛之辛润行水，则痰饮悉化为水气，自然津津汗出而解。若不开表而徒行水，何以解风寒之搏束；若一味开表，而不用辛以行水，又何以去其水气。此方开中有阖，升中有降，真如神龙之变化不测。设非风寒而为风温，麻、桂亦不可擅用，学者宜细心辨证，对证酌用也。"（《重订通俗伤寒论》）

王子接："小青龙汤，治太阳表里俱寒，方义迥异于大青龙之治里热也。盖水寒上逆，即涉少阴肾虚，不得已而发表，岂可不相缩照，独泄卫气，立铲孤阳之根乎。故于麻桂二汤内不但留芍药之收，拘其散表之猛，再复干姜、五味摄太阳之气，监制其逆，细辛、半夏辛滑香幽，导纲药深入少阴，温散水寒，从阴出阳。推测全方，是不欲发汗之意，推原神妙，亦在乎阳剂而以敛阴为用。偶方小制，故称之曰小青龙。"（《绛雪园古方选注》）

徐大椿："此方专治水气。盖汗为水类，肺为水源，邪汗未尽，必停于肺胃之间，病属有形，非一味发散所能除，此方无微不到，真神剂也。"（《伤寒论类方》）

➤ 医家临床应用 ◄

孙思邈："治妇人霍乱呕吐。"（《备急千金要方》）

柯琴："此方又主水寒在胃，久咳肺虚。"（《伤寒附翼》）

胡希恕："本方证常见于急慢性虚寒性咳喘，呈外邪里饮而致咳喘者。"（《经方传真：胡希恕经方理论与实践》修订版）

唐祖宣："小青龙汤在现代临床上主要用以治疗呼吸系统多种病症。如发热或无热咳喘、流行性感冒、急性或慢性支气管炎、支气管哮喘、肺气肿、肺心病、大叶性肺炎、结核性胸膜炎、慢性鼻炎等。"（《唐祖宣伤寒论类方解》）

李宇航："本方较多地应用于呼吸系统疾病，如慢性气管炎、肺气肿、肺源性心脏病、支气管哮喘、支气管炎、支气管肺炎、结核性胸膜炎、过敏性鼻炎等，证属外寒内饮者。本方以祛邪为主，发散阳气、耗损阴血，不宜久用；体虚之人，病情缓解，可用苓桂剂扶正祛邪；饮郁化热者，可加生石膏。"（《伤寒论研读》）

五、麻黄附子细辛汤

【麻黄附子细辛汤】

麻黄二两，去节　细辛二两　附子一枚，炮，去皮，破八片

上三味，以水一斗，先煮麻黄，减二升，去上沫，内诸药，煮取三升，去滓，温服一升，日三服。

【方解】

麻黄解在表之寒邪，附子温少阴之里寒，细辛气味辛温雄烈，配麻黄以发汗，配附子以温经，尤具解少阴表证的专长。《神农本草经》谓细辛"主咳逆，头痛，脑动，百节拘挛，风湿痹痛，死肌。久服明目，利九窍，轻身，长年"；附子"主风寒，咳逆，邪气，温中，金疮，破癥坚，积聚，血瘕，寒湿踒躄，拘挛，膝痛，不能行步"。

【方歌】

麻黄二两细辛同，附子一枚力最雄，

始得少阴反发热，脉沉的证奏奇功。

-------------------- → 《伤寒论》相关条文 ← --------------------

少阴病，始得之，反发热脉沉者，麻黄细辛附子汤主之。（301）（《伤寒论》）

-------------------- → 医家经典论述 ← --------------------

陈修园："少阴病始得之，是当无热，而反发热，为太阳标阳外呈，脉沉为少阴之生气不升，恐阴阳内外不相接，故以熟附子助太阳之表阳而内合于少阴，麻黄、细辛启少阴之水阴而外合于太阳，须知此汤非发汗法，乃交阴阳法。"（《伤寒论浅注》）

罗美："夫发热，无汗，太阳之表不得不开。沉为在里，少阴之枢又不得不固。设用麻黄开腠理，细辛散浮热，而无附子以固元阳，则少阴之津液越出，太阳之微阳外亡，去生便远。惟附子与麻黄并用，则寒邪散而阳不亡，精自藏而阴不伤。此里病及表，脉沉而当发汗者，与病在表，脉浮而发汗者径庭也。若表微热，则受寒亦轻，故以甘草易细辛，而微发其汗。甘以缓之，与辛以散之者，又少间矣。"（《古今名医方论》）

徐大椿："附子、细辛，为少阴温经之药，夫人知之。用麻黄者，以其发热，则邪犹连太阳，未尽入阴，犹可引之外达。不用桂枝而用麻黄者，盖桂枝表里通用，亦能温里，故阴经诸药皆用之，麻黄则专于发表。今欲散

少阴始入之邪，非麻黄不可，况已有附子足以温少阴之经矣。"（《伤寒论类方》）

胡希恕："少阴病是阴寒表证，应以无热为常，始得之病在表，脉也不应沉，今既发热而脉又沉，故谓反发热。沉脉是寒饮在里的反应，脉沉者，这也是外邪内饮之证，故以麻黄附子细辛汤主之。"（《经方传真：胡希恕经方理论与实践》修订版）

➤ 医家临床应用 ◄

赵献可："其冬月时。大寒犯脑。连头痛，齿牙动摇疼痛者，此太阳并少阴伤寒也，仲景用麻黄附子细辛汤。"（《医贯》）

陆渊雷："麻黄细辛相伍，又治喘咳痰饮，故本方又治寒咳头顶痛，及咽痛音哑。"（《伤寒论今释》）

唐祖宣："治疗阳虚发热，尤对年老体弱，感受寒邪……麻黄附子需用9～15g为宜；治疗头痛、身痛、四肢关节疼痛等症，对于现代医学诊断的肢端动脉痉挛症和血栓形成引起的疼痛、风湿性关节炎等有较好的疗效，附子用15～30g，麻黄、细辛用9～15g，对于牙痛兼热者加石膏，血管性疼痛者加川芎、当归、红花，风湿性疼痛者加白术、防风、大剂黄芪，病在上肢者加桂枝、下肢者加川牛膝；治疗血栓闭塞性脉管炎、无脉症等外周血管疾病和病态窦房结综合征等病变所致的迟、结、代脉多能取效，麻黄用9～15g，附子用15～30g，并酌加黄芪、甘草、桂枝；常以此方加减治疗现代医学诊断的急、慢性肾炎，心脏病所致的水肿，尤以立冬节气交替和气候骤变加重的病例而伴发热恶寒无汗者多能获效。但附子须用15～30g，细辛9～15g为宜，夹喘者加杏仁，肺有热者酌加石膏，并根据'少阴负趺阳为顺'之理，每于方中加白术30g，健脾利水，其效更佳。"（《唐祖宣伤寒论类方解》）

蒋健："'太少两感证'是本方的经典主治。所谓'太少两感证'可以理解为少阴之体复感太阳。这类患者感冒后全身表现有三个显著特征：一是严重恶寒，二是极度疲倦，三是迁延不愈。临床多见于体质虚寒之人或老年人。"（《伤寒论汤证新解》）

李宇航："本方能散寒通阳，可用于肾阳素虚兼外感风寒；大寒犯肾，暴哑咽痛；素体阳虚复感风寒之久咳；阳虚火衰的癃闭；冷风头痛，风寒齿痛；心阳不振的嗜睡；病态窦房结综合征，窦性心动过缓，肺源性心脏病心力衰竭，肾病综合征，慢性肾炎急性发作属阳虚夹表者。本方去细辛加炙

甘草为麻黄附子甘草汤，临床应用与麻黄附子细辛汤相类似，而正气偏虚者。"(《伤寒论研读》)

六、麻黄附子甘草汤

【麻黄附子甘草汤】

麻黄二两，去节　甘草二两，炙　附子一枚，炮，去皮，破八片

上三味，以水七升，先煮麻黄一两沸，去上沫，内诸药，煮取三升，去滓，温服一升，日三服。

【方解】本方是甘草麻黄汤加附子而成，附子温阳强壮祛寒，加于甘草麻黄汤中，故治甘草麻黄汤证而陷于阴证者。方中麻黄只取原量之半，是因少阴病宜微发汗之故。本方温阳益气发微汗，能改变神疲无力状态，故为温阳强壮解表，是单纯少阴病的治剂。《神农本草经》曰甘草"主五脏六腑寒热邪气，坚筋骨，长肌肉，倍力，金疮，肿，解毒。久服轻身，延年"。

【方歌】

甘草麻黄二两佳，一枚附子固根荄，

少阴得病二三日，里证全无汗岂乖。

————→ 《伤寒论》相关条文 ←————

少阴病，得之二三日，麻黄附子甘草汤微发汗。以二三日无证，故微发汗也。(302)(《伤寒论》)

————→ 医家经典论述 ←————

陈修园："少阴病反发热，自始得之以及二三日，值少阳主气之期，阴枢藉阳枢以转出，宜麻黄附子甘草汤微发其汗。夫太阳主表，而内合于少阴；少阴主里，而外合于太阳。今以二三日无少阴之里证，止是发热得太阳之表证，故微发汗也。"(《伤寒论浅注》)

王子接："少阴无里症，欲发汗者，当以熟附固肾，不使麻黄深入肾经劫液为汗。更妙在甘草缓麻黄于中焦，取水谷之津为汗，则内不伤阴，邪从表散，必无过汗亡阳之虑矣。"(《绛雪园古方选注》)

徐大椿："三阴经，惟少阴与太阳为表里，而位最近，故犹有汗解之理。况二、三日而无里症，则其邪未深入，此方较麻黄附子细辛少轻，以其无里症也。"(《伤寒论类方》)

┈┈┈┈┈┈┈┈┈┈┈ ➔ **医家临床应用** ← ┈┈┈┈┈┈┈┈┈┈┈

胡希恕："体弱或老年人若患伤寒或感冒，往往表现为少阴病，但也见于青壮年。"（《经方传真：胡希恕经方理论与实践》修订版）

蒋健："本方既可用于外感病，也可用于内伤杂病的治疗。临证时可注意把握以下两点：一是既有太阳病风寒外感的证候，同时又有寒邪明显损伤阳气的少阴病证候；二是从体质辨证来看，患者多为阳虚体质，或久病体质，或年老体弱。"（《伤寒论汤证新解》）

唐祖宣："本方组方意义与麻附细辛汤大同小异，温阳发汗是其同，而较之麻附细辛汤，则温散之力减而温补之性胜。故而其临床运用与麻附细辛汤基本相同而略有所异。"（《唐祖宣伤寒论类方解》）

第二节　《金匮要略》麻黄汤类方

一、麻黄加术汤

【麻黄加术汤】

麻黄三两，去节　桂枝二两，去皮　甘草一两，炙　杏仁七十个，去皮尖　白术四两

上五味，以水九升，先煮麻黄，减二升，去上沫，内诸药，煮取二升半，去滓，温服八合，覆取微似汗。

【方解】本方由麻黄汤加白术而成。白术苦温，主风寒湿痹，且有止汗作用。麻黄汤虽为强有力的发汗药，但加入白术，则湿从下走，从尿出，麻黄加白术，缓中以燥湿，增加了利湿除痹的作用，共去表里之湿。《神农本草经》云术"主风寒湿痹，死肌，痉，疸，止汗，除热，消食，作煎饵，久服轻身，延年，不饥"。

【方歌】

> 烦疼湿气裹寒中，发汗为宜忌火攻，
> 莫讶麻黄汤走表，术加四两里相融。

┈┈┈┈┈┈ ➔ 《金匮要略》相关条文 ← ┈┈┈┈┈┈

湿家身烦疼，可与麻黄加术汤发其汗为宜，慎不可以火攻之。（20）（《金匮要略·痉湿暍病脉证治》）

······· → 医家经典论述 ← ·······

李彣："身烦疼，湿邪在表也。麻黄汤恐汗大出，风气去，湿气在，故加白术，以缓中而燥湿，欲其一发一补。所谓微微似欲汗出者，风湿俱去之意也，火攻则湿与热并，或邪气郁而为黄病，或正气虚而为亡阳矣。"(《金匮要略广注》)

石寿棠："麻黄加术，缓中燥湿，一发一补，即微微似欲汗出，风湿俱去之意也。唐宋以后诸方，或不用麻黄，或用麻黄，并杂用薄荷、苏叶、荆、防、羌、独升燥走窜之甚于麻黄者，皆由于未尝药辨性之故。夫麻黄诚不可多用，若当用而用，止三四分，则较胜于杂用他药者多矣。即或不用，而以杏仁、苏梗代之，原无不可，但勿杂用升燥走窜药，致湿邪内蒙包络，变为神昏，下伤肝胆，变为痉厥，则善矣。"(《医原》)

······· → 医家临床应用 ← ·······

丹波元简："治寒湿身体烦疼，无汗，恶寒，发热者。"(《金匮玉函要略辑义》)

胡希恕："风湿关节炎的初期，有用本方证的机会已无待言，也可见葛根汤加术再加薏苡仁方证，宜注意辨证用方。"(《经方传真：胡希恕经方理论与实践》修订版)

李宇航："临床上用于治疗月经病，颈椎病，头疼，荨麻疹，皮肤瘙痒症，痹症，风湿病等寒湿在表之证者。"(《伤寒论研读》)

二、麻黄杏仁薏苡甘草汤

【麻黄杏仁薏苡甘草汤】

麻黄去节，半两，汤泡 甘草一两，炙 薏苡仁半两 杏仁十个，去皮尖，炒

上剉麻豆大，每服四钱匕，水一盏半，煮八分，去滓，温服，有微汗，避风。

【方解】本方与麻黄加术汤都治风湿，且都是发汗利湿而治湿痹，但麻黄加术汤偏于治寒，故用温性的白术；而本方偏于治热，故用性寒的薏苡仁，并且去桂枝。故本方适应于太阳阳明合病的湿热痹证。《神农本草经》云薏苡仁"主筋急，拘挛，不可屈伸，风湿痹，下气。久服轻身，益气"。

【方歌】

风湿身疼日晡时，当风取冷病之基，
薏麻半两十枚杏，炙草扶中一两宜。

→ 《金匮要略》相关条文 ←

病者一身尽疼，发热，日晡所剧者，名风湿。此病伤于汗出当风，或久伤取冷所致也。可与麻黄杏仁薏苡甘草汤。（21）（《金匮要略·痉湿暍病脉证治》）

→ 医家经典论述 ←

李彣："身疼者，湿也，发热者，风也。阳明旺于申酉戌时，病则日晡所剧。今风湿外薄，亦日晡所剧者，何也？盖阳明者，土也，主肌肉而恶湿，凡外感风湿，肌肉受伤，皆属阳明经症，故当其旺时，则邪正相争而亦病剧也。汗出当风得之者，先客湿而后感风，汗亦湿类也。久伤取冷所致者，或风或湿，所感不论先后，而并得伤之也（成无己云此先伤风而后中湿者）。与此汤兼去风湿。"（《金匮要略广注》）

石寿棠："病者一身尽痛，发热，日晡益剧，名风湿。此痛伤于寒，汗出当风，或久伤取冷所致，可与麻杏苡甘汤。"（《医原》）

莫枚士："此还魂汤加薏苡也。以此身疼至日晡，肺王克肝之时而剧，知为肝病，肝主筋，则此疼是筋急所致，薏苡善缓急，故主之。其必用还魂汤者，以其身疼兼发热，总属表证耳。"（《经方例释》）

→ 医家临床应用 ←

胡希恕："可见于各种急慢性风湿或无名热、急慢性肾炎、骨关节病等。"（《经方传真：胡希恕经方理论与实践》修订版）

李宇航："临床用于外感风湿、风湿病、急性肾炎、扁平疣等属于风湿在表，郁而化热者。"（《伤寒论研读》）

三、越婢汤、越婢加术汤、越婢加半夏汤

【越婢汤】

麻黄六两 石膏半斤 生姜三两 甘草二两 大枣十五枚

上五味，以水六升，先煮麻黄，去上沫，内诸药，煮取三升，分温三

服。恶风者，加附子一枚炮。风水加术四两。

【越婢加术汤】

麻黄六两　石膏半斤　生姜三两　甘草二两　白术四两　大枣十五枚

上六味，以水六升，先煮麻黄，去上沫，内诸药，煮取三升，分温三服。恶风加附子一枚，炮。

【越婢加半夏汤】

麻黄六两　石膏半斤　生姜三两　大枣十五枚　甘草二两　半夏半升

上六味，以水六升，先煮麻黄，去上沫，内诸药，煮取三升，分温三服。

【方解】

越婢汤即麻杏石甘汤去杏仁而加生姜、大枣，无杏仁则治喘的作用减弱，加姜、枣则健胃逐水的作用增强，故本方强于逐水，重用麻黄发水气以解表，病水者胃多虚，故佐以生姜、大枣、甘草助益其胃，用石膏清内热而止汗出，故此治太阳阳明合病的风水良法。越婢加术汤由越婢汤加白术而成，白术性苦温，健中、生津、利湿，主风寒湿痹，故越婢加术汤治越婢汤证而小便不利或湿痹疼痛者。越婢加半夏汤由越婢汤加半夏而成，半夏辛温，化痰、降逆、下气，加于越婢汤中，故治越婢汤证而又痰饮、咳逆上气者。

【方歌】

越婢汤

一身悉肿属风多，水为风翻涌巨波，
二草三姜十二枣，石膏八两六麻和。

越婢加术汤

里水脉沉面目黄，水风相搏湿为殃，
专需越婢平风水，四两术司去湿良。

越婢加半夏汤

风水多兮气亦多，水风相搏浪滔滔，
全凭越婢平风水，加夏半升奠巨波。

·················→《金匮要略》相关条文←·················

风水恶风，一身悉肿，脉浮不渴，续自汗出，无大热，越婢汤主之。（23）（《金匮要略·水气病脉证并治》）

里水者，一身面目黄肿，其脉沉，小便不利，故令病水。假如小便自利，此亡津液，故令渴也。越婢加术汤主之。（5）（《金匮要略·水气病脉证并治》）

里水，越婢加术汤主之，甘草麻黄汤亦主之。（25）（《金匮要略·水气病脉证并治》）

《千金方》越婢加术汤　治肉极热，则身体津脱，腠理开，汗大泄，疬风气，下焦脚弱。（《金匮要略·中风历节病脉证并治》附方）

咳而上气，此为肺胀，其人喘，目如脱状，脉浮大者，越婢加半夏汤主之。（13）（《金匮要略·肺痿肺痈咳嗽上气病脉证治》）

➤ 医家经典论述 ◄

丹波元简："此风多水少之证也，风多伤表，外应肌肉，内连及胃，故恶风一身悉肿，胃气热蒸，其机外向，不渴而续自汗出，无大热者。则知表有微热而为实也，故以麻黄通阳气而散表，石膏入胃，能治气强壅逆，风化之热，甘草姜枣，以和营卫，若恶风者，阳弱而为卫虚，故加附子，录验加术……并驱湿矣，外邪内饮，填塞肺中，为胀，为喘，为咳而上气。越婢汤散邪之力多，而蠲饮之力少，故以半夏辅其未逮。不用小青龙者，以脉浮且大，病属阳热，故利辛寒，不利辛热也。目如脱状者，目睛胀突，如欲脱落之状，壅气使然也。"（《金匮玉函要略辑义》）

罗美："喻嘉言曰：越婢汤者，示微发表于不发之方也，大率取其通调营卫。麻黄、石膏二物，一甘热，一甘寒，合而用之。脾偏于阴，则和以甘热，胃偏于阳，则和以甘寒，乃至风热之阳，水寒之阴，凡不和于中土者，悉得用之，何者？中土不和，则水谷不化，其精悍之气，以实营卫。营卫虚，则或寒或热之气，皆得壅塞其隧道而不通于表里。所以在表之风水用之，而在里之水兼渴而小便自利者，咸必用之，无非欲其不害中土耳！不害中土，自足消患于方萌矣。"（《古今名医方论》）

➤ 医家临床应用 ◄

胡希恕："不论急慢性病，凡见周身浮肿、脉浮、恶风者可与本方。常见急性感冒、肺炎，更多见于急慢性肾炎，但不同时期、不同的人常出现不同的方证，不可用一方治疗到底。越婢加术汤所主水肿证，亦以肾功能障碍者多见，临床所见，一身面目黄肿，很似'肾炎面容'，每一望见此黄肿，再细辨有越婢加术汤证，用之多取良效，不但使水肿和腹水消退，而且也使肾功能好转、治愈。越婢加半夏汤常见于支气管哮喘、支气管扩张、肺心病等病，主要依据咳逆喘急、目突如脱特点，再审属外邪内热、内饮者，确实有验。"（《经方传真：胡希恕经方理论与实践》修订版）

李宇航："（越婢加术汤）用于颈肩部肌筋膜炎、急性肾小球肾炎、肾病综合征、乙型肝炎、痛风、湿疹等湿热为患者。"（《伤寒论研读》）

四、乌头汤

【乌头汤】

麻黄 芍药 黄芪各三两 甘草三两炙 川乌五枚，咬咀，以蜜二升，煎取一升即出乌头

上五味，咬咀四味，以水三升，煮取一升，去滓，内蜜煎中，更煎之，服七合。不知，尽服之。

【方解】 本方主用乌头煎，合以麻黄、黄芪、芍药、甘草发汗解表药，故与乌头桂枝汤同属里寒外邪的治剂，但本方为乌头麻黄剂，药证有所不同，用麻黄治肢节肿痛。方中乌头祛寒止痛，麻黄解表逐水气，且与甘草合为麻黄甘草汤，黄芪补虚止痛祛黄、芍药合甘草以缓挛急疼痛。《神农本草经》谓乌头"主中风，恶风洒洒，出汗，除寒湿痹，咳逆上气，破积聚，寒热"。

【方歌】

> 历节疼来不屈伸，或加脚气痛维均，
> 芍芪麻草皆三两，五粒乌头煮蜜匀。

························➤ 《金匮要略》相关条文 ◄························

病历节，不可屈伸，疼痛，乌头汤主之。

乌头汤方治脚气疼痛，不可屈伸。（10）（《金匮要略·中风历节病脉证并治》）

《外台》乌头汤 治寒疝腹中绞痛，贼风入攻五藏，拘急不得转侧，发作有时，使人阴缩，手足厥逆。（《金匮要略·腹满寒疝宿食病脉证治》附方）

························➤ 医家经典论述 ◄························

尤在泾："此治寒湿历节之正法也。寒湿之邪，非麻黄、乌头不能去，而病在筋节，又非如皮毛之邪，可一汗而散者。故以黄芪之补，白芍之收，甘草之缓，牵制二物，俾得深入而去留邪，如卫瓘监钟邓入蜀，使其成功而不及于乱，乃制方之要妙也。"（《金匮要略心典》）

黄元御："湿寒伤其筋骨，则疼痛不可屈伸。乌头汤，甘草、芍药，培土而滋肝，黄芪、麻黄，通经而泻湿，乌头开痹而逐寒也。"（《金匮悬解》）

李彣："麻黄去荣中寒邪，泄卫中风热，更用黄芪实卫，芍药和荣，甘草

养正泻邪，不用附子而用乌头者，以病在筋骨荣卫间，附子温中不若乌头走表也，恐其性烈，故用蜜煎解毒，又取甘以缓之之义。"(《金匮要略广注》)

------ → **医家临床应用** ← ------

楼英："治寒冷湿痹留于筋脉，缩不能转侧，乌头汤，冬服之。"(《医学纲目》)

李梴："伤寒周身节痛，乃风寒侵入肌骨……如半身不遂，及左右手足蜷挛者，乌头汤微汗之。"(《医学入门》)

胡希恕："若只寒气内盛，腹中痛，为乌头煎证；若兼外邪，宜适证选用乌头桂枝汤或乌头汤（有汗者用乌头桂枝汤，无汗者用本方）。不过乌头有毒（尤其是草乌），内服用川乌，必须依法蜜煎。乌头桂枝汤方后文，谓知者如醉状，得吐者为中病，其他二方虽未明言，但亦无例外，均是必见瞑眩的峻药，用时当慎，并宜详告病家。"(《胡希恕经方精义笔录》)

五、射干麻黄汤

【射干麻黄汤】

射干十三枚，一法三两　麻黄四两　生姜四两　细辛　紫菀　款冬花各三两　五味子半升　大枣七枚　半夏大者，洗，八枚，一法半升

上九味，以水一斗二升，先煮麻黄两沸，去上沫，内诸药，煮取三升，分温三服。

【方解】麻黄、生姜发汗解太阳之表，半夏、细辛、大枣降逆逐饮，故与小青龙汤相类亦是外邪内饮的治剂。射干、紫菀、款冬花、五味子均主咳逆上气，而射干尤长于清痰泄火，以利咽喉。故与小青龙汤所主大致同，而侧重于上气痰鸣者。《神农本草经》云射干"主咳逆上气，喉痹，咽痛，不得消息，散结气，腹中邪逆，食饮大热"。

【方歌】

喉中咳逆水鸡声，三两干辛款菀行，
夏味半升枣七粒，姜麻四两破坚城。

------ → **《金匮要略》相关条文** ← ------

咳而上气，喉中水鸡声，射干麻黄汤主之。(6)(《金匮要略·肺痿肺痈咳嗽上气病脉证治》)

医家经典论述

陈修园："凡咳之上气者，皆有邪也。其喉中水鸡声，乃痰为火所吸不得下，然火乃风所生，水从风战而作声耳，夫水为润下之物，何以逆上作声。余见近来拔火罐者，以火入瓶，罨人患处，立将内寒吸起甚力，始悟火性上行，火聚于上，气吸于下，势不容已，上气水声，亦是此理，此非泻肺邪，何以愈之。故治此以射干为上，白前次之，能开结下水也。"（《金匮要略浅注》）

丹波元简："肺病令人上气，兼胸膈痰满，气行壅滞，喘息不调，致咽喉有声，如水鸡之鸣也。按：水鸡二种，《本草》苏颂云蛙，即今水鸡是也。又《司马相如传》颜注：庸渠，一名水鸡，即《本草》所谓鹍也，此云水鸡，盖指蛙而言，取其鸣声连连不绝耳。"（《金匮玉函要略辑义》）

莫枚士："此小半夏加细、味、菀、款、射、麻也。深师麻黄汤，治上气脉浮，咳逆，喉中如水鸡鸣，喘息不得，呼吸欲绝。麻黄八两，去节，先煮去沫，射干二两，甘草四两，炙，大枣三十枚，四味水煎服。《千金·卷二十二》泽漆汤治水肿。其加减法曰：咳嗽加紫菀、细辛、款冬花。是三味，本治水气上浮之咳，与本方合，同射干为治肺饮之法。其细辛、半夏、五味，治少阴者也。麻黄治太阳者也，必治太阳、少阴者，以咳而上气故也。然则此症，乃肺饮而兼太阳表、少阴里也。此方除治二经外，则射干、菀、款，乃为喉鸣设，此方主药也。"（《经方例释》）

医家临床应用

莫枚士："治咳而上气，喉中水鸡声。"（《经方例释》）

胡希恕："本方证常用于气管炎、哮喘咳逆痰多，咽中不利者，多有良效。若口干或烦躁者宜加生石膏。"（《经方传真：胡希恕经方理论与实践》修订版）

六、甘草麻黄汤

【甘草麻黄汤】

甘草二两　麻黄四两

上二味，以水五升，先煮麻黄，去上沫，内甘草，煮取三升，温服一升，重覆汗出，不汗，再服，慎风寒。

【方解】本方是麻黄汤去桂枝、杏仁，增麻黄、甘草的用量而成，其功能虽也是发汗解表，但无桂枝则不治身疼，无杏仁则治喘的作用亦减弱。故本方主要作用在解表行水，治水湿有表邪者。

【方歌】

里水原来自内生，一身面目肿黄呈，

甘须二两麻黄四，气到因知水自行。

················ →《金匮要略》相关条文 ← ················

里水，越婢加术汤主之，甘草麻黄汤亦主之。（25）（《金匮要略·水气病脉证并治》）

················ → 医家经典论述 ← ················

陈修园："一身面目黄肿，谓之里水，乃风水深入肌肉，非脏腑之表里也，肤实无汗，胃热内向，欲迅除其热，越婢加术汤主之，欲迅发其汗，甘草麻黄汤亦主之。"（《金匮要略浅注》）

高学山："下水大而上注，且卫气自密，包水而不汗者，则可径情任麻黄，而不必以石膏镇其发越，但用甘草托之、缓之，而已足矣，故亦主之也。"（《高注金匮要略》）

李彣："里水，病在里而欲其发于表以外泄其邪，故二方俱用麻黄以开通壅塞也。越婢加术，即麻黄加术汤以固中气之意。盖中气既壮，则发汗愈有力，且白术功能燥湿，无汗能发，有汗又能止也。甘草麻黄汤，恐麻黄发汗过烈，佐甘草，以甘缓之也。"（《金匮要略广注》）

················ → 医家临床应用 ← ················

徐用诚："治里水，济生云治水肿从腰以上俱肿，宜此汗之。"（《玉机微义》）

胡希恕："浮肿症有表证、里热不明显者可选用本方。在临床可用于急性肾炎，以本方加减的方更为多见，宜注意。"（《经方传真：胡希恕经方理论与实践》修订版）

七、麻黄附子汤

【麻黄附子汤】

麻黄三两　甘草二两　附子一枚, 炮

上三味，以水七升，先煮麻黄，去上沫，内诸药，煮取二升半，温服八合，日三服。

【方解】本方为麻黄附子甘草汤而增量麻黄。麻黄附子甘草汤为少阴病初起微发汗，麻黄的用量须小；本方是为发散水气，麻黄的用量须大。

【方歌】同麻黄附子甘草汤

→《金匮要略》相关条文 ←

水之为病，其脉沉小，属少阴。浮者为风，无水，虚胀者，为气。水，发其汗即已。脉沉者，宜麻黄附子汤。浮者，宜杏子汤。（26）（《金匮要略·水气病脉证并治》）

→ 医家经典论述 ←

陈修园："水之为病，其脉沉小，属少阴，即为石水，彼夫浮者为风，即是风水，其内无水，而为虚胀者，其病不为水而为气，气病不可发汗。水病发其汗即已。然而发汗之法，各所不同，若脉沉者，水在少阴，当温其经，宜麻黄附子汤；脉浮者，水在皮毛，当通其肺，宜杏子汤。"（《金匮要略浅注》）

李彣："少阴，水脏也，脉沉者，水之性，小者，阳气不充，故聚水为病。浮脉属表，风自外至，故脉浮。水有形，气无形，故无水虚胀者为气。水病发汗，则腠理开，水气泄，而即已，此麻黄为通用之要药也，然脉沉者，佐附子以温经，脉浮者，加杏仁以利气，经行气利，水自消矣。"（《金匮要略广注》）

丹波元简："沈明宗云，水病始得之源，未有不从肾虚而受风寒，郁住卫气，胃关不利，水邪泛溢，以致通身肿满，故当补阳之中，兼用轻浮通阳、开郁利窍之剂，则真阳宣而邪自去，正谓不治水而水自愈。今人不知通阳开窍，惟用肾气丸，阴重阳轻之剂，壅补其内，阳气愈益不宣，转补转壅，邪无出路，水肿日增。因药误事，不知凡几矣。"（《金匮玉函要略辑义》）

→ 医家临床应用 ←

王子接："麻黄附子汤，治邪从阳分注经之症。"（《绛雪园古方选注》）

沈金鳌："又有中寒症，身体强直，口噤不语，四肢战掉，卒然眩晕，身无汗者，此寒毒所中也，其脉必沉而细，或紧涩，或阴阳俱盛，其为痉定

当无汗，有汗反不治，宜姜附汤、麻黄附子汤。"(《杂病源流犀烛》)

胡希恕："临床可见各种虚寒浮肿、关节痛、身痛、年老、体质虚寒者常呈现本方证。"(《经方传真：胡希恕经方理论与实践》修订版)

八、半夏麻黄丸

【半夏麻黄丸】

半夏 麻黄等分

上二味，末之，炼蜜和丸，小豆大，饮服三丸，日三服。

【方解】半夏降水饮，麻黄发汗解表，与半夏合用发汗力小而起散水气之功，合之治胃中有水气、心下悸或有浮肿者。炼蜜为丸服量甚轻，此为慢性病缓治之法也。

【方歌】

心悸都缘饮气维，夏麻等分蜜丸医，

一升一降存其意，神化原来不可知。

········· → 《金匮要略》相关条文 ← ·········

心下悸者，半夏麻黄丸主之。(13)(《金匮要略·惊悸吐衄下血胸满瘀血病脉证治》)

········· → 医家经典论述 ← ·········

陈修园："悸病有心包血虚火旺者，有肾水虚而不交于心者，有肾邪凌心者，有心脏自虚者，有痰饮所致者，此则别无虚证，惟饮气之为病欤。"(《金匮要略浅注》)

李中梓："经文及《原病式》云：水衰火旺，心胸躁动，天王补心丹主之。《伤寒论》曰：心为火而恶水，水停心下，筑筑然跳动不能自安，半夏麻黄丸、茯苓饮子。亦有汗吐下后，正气虚而悸不得卧者，温胆汤。丹溪责之虚与痰，辰砂远志丸，有饮者控涎丹。证状不齐，总不外于心伤而火动，火郁而生涎也。若夫虚实之分，气血之辨，痰与饮，寒与热，外伤天邪，内伤情志，是在临证者详之。"(《医宗必读》)

张璐："此形寒饮冷，经脉不利，水停心下而致动悸，故用麻黄以散营中寒，半夏以散心下水，与伤寒水停心下用小青龙汤无异。首论以脉弱为悸，而此汤用麻黄、半夏散寒治水，知其脉必不弱，非弦即紧，盖脉弱为心

气不足，岂此药所宜用乎？用丸不用汤者，取缓散水，不取急汗也。"(《张氏医通》)

张璐："金匮半夏麻黄丸治寒饮停蓄作悸，脉浮紧者。"(《张氏医通》)

胡希恕："心下悸者以茯苓、桂枝适应证较多见，但临床如见表实证明显又心下停饮、心下悸者，可选用本方证。"(《经方传真：胡希恕经方理论与实践》修订版)

第三节 《伤寒论》麻黄汤类方后世拓展

一、三拗汤

【三拗汤】

杏仁 不去皮尖 麻黄 不去根节 甘草 生

上三味等分。粗捣筛。每服三钱匕，水一盏。煎至七分，去滓温服，不拘时。

【方解】本方为麻黄汤去桂枝，功用为宣肺解表，主治外感风寒，肺气不宣证。方中麻黄留节，发中有收；杏仁留尖，取其发，连皮，则行皮；甘草生用，补中有泻也。寒证喘者，加生干姜、辣桂；热证喘者，加葶苈、脑荷；更加桔梗、荆、苍，名加味三拗汤。

【方歌】

华盖麻黄杏橘红，桑皮苓草紫苏供，
三拗只用麻甘杏，表散风寒力最雄。

治肺感寒邪，暴嗽喘逆，三拗汤方。

杨士瀛："三拗汤，治寒燠不常，暴嗽喘急，鼻塞痰壅。"(《仁斋直指方论》)

危亦林："三拗汤，治感冒风邪，鼻塞声重，语音不出。或伤风伤冷，头目痛眩，四肢拘倦。咳嗽多痰，胸满短气。"(《世医得效方》)

吴正伦:"三拗汤治痰喘水气。"(《脉症治方》)

二、华盖散

【华盖散】

麻黄去节 紫苏子炒 杏仁去皮尖,炒 橘红 桑白皮炒 赤茯苓各一两 甘草炙,半两

上细锉。每服二钱半,姜枣煎,食后服,随意加制半夏,添姜煎。

【方解】肺为诸脏之华盖,故名为"华盖散"。外感风寒,肺失宣降,为本方主证。痰气不利,为兼痰邪,喘咳为次要症状。方用麻黄辛温解表,宣肺平喘;桑白皮、紫苏子、杏仁泻肺降气,止咳平喘;陈皮、赤茯苓健脾理气,渗湿化痰;甘草益胃和中,调和诸药。《神农本草经》谓桑根白皮"主伤中,五劳,六极,羸瘦,崩中,脉绝,补虚益气"。《本草经集注》又曰:"紫苏子,性润而降,能润大便,消痰喘,除五膈,定霍乱,顺气滞。"

【方歌】

华盖麻黄杏橘红,桑皮苓草紫苏供,

三拗只用麻甘杏,表散风寒力最雄。

┈┈┈┈┈┈ ➤ 《仁斋直指方论》相关条文 ◄ ┈┈┈┈┈┈

华盖散,治肺感风寒,痰壅咳嗽。

风寒伤而喘者,三拗汤、华盖散、神秘汤可选而用之。

┈┈┈┈┈┈ ➤ 医家经典论述及临床应用 ◄ ┈┈┈┈┈┈

汪机:"凡伤风寒而作者,其上必气急有声,不得卧,或声不出。宜三拗、华盖散、九宝汤、神秘等汤选而用之。"(《医学原理》)

危亦林:"华盖散,治肺感寒邪,咳嗽上气,胸膈烦满,项背拘急,声重鼻塞。头目眩,痰气不利,呀呷有声。"(《世医得效方》)

陈自明:"妊娠喘嗽不止,宜服《局方》华盖散,稳重而有效。"(《妇人大全良方》)

三、小续命汤

【小续命汤】

甘草一两 麻黄一两 防风一两半 防己一两 人参一两 黄芩一两 桂心一两 附子一枚,

大者, 炮 芎䓖一两 芍药一两 生姜五两

上十一物, 以水九升, 煮取三升, 分三服, 甚良。不瘥更服三四剂必佳。取汗随人风轻重虚实也。有人脚弱服此方, 至六七剂得瘥。有风疹家, 天阴节变辄合之, 可以防喑癔也。(《千金》小续命汤多杏仁一两;《外台》小续命汤多杏仁一两, 少防己。)

【方解】六经中风(外风侵袭)为本方的主证。方中防风辛温散风, 甘缓不峻, 为治风通用之药, 且能胜湿解痉, 为君药。麻黄、生姜、桂枝发散肌表, 疏散风寒, 以通经络, 共为臣药。防己祛风胜湿止痛; 杏仁能散能降, 可疏散肺经风寒痰湿; 人参益气补中; 川芎、芍药补血和营; 附子助阳散寒, 既能增强补益扶助正气之功, 又增强发表散邪之效; 黄芩清热, 兼防温燥药伤阴血, 共为佐药。甘草调和诸药, 兼有使药之用。诸药相合, 具有辛温发散, 扶正祛邪的作用, 所以凡六经被风邪所中的病证, 均可以用本方加减治疗。主治半身不遂, 口眼㖞斜, 语言謇涩, 肢体麻痹, 神思昏乱, 头目眩重, 筋脉拘挛, 屈伸转侧不便, 涕唾不收, 即刚柔二痉、风湿痹痛等证。

【方歌】

> 小续命汤桂附芎, 麻黄参芍杏防风,
> 黄芩防己兼甘草, 六经风中此方通。

·········→ 《备急千金要方》相关条文 ←·········

治中风冒昧不知痛处, 拘急不得转侧, 四肢缓急, 遗矢便利。此与大续命汤同, 偏宜产后失血并老小人……《古今录验》无桂心, 名续命汤, 胡洽《千金翼》同; 又方治风历年岁或歌、或哭、或大笑, 言语无所不及方(麻黄三两, 人参、桂心、白术各二两, 芍药、甘草、防己、黄芩、川芎、当归各一两)。

·········→ 医家经典论述 ←·········

张介宾:"按历代相传治中风之方, 皆以续命等汤为主。考其所自, 则始于《金匮要略》附方中有《古今录验》续命汤, 然此必宋时校正之所增, 而非仲景本方也。此自隋唐以来, 则孙氏《千金方》乃有小续命、大续命、西川续命、排风等汤, 故后世宗之。无不以此为中风主治矣。夫续命汤以麻黄为君, 而以姜、桂并用, 本发散外邪之佳方也。至小续命、大续命、西川续命等汤, 则复加黄芩以兼桂、附, 虽曰相制, 而水火冰炭, 道本不同, 即

有神妙，终非余之心服者。其他无论，独怪乎河间、东垣、丹溪三子者，既于中风门皆言此病非风矣，而何于本门皆首列小续命汤，而附以加减之法。曰：无汗恶寒，麻黄续命汤；有汗恶风无热，桂枝续命汤；有汗身热不恶寒，白虎续命汤；有汗身热不恶风，葛根续命汤；无汗身凉，附子续命汤。若此诸法，但用治外感则可，用治内伤则不可。而三子之卷卷不舍者，皆此数方，又何前后之言不相应耶？"（《景岳全书》）

吴仪洛："此六经中风之通剂也。鹤皋曰：麻黄杏仁，麻黄汤也，治太阳伤寒。桂枝芍药，桂枝汤也，治太阳中风。此中风寒有表证者，所必用也。人参甘草补气，川芎芍药补血。此中风寒气血虚者，所必用也。风淫，故主以防风。挟湿，佐以防己。挟寒，佐以附子。挟热，佐以黄芩。病来杂扰，故药亦兼该也。嘉言曰：中风之脉，必有所兼。兼寒则浮紧，兼风则浮缓，兼热则浮数，兼痰则浮滑，兼气则浮涩，兼火则盛大。兼阳虚则脉微，兼阴虚，则脉数或细如丝。虚滑为头痛，缓迟为营卫衰。然虚浮迟数，正气不足，尚可补救。急大数疾，邪不受制，必死无疑。然数大未至急疾，尚有不死者。又曰：世传中风之人，每遇外风一发，宜进续命汤以御之。殊为不然，风势才定，更用续命汤，重引风入，是添蛇足也。惟用甘寒药，频频热服，俾内不召风，外无从入之路。且甘寒一可息风，二可补虚，三可久服，何乐不用耶。保命集曰：厥阴泻痢不止，脉沉迟，手足厥逆，脓血稠黏，此为难治，宜麻黄汤小续命汤汗之。谓有表邪缩于内，当散表邪，则脏腑自安矣。又曰：厥阴风泻，以风治风，小续命消风散主之。"（《成方切用》）

→ **医家临床应用** ←

王肯堂："加味小续命汤治鹤膝风（用小续命汤料，内加草薢、川楝子、独活、干木瓜，㕮咀，不用生姜，用水煎熬，于碗底先放麝香少许，去滓，倾于碗内服之。服至数十帖后，加五积散同煎服，永瘥；一方，用紫荆皮老酒煎，候温常服）；夫小儿肌肤未密，外邪易伤，肝为相火，其怒易发，若身反张强直，发热不搐者，风伤太阳也，宜用人参羌活散、小续命汤。"（《证治准绳》）

吴道源："产后着风不语，小续命汤主之，加姜汁，其法最稳而取效亦速。"（《女科切要》）

张璐："《古今录验》续命汤治中风痱，身体不能自收，并治但伏不得卧，咳逆上气，面目浮肿（麻黄、桂枝、当归、人参、石膏、干姜、甘草、川芎、杏仁）；千金续命汤无人参，有防风、黄芪、芍药；续命风引汤多防己、防风、独活、附子，治中风癫眩不知人，狂言舌肿出；千金依源续命汤多白术、茯苓、大枣，为十二味；小续命汤（《千金》）治中风外显六经形证（续命汤去石膏，加芍药、防风、黄芩各一钱四分，防己一钱，熟附子六分，生姜五片，大枣一枚）；大续命汤《千金》治中风肥盛，多痰多渴，肢体不遂（续命汤去人参，加黄芩、荆沥）；西州续命汤《千金》治中风痱，身体不能自收，口不能言，冒昧不识人，拘急不能转侧（大续命汤去荆沥）；八风续命汤《千金》治卒中，半身不遂，手足拘急（续命汤去麻黄、川芎，加独活、黄芩。水煎温服，覆汗，不得汗，倍麻黄）；排风汤《千金》治中风，肢体烦疼，皮肤不仁（续命汤去人参、石膏、干姜，加防风、芍药、白术、茯苓、独活、白藓皮、生姜）。"（《医通祖方》）

四、麻黄人参芍药汤

【麻黄人参芍药汤】

人参 麦冬各三分 桂枝五分 黄芪 当归身 麻黄 炙甘草 白芍各一钱 五味子五粒
水煎温服。

【方解】外感风寒表证为本方主证，主治虚人感冒。方中麻黄发汗散寒，为君药。桂枝助麻黄通达营卫，发汗祛邪，为臣药。人参、黄芪补中益气；当归、白芍补血敛阴；麦冬、五味子滋阴生津，为佐药。炙甘草调和诸药，为使药。诸药相合，益气养血，滋阴清热，外散表邪，扶正解表。

【方歌】

麻黄人参芍药汤，桂枝五味麦冬襄，

归芪甘草汗兼补，虚人外感服之康。

·········→《脾胃论》相关条文 ←·········

冬居旷室，衣服复单薄，是重虚其阳。表有大寒，壅遏里热，火邪不得舒伸，故血出于口。因思仲景太阳伤寒一证，当以麻黄汤发汗，而不与之，遂成衄血，却与之立愈，与此甚同，因与麻黄人参芍药汤。

·········→ 医家经典论述 ←·········

楼英："盖取仲景麻黄汤与补剂各半服之，但凡虚人合用仲景方者，皆当以此为则也。"（《医学纲目》）

陈修园："治吐血外感寒邪，内虚蕴热。"（《医学三字经》）

谢星焕："李赓扬先生，苦诵读，馆僧寺，冬月衣被单薄，就炉向火，而严寒外束，虚热内蕴，渐致咳嗽吐血，医者见其神形不足，谬称痨损，日与养阴之药，遂至胸紧减食，卧床不起。余诊其脉，六部俱紧，重按无力，略有弦意，并无数大之象。密室中，揭帐诊脉，犹云恶风，被缛垫盖，尚背心寒凛。按脉据症，明是风寒两伤营卫之病，若不疏泄腠理，则肺气愈郁，邪无出路，法当夺其汗，则血可止。经曰：夺血者无汗，夺汗者无血。奈体质屏弱，加以劳心过度，不敢峻行麻黄，然肺气久闭，营分之邪，非麻黄何以驱逐？考古治虚人外感法，莫出东垣围范。因思麻黄人参芍药汤，原治虚人吐血，内蕴虚热，外感寒邪之方，按方与服，一剂微汗血止，再剂神爽思食，改进异功合生脉调理而安。亦仿古治血症，以胃药收功之意也。然余窃为偶中，厥后曾经数人，恶寒脉紧咳嗽痰血者，悉遵此法，皆获全效。可见古人制方之妙，医者平时不可不详考也。"（《得心集医案》）

五、阳和汤

【阳和汤】

麻黄 炮姜炭各五分 熟地一两 鹿角胶三钱 白芥子二钱 肉桂 生甘草各一钱
水煎服。

【方解】 主治阳虚寒凝所致的阴疽，如贴骨疽、脱疽、流注、痰核、鹤膝风等。方中重用熟地黄温补肝肾，滋阴养血为君药。鹿角胶补肾填精，强壮筋骨为臣，与君药相配取"阳生阴长"之意。麻黄发越阳气，白芥子祛痰除湿，二药合用使气血宣通，使熟地黄、鹿角胶补而不滞；姜炭、肉桂温经散寒；甘草清热解毒，调和诸药。《神农本草经》云干地黄"主折跌绝筋，伤中。逐血痹，填骨髓，长肌肉。作汤，除寒热、积聚，除痹"。

【方歌】

> 阳和汤法解寒凝，外症虚寒色属阴，
> 熟地鹿胶姜炭桂，麻黄白芥草相承。

流注，此症色白肿痛，毒发阴分，盖因痰塞清道，气血虚寒凝结，一曰寒痰，一曰气毒。其初起皮色不异，惟肿惟疼，体虽发热，内未成脓，以二陈汤加阳和丸同煎，数服全消。消后接服小金丹七丸，杜其续发。如皮色稍变，极痛难忍，须服阳和汤以止其痛，消其未成脓之余地。使其已成脓者，渐至不痛而溃，此乃以大疽变小之法。如患顶软，即为穿之，脓多白色，以阳和膏日贴。但此症溃后，定增毒痰流走，患生不一，故初溃之后，五日内仍服小金丹十丸，以杜后患。接用犀黄丸、阳和汤，每日早晚轮服，使毒痰消尽，不补亦可收功。

→ 医家经典论述 ←

林佩琴："凡毒发阴分，平漫木硬，不甚肿痛者，乃由痰气阴寒，非阳和通腠，不能解其冰凝；营血枯衰，非温畅滋阴，何由厚其脓汁。如阳和汤，以麻黄开腠，以白芥子理痰，以熟地、鹿胶和阴阳。以姜、桂解寒凝。盖毒以寒凝，温散则毒自化；脓由气血，温托而脓乃成。如人参养营汤、十全大补汤。若清凉之剂，止可施于红肿痈疖而已。"（《类证治裁》）

张锡纯："从来治外科者，于疮疡破后不能化脓生肌者，不用八珍即用十全大补。不知此等药若遇阳分素虚之人服之犹可，若非阳分素虚或兼有虚热者，连服数剂有不满闷烦热，饮食顿减者乎？夫人之后天，赖水谷以生气血，赖气血以生肌肉，此自然之理也。而治疮疡者，欲使肌肉速生，先令饮食顿减，斯犹欲树之茂而先戕其根也。虽疮家阴证，亦可用辛热之品，然林屋山人阳和汤，为治阴证第一妙方，而重用熟地一两以大滋真阴，则热药自无偏胜之患，故用其方者，连服数十剂而无弊也。"（《医学衷中参西录》）

→ 医家临床应用 ←

陈志丹："临床常用于治疗骨结核、慢性骨髓炎、骨膜炎、慢性淋巴结炎、类风湿性关节炎、无菌性肌肉深部脓肿、坐骨神经炎、血栓闭塞性脉管炎、慢性支气管炎、慢性支气管哮喘、腹膜结核、妇女乳腺小叶增生、痛经等证属阳虚寒凝者。"（《阳和汤临床应用研究进展》）

六、麻黄宣肺散

【麻黄宣肺散】

麻黄 麻黄根各二两

头生酒五壶，重汤煮三炷香，露一宿，早晚各饮三五杯，至三五日，出脓成疮，十余日则脓尽，脓尽则红色退，先黄后白而愈。

【方解】本方主治酒渣鼻。《本草纲目》云："麻黄根……其性能行周身肌表，故能引诸药外至卫分而固腠理也。"

··········→ 《外科大成》相关条文 ←··········

酒皶鼻者，先由肺经血热内蒸，次遇风寒外束，血瘀凝结而成，故先紫而后黑也，治须宣肺气，化滞血，使荣卫流通以滋新血，乃可得愈。麻黄宣肺散，治酒皶鼻。

··········→ 医家经典论述及临床应用 ←··········

吴谦："酒皶鼻，此证生于鼻准头，及鼻两边。由胃火熏肺，更因风寒外束，血瘀凝结。故先红后紫，久变为黑，最为缠绵。治宜宣肺中郁气，化滞血，如麻黄宣肺酒、凉血四物汤俱可选用，使荣卫流通，以滋新血。再以颠倒散敷于患处。若日久不愈，以栀子仁丸服之，缓缓取愈。"（《医宗金鉴》）

七、麻桂温经汤

【麻桂温经汤】
麻黄　桂枝　红花　白芷　细辛　桃仁　赤芍　甘草
水煎服。
【方解】本方具有温经散寒，活血祛瘀之功效，主治损伤后期。症见筋骨疼痛，活动不利，得热痛减，遇风寒加剧。
【方歌】

麻桂温经白芷辛，桃红赤芍甘草浸，
温经散寒活血瘀，损伤筋骨寒痛尽。

→ 《伤科补要》相关条文 ←

凡人跌仆斗殴，内伤其血。复轻生投水，外着于寒，血得寒而凝结，寒得血而入深，未有能生者也。治法先祛其寒，继逐其瘀。祛寒用麻桂温经汤，逐瘀投紫金丹。若迟延日久，则气滞血凝，筋脉拘紧，手足挛拳，必致不治，急服大神效活络丹，冀其渐渐疏通，或可挽回。若妇人怀孕受伤，不可妄投伤药，恐伤胎元，反为不美。宜服安胎和气饮，稍加祛瘀生新之剂，使气血和，而痛自止矣。

第四节　麻黄汤类方鉴别

《伤寒心法要诀·汇方》

麻黄麻桂甘草杏，加膏姜枣大青龙，

越婢大青减桂杏，加附加半风水清，

桂芍干姜辛半味，麻黄甘草小青龙，

麻黄加术风湿痛，三拗去桂喘寒风，

加膏麻杏石甘剂，外寒内热喘收功，

麻黄附子细辛汤，减辛加草甘草方，

两感太阳少阴证，能发表水里寒凉，

麻黄连翘赤小豆，梓皮杏草枣生姜。

注：该方歌包含了麻黄汤、大青龙汤、越婢汤、越婢加附子汤、越婢加半夏汤、小青龙汤、麻黄加术汤、三拗汤、麻杏石甘汤、麻黄附子细辛汤、麻黄附子甘草汤、麻黄连轺赤小豆汤。

麻黄汤类方鉴别见表2。

表2　麻黄汤类方鉴别表

方名	组成	主症	脉象	辨证要点	治法	方源
《伤寒论》麻黄汤类方						
麻黄汤	麻黄、桂枝、杏仁、炙甘草	外感风寒所致的身疼，腰痛，骨节疼痛，恶寒，发热	脉浮紧	太阳伤寒证	辛温解表，宣肺平喘	《伤寒论》（35、36、37、46、51、52、55、232、235）
麻黄杏仁甘草石膏汤	麻黄、杏仁、炙甘草、生石膏	咳喘、发热、汗出、口渴、咳嗽、痰黄黏稠、苔黄	脉数	邪热壅肺证	清宣肺热	《伤寒论》（63、162）
大青龙汤	麻黄、桂枝、炙甘草、杏仁、生姜、大枣、生石膏	发热恶寒，身疼痛，不汗出而烦躁	脉浮紧	风寒束表，卫闭营遏，阳郁化热的麻黄汤证、越婢汤证并见者	辛温解表、清解郁热	《伤寒论》（38、39），《金匮要略·痰饮咳嗽病脉证并治》（23）

续表

方名	组成	主症	脉象	辨证要点	治法	方源
小青龙汤	麻黄、芍药、五味子、干姜、炙甘草、桂枝、半夏、细辛	发热恶寒，无汗、或呕、或咳、或渴、或噎、或小便不利，少腹满、或喘者	脉浮紧	外邪里饮而致咳喘恶寒、无汗者	发汗解表、温化寒饮	《伤寒论》（40、41），《金匮要略·痰饮咳嗽病脉证并治》（35）、《金匮要略·妇人杂病脉证并治》（7）、《金匮要略·肺痿肺痈咳嗽上气病脉证治》（14）
麻黄附子细辛汤	麻黄、细辛、附子	发热、恶寒、身痛	脉沉	少阴阳虚，兼风寒外感	温经解表	《伤寒论》（301）
麻黄附子甘草汤	麻黄、甘草、附子	恶寒、无汗	脉微细	表虚寒证	温阳强壮解表	《伤寒论》（302）
《金匮要略》麻黄汤类方						
麻黄加术汤	麻黄、桂枝、甘草、杏仁、白术	凡见麻黄汤证而湿痹烦疼者		寒湿郁表所致的身体疼痛	辛温散寒祛湿	《金匮要略·痉湿暍病脉证治》（20）
麻黄杏仁薏苡甘草汤	麻黄、甘草、薏苡仁、杏仁	一身尽痛，发热，日晡所剧者		风湿在表，湿郁化热所致的周身关节痛、发热、身重或肿	解表祛湿	《金匮要略·痉湿暍病脉证治》（21）
越婢汤	麻黄、石膏、生姜、甘草、大枣	风水、一身悉肿、身无大热而续自汗出者	脉浮	周身浮肿，恶风者	发汗利水	《金匮要略·水气病脉证并治》（23）
越婢加术汤	麻黄、石膏、生姜、甘草、白术、大枣	一身面目悉肿，发热恶风，小便不利，苔白	脉沉	越婢汤证见小便不利或湿痹疼痛者	疏风清热、发汗利水	《金匮要略·水气病脉证并治》（5、25），《金匮要略·中风历节病脉证并治》附方
越婢加半夏汤	麻黄、石膏、生姜、大枣、甘草、半夏	痰饮、咳逆上气、两目发胀、头痛		越婢汤证兼见咳逆上气、面目发胀或头痛者	解外化饮、清热降逆	《金匮要略·肺痿肺痈咳嗽上气病脉证治》（13）

续表

方名	组成	主症	脉象	辨证要点	治法	方源
乌头汤	麻黄、芍药、黄芪、炙甘草、川乌	寒气内盛而腹中痛，兼身体疼痛或肢节痛，手足厥冷		里寒外邪	温阳强壮解表	《金匮要略·中风历节病脉证并治》（10）、《金匮要略·腹满寒疝宿食病脉证治》（《外台》乌头汤）
射干麻黄汤	射干、麻黄、生姜、细辛、紫菀、款冬花、五味子、大枣、半夏	喉中痰鸣，呼吸困难，咳嗽、咽喉不利		外寒内饮喉中痰鸣明显者	利咽祛痰、止咳平喘	《金匮要略·肺痿肺痈咳嗽上气病脉证治》（6）
甘草麻黄汤	甘草、麻黄	一身面目黄肿，小便不利，身疼不明显，表实无汗	脉沉	浮肿症有表证，里热不明显者	解表行水	《金匮要略·水气病脉证并治》（25）
麻黄附子汤	麻黄、甘草、附子	虚寒浮肿	脉沉	少阴病兼见浮肿明显、无汗恶寒者	温经、发散水气	《金匮要略·水气病脉证并治》（26）
半夏麻黄丸	半夏、麻黄	胃中有水气，心下悸，或有浮肿者		形寒饮冷，水停心下而致动悸	通阳化饮	《金匮要略·惊悸吐衄下血胸满瘀血病脉证治》（13）
	《伤寒论》麻黄汤类方后世拓展					
三拗汤	杏仁、麻黄、生甘草	鼻塞身重，语音不出，或伤风伤冷，头痛目眩，四肢拘挛，咳嗽痰多，胸满气短		感冒风邪	宣肺解表	《圣济总录》
华盖散	麻黄、紫苏子、杏仁、桔红、桑白皮、赤茯苓、甘草	咳嗽上气，痰气不利	脉浮	外感风寒，肺气不宣证	宣肺解表，祛痰止咳	《仁斋直指方论》

续表

方名	组成	主症	脉象	辨证要点	治法	方源
小续命汤	甘草、麻黄、防风、防己、人参、黄芩、桂心、附子、芎劳、芍药、生姜	半身不遂，口眼㖞斜，语言謇涩，肢体麻痹，神思昏乱，头目眩重，筋脉拘挛，屈伸转侧不便，涕唾不收		六经中风（外风侵袭）	祛风散寒，扶正除湿	《备急千金要方》
麻黄人参芍药汤	人参、麦冬、桂枝、黄芪、当归身、麻黄、炙甘草、白芍、五味子	恶寒发热，无汗，心烦，倦怠乏力，面色苍白，或见吐血者		外感风寒表证，虚人感冒	散寒解表，益气养血	《脾胃论》
阳和汤	麻黄、炮姜炭、熟地、鹿角胶、白芥子、肉桂、生甘草	患处漫肿无头，酸痛无热，皮色不变，口中不渴，舌苔淡白	脉沉细	阳虚寒凝所致阴疽	温阳补血，散寒通滞	《外科全生集》
麻黄宣肺散	麻黄、麻黄根	酒渣鼻		酒渣鼻	滋新血，通荣卫	《外科大成》
麻桂温经汤	麻黄、桂枝、红花、白芷、细辛、桃仁、赤芍、甘草	筋骨疼痛，活动不利，得热痛减，遇风寒加剧		损伤后期	温经散寒，活血祛瘀	《伤科补要》

第五节　麻黄汤类方临床应用

医案一

刘某，男，76 岁。初诊：2018 年 10 月 16 日。

[主诉]喘促、气短、胸闷反复发作 30 年，再发伴胃中嘈杂 3 个月。

[病史]患者 30 年前受凉后出现喘促，气短，胸闷，就诊于当地医院，诊断为"支气管哮喘"，予抗感染治疗后好转。后每逢春秋必发，且逐年加重，常持续两三个月不见缓解，发作时喉中痰鸣，喘咳气急，长期使用"舒利迭"喷雾剂。3 个月前受凉后哮喘再次发作，伴胃中嘈杂不舒。刻下：

呼吸喘促，气短，胸闷不舒，胃中嘈杂，烧心、反酸，口苦、口干、口中异味，食欲尚可，不欲进食凉物，矢气频，后背恶寒尤重，尿频，神疲乏力，排便无力，大便成形。既往高血压、冠心病病史20年，心脏支架术后10年，否认糖尿病病史。舌红，舌体胖大，边有齿痕，花剥苔，舌下络脉青紫，脉沉，寸脉弱。

[辨病辨证] 哮证（寒痰伏肺）。

[治法] 温里宣表，辛开苦降。

[方宗] 麻黄附子细辛汤合半夏泻心汤。

[处方] 炙麻黄5g，细辛5g，姜半夏10g，黄芩15g，黄连5g，海螵蛸20g，五味子5g，沙参15g，生地黄15g，山萸肉5g，桑寄生10g，益智仁15g，乌药10g，防风15g，菟丝子10g，木香10g，丹参15g，郁金15g，石斛15g。10剂，水煎服。

二诊：2018年10月26日。喘促明显减轻，饭后嘈杂感，烧心，食欲可，仍口中异味，排便无力，大便成形，矢气频，后背怕凉。舌红，舌体胖大，边有齿痕，花剥苔，舌下络脉青紫，脉沉，寸脉弱。原方加炒杏仁15g，淫羊藿15g，苏梗（后下）15g，连翘15g，浙贝母15g。10剂，水煎服。

三诊：2018年11月6日。复感寒喘重，无咳痰，嘈杂、烧心改善，口干，嗳气频，食欲可，饮凉水则便溏，尿频。舌红，舌体胖大，边有齿痕，舌根苔白腻，舌下络脉青紫，脉沉，寸脉弱。原方加仙茅10g，煅瓦楞子（先煎）25g，蒲公英25g，菟丝子增量为15g，去杏仁。10剂，水煎服。

四诊：2018年11月15日。喘促好转，嘈杂、烧心改善，口干减轻，食欲可，嗳气频改善，食凉大便不成形，尿频。舌红，舌体胖大，边略有齿痕，苔白腻，舌下络脉青紫，脉沉。原方加炙甘草5g，薏苡仁30g，蝉蜕10g，仙茅增量为15g。14剂，水煎服。

五诊：2018年11月30日。喘促缓解，嘈杂、烧心改善，无口干，食欲可，无嗳气、矢气频，略感疲乏，大便日一次，成形，夜尿频，下肢困重，后背沉。舌红，舌体胖大，边略有齿痕，薄白苔，舌下络脉青紫，脉沉。原方加女贞子10g，旱莲草15g。14剂，水煎服。

继服半年余，诸证明显好转。

按语 该患者年老久病，阳气衰微，寒痰内伏，气化失司，升降失常，属上实下虚，寒热互见，兼见伤阴之象。治以温里宣表，辛开苦降，故用麻黄附子细辛汤合半夏泻心汤。因半夏与附子相反，且舌象见伤阴之象，留半夏而去附子，重在畅中。另加海螵蛸制酸消食；沙参补气清胃热；五味子酸收敛肺气；生地黄补肾利水化内湿；山萸肉、菟丝子阴阳同补，补益肝肾；桑寄生补肝肾强筋骨；益智仁、乌药合为缩泉丸，温下焦肾阳以助膀胱气化功能；防风辛散，祛风利湿；木香醒脾，理气化湿；丹参活血化瘀；郁金理气疏肝；石斛益胃生津。二诊喘促明显好转，加强温肾下气平喘之效，加杏仁止咳平喘，淫羊藿温煦以化外寒，苏梗、连翘下气清胃热，浙贝母开宣肺气，清热制酸。三诊因复感寒喘重，盖因脾肾阳虚，不能卫外，故原方加仙茅，以助淫羊藿温肾，加煅瓦楞子以助海螵蛸制酸，加蒲公英以助黄连、黄芩清泄胃火，因大便溏去杏仁减润肠之效。四诊见食凉大便不成形，继续益气健脾，加炙甘草补气健脾，薏苡仁运脾化浊，蝉蜕宣肺。五诊见疲乏、下肢沉重，故继续益肾强筋，加二至丸补阴精，益肾健腰。本案遣方用药始终注重"温药和之"，以健脾温肾为道，辛开苦降、宣肺解表为法。

医案二

张某，女，28岁。初诊：2019年1月4日。

[主诉] 发现血糖异常伴鼻塞、流涕反复发作6个月。

[病史] 患者6个月前体检时发现空腹血糖异常，于外院诊断为空腹血糖受损，服用二甲双胍控制血糖，定期监测空腹血糖波动于6~7mmol/L，餐后血糖波动于8~9mmol/L，糖化血红蛋白6.5%左右。平素季节性鼻塞、鼻痒、流涕2年，西医诊断为过敏性鼻炎，近6个月来上述不适反复发作。刻下：遇凉则鼻塞、鼻痒、流涕，咽痛，手足易冷，体倦乏力，目涩唇干，遇风则皮肤起疹，经期腹泻伴周身疼痛，大便干稀无常，3日一行，纳可，寐宁。舌淡暗，边有齿痕，苔薄白，舌下络脉可，脉浮。

[辨病辨证] 鼻鼽（风寒束表）。

[治法] 辛散寒邪，益气固表。

[方宗] 麻黄附子细辛汤合黄芪桂枝五物汤。

[处方] 炙麻黄5g，细辛5g，炮附子（先煎）15g，羌活20g，独活20g，肉桂10g，黄连5g，防风15g，黄芪30g，白术10g，当归15g，仙茅10g，仙灵脾15g，苏梗（后下）15g，连翘15g，荆芥15g，木香5g，石斛15g，玉米须15g，益母草15g，赤芍15g，炒白芍15g，生姜10g。10剂，水煎服。

二诊：2019年1月16日。鼻塞、流涕明显好转，偶有鼻痒，四肢不温及疲倦改善，效不更方。继服10剂，诸证明显好转。

按语 该患者为肺气不足，卫外不固，风寒闭束，鼻窍失司，经脉血络凝滞不畅，虚火上浮。治以辛散寒邪，益气固表，故用麻黄附子细辛汤合黄芪桂枝五物汤。方中麻黄、细辛发散风寒、宣通鼻窍；附子温肾助阳；肉桂、黄连降心火、益肾水，黄连亦可降血糖；荆芥、防风祛风止痒；黄芪固表补中；生白术运脾通便；当归养血行血，以"血行风自灭"；仙茅、仙灵脾温煦下焦；苏梗、连翘清火行气；木香醒脾畅中；石斛、玉米须清虚热、降血糖；益母草活血调经、利尿消肿；赤、白芍活血化瘀、和血养阴；生姜发散风寒。药证相符，则风寒祛，卫表固，鼻窍自通，故数剂即效。

医案三

陈某，男，64岁。初诊日期：2019年9月3日。

[主诉] 喘息、咳嗽反复发作7年，加重1个月。

[病史] 患者7年前受凉后出现喘息，咳嗽，并伴胸闷，疲劳乏力，于外院诊断为"慢性喘息型支气管炎"，予抗感染治疗后好转。后每逢春秋发作，逐年加重，持续两三个月，治疗后缓解，1个月前受凉后喘咳再次发作，伴恶寒。刻下：喘息，咳嗽，胸闷，后背及双下肢恶寒，神疲乏力。舌淡，边有齿痕，苔白，脉沉。

[辨病辨证] 喘证（寒邪伏肺，肺肾两虚）。

[治法] 解表散寒，温肺补肾平喘。

[方宗] 小青龙汤合止嗽散。

[处方] 炙麻黄5g，细辛3g，五味子5g，炒杏仁15g，炙百部15g，蜜紫菀15g，炙款冬花15g，防风15g，蝉蜕10g，僵蚕15g，沙参15g，生地黄15g，郁金20g，丹皮10g，桑叶15g，菊花10g，苏梗（后下）15g，连翘15g。10剂，水煎服。

二诊：2019年9月16日。喘咳略减轻，胸闷，遇凉打喷嚏，流涕，后背部及双下肢恶寒未见缓解，神疲乏力，咽中不舒，唇干，手心出汗，舌淡，边有齿痕，苔白，脉沉。原方去丹皮加桔梗15g，生甘草10g，地骨皮15g，炙附子10g，女贞子10g，旱莲草15g。10剂，水煎服。

三诊：2019年9月30日。喘咳减轻，疲劳乏力改善，恶寒，遇冷则咳喘加重，手心出汗，双下肢皮肤痒，大便干。舌淡胖大，舌苔白腻，脉沉。原方去旱莲草加桑寄生15g，草决明20g，炒蒺藜15g，生地黄增量至20g。10剂，水煎服。

按语 该患者久病肺肾阳气不足，寒邪内伏，风寒外袭发为本病。治以解表散寒，温肺补肾平喘，故用小青龙汤合止嗽散。炙麻黄宣肺解表，开太阳之表，启玄府之闭；细辛温肺散寒，直入少阴，托邪外透；五味子敛肺止咳，二药配合，一张一敛，利肺开合；炒杏仁止咳平喘；炙百部、蜜紫菀、炙款冬花润肺止咳；防风、蝉蜕、僵蚕祛风；沙参清肺养阴；生地黄补肾养阴；桑叶、菊花、连翘、丹皮疏风清热，防止寒邪郁而化热伤肺；苏梗配伍麻黄解表，配伍郁金又可行气解郁，防止久病情志不遂而致气郁。二诊喘咳虽轻，然寒邪仍作，因丹皮性寒故去之，加桔梗、生甘草成桔梗汤利咽，地骨皮清虚热，炙附子加强温肺散寒之功，女贞子、旱莲草补肾。三诊去旱莲草防止收敛邪气，加桑寄生并增加生地黄量补肾，引湿下行，草决明通便，蒺藜祛风止痒。

医案四

阮某，女，32 岁。初诊日期：2018 年 10 月 11 日。

[主诉] 咳喘反复发作 5 年，再发加重 1 周。

[病史] 患者于 5 年前感冒后开始咳嗽气喘，冬夏易发。此次于 2018 年 10 月初感冒后复发，口服抗生素未见好转且渐加重，遂来诊。平素易感冒，每逢换季鼻炎易作，曾于外院诊断为"肺气肿"。刻下：气急咳喘，胸闷胸满，喉间有水鸡声，鼻塞身重，痰多色黄，汗多怕冷，胃脘痞满不适，大便黏腻不畅，3 天一行，夜寐欠宁，晨起颜面浮肿，腹围大，上身湿疹。月经周期及行经天数尚可，色暗量少，无痛经。舌体胖大，舌质淡暗，苔白腻，舌下络脉瘀，脉浮。

[辨病辨证] 肺胀（久病新感，虚实夹杂）。

[治法] 宣肺解表，益气固表。

[方宗] 三拗汤合玉屏风散。

[处方] 炙麻黄 5g，炒杏仁 15g，黄芪 50g，防风 15g，蝉蜕 10g，桑叶 10g，桑白皮 15g，炙百部 15g，蜜紫菀 15g，辛夷（包煎）15g，炒苍耳子 15g，地骨皮 15g，五味子 5g，生地黄 15g，泽泻 10g，土茯苓 35g，荷叶 15g，木香 10g，郁金 15g，酸枣仁 15g，夜交藤 15g，益母草 15g，当归 15g，生姜 5g，大枣 5g。10 剂，水煎服。

二诊：2018 年 10 月 23 日。咳喘、胸闷减轻，鼻塞改善，背部及双手湿疹，夜寐欠宁，眠浅易醒，大便较前通畅，1～2 日一行，舌淡暗，边有齿痕，舌体胖大，苔白，脉浮。原方土茯苓增至 50g，加草决明 15g，珍珠母（先煎）30g，菊花 10g，炙枇杷叶 25g，川芎 10g，怀牛膝 10g。

按语 该患肺虚久病，卫外不固，复感新邪，诱使本病发作，病情呈进行性加重，故辨为久病新感，虚实夹杂之肺胀。素体脾虚不运，中焦气机不畅，大肠传导失司，故兼见胃痞、便秘；风湿相搏，化热生风，皮肤受损，故兼见湿疹。治以宣肺解表，益气固表，故用三拗汤合玉屏风散。危亦林《世医得效方》有云："三拗汤，治感冒风邪，鼻塞声重，语音不出。或伤风伤冷，头目痛眩，四肢拘倦。咳嗽多痰，胸满短气。"方用麻黄辛温解表，宣肺平喘，为君药；杏仁、桑白皮、百部、紫菀泻肺降气，止咳平喘；蝉蜕轻宣肺邪以治新感，与麻黄同用缓解支气管痉挛；桑叶疏散风热，清扬上达，治疗皮肤疾患，并与杏仁相配体现辛凉甘润法；辛夷、苍耳子合用散风邪，通鼻窍；表气固密则邪不能侵，故合玉屏风散固卫表以减少复发，并配以地骨皮、五味子补益脾肾，养阴敛汗；生地黄、泽泻、土茯苓、荷叶引湿浊下达膀胱，利水之效愈捷；木香、郁金疏中州湿滞之气，当归养血和血下润大肠，合用有消痞、通便之效；酸枣仁、夜交藤安神促眠；患者经量少色暗，舌下络脉瘀，故以益母草活血调经，善治血滞；姜枣为引调补脾气。二诊咳喘、胸闷轻，鼻塞改善，故继以三拗汤合玉屏风散为主方。针对湿疹加大土茯苓用量解毒除湿；湿邪化热，故加菊花、枇杷叶配伍桑叶而成桑菊饮疏风清热，宣肺止咳；草决明润肠通便，不用炒莱菔子虑健胃消食而善饥多食；川芎、牛膝引血下行，补虚益肾，调经和营。

医案五

舒某，女，56岁。初诊日期：2019年12月9日。

[主诉]喘憋、气促伴畏寒反复发作10余年。

[病史]患者夙有哮喘10余年，多年来服用氨茶碱，遇冷则作，喘憋、气促不得平卧，畏寒连及后背，近1年尤重，遂来诊。刻下：夜间喘咳难眠，胸闷，咯白痰，喉中痰声辘辘，畏寒，鼻塞，纳少，易饱胀，二便调。舌淡红，苔薄白少津，舌下络脉瘀，脉沉。

[辨病辨证]喘病（风寒敛肺，肺肾气虚）。

[治法]温肺化痰，助阳散寒。

[方宗]小青龙汤。

[处方]炙麻黄10g，桂枝10g，炒白芍10g，干姜5g，细辛5g，生甘草10g，炮附子（先煎）15g，炒杏仁15g，防风15g，炙百部15g，蜜紫菀20g，炙款冬花20g，沙参15g，蝉蜕15g，连翘15g，木香5g，郁金10g，炒蒺藜15g，地肤子10g，炙鸡内金15g，生姜5g，大枣5g。10剂，水煎服。

二诊：2019年12月20日。喘促略轻，畏寒怕风，鼻塞不通，胸满，纳少易饱胀，便黏。舌淡红，苔薄白，脉弦。上方干姜增至10g，蜜紫菀增至

30g，炙款冬花增至 30g，苏梗（后下）15g，薤白 10g，僵蚕 10g，鹅不食草
15g，鸡血藤 15g，桑叶 15g，仙茅 10g。10 剂，水煎服。

　　三诊：2020 年 1 月 3 日。喘促晨起时作，痰少仅流清涕，畏风寒轻，腹
怕冷，纳可，口干，唇干，欲热饮，二便调。舌淡红，苔薄白，脉弦细。上
方桂枝易肉桂，加麦冬 10g，五味子 10g，山萸肉 5g，淫羊藿 15g。10 剂，
水煎服。

　　四诊：2020 年 5 月 3 日。胸闷好转，喘促偶作，鼻痒，少许白痰，纳
可，二便调，寐宁。上方加荆芥 15g。10 剂，水煎服。

　　五诊：2020 年 6 月 2 日。喘促减，无痰，后背凉，纳可，寐欠宁，二便
调，易汗出，无五心烦热。舌红，薄白苔，边有齿痕，有裂纹，脉弦细。上
方减炮附子、干姜至 5g，蜜紫菀、款冬花至 15g，去淫羊藿，加全瓜蒌 15g。

按语 该患肺肾亏虚，风寒侵入少阴，肺气上逆而作喘病；清痰上溢，痰
阻咽喉，气道不利，故胸闷、喉中痰声辘辘；畏寒，连及后背，腹部怕冷，
乃大寒犯肾。方以小青龙汤温肺化痰而治喘，实含麻黄附子细辛汤方义助阳
散寒以及瓜蒌薤白半夏汤通阳宽胸。炙麻黄宣肺达邪为主药，桂枝与白芍
用量 1:1 调和营卫，配防风、连翘固表祛风，预防感冒；炒杏仁、炙百部、
蜜紫菀、炙款冬花、生甘草宣利肺气，止咳平喘。熟附子助太阳之表阳而内
合于少阴，细辛启少阴之水阴而外合于太阳，两药相合可交阴阳；小青龙汤
原方以干姜、五味子配合同用，取温阳化饮，收气定喘之效，然虑五味子之
敛有闭门留寇之患，暂不用之，改用沙参润肺止咳，易辛酸为辛润法。喘咳
耗气而致气机升降失常，巧佐颠倒木金散行气解郁、调畅诸气，鸡内金消食
益胃、培土生金。现代药理研究发现蝉蜕具有解热、抗惊厥、镇静作用，临
床中常与僵蚕、蒺藜、地肤子配用可止痒、抗过敏、解痉；姜枣调脾补虚。
二诊喘促轻，续以小青龙汤为主方。干姜加量，加大祛在表风寒及温在里寒
痰；加用仙茅补命门之火；鹅不食草"通鼻气，利九窍，吐风痰"（《证类
本草》）；蜜紫菀、炙款冬花、苏梗、桑叶利肺止咳；患者感胸中满闷，加
治肺气喘急之薤白，并有瓜蒌薤白半夏宽胸通阳之义；僵蚕"治中风失音，
并一切风疾"（《证类本草》）；鸡血藤补气血，温通舒筋，解背部畏寒拘紧。
三诊因出现口干、唇干，虑温药伤津，以肉桂易桂枝，避伤津之嫌且可加强
纳气归肾定喘之力；辛温宣散已达，始收耗散之气，以酸敛肺体，故加五味
子、山萸肉，并配伍淫羊藿阴阳同补。麻黄、细辛、荆芥、防风为李师常用
预防鼻炎、咽炎自拟方，四诊随症加减。五诊喘促稳定，因现舌面裂纹，已
有伤津之象，故删减温热发散之品，而以全瓜蒌开结畅阳。

医案六

李某，女，60 岁。初诊日期：2019 年 11 月 12 日。

[**主诉**] 咽痛伴紧塞感 2 年，加重 1 周。

[**病史**] 患者反复咽喉隐痛不适，咯痰不爽，延已 2 年余，言多则咽喉紧塞，连及食管，时有咳嗽、鼻塞，易过敏。1 周前受凉后再发，饮用姜水后加重，遂来诊。刻下见：咽痛，咳嗽气急，痰多不爽，口干，胸闷，烦躁怕热，足凉，纳可，寐宁，便细溲略黄。舌淡红，苔白腻，脉浮弦。

[**辨病辨证**] 咽痛（饮从热化）。

[**治法**] 宣肺解表，清解郁热。

[**方宗**] 小青龙加石膏汤。

[**处方**] 炙麻黄 5g，肉桂 10g，炒白芍 10g，五味子 5g，生甘草 10g，石膏（先煎）20g，炒杏仁 15g，桔梗 15g，炙百部 15g，蜜紫菀 15g，炙款冬花 15g，炙枇杷叶 20g，桑叶 15g，苏梗（后下）15g，连翘 15g，防风 15g，蝉蜕 10g，僵蚕 15g，沙参 15g，生地黄 20g，郁金 20g，地骨皮 15g，浮小麦 50g，炒蒺藜 15g，女贞子 10g，桑寄生 15g，炙火麻仁 20g。10 剂，水煎服。

按语 该患新感引动伏饮，又进温燥之品，以致饮从热化，咽痛加重，故用小青龙加石膏汤加减，实有麻杏石甘汤之义，外可宣肺解表，内则清解郁热。方中麻、桂辛温解表；白芍、五味子、生甘草酸甘敛阴，使麻、桂发中有收；石膏甘寒，肃肺泄热，透郁达外，平调温化之品；杏仁、桔梗、百部、紫菀、款冬花、枇杷叶、桑叶化痰止咳；苏梗、连翘清火行气疏肝；防风、蝉蜕、僵蚕、蒺藜祛风止痒，抗过敏；沙参、生地黄、郁金养阴润肺，清心凉血；地骨皮、浮小麦养阴敛汗，滋肾阴，泻心火；女贞子、桑寄生补肝肾；炙火麻仁润肠通便。

医案七

郭某，女，33 岁。初诊：2020 年 6 月 24 日。

[**主诉**] 四肢乏力 2 年，加重伴咳痰无力，双上肢抽搐 1 个月。

[**病史**] 患者 2 年前无明显诱因下出现四肢乏力，言语不清，吞咽、咳痰无力，曾于当地医院就诊，诊断为"运动神经元病"，给予营养神经药物（具体不详）、针灸等治疗。近 2 年持续针灸治疗，四肢无力、言语不清、咳痰无力进行性加重。1 个月前上述症状加重，并出现上肢抽搐，排便无力，就诊于我处。刻下：畏寒怕风，四肢乏力，时有上肢抽搐，肌肉颤动，语言

謇涩，伴随吞咽困难，痰涎壅盛，排便不畅，舌淡苔薄白，脉弦细。

[辨病辨证] 痿证（风痰阻络）。

[治法] 祛风化痰，温阳通络。

[方宗] 小续命汤加减。

[处方] 炙麻黄 10g，杏仁 10g，桂枝 10g，白芍 10g，石膏 20g，黄芪 50g，当归 20g，地龙 10g，生甘草 5g，细辛 3g，秦艽 10g，钩藤（后下）10g，鸡血藤 30g，首乌藤 30g。7 剂，水煎服。

二诊：2020 年 7 月 1 日。仍疲乏无力，排便困难，余症缓解，舌淡苔薄白，脉弦细。上方黄芪加至 80g，加苍术 10g，草决明 20g，肉苁蓉 20g。7 剂，水煎服。

三诊：2020 年 7 月 8 日。咳痰好转，四肢乏力改善，仍有吞咽无力，便秘好转，舌淡苔薄白，脉弦细。黄芪减至 60g，另加党参 15g，茯苓 30g，威灵仙 20g，炒薏苡仁 50g，枇杷叶 10g。

继服 1 个月，诸证明显好转。

按语 该患外受风邪，内伤气血津液，精髓不足，筋脉失于濡养，虚实夹杂，发而为病。治以小续命汤祛风化痰，温阳通络。《金匮要略·中风历节病脉证并治》附方云："续命汤治中风痱，身体不能自收，口不能言，冒昧不知痛处，或拘急不得转侧。"方中麻黄、杏仁、桂枝、芍药调和营卫，散表除邪；黄芪、当归补气行血；石膏、知母外助祛风，内散虚火；细辛，辛温通阳，温肺解表；钩藤、鸡血藤、首乌藤祛风通络，养血除烦；秦艽祛风除湿，止痹通络；地龙活血利水，祛风通络。二诊黄芪增至 80g 以加大扶正补气之力；加苍术健脾燥湿，消食行积；草决明、肉苁蓉清肝补肾，润肠通便。三诊诸证缓解，仍见便秘，咳痰，新加党参、茯苓、炒薏米健运中焦，培护后天，除湿和中；威灵仙祛风除湿止痹；枇杷叶清肺止咳。

医案八

柳某，女，28 岁。初诊日期：2016 年 5 月 6 日。

[主诉] 夜间阵咳 1 个月。

[病史] 患者 1 个月前劳累及受凉后出现咳嗽，自服止咳药后日间症状缓解，现每于夜晚凌晨 1 点及 3～4 点咳嗽明显，遂来诊。刻下：夜间阵咳，咯吐黄痰，时鼻塞流涕，手足心热，后背怕冷，口角易溃疡，牙龈肿痛，睡眠多梦，无烦躁，无口苦、口干，纳可，二便调。舌淡红，苔白，脉浮缓。既往过敏性哮喘病史。

[辨病辨证] 咳嗽（外寒内热）。

[治法] 清热宣肺，解表透邪。

[方宗] 大青龙汤。

[处方] 炙麻黄10g，生石膏（先煎）25g，细辛5g，五味子5g，姜半夏10g，桑叶15g，防风15g，炙百部15g，炙紫菀15g，款冬花15g，蒲公英25g，苍耳子15g，辛夷（包煎）10g，沙参15g，牛膝10g，生地黄20g，泽泻10g，苏梗（后下）15g，连翘15g。7剂，水煎服。

按语 患者肺气不足，气机升降出入不畅，夜间阳气减弱，寒邪易犯，肺金受袭，肺卫失和，故咳甚。然患者咯吐黄痰，口角溃疡、牙龈肿痛等症提示邪已化热，寒遏热伏，已成外寒内热之证，故遣方以大青龙汤清热宣肺，解表透邪。周连三先生有云"临床辨得内寄郁热，非石膏不除；外有可汗之机，无麻黄难胜其任"，方中麻黄辛温解表，石膏清热除烦，辛温与辛寒相配，散而不热，凉而不敛。细辛、五味子为止咳常用对药，细辛温肺散寒，五味子敛肺止咳，一张一敛，利肺之开合，配伍半夏温化痰饮，温中降逆。桑叶、防风祛风宣表，百部、紫菀、款冬花为止咳常用角药；蒲公英、苍耳子、辛夷清热解毒，通鼻窍；沙参、牛膝、生地黄、泽泻养阴滋肾，泄热除蒸；苏梗、连翘清热解郁。发生在子、丑时（23～3时）的咳嗽称为"少阳咳"或"厥阴咳"，一般考虑与邪在半表半里或肝郁化火生风有关，常用方为小柴胡汤或者四逆散；发生在寅、卯时（3～7时）的咳嗽称为"脾胃咳嗽"，又因其发作有时，以夜间或黎明为著，古人谓之"五更嗽"，病因病机不外饮食内积、脾虚失调，方选保和丸合二陈汤加减。患者既无烦躁，无口苦、口干，非少阳枢机不利；又无纳呆、便溏，非脾虚失运，食积生痰。而是表现为咳嗽、鼻塞流涕、后背怕冷之外感风寒，及牙龈肿痛、口角溃疡之阳热内郁，故予风寒不解、入里化热之大青龙方证。

第三章 葛根汤类方临证思辨

第一节 《伤寒论》葛根汤类方

一、葛根汤

【葛根汤】

葛根四两 麻黄三两,去节 桂枝二两,去皮 生姜三两,切 甘草二两,炙 芍药二两 大枣十二枚,擘

上七味,以水一斗,先煮麻黄、葛根,减二升,去白沫,内诸药,煮取三升,去滓,温服一升,覆取微似汗。余如桂枝法将息及禁忌。诸汤皆仿此。

【方解】

本方是桂枝加葛根汤再增量麻黄而成。葛根能起阴气升津液,用以滋养筋脉,舒畅经腧,则强急可以缓解;麻黄、生姜,开腠发汗;桂枝助心阳以解肌;芍药开阴结逐血痹;甘草、大枣和里。《神农本草经》云葛根"主消渴,身大热,呕吐,诸痹。起阴气,解诸毒"。该方开表逐邪,滋润筋脉,治桂枝加葛根汤证无汗而喘者。

【方歌】

四两葛根三两麻,枣枚十二效堪嘉,

桂甘芍二姜三两,无汗憎风下利夸。

┈┈┈┈┈┈┈┈→ 《伤寒论》相关条文 ←┈┈┈┈┈┈┈┈

太阳病,项背强几几,无汗恶风,葛根汤主之。(31)(《伤寒论》)

太阳与阳明合病者,必自下利,葛根汤主之。(32)(《伤寒论》)

┈┈┈┈┈┈┈┈→ 《金匮要略》相关条文 ←┈┈┈┈┈┈┈┈

太阳病,无汗而小便反少,气上冲胸,口噤不得语,欲作刚痉,葛根汤

主之。（12）（《金匮要略·痉湿暍病脉证治》）

➡ **医家经典论述** ⬅

王子接："葛根汤即桂枝汤加麻黄、倍葛根，以去营实，小变麻桂之法也。独是葛根、麻黄治营卫实，芍药、桂枝治营卫虚，方中虚实互复者，其微妙在法。先煮麻黄、葛根减二升，后纳诸药，则是发营卫之汗为先，而固表收阴袭于后，不使热邪传入阳明也。故仲景治太阳病未入阳明者，用以驱邪，断入阳明之路。若阳明正病中，未尝有葛根之方，东垣、易老谓葛根是阳明经主药，误矣。"（《绛雪园古方选注》）

柯琴："治头项强痛，背亦强，牵引𠘧𠘧然，脉浮无汗恶寒，兼治风寒在表而自利者，此开表逐邪之轻剂也。其证身不疼，腰不痛，骨节不痛，是骨不受寒矣。头项强痛，下连于背，牵引不宁，是筋伤于风矣。不喘不烦躁，不干呕，是无内症；无汗而恶风，病只在表；若表病而兼下利，是表实里虚矣。比麻黄、青龙之剂较轻，然𠘧𠘧更甚于项强，而无汗不失为表实，脉浮不紧数，是中于鼓动之阳风，故以桂枝汤为主，而加麻、葛以攻其表实也……要知葛根秉性轻清，赋体厚重，轻可去实，重可镇动，厚可固里，一物而三美备。然惟表实里虚者宜之，胃家实者，非所宜也。故仲景于阳明经中不用葛根。东垣用药分经，不列于太阳，而列于阳明……盖桂枝葛根俱是解肌和里之剂，故有汗无汗，下利不下利，皆可用，与麻黄专于治表者不同。"（《伤寒附翼》）

李彣："此即桂枝汤加麻黄、葛根也。《经》云：'桂枝本为解肌'，不更发汗。今因刚痉无汗，故加麻、葛，即桂枝麻黄各半汤之例。或曰，《经》云发汗太多，因致痉。今既成痉，又用葛根汤发汗，何也？曰：既见太阳表症，刚痉无汗，安得不小发其汗乎？况麻、葛、桂枝虽能行阳发表，而内有芍药以养阴和荣，甘草、姜、枣皆行津液和荣卫之品，又取微似汗，不令多汗，则于发散之中仍寓润养之意，于汗多成痉之戒何拘？先煮麻黄、葛根去沫者，去其浮越慓悍之性，亦不欲其过于发汗也。"（《金匮要略广注》）

徐大椿："此即桂枝汤加麻黄三两，葛根四两……桂枝加葛根汤一条，其现症亦同，但彼云：'反汗出'，故无麻黄。此云：'无汗'，故加麻黄也。阳明症，汗出而恶热，今无汗而恶风，则未全入阳明，故曰太阳病。葛根，《本草》：治身大热。大热乃阳明之症也，以太阳将入阳明之经，故加此药……合病全在下利一症上审出，盖风邪入胃则下利矣。"（《伤寒论类方》）

··········· → **医家临床应用** ← ···········

　　唐祖宣："凡经脉不舒，津液不足，筋脉失养，表邪不解之梅毒、疮疡、风湿、心血管系统疾病皆可以本方加减施治。心血管系统疾病酌加丹参、红花、赤芍等活血化瘀之品；疮疡、痈疽、梅毒加炮附片、白术等温肾健脾之药；风湿、类风湿酌加当归、黄芪等益气活血之剂。"（《唐祖宣伤寒论类方解》）

　　李宇航："临床上用于辨证治疗流行性脑脊髓膜炎，流行性感冒，鼻炎，颈项肩背酸痛，前额痛，偏头痛，荨麻疹，肩周炎，颈椎病，周围性面瘫，肠炎。'葛根味甘气凉，能起阴气而生津液，滋筋脉而舒其牵引。'因此对于各种肩背疼痛，在辨证用方的基础上，酌情使用葛根，可提高疗效。"（《伤寒论研读》）

二、葛根黄芩黄连汤

【葛根黄芩黄连汤】

　　葛根半斤　甘草二两，炙　黄芩三两（一本二两）　黄连三两（一本二两）

　　上四味，以水八升，先煮葛根，减二升，内诸药，煮取二升，去滓，分温再服。

　　【方解】本证表虽未解，然桂枝辛温与里热不宜，故以甘凉升津的葛根代之解肌热于外，芩连苦寒厚肠清里热，除烦热于内，甘草和诸药而缓急迫，故表里双解。治热壅内外，喘而汗出，下利不止者。《神农本草经》谓黄芩"主诸热，黄疸，肠澼，泄痢，逐水，下血闭，恶疮，疽蚀，火疡"；黄连"主热气，目痛，眦伤泣出，明目，肠澼，腹痛，下利，妇人阴中肿痛。久服令人不忘"。

　　【方歌】

　　　　　　二两连芩二两甘，葛根八两论中谈。

　　　　　　喘而汗出脉兼促，误下风邪利不堪。

··········· → **《伤寒论》相关条文** ← ···········

　　太阳病，桂枝证，医反下之，利遂不止，脉促者，表未解也，喘而汗出者，葛根黄芩黄连汤主之。促，一作纵。（34）（《伤寒论》）

➜ 医家经典论述 ←

成无己："桂枝证者，邪在表也，而反下之，虚其肠胃，为热所乘，遂利不止。邪在表则见阳脉，邪在里则见阴脉。下利脉微迟，邪在里也。促为阳盛，虽下利而脉促者，知表未解也。病有汗出而喘者，为自汗出而喘也，即邪气外甚所致。喘而汗出者，为因喘而汗出也，即里热气逆所致，与葛根黄芩黄连汤，散表邪、除里热。"（《注解伤寒论》）

钱潢："因误下之故，热邪随之而内犯也。脉促者，非脉来数、时一止复来之促也。即急促亦可谓之促也。促为阳盛，下利则脉不应促，以阳邪炽盛。故脉加急促，是以知其邪尚在表而未解也。然未若协热下利之表里俱不解，及阳虚下陷，阴邪上结而心下痞硬，故但言表而不言里也。"（《伤寒溯源集》）

柯琴："太阳病，外症未解而反下之，遂协热而利，心下痞硬，脉微弱者，用桂枝人参汤。本桂枝症，医反下之，利遂不止，其脉促，喘而汗出者，用葛根黄连黄芩汤。二证皆因下后外热不解，下利不止。一以脉微弱而心下痞硬，是脉不足而症有余；一以脉促而喘反汗出，是脉有余而症不足……桂枝证，脉本缓，误下后反促，阳气重可知。邪束于表，阳扰于内，故喘而汗出。利遂不止者，此暴注下迫，属于热，与脉微弱而协热利者不同。表热虽未解，而大热已入里，故非桂枝、芍药所能和，亦非厚朴、杏仁所能解矣。故君气轻质重之葛根，以解肌而止利；佐苦寒清肃之芩、连，以止汗而除喘；用甘草以和中。先煮葛根，后内诸药，解肌之力优，而清中之气锐，又与补中逐邪之法迥殊矣。"（《伤寒附翼》）

徐大椿："因表未解，故用葛根，因喘汗而利，故用芩连之苦以泄之、坚之。芩、连、甘草，为治痢之主药。"（《伤寒论类方》）

➜ 医家临床应用 ←

吴又可："鼻孔扇张……郁热于肺，气出入多热，有微表束其郁热，古人独主越婢汤，盖散其外束，清其内郁也，用于时疫中，以葛根易麻黄，或葛根黄芩黄连汤亦可。"（《广瘟疫论》）

张璐："泻出腥臭秽滞者，肠胃热也，葛根黄芩黄连汤。"（《张氏医通》）

尾台榕堂："项背强急，心下痞塞，胸中闷热，而眼目、牙齿疼痛，或口舌肿痛腐烂者，加大黄，其效速。"（《类聚方广义》）

胡希恕："常用于急性胃肠型感冒或痢疾初期，而见身热、汗出、不恶

寒、下利者。"（《经方传真：胡希恕经方理论与实践》修订版）

李经纬："外感表证未解，热邪入里，症见身热，下利不止，心下痞，胸脘烦热，喘而汗出，口干而渴，舌红苔黄，脉数；痢疾、泄泻属于里热所致者，不论有无表证，均可应用。"（《中医辞典》）

李宇航："本方主要用于急性消化道感染如急性胃肠炎、细菌性痢疾、非特异性溃疡性结肠炎、食物中毒等；病毒性疾病如流感、流脑、乙脑、流行性腮腺炎等。并治胃肠型感冒证属表里皆热者。"（《伤寒论研读》）

三、葛根加半夏汤

【葛根加半夏汤】

葛根四两 麻黄三两，去节 甘草二两，炙 芍药二两 桂枝二两，去皮 生姜二两，切 半夏半升，洗 大枣十二枚，擘

上八味，以水一斗，先煮葛根、麻黄，减二升。去白沫，内诸药，煮取三升，去滓，温服一升。覆取微似汗。

【方解】本方为葛根汤加半夏，实际其组成和功能与葛根汤与半夏汤的合方相似，故治二方的合并证，即治太阳太阴合病见呕，或下利而呕者。《神农本草经》云半夏"主伤寒，寒热，心下坚，下气，喉咽肿痛，头眩，胸胀，咳逆，肠鸣，止汗"。

【方歌】

二阳下利葛根夸，不利旋看呕逆嗟，
须取原方照分两，半升半夏洗来加。

····················➔ 《伤寒论》相关条文 ←····················

太阳与阳明合病，不下利但呕者，葛根加半夏汤主之。（33）（《伤寒论》）

····················➔ 医家经典论述 ←····················

成无己："邪气外甚，阳不主里，里气不和，气下而不上者，但下利而不呕；里气上逆而不下者，但呕而不下利。与葛根汤，以散其邪，加半夏以下逆气。"（《注解伤寒论》）

汪琥："愚以上条病，既云呕矣，其人胸中能免满逆之证乎，汤中半夏固宜加矣，而甘草大枣之甘，能不相碍乎，愚注仲景书，发明仲景方，究不敢执之以治病者。正为此耳，或云，方中止甘草二两，大枣十二枚，已有生

姜三两，复加半夏半升，于呕家又何碍，斯言实合仲景用药之旨。"(《伤寒论辨证广注》)

王子接："葛根汤，升剂也。半夏辛滑，芍药收阴，降药也。太阳、阳明两经皆病，开阖失机，故以升降法治之。麻葛姜桂其性皆升，惟其升极，即有降理寓于其中。又有芍药、甘草奠安中焦，再加半夏以通阴阳，而气遂下，呕亦止，是先升后降之制也。"(《绛雪园古方选注》)

徐大椿："太阳误下而成利，则用芩连治利，因其本属桂枝症而脉促，故止加葛根一味，以解阳明初入之邪。此条乃太阳、阳明合病，故用葛根汤全方，因其但呕，加半夏一味以止呕，随病立方，各有法度。"(《伤寒论类方》)

→ **医家临床应用** ←

大塚敬节："初期中不论腹痛寒热之有无，如见其机，宜早用葛根加术汤，温覆之，使十分发汗，则呕吐不发。若呕吐已发而不甚者，可自由施行后之措置。盖此病一发呕吐，即不能纳药，用尽心思，无适当治法，故往往死焉。故在初期中，看护者宜叮咛病人，喻其速发大汗。若已见呕气者，葛根加半夏汤中用加倍之生姜，发汗可愈。毒不甚者，始终用葛根加术汤，自能恢复。"(《中国内科医鉴》)

胡希恕："本方证即是葛根汤证与半夏汤证的合并证，故凡见葛根汤证有下利或无下利而呕者，皆可用本方治疗。本方证多见于外感初起。"(《经方传真：胡希恕经方理论与实践》修订版)

唐祖宣："由于本方是在葛根汤的基础上加半夏而成，主治功效大同小异。"(《唐祖宣伤寒论类方解》)

李宇航："主要用于胃肠型感冒，外见风寒表实，内有呕吐下利者。"(《伤寒论研读》)

第二节 《伤寒论》葛根汤类方后世拓展

一、升麻葛根汤

【升麻葛根汤】

升麻 芍药 甘草炙, 各十两 葛根十五两上为粗末，每服三钱，用水一盏半，煎取一中盏，去滓，稍热服，不拘时候，一日二三次。以病气去，身清凉为度。

【方解】方用升麻升散阳明，解毒透疹，为君药。葛根助升麻发散透疹，升津除热，为臣药。芍药和营泄热，为佐药。炙甘草与芍药，酸甘以化阴，并可调和诸药，为使药。

【方歌】

> 阎氏升麻葛根汤，芍药甘草合成方，
> 麻疹初期疹不透，辛凉解表透疹良。

《太平惠民和剂局方》相关条文

牙齿疼痛，其证不一……齿龈浮肿，口内气热，满口齿浮而动，此热证也，可与四顺饮、甘露饮、洗心散、龙脑饮、清心饮子、八正散，次煎升麻葛根汤灌漱吐去，兼吃些小不妨；肾经虚惫，虚热之气上攻齿痛，及老、弱人齿痛者，可与黄芪丸、安肾丸、鹿茸丸、八味丸，次用赴筵散擦之，以升麻葛根汤灌漱。

医家经典论述

姚俊："升麻葛根汤，伤寒阳明胃经药也。"（《经验良方全集》）

陈修园："症同太阳，而目痛、鼻干、不眠，称阳明者，是阳明自病，而非太阳转属也。此方仿仲景葛根汤，恶姜、桂之辛热，大枣之甘壅而去之，以升麻代麻黄，便是阳明表剂，与太阳表剂迥别。葛根甘凉，生津去实，挟升麻可以托散本经自病之肌热，并可以升提与太阳合病之自利也。然阳明下利，即是胃实谵语之兆，故以芍药之苦甘，合用以养津液，津液不干，则胃不实矣。至于疹痘，自里达表，内外皆热之症，初起亦须凉解。"（《时方歌括》）

吴谦："此方治阳明自病，不用麻桂者，恐汗太过而亡津液，反致胃燥也。用升麻、葛根发胃脘之阳，以散肌肉之表热；芍药、甘草泻脾经之火，以解胃府之里热。有汗则发，无汗则止，功同桂枝，而已远干姜、桂，且不须啜稀粥以助阳也。胃实为阳明之里证，仲景用承气三方。然阳明初病，往往有移热于脾而下利者，《内经》所谓暴注下迫，皆属于热也。下利，正是胃热之兆，故太阳阳明合病，必自下利，仲景用葛根汤以发两阳之表热，即所以治里热也。此方即仿其义，去姜、桂之辛热，以升麻代麻黄，便是阳明表剂，而非太阳表剂矣。葛根禀性甘凉，可以散表实，协升麻以上升，则使清阳达上而浊阴下降。可知芍药收敛脾阴，甘草缓急和里，则下利自止。可知治里仍用表药者，以表实下利、而非里实故也。痘疹自里达表，出于少阴而发于太阳，初起则内外皆热，故亦宜于凉散耳。若无汗加麻黄，有汗加桂枝，渴热加石膏，咽痛加桔梗，头痛合芎芷散，头面肿合消毒饮，有少阳证加柴、芩，火盛加芩、连，凡邪在三阳，以此出入，无不利也。"（《删补名医方论》）

→ **医家临床应用** ←

周之千："凡淋痛者为实，不痛者为虚，实用升麻葛根汤加连翘、木通，虚用补中益气汤；凡阴虚火动升上齿痛者，四物汤合升麻葛根汤。"（《周慎斋遗书》）

施沛："升麻荷叶汤，即升麻葛根汤加苍术、荷叶，治雷头风，如伤寒寒热头面肿痛；升麻附子汤，即升麻葛根汤去芍药加参、芪、附子、白芷、草蔻、益智、连根、葱白，治阳明经气不足，身以前皆寒；升麻胃风汤，即升麻葛根汤去芍药，加苍术、麻黄、羌活、蔓荆、柴胡、藁本、干姜、白芷、当归、草蔻、黄芩，治虚风面肿、能食麻木、牙关急搐、目内蠕动、胃中有风；升麻调经汤，即升麻葛根汤加黄芪、桔梗、归须、三棱、蓬术、黄连、黄柏、龙胆、连翘、知母，治妇人夏月带下脱漏不止；秦艽升麻汤，即升麻葛根汤加人参、秦艽、防风、桂枝、白芷，治中风手足阳明经口眼㖞斜、四肢拘急、恶风寒；黄芪芍药汤，即升麻葛根汤加黄芪、羌活，治鼻衄血多、面黄眼涩、多眵、手麻木；益气聪明汤，即升麻葛根汤加参、芪、蔓荆、黄柏，治饮食不节、劳役形体、脾胃不足、内障耳鸣，或多年目昏暗视物不能，此药令人目光大，久服无内障耳鸣耳聋之患，又令精神过备元气自益，身轻体健耳目聪明。"（《祖剂》）

二、柴葛解肌汤

【柴葛解肌汤】

柴胡 干葛 甘草 黄芩 芍药 羌活 白芷 桔梗

本经无汗，恶寒甚者，去黄芩，加麻黄。冬月宜加，春宜少，夏秋去之，加苏叶。本经有汗而渴者，治法开在如神白虎汤下。水二盅，姜三片，枣二枚，槌法，加石膏末一钱，煎之热服。

【**方解**】本方证乃太阳风寒未解，而又化热入里，渐次传入阳明，波及少阳，故属三阳合病。方中葛根、柴胡为君，葛根味辛性凉，辛能外透肌热，凉能内清郁热；柴胡味辛性寒，既为"解肌要药"，且有疏畅气机之功，又可助葛根外透郁热。羌活、白芷助君药辛散发表，并止诸痛；黄芩、石膏清泄里热，四药俱为臣药。其中葛根配白芷、石膏，清透阳明之邪热；柴胡配黄芩，透解少阳之邪热；羌活发散太阳之风寒，如此配合，三阳兼治，以治阳明为主。桔梗宣畅肺气以利解表；白芍、大枣敛阴养血，防止疏散太过而伤阴；生姜发散风寒，均为佐药。甘草调和诸药而为使药。诸药相配，共成辛凉解肌，兼清里热之剂。

【**方歌**】

> 陶氏柴葛解肌汤，邪在三阳热势张，
> 芩芍桔草姜枣芷，羌膏解表清热良。

→《伤寒六书》相关条文 ←

陶节庵："治足阳明胃经受证，目疼鼻干，不眠，头疼眼眶痛，脉来微洪。宜解肌，属阳明经病……微恶寒，自然目眶痛，鼻干不眠者，用柴葛解肌汤。"

→ 医家经典论述 ←

张秉成："治三阳合病，风邪外客，表不解而里有热者。故以柴胡解少阳之表，葛根、白芷解阳明之表，羌活解太阳之表，如是则表邪无容足之地矣。然表邪盛者，内必郁而为热，热则必伤阴，故以石膏、黄芩清其热，芍药、甘草护其阴。桔梗能升能降，可导可宣，使内外不留余蕴耳。用姜、枣者，亦不过藉其和营卫，致津液，通表里，而邪去正安也。"（《成方便读》）

强健："阳明中风，咽燥口苦，腹满微喘，发热恶寒，脉浮紧，小柴胡加葛根；若汗出不恶寒，反恶热身重，柴葛解肌汤。"（《伤寒直指》）

吴谦："陶华制此以代葛根汤。不知葛根汤，只是太阳、阳明药，而此方君柴胡，则是又治少阳也；用之于太阳、阳明合病，不合也。若用之以治三阳合病，表里邪轻者，无不效也。仲景于三阳合病，用白虎汤主之者，因热甚也，曰汗之则谵语遗尿，下之则额汗厥逆，正示人惟宜以和解立法，不可轻于汗下也。此方得之葛根、白芷，解阳明正病之邪，羌活解太阳不尽之邪，柴胡解少阳初入之邪。佐膏、芩治诸经热，而专意在清阳明，佐芍药敛诸散药而不令过汗，桔梗载诸药上行三阳，甘草和诸药通调表里。施于病在三阳，以意增减，未有不愈者也。若渴引饮者，倍石膏加瓜蒌根，以清热而生津也。若恶寒甚无汗，减石膏、黄芩加麻黄，春夏重加之，以发太阳之寒。若有汗者，加桂枝以解太阳之风，无不可也。"（《删补名医方论》）

→ **医家临床应用** ←

秦景明："外感衄血之治，阳明郁热无汗，干葛解肌汤。"（《症因脉治》）

罗国纲："柴葛解肌汤加栀子炒黑，治太阳阳明合病，衄血，脉浮洪而紧者，宜外发表，内清热。"（《罗氏会约医镜》）

第三节　葛根汤类方鉴别

→ **《伤寒心法要诀·汇方》** ←

葛根桂枝加麻葛，葛根连芩汤甘草。

注：该方歌包含了葛根汤及葛根黄芩黄连汤。

葛根汤类方鉴别见表3。

表3　葛根汤类方鉴别表

方名	组成	主症	脉象	辨证要点	治法	方源
《伤寒论》葛根汤类方						
葛根汤	葛根、麻黄、桂枝、生姜、炙甘草、芍药、大枣	发热恶寒，头痛，项背强几几，无汗恶风，伴腹泻	脉浮紧	卫闭营郁，经气不利证	发汗解表、升津舒经	《伤寒论》(31、32)，《金匮要略·痉湿暍病脉证治》(12)
葛根黄芩黄连汤	葛根、炙甘草、黄芩、黄连	下利不止，大便臭秽，肛门灼热，小便短赤、发热、喘而汗出	脉数	热迫大肠，兼表证不解	清热坚阴止利，兼以透表	《伤寒论》(34)
葛根加半夏汤	葛根、麻黄、炙甘草、芍药、桂枝、生姜、半夏、大枣	发热恶寒，头痛，项背强几几，无汗恶风，伴腹泻或者呕吐，口不渴，舌质淡	脉浮紧	葛根汤证有下利或无下利而呕者	发汗解表、兼降逆止呕	《伤寒论》(33)

续表

方名	组成	主症	脉象	辨证要点	治法	方源
《伤寒论》葛根汤类方后世拓展						
升麻葛根汤	升麻、芍药、炙甘草、葛根	麻疹初起，疹发不出，身热头痛，咳嗽，目赤流泪，口渴，舌红，苔薄而干	脉浮数	麻疹初起	解肌透疹	《太平惠民和剂局方》
柴葛解肌汤	柴胡、干葛、甘草、黄芩、芍药、羌活、白芷、桔梗	恶寒渐轻，身热增盛，无汗头痛，目疼鼻干，心烦不眠，咽干耳聋，眼眶痛，舌苔薄黄	脉浮微洪	外感风寒，郁而化热证	解肌清热	《伤寒六书》

第四节　葛根汤类方临床应用

医案一

杨某，女，29 岁。初诊：2019 年 8 月 13 日。

[主诉] 头昏项僵伴四肢无力半年余。

[病史] 患者 6 个月前产后出血，于术后发热数日，具体用药不详，体温恢复正常，随后即出现头昏沉、颈项僵硬，四肢乏沉无力，渐加重，就诊于我处。刻下：头昏，项僵，气短，体倦乏力，双膝凉僵，口干苦，时有烦恼，无头痛，纳可，眠安，二便调。舌胖，淡红，苔白略腻，脉弱。

[辨病辨证] 虚劳（清阳不升，湿聚痰阻）。

[治法] 升清温肾，运脾化湿。

[方宗] 葛根汤合补中益气汤。

[处方] 葛根 20g，柴胡 10g，升麻 5g，黄芪 30g，党参 15g，黄芩 15g，木香 5g，郁金 20g，川芎 15g，羌活 20g，独活 20g，焦栀子 10g，苏梗（后下）15g，石菖蒲 15g，远志 10g，天麻 10g，菟丝子 10g，桑寄生 10g，仙茅 10g，怀牛膝 10g。10 剂，水煎服。

二诊：2019 年 8 月 27 日。诸证均轻，自觉神清体力恢复，效不更方，继服 1 个月。

按语 该患者素体脾虚，复因产后出血，正气愈虚，脾胃运化失司，湿聚痰阻，筋膜不舒，阳气郁遏，清阳不升而发为本病。治以运脾化湿，升清温肾，故用葛根汤合补中益气汤。方中葛根起阴气升津液，滋养筋脉，舒畅经腧，仲景葛根汤法葛根为阳明气化药，太阴湿化者见阴气不起，阳明于上故而燥润殆甚，而葛藤延蔓，葛根阴润于中，故使阳明上中下皆可从中而治，津得以升散，湿得以合化；柴胡为少阳引经药，可引胃气上升，升阳举陷；升麻轻扬，引阳明清气上行，畅通脾气，有助郁火外散；黄芪与升麻、柴胡配伍，寒热并用，升清阳而降阴火，使脾气运转周身，且黄芪量大于柴胡、升麻，以先助元气，欲升先补。此四味药共奏升清、升津、升气之效。党参补脾益肺，养血生津；黄芩清热燥湿，善消四肢肌表之湿热；木香、郁金行气解郁，使补而不壅；川芎、羌活、独活三药相合通行气血，上至巅顶下达四末；焦栀子、苏梗清郁热，泄肝火，除烦解郁，调畅心情；石菖蒲、远志、天麻开窍豁痰，醒神益智，能够改善学习记忆；菟丝子、桑寄生、仙茅温肾阳以暖脾土，命门火壮，津液蒸腾，痰湿何聚；葛、芪、升、柴使清阳得升，然恐火热上递，耗散津液，故加予怀牛膝伏阴火，最是巧妙。

医案二

李某，女，65 岁。初诊：2020 年 5 月 30 日。

[主诉] 腹泻伴腹痛 1 年，加重 1 周。

[病史] 患者 1 年前伤风感冒后出现大便稀溏，经当地社区医院对症治疗后症状反复，每因受凉或饮食不适腹泻尤甚。1 周前症状加重，经当地医院对症治疗无效后，前来门诊求诊。刻下：面色淡黄，疲乏无力，口干口渴，畏风怕凉，时有腹痛伴夜间肠鸣，喜温喜按，大便稀溏，每日 2～3 次，泻下急迫，气味臭秽，伴肛门灼热，小便短黄，食欲欠佳，寐欠安。舌体胖大，苔薄黄根腻，脉弦细。2020 年 5 月 6 日肠镜示：乙状结肠炎、盲肠炎。

[辨病辨证] 泄泻（湿热下注，脾肾阳虚）。

[治法] 清热止利，温补脾肾。

[方宗] 葛根芩连汤合理中丸。

[处方] 葛根 10g，黄连 3g，黄芩 10g，干姜 5g，炮姜 5g，党参 10g，生甘草 5g，姜半夏 10g，乌药 10g，香附 10g，巴戟天 20g，菟丝子 20g，生麦芽 20g，炒麦芽 20g，神曲 20g，青皮 15g，车前子 10g。7 剂，水煎服。

二诊：2020 年 6 月 20 日。泄泻好转，胃脘部仍怕凉，余症缓解。舌体胖大，苔薄黄，根部略腻，脉弦细。上方葛根加量至 15g，党参加量至 15g，加陈皮 10g，赤芍 10g，柴胡 10g，乌梅 10g，茯神 15g，茯苓 15g，鸡血藤

30g。7剂，水煎服。

三诊：2020年6月26日。泄泻明显好转，胃脘部畏寒怕冷改善，但当烦躁及饮食不适时症状反复，受凉后四肢冷痛，余症同前，舌淡红苔薄黄，脉弦细。方同前，7剂，水煎服。

四诊：2020年7月8日。偶有泄泻，右下腹时有冷痛，胃脘胀闷不舒，肘膝冷痛，余症同前，舌淡红苔薄黄，脉细。葛根加量至20g，加枳壳10g，厚朴10g，黄柏10g，木瓜20g，炒薏苡仁50g，苍术10g。7剂，水煎服。

五诊：2020年7月15日。泄泻基本消失，肘膝关节麻木不舒，小腿疼痛不适，余症同前，舌淡红苔薄白，脉沉细。上方减香附、乌药、干姜，炮姜减至3g，加当归10g，桂枝10g。7剂，水煎服。

继服半个月后，上述症状明显好转。

按语 该患为太阳表邪入里化热，热迫大肠出现大便臭秽、肛门灼热、小便短黄临床表现；加之年老体弱，腹泻反复发作，以致脾胃运化失调，气血生化乏源，日久导致脾肾阳气不足，出现面色萎黄、疲乏无力、腹痛怕凉临床表现。阳明湿热下注为主证，太阴脾阳虚为兼证，治以清热止利，温补脾肾。方以葛根黄芩黄连汤合理中汤。方中葛根为君药，既能解表清热，又能升发脾胃阳气而治下利；黄芩、黄连苦寒清泻，除热祛湿；党参、干姜健脾扶中，温脾除寒；姜半夏辛温而燥，健脾燥湿除痰；香附、乌药辛温散寒，行气止痛；巴戟天、菟丝子温补肾阳、益精强骨；生炒麦芽、神曲健脾消食，改善食欲；青皮性苦微温，疏肝破气，消食导滞；车前子利尿通淋，渗湿止泄，利小便以实大便。二诊排便臭秽、肛门灼热感缓解，但胃脘部仍畏寒怕凉，上方基础上加大葛根用量，加强升阳止痢之效；另加柴胡、赤芍法取四逆，疏肝健脾，行气解郁，兼能凉血散瘀；另加乌梅酸涩收敛，敛津止泄；茯苓、茯神利水渗湿止泻，健脾宁心安神；三诊症状好转，时有反复，效不更方；四诊泄泻明显好转，胃胀痞满明显，伴肘膝冷痛，另加苍术、厚朴燥湿健脾，行气导滞；另加薏米、木瓜和胃祛湿，舒筋活络。五诊泄泻基本消失，伴随肘膝关节冷痛，上方减香附，乌药，干姜，加当归、桂枝养血活血，疏通经络。

医案三

刘某，男，29岁。初诊：2019年7月15日。

[**主诉**] 反复腹泻2年，加重1周。

[**病史**] 患者2年前因过度饮酒后出现腹痛，腹泻，于当地医院诊断为

急性肠胃炎，行输液治疗后症状缓解，时有反复。1周前，于再次饮酒后腹泻加重，伴里急后重，前来求诊于我处。刻下：形体肥胖，烦躁易怒，口渴欲饮，身热汗出，便溏，每日 2～3 次，无便前腹痛，饮食欲可，睡眠可，尿短黄，口渴欲饮，舌淡苔薄黄根腻，脉弦细。

[辨病辨证] 泄泻（邪陷阳明，湿热下注）。

[治法] 芳香化湿，健脾扶阳，清热止利。

[方宗] 茵陈白芷散合葛根芩连汤。

[处方] 茵陈 15g，白芷 10g，广藿香（后下）10g，秦皮 10g，黄柏 10g，茯苓 30g，炒白术 15g，干姜片 2g，葛根 20g，黄芩 10g，黄连 3g，甘草 5g，赤芍 10g，当归 10g，炮姜 2g。7 剂，水煎服。

二诊：2019 年 7 月 22 日。泄泻较前好转，余症缓解，舌淡苔薄白，脉弦细。上方加茵陈 20g，厚朴 10g。7 剂，水煎服。

继服半月余，诸症明显好转。

按语 该患形体肥胖，体内素有痰饮，加之常年饮酒，久食肥甘，酿痰化湿，壅滞脾胃，以致脾胃失司，运化失调，脾虚湿盛以致肠道失调，传导失司，合而为病。治以芳香化湿、健脾升阳、清热止利，故用茵陈白芷汤合葛根芩连汤。《温病条辨》云："久痢无他证，而且能饮食如故，知其病之未伤脏真胃土，而在肠中也。痢久不止者，酒客湿热下注，故以风药之辛，佐以苦味入肠，芳香凉淡也。盖辛能胜湿，而升脾阳，苦能渗湿清热，芳香悦脾而燥湿，凉能清热，淡能渗湿也。俾湿热去而脾阳升，痢自止矣。"加干姜、白术取法理中，健运脾阳，升阳止泻；葛根、黄芩、黄连取法葛根黄芩黄连汤和解表里，清热止利；赤芍清热凉血；当归、炮姜养血补血，温中止痢。二诊茵陈增量以强清热化湿之力；厚朴健脾行气，化湿除胀。

第四章　柴胡汤类方临证思辨

第一节　《伤寒论》柴胡汤类方

一、小柴胡汤

【小柴胡汤】

柴胡半斤　黄芩三两　人参三两　半夏半升, 洗　甘草三两, 炙　生姜三两, 切　大枣十二枚, 擘

上七味, 以水一斗二升, 煮取六升, 去滓, 再煎取三升, 温服一升, 日三服。若胸中烦而不呕, 去半夏、人参, 加瓜蒌实一枚; 若渴, 去半夏, 加人参, 合前成四两半, 瓜蒌根四两; 若腹中痛者, 去黄芩, 加芍药三两; 若胁下痞硬, 去大枣, 加牡蛎四两; 若心下悸, 小便不利者, 去黄芩, 加茯苓四两; 若不渴, 外有微热者, 去人参, 加桂枝三两, 温复取微汗愈; 若咳者, 去人参、大枣、生姜, 加五味子半升, 干姜二两。

【方解】本方为治疗少阳病的代表方。柴胡升发, 助少阳之气达于外; 黄芩苦寒, 使少阳之火清于里; 半夏开结气, 降逆止呕; 邪入少阳, 正气不足, 加人参扶正; 甘草和药性; 姜枣调荣卫。能调达上下, 宣通内外, 和畅气机, 枢转少阳, 和解半表半里之邪。《神农本草经》云柴胡"主心腹、肠胃中结气, 饮食积聚, 寒热邪气, 推陈致新。久服轻身, 明目、益精"。

加减法: 胸中烦而不呕, 是因邪热内扰而非胃虚, 故不用半夏之降, 人参之补, 加瓜蒌实苦寒以荡胸中之热; 渴是津液不足, 故去半夏之辛燥, 加人参, 瓜蒌根生津; 腹中痛是脾络不通, 去黄芩之苦寒, 加芍药破阴结, 通脾络; 胁下痞硬, 是邪结有形, 故去大枣之壅满, 加牡蛎以软坚散结; 心下悸, 小便不利, 是水气凌心, 恐黄芩苦寒伤君火, 去之, 加茯苓以宁心利水; 不渴, 外有微热, 是表邪未尽, 故不用人参之补, 加桂枝去微汗

解表邪；咳，是寒邪犯肺，故不用人参，大枣之补与生姜之散，加干姜以温肺，五味子以敛肺。

【方歌】

柴胡八两少阳凭，枣十二枚夏半升，

三两姜参芩与草，去滓重煮有奇能。

➤ 《伤寒论》相关条文 ◄

伤寒五六日，中风，往来寒热，胸胁苦满，嘿嘿不欲饮食，心烦喜呕，或胸中烦而不呕，或渴，或腹中痛，或胁下痞硬，或心下悸，小便不利，或不渴，身有微热，或咳者，小柴胡汤主之。(96)(《伤寒论》)

太阳病，十日以去，脉浮细而嗜卧者，外已解也。设胸满胁痛者，与小柴胡汤；脉但浮者，与麻黄汤。(37)(《伤寒论》)

血弱气尽，腠理开，邪气因入，与正气相抟，结于胁下，正邪分争，往来寒热，休作有时，嘿嘿不欲饮食，藏府相连，其痛必下，邪高痛下，故使呕也，小柴胡汤主之。服柴胡汤已，渴者，属阳明；以法治之。(97)(《伤寒论》)

得病六七日，脉迟浮弱、恶风寒、手足温，医二三下之，不能食，而胁下满痛，面目及身黄，颈项强，小便难者，与柴胡汤，后必下重；本渴饮水而呕者，柴胡汤不中与也，食谷者哕。(98)(《伤寒论》)

伤寒四五日，身热恶风，颈项强，胁下满，手足温而渴者，小柴胡汤主之。(99)(《伤寒论》)

伤寒，阳脉涩，阴脉弦，法当腹中急痛，先与小建中汤；不差者，小柴胡汤主之。(100)(《伤寒论》)

伤寒中风，有柴胡证，但见一证便是，不必悉具。凡柴胡汤病证而下之，若柴胡证不罢者，复与柴胡汤，必蒸蒸而振，却复发热汗出而解。(101)(《伤寒论》)

伤寒十三日不解，胸胁满而呕，日晡所发潮热，已而微利，此本柴胡证，下之以不得利，今反利者，知医以丸药下之，此非其治也。潮热者，实也，先宜服小柴胡汤以解外，后以柴胡加芒消汤主之。(104)(《伤寒论》)

妇人中风，七八日续得寒热，发作有时，经水适断者，此为热入血室，其血必结，故使如疟状，发作有时，小柴胡汤主之。(144)(《伤寒论》)

伤寒五六日，头汗出、微恶寒、手足冷、心下满、口不欲食、大便硬、脉细者，此为阳微结，必有表，复有里也，脉沉亦在里也。汗出为阳微，假令纯阴结，不得复有外证，悉入在里，此为半在里半在外也。脉虽沉紧，不

得为少阴病。所以然者，阴不得有汗、今头汗出，故知非少阴也，可与小柴胡汤。设不了了者，得屎而解。(148)(《伤寒论》)

伤寒五六日，呕而发热者，柴胡汤证具，而以他药下之，柴胡证仍在者，复与柴胡汤。此虽已下之，不为逆，必蒸蒸而振，却发热汗出而解。若心下满而硬痛者，此为结胸也，大陷胸汤主之。但满而不痛者，此为痞，柴胡不中与之，宜半夏泻心汤。(149)(《伤寒论》)

阳明病，发潮热，大便溏，小便自可，胸胁满不去者，与小柴胡汤。(229)(《伤寒论》)

阳明病，胁下硬满，不大便而呕，舌上白胎者，可与小柴胡汤。上焦得通，津液得下，胃气因和，身濈然汗出而解。(230)(《伤寒论》)

阳明中风，脉弦浮大而短气，腹都满，胁下及心痛，久按之气不通，鼻干不得汗，嗜卧，一身及目悉黄，小便难，有潮热，时时哕，耳前后肿，刺之小差，外不解，病过十日，脉续浮者，与小柴胡汤。(231)(《伤寒论》)

本太阳病不解，转入少阳者，胁下硬满，干呕不能食，往来寒热，尚未吐下，脉沉紧者，与小柴胡汤。(266)(《伤寒论》)

呕而发热者，小柴胡汤主之。(379)(《伤寒论》)

伤寒差以后，更发热，小柴胡汤主之。脉浮者，以汗解之，脉沉实者，以下解之。(394)(《伤寒论》)

········· → 《金匮要略》相关条文 ← ·········

诸黄，腹痛而呕者，宜柴胡汤。必小柴胡汤。(21)(《金匮要略·黄疸病脉证并治》)

呕而发热者，小柴胡汤主之。(15)(《金匮要略·呕吐哕下利病脉证治》)

产复郁冒，其脉微弱，不能食，大便反坚，但头汗出。所以然者，血虚而厥，厥而必冒，冒家欲解，必大汗出。以血虚下厥，孤阳上出，故头汗出。所以产妇喜汗出者，亡阴血虚，阳气独盛，故当汗出，阴阳乃复。大便坚，呕不能食，小柴胡汤主之。(2)(《金匮要略·妇人产后病脉证治》)

妇人中风，七八日续来寒热，发作有时，经水适断，此为热入血室，其血必结，故使如疟状，发作有时，小柴胡汤主之。(1)(《金匮要略·妇人杂病脉证并治》)

→ 医家经典论述 ←

成无己："伤寒邪气在表者，必渍形以为汗；邪气在里者，必荡涤以为利；其于不外不内，半表半里，既非发汗之所宜，又非吐下之所对，是当和解则可矣。小柴胡为和解表里之剂也。柴胡味苦平微寒，黄芩味苦寒。《内经》曰：热淫于内，以苦发之。邪在半表半里，则半成热矣。热气内传，攻之不可，则迎而夺之，必先散热，是以苦寒为主，故以柴胡为君，黄芩为臣，以成彻热发表之剂。人参味甘温，甘草味甘平，邪气传里，则里气不治。甘以缓之，是以甘物为之助，故用人参、甘草为佐，以扶正气而复之也。半夏味辛微温。邪初入里，则里气逆。辛以散之，是以辛物为之助，故用半夏为佐，以顺逆气而散邪也。里气平正，则邪气不得深入，是以三味佐柴胡以和里。生姜味辛温，大枣味甘温。《内经》曰：辛甘发散为阳。表邪未已，迤逦内传，即未作实，宜当两解。其在外者，必以辛甘之物发散。故生姜、大枣为使，辅柴胡以和表。七物相合，两解之剂当矣。"（《伤寒明理方论》）

方有执："柴胡，少阳之君药也。半夏辛温，佐柴胡而消胸胁满。黄芩苦寒，佐柴胡而主寒热往来，人参甘枣之甘温者，调中益胃，止烦呕之不时也。此小柴胡之一汤，所以为少阳之和剂与。然小柴胡汤者，出表入里，往来寒热之主治也。而热入血室者，乃下往上来之寒热，似不相同，亦以之为主治，何也？曰：出入上下虽不同，其主往来寒热之少阳则一也。邪属少阳，发表则无表可发，攻里则胃不可攻，取之于血室，则邪又结于胁下，肝胆同归一治，妇道必从于夫。故从少阳之小柴胡，为解厥阴之血室，乃主其夫妇之和，而潮热期之于必愈。"（《伤寒论条辨》）

尤在泾："往来寒热者，少阳居表里之间，进而就阴则寒，退而从阳则热也，胸胁苦满者，少阳之脉，其直者，从缺盆下腋，循胸过季胁故也，默默不欲饮食，心烦喜呕者，木火相通，而胆喜犯胃也，或者，未定之辞，以少阳为半表半里，其气有乍进退之机，故其病有或然或不然之异。"（《伤寒贯珠集》）

柯琴："盖少阳为枢，不全主表，不全主里，故六证皆在表里之间，仲景本意重半里，而柴胡所主又在半表，故少阳证必见半表病情，乃得柴胡加减，如悉入在里，则柴胡非其任矣，故小柴胡称和解表里之主方。"（《伤寒来苏集》）

徐大椿："伤寒五、六日，正当传少阳之期。中风往来寒热。太阳之寒热，寒时亦热，热时亦寒。往来者，寒已而热，热已而寒也。胸胁苦满，胸胁为少阳之位。默默不欲饮食，木邪干土。心烦喜呕，木气上逆。或胸中烦而不呕，或渴，少阳火邪。或腹中痛，木克土。或胁下痞硬，木气填郁。或心下悸，有痰饮。小便不利，或不渴，有蓄饮。身有微热，太阳未尽。或咳者，肺有皆饮。此汤主之。少阳所现之症甚多，柴胡汤所治之症亦不一，加减法具载方末。"（《伤寒论类方》）

钱潢："邪在少阳，内逼三阴，达表之途辽远，汗之徒足以败亡卫阳。少阳虽外属三阳，而入里之路较近，下之适足以陷邪伤胃，汗下俱所不宜。故立小柴胡汤以升发少阳之郁邪。使清阳达表而解散之，即所谓木郁达之之义也。故少阳一经，惟此一方，无他法也。虽有多证，亦不过因此出入变化而已。"（《伤寒溯源集》）

秦伯未："小柴胡汤的组成，主要是以扶正达邪为目的，由于外邪传入少阳，仍宜从外而解，故以柴胡透少阳之邪，黄芩清少阳之热，又因出现里证，佐以半夏、生姜和胃，人参、甘草、大枣培中，说明病在气分而不在血分。在加减方面，如胸中烦热而不呕者，热渐化燥，去半夏、人参，加瓜蒌实以生津；腹中痛者，胃阳受困，去黄芩，加白芍以制木，胁下痞硬者，肝气横逆，去大枣，加牡蛎以咸软，诸如此类，说明了肝病使用本方，应当分别在气在血，有热无热，和脾胃的属虚属实，假如在气、有热、脾胃虚者，较为合适相反，在血、无热、脾胃实者，即不宜用。"（《赠补谦斋医学讲稿》）

刘渡舟："太阳风寒不解之邪传于少阳，正邪纷争在胁下，枢机不利。如果邪气占优势，邪气要往里进，从阳而入阴，从外要往里进攻的时候，就会恶寒。所以恶寒是邪气向里的一个反映。少阳之气向外抗邪，就会发热。正邪进退于半表半里之间，而使其阴阳的枢机不利，表里的枢机不利，因此就一阵恶寒一阵发热，这就叫做往来寒热。这是少阳的一个主证。'胸胁苦满'，虽然胸和胁多相提并论，但是以胁为主。因为少阳经循行于胸胁，少阳之经气不利了，就会胸胁发懑。这个懑还不是一般的懑，懑得比较严重，所以加个'苦懑'。'默默不欲饮食'，'默默'就是静默的意思。三阳经的病往往都有一些烦躁，少阳有病，因为少阳气机不利，肝胆之气就有抑郁，肝胆之气一抑郁，面部的表情就很静默。默默是叠字，这也是一种文法，加强描写症状的特点，意思是这个人的面部表情很静默，也不高兴，反映肝胆气郁的神情。肝胆气郁，疏泄不利，所以'不欲饮食'。'心烦喜呕'，少阳是胆木，它中藏相火，气一郁了相火就郁而化热，所以心烦。'喜'，当多字讲，'喜呕'就是多呕，或者说是善呕，这是少阳证的主证之一，次数很频的呕逆。少阳病是腑病及脏，'脏腑相连，其痛必下，邪高痛下，故使呕也'，少阳的病影响了胃气，胃气上逆，所以呕。少阳病'喜呕'是多呕。呕是少阳证的主证。"（《刘渡舟伤寒论讲稿》）

➜ 医家临床应用 ⬅

陈慎吾："本方可为清热剂、健胃剂、通便剂、止泻剂、镇咳剂、祛痰剂、镇呕剂、利尿剂。"（《陈慎吾伤寒论讲义》）

秦伯未："热入血室是指月经适来，或月经刚净，感染热病，或热病其中，月经来潮，邪热乘虚袭入子宫，使血瘀凝，故治法不论用针用药，都以泄热为主。但已经热入血室而仍用小柴胡汤，不免偏于片面，过去我治此症，在小柴胡汤内或加丹参、赤芍，或加泽兰、焦山栀，热甚的再酌加生地黄、效果良好。"（《金匮要略杂病浅说》）

胡希恕："小柴胡汤既是一个健胃止呕的方药，也是一个解烦祛热的方药。"（《胡希恕伤寒论讲座》）

刘渡舟："现代临床有一些无名热，只要有肝胆少阳证，用小柴胡汤效果也是非常之好的。另外，小柴胡汤治疗因情志抑郁所致的低热效果也很好。"（《刘渡舟伤寒论讲稿》）

李宇航："本方临床应用非常广泛，如发热、上呼吸道感染、流行性感冒、渗出性胸膜炎、急性胆囊炎、胆汁反流性胃炎、传染性肝炎、肋间神经痛、便秘、急性肾盂肾炎、更年期综合征、抑郁症、小儿厌食症等，均可辨证使用。"（《伤寒论研读》）

二、大柴胡汤

【大柴胡汤】

柴胡半斤 黄芩三两 芍药三两 半夏半升, 洗 生姜五两, 切 枳实四枚, 炙 大枣十二枚, 擘

上七味，以水一斗二升，煮取六升，去滓再煎；温服一升，日三服。一方用大黄二两。若不加，恐不为大柴胡汤也。

【方解】本方是从小柴胡汤加减而成，因未离少阳，故仍用柴胡、黄芩，用半夏开结止呕，姜枣和荣卫。因有心下急，甚至痞硬的症状，故不用人参、甘草之补，加枳实、芍药以破结。本方为一方二法，若热结较重，可加大黄泄热开结。

【方歌】

八柴四枳五生姜，芩芍三两二大黄，

半夏半升十二枣，少阳实证下之良。

→《伤寒论》相关条文←

太阳病，过经十余日，反二三下之，后四五日，柴胡证仍在者，先与小柴胡。呕不止，心下急（一云呕止小安。），郁郁微烦者，为未解也，与大柴胡汤，下之则愈。（103）（《伤寒论》）

伤寒十余日，热结在里，复往来寒热者，与大柴胡汤。但结胸，无大热者，此为水结在胸胁也。但头微汗出者，大陷胸汤主之。（136）（《伤寒论》）

伤寒发热，汗出不解，心中痞硬，呕吐而下利者，属大柴胡汤。（165）（《伤寒论》）

→《金匮要略》相关条文←

按之心下满痛者，此为实也，当下之，宜大柴胡汤。（12）（《金匮要略·腹满寒疝宿食病脉证治》）

→ 医家经典论述 ←

成无己："如不至大坚满邪热甚，而须攻下者，又非承气汤之可投，必也轻缓之剂攻之，大柴胡汤缓，用以逐邪热也。《经》曰：伤寒发热七八日，虽脉浮数者，可下之，宜大柴胡汤。又曰：太阳病过经十余日，反二三下之。后四五日，柴胡证仍在者，先与小柴胡。呕不止，心下急，郁郁微烦者，为未解也，可大柴胡下之则愈。是知大柴胡为下剂之缓也。柴胡味苦平微寒，伤寒至于可下，则为热气有余，应火而归心，苦先入心，折热之剂，必以苦为主，故以柴胡为君。黄芩味苦寒，王冰曰：大热之气，寒以取之。推除邪热，必以寒为助，故以黄芩为臣。芍药味酸苦微寒，枳实味苦寒。《内经》曰：酸苦涌泄为阴。泄实折热，必以酸苦，故以枳实、芍药为佐。半夏味辛温，生姜味辛温，大枣味甘温。辛者散也，散逆气者，必以辛；甘者缓也，缓正气者，必以甘，故半夏、生姜、大枣为之使也。一方加大黄，以大黄有将军之号，而功专于荡涤，不加大黄，恐难攻下，必应以大黄为使也。"（《伤寒明理方论》）

柯琴："姜、夏以除呕，柴、芩以去烦，大枣和里，枳、芍舒急，而曰下之则愈者，见大柴胡为下剂，非和剂也。"（《伤寒来苏集》）

尤在泾："大柴胡有柴胡、生姜、半夏之辛而走表，黄芩、芍药、枳实、大黄之苦而入里，乃表里并治之剂。而此云大柴胡下之者，谓病兼表里，故先与小柴胡解之，而后以大柴胡下之耳。"（《伤寒贯珠集》）

徐大椿："一误再误，柴胡症仍在者，如寒热呕逆之类，呕不止，心下急，郁郁微烦者，犹有里症。前虽已下，非下法也，以大柴胡两解之。"（《伤寒论类方》）

························· ➜ **医家临床应用** ← ··

刘渡舟："急性胰腺炎、胆囊炎、阑尾炎这些病见肚子疼得很严重的，呕吐，这个方子是有效的。它能够清肝胆，又能够荡涤肠胃，既治气而又治血。加活血药，理气药，清热解毒药，可以治疗一些急性的疼痛炎症。"（《刘渡舟伤寒论讲稿》）

陈慎吾："本方主治痢、疟、肝实、疝、痫、麻疹、梅毒、狂等证，为小柴胡汤去人参、甘草，加芍药、枳实、大黄。凡小柴胡汤证而里实拘急者无不宜之，故主治亦甚广也。"（《陈慎吾伤寒论讲义》）

郑卫平："后世医家将之广泛用于内伤、外感实热证而与少阳枢机不利相关者，而现代应用则更广泛，尤以其救治急腹症的显著疗效，最为引人注目。"（《唐祖宣伤寒论解读》）

李宇航："本方常用于肝炎、胆囊炎、胆石症、急性胰腺炎、腹膜炎、急性阑尾炎、流行性感冒等辨证属少阳病兼腹气壅滞者。"（《伤寒论研读》）

三、柴胡桂枝汤

【柴胡桂枝汤】

桂枝去皮 黄芩一两半 人参一两半 甘草一两, 炙 半夏二合半, 洗 芍药一两半 大枣六枚, 擘 生姜一两半, 切 柴胡四两

上九味，以水七升，煮取三升，去滓，温服一升，本云：人参汤，作如桂枝法，加半夏、柴胡、黄芩，复如柴胡法，今用人参作半剂。

【方解】本方即小柴胡与桂枝汤各取其半量而成的复方。以桂枝汤剂量之半，以解太阳之表；以小柴胡汤剂量之半，以和半表半里。本方为双解太阳少阳之轻剂。

【方歌】

小柴原方取半煎，桂枝汤入复方全，

阳中太少相因病，偏重柴胡作仔肩。

→ 《伤寒论》相关条文 ←

伤寒六七日，发热，微恶寒，支节烦痛，微呕，心下支结，外证未去者，柴胡桂枝汤主之。（146）（《伤寒论》）

→ 《金匮要略》相关条文 ←

附方（二）：《外台》柴胡桂枝汤方：治心腹卒中痛者。（《金匮要略·腹满寒疝宿食病脉证治》）

→ 医家经典论述 ←

尤在泾："以柴胡，桂枝合剂，外解表邪，内除支结，乃七表三里之法也。"（《伤寒贯珠集》）

柯琴："表证微，故取桂枝之半；内证微，故取柴胡之半，此因内外俱虚，故制此轻剂以和解之也。"（《伤寒来苏集》）

徐大椿："此小柴胡与桂枝汤并为一方，乃太阳少阳合病之方。"（《伤寒论类方》）

郑卫平："本证属太少并病而病情较轻者，故须小制其剂，用桂枝汤原剂之半治太阳，小柴胡汤原剂之半治少阳，合成柴胡桂枝汤。这种治疗方法不仅符合'有柴胡证但见一证便是，不必悉具'的理论，更符合表里先后的原则，是一种比较周全的临床治疗方法。"（《唐祖宣伤寒论解读》）

→ 医家临床应用 ←

刘渡舟："柴胡桂枝汤的条文是治太阳少阳并病，可治肝炎，慢性肝炎，早期肝硬化，加红花、茜草类的活血药，鳖甲、牡蛎类的软坚药。因为桂枝、芍药是调和营卫、调和气血，柴胡是疏利肝胆，再加上鳖甲、牡蛎软坚消痞，红花、茜草活血通络，效果很好。第二个可以治神经官能症，就是肝气窜，效果也很好。第三个治痹证，即关节炎，夹有肝气的，关节炎四肢疼痛，又有胸胁苦闷，脉弦，柴胡桂枝汤效果非常好，又疏肝胆，又治浑身疼痛。"（《刘渡舟伤寒论讲稿》）

陈慎吾："（各家医案）本方主治寒疝腹中痛者，又心腹卒痛，疟身热汗多，肠痛，腹部一面拘急，胁下强牵，妇人无故憎寒壮热，头痛，眩晕，心下支结，呕吐恶心，肢体酸软，或癖痹，郁郁恶对人，或频欠伸者，宜本方

兼泻心汤。"(《陈慎吾伤寒论讲义》)

李宇航:"本方现代临床应用较为广泛,如反复上呼吸道感染、胆囊炎、肝纤维化、风湿热、类风湿性关节炎、颈椎病、肩关节周围炎、癫痫等均可辨证使用。"(《伤寒论研读》)

四、柴胡加龙骨牡蛎汤

【柴胡加龙骨牡蛎汤】

柴胡四两 龙骨 黄芩 生姜切 铅丹 人参 桂枝去皮 茯苓各一两半 半夏二合半,洗 大黄二两 牡蛎一两半,熬 大枣六枚,擘

上十二味,以水八升,煮取四升,内大黄,切如棋子,更煮一两沸,去滓,温服一升。本云柴胡汤,今加龙骨等。

【方解】本方即小柴胡汤去甘草,加龙骨、牡蛎、铅丹、桂枝、茯苓、大黄而成。小柴胡汤和解少阳,加龙骨、牡蛎、铅丹镇静收敛以安心神,加桂枝温阳化气解外,加茯苓利小便,又可宁神,加大黄清泄里热。全方可和少阳,利三焦,调肝胆,镇静安神。《神农本草经》云龙骨"主心腹鬼疰,精物老魅,咳逆,泄痢脓血,女子漏下,癥瘕坚结,小儿热气惊痫";牡蛎"主伤寒寒热,温疟洒洒,惊恚怒气"。

【方歌】

参苓龙牡桂丹铅,芩夏柴黄姜枣全,
枣六余皆一两半,大黄二两后同煎。

••••••••••••••••••••→《伤寒论》相关条文←••••••••••••••••••••

伤寒八九日,下之,胸满烦惊,小便不利,谵语,一身尽重,不可转侧者,柴胡加龙骨牡蛎汤主之。(107)(《伤寒论》)

••••••••••••••••••••→ 医家经典论述 ←••••••••••••••••••••

成无己:"伤寒八九日,邪气已成热,而复传阳经之时,下之虚其里而热不除。胸满而烦者,阳热客于胸中也;惊者,心恶热而神不守也;小便不利者,里虚津液不行也;谵语者,胃热也;一身尽重不可转侧者,阳气内行于里,不营于表也。与柴胡汤以除胸满而烦,加龙骨、牡蛎、铅丹,收敛神气而镇惊;加茯苓以行津液,利小便;加大黄以逐胃热止谵语;加桂枝以行阳气而解身重。错杂之邪,斯悉愈矣。"(《注解伤寒论》)

尤在泾："胸满者，邪痹于上；小便不利者，邪痹于下；烦惊者，邪动于心；谵语者，邪结于胃，此病之在里者也。一身尽重，不可转侧者，筋脉骨肉，并受其邪，此病之在表者也。夫合表里上下而为病者，必兼阴阳合散以为治。方用柴胡、桂枝以解其外而除身重；龙蛎、铅丹以镇其内而止烦惊；大黄以和胃气止谵语；茯苓以泄膀胱利小便；人参、姜、枣益气养营卫，以为驱除邪气之本也。"（《伤寒贯珠集》）

柯琴："胸满而烦，小便不利，三阳皆有是症。而惊是木邪犯心；谵语是热邪入胃；一身尽重，是病在阳明而无气以动也；不可转侧，是关少阳而枢机不利也。此为少阳阳明并病，故取小柴胡之半，以转少阳之枢；辅大黄之勇，以开阳明之阖；满者忌甘，故去甘草；小便不利，故加茯苓；惊者须重以镇怯，铅禀乾金之体，受癸水之气，能清上焦无形之烦满，中焦有形之热结，炼而成丹，不特入心而安神，且以入肝而滋血矣⋯⋯其体坚不可破，其性守而不移，不特静可以镇惊，而寒可以除烦热，且咸能润下，佐茯苓以利水，又能软坚，佐大黄以清胃也；半夏引阳入阴，能治目不瞑，亦安神之品，故少用为佐；人参能通血脉，桂枝能行营气，一身尽重不可转侧者，在所必须，故虽胸满谵语而不去也。此于柴胡方加味而取龙蛎名之者，亦以血气之属，同类相求耳。"（《伤寒附翼》）

徐大椿："此乃正气虚耗，邪已入里，而复外扰三阳，故现症错杂。药亦随症施治，真神话无方者也。"（《伤寒论类方》）

陈修园："此一节言太阳之气因庸医误下，以致三阳合病，特立三阳并治之方，滋阳明之燥，助少阳之枢。而太阳不失其主开之职，其病仍从少阳之枢而外出矣。"（《伤寒论浅注》）

吴谦："是证也，为阴阳错杂之邪；是方也，亦攻补错杂之药。柴、桂解未尽之表邪，大黄攻已陷之里热，人参、姜、枣补虚而和胃，茯苓、半夏利水而降逆，龙骨、牡蛎、铅丹之涩重，镇惊收心而安神明，斯为以错杂之药，而治错杂之病也。"（《医宗金鉴》）

⟶ 医家临床应用 ⟵

陈慎吾："（各家医案）能下肝胆之惊痰而以之治癫痫。"（《陈慎吾伤寒论讲义》）

刘渡舟："能治癫痫病，精神分裂症，小孩的舞蹈病。"（《刘渡舟伤寒论讲稿》）

胡希恕："神经官能症有惊、心悸、惊惧这类的证候。"（《胡希恕伤寒论

讲座》）

李宇航："本方临床主要用于精神分裂症、躁郁症、神经衰弱、神经官能症、丛集性头痛、更年期综合征、美尼尔氏综合征、甲状腺功能亢进、高血压病等辨证属少阳邪气弥漫、心神不安者。现代可用生铁落代铅丹。"（《伤寒论研读》）

五、柴胡桂枝干姜汤

【柴胡桂枝干姜汤】

柴胡半斤 桂枝三两，去皮 干姜二两 瓜蒌根四两 黄芩三两 牡蛎二两，熬 甘草二两，炙

上七味，以水一斗二升，煮取六升，去滓，再煮取三升，温服一升，日三服。初服微烦，复服汗出便愈。

【方解】本方是小柴胡汤的加减方，柴胡、黄芩和解少阳，枢转气机；瓜蒌根、牡蛎化痰软坚；桂枝、干姜温化痰饮，不呕，去半夏、生姜；水饮内停，去人参、大枣之壅补。因阳郁痰结，故初服正邪相争，而见微烦，复服则阳气通达，表里调和，汗出而愈。

【方歌】

> 八柴二草蛎干姜，芩桂宜三瓜四尝，
>
> 不呕渴烦头汗出，少阳枢病要精详。

——→《伤寒论》相关条文 ←——

伤寒五六日，已发汗而复下之，胸胁满微结，小便不利，渴而不呕，但头汗出，往来寒热心烦者，此为未解也，柴胡桂枝干姜汤主之。（147）（《伤寒论》）

——→《金匮要略》相关条文 ←——

附《外台秘要》方：柴胡桂姜汤治疟寒多微有热，或但寒不热。服一剂如神。（《金匮要略·疟病脉证并治》）

——→ 医家经典论述 ←——

尤在泾："夫邪聚于上，热胜于内，而表复不解，是必合表里以为治。柴胡、桂枝以解在外之邪；干姜、牡蛎以散胸中之结；瓜蒌根、黄芩除心烦而解热渴；炙甘草佐柴胡、桂枝以发散，合芩、瓜蒌、姜、蛎以和里，为三

表七里之法也。"(《伤寒贯珠集》)

柯琴："心烦不呕而渴，故去参、夏，加瓜蒌根；胸胁满而微结，故去枣加蛎；小便虽不利而心下不悸，故不去黄芩不加茯苓；虽渴而表未解，故不用参而加桂；以干姜易生姜，散胸胁之满结也。初服烦即微者，黄芩、瓜蒌之效；继服汗出周身而愈者，姜、桂之功也。"(《伤寒来苏集》)

徐大椿："胸胁满，用牡蛎；微结，小便不利，渴，以上皆少阳证，渴，故用瓜蒌；而不呕，故去半夏、生姜；但头汗出，阳气上越，用牡蛎；往来寒热，用柴、芩；心下烦者，黄芩、牡蛎。"(《伤寒论类方》)

郑卫平："本证少阳枢机不利，水饮内结，主要病变在胸胁，胃气尚和，所以不呕，这也是本证与小柴胡汤证区别之处。"(《唐祖宣伤寒论解读》)

···················· → **医家临床应用** ← ····················

刘渡舟："慢性肝炎、迁延性肝炎，往往出口苦、咽干，肝胆有热，肚子胀，大便稀，脾胃有寒，可以用柴胡桂枝干姜汤，既清解少阳之热，同时又温中焦的脾胃之寒，效果很好，尤其是治肝炎病的大便不调、下腹腹胀。重点是少阳证是个阳证，但有阴证的转机，出现太阴病的苗头了，用这个方子。还可治慢性肝炎、迁延性肝炎继发的糖尿病出现的口渴。寒性疟、发疟。发疟是发冷发烧，定时发作，发冷发烧，有发烧多的时候，有发冷多的时候，柴胡桂枝干姜汤治疟的发冷恶寒偏多，发热对比之下偏少。此外临床一些肝炎病，见肝区疼，往后边拽，往上能到肩背，往下能到腰部，疼得厉害，而且手指头发麻，脉弦而缓，下腹还有点儿胀，这个方子特别好使。"(《刘渡舟伤寒论讲稿》)

胡希恕："临床上无原因的低烧，患者没有其他的表证，但是现一些柴胡证。"(《胡希恕伤寒论讲座》)

李宇航："本方临床主要用于支气管炎、肺炎、慢性肝炎、肝纤维化、胆囊炎、慢性胃炎、消化性溃疡、肠易激综合征、更年期综合征、肾盂肾炎、糖尿病、乳腺小叶增生等辨证属于少阳火郁水停者。"(《伤寒论研读》)

六、柴胡加芒硝汤

【柴胡加芒硝汤】

柴胡二两十六铢 黄芩一两 人参一两 甘草一两, 炙 生姜一两, 切 半夏二十铢（本云五枚, 洗）

大枣四枚, 擘 芒硝二两

上八味，以水四升，煮取二升，去滓，内芒硝，更煮微沸，分温再服，不解更作。

【方解】本方是取小柴胡汤原剂量的三分之一加芒硝而成，因本证虽已而微利，但潮热未除，用芒硝泄里热，加入小剂量小柴胡汤，以防少阳未尽之邪内陷。《神农本草经》谓朴硝"主百病，除寒热邪气，逐六腑积聚，结固，留癖"。

【方歌】

> 小柴分两照原方，二两芒硝后入良，
> 误下热来日晡所，补兼荡涤有奇长。

→《伤寒论》相关条文 ←

伤寒十三日不解，胸胁满而呕，日晡所发潮热，已而微利，此本柴胡证，下之以不得利，今反利者，知医以丸药下之，此非其治也。潮热者，实也，先宜服小柴胡汤以解外，后以柴胡加芒消汤主之。（104）（《伤寒论》）

→ 医家经典论述 ←

成无己："伤寒十三日，再传经尽，当解之时也。若不解，胸胁满而呕者，邪气犹在表里之间，此为柴胡汤证；若以柴胡汤下之，则更无潮热自利。医反以丸药下之，虚其肠胃，邪气乘虚入腑，日晡所发潮热，热已而利也。潮热虽为热实，然胸胁之邪未已，故先与小柴胡汤以解外，后以柴胡加芒硝以下胃热。"（《注解伤寒论》）

尤在泾："此少阳经邪兼阳明内实之证。少阳病在经，故胸胁满而呕，所谓柴胡证也。'下之而'三字，疑衍。凡柴胡证不得利，今反利者，知医以丸药下之，为医之误，非病之情也。潮热者，阳明之实也，实则可下，而证兼少阳，则不可下。故先宜小柴胡以解其外，后以柴胡加芒硝汤以治其里。"（《伤寒贯珠集》）

柯琴："日晡潮热，已属阳明，而微利可疑。利既不因于下药，潮热呕逆又不因利而除，故知误不在下而在丸药也。丸药发作既迟，又不能荡涤肠胃，以此知日晡潮热，原因胃实而发也。此少阳阳明并病，先服小柴胡二升，以解少阳之表；其一升加芒硝，以除阳明之里。不加大黄者，以地道原通；不用大柴胡者，以中气已虚也。"（《伤寒来苏集》）

徐大椿："《本草》：芒硝治六腑积聚。因其利而复下之，所谓通因通用之法也，潮热而利，则邪不停结，故较之大柴胡证用药稍轻。"（《伤寒论类方》）

吴谦："凡伤寒过经不解，热邪转属胃腑者多，皆当下之。今伤寒十三日不解过经，胸胁满而呕，日晡所发潮热，已而微利，此本大柴胡证也。下之而不通利，今反利者，询知为医以丸药迅下之，非其治也。迅下则水虽去，而燥者仍存，恐医以下后之利为虚，故复指曰潮热者实也，是可再下者也。但胸之邪未已，故先宜小柴胡汤以解少阳以外，复以小柴胡汤加芒硝，以下少阳之里。不用大黄而加芒硝者，因里不急且经迅下，惟欲其耎坚润燥耳！是又下中兼和之意也。"（《医宗金鉴》）

刘渡舟："大柴胡汤是以泻下为主的，柴胡加芒硝是以和胃为主的，不在下而在和胃。"（《刘渡舟伤寒论讲稿》）

→ 医家临床应用 ←

郑卫平："若大柴胡汤有小承气之意，则本方更似调胃承气之制。而其剂量较轻，则和解泄热之力，不足与大柴胡比肩，可用于大柴胡证治体虚者。"（《唐祖宣伤寒论解读》）

姜建国："临床上凡发病较久，正气偏虚，抑或少阳病未罢将罢，邪初传阳明，阳明病证较轻，或伤寒少阳未解，阳明燥实不甚，证候从往来寒热转为日晡潮热，胸胁满而呕，里有热结或腹满，舌干苔白或黄，脉弦实者，可应用本方治疗。"（《伤寒论》）

李宇航："本方主要用于胆囊炎、胆石症、急性阑尾炎、附件炎等辨证属枢机不利，燥热内结，正气偏弱者。"（《伤寒论研读》）

七、四逆散

【四逆散】

甘草炙　枳实破，水渍，炙干　柴胡　芍药

上四味，各十分，捣筛，白饮和服方寸匕，日三服。咳者，加五味子、干姜各五分，并主下利；悸者，加桂枝五分；小便不利者，加茯苓五分；腹中痛者，加附子一枚，炮令坼；泄利下重者，先以水五升煮薤白三升。煮取三升，去滓，以散三方寸匕内汤中，煮取一升半，分温再服。

【方解】本方中枳实破滞气；芍药破阴结；柴胡引阳气外达；甘草调中气。咳者加干姜，五味助肺气开合，又可温中固肾，主下利。悸者为心阳不振，加桂枝宣通心阳；小便不利者加茯苓以利水；腹中痛者加附子助阳气以化湿；泄利下重者，为阳气下陷，加薤白疏滞气以通阳。

【方歌】

枳甘柴芍数相均，热厥能回察所因，
白饮和匀方寸匕，阴阳顺接用斯神。
咳加五味与干姜，五分平行为正路，
下利之病照此加，辛温酸收两相顾。
悸者桂枝五分加，补养心虚为独步。
小便不利加茯苓，五分此方为法度。
腹中痛者里气寒，炮附一枚加勿误。
泄利下重阳郁求，薤白三升水煮具，
水用五升取三升，去薤纳散寸匕数，
再煮一升有半成，分温两服法可悟。

➜《伤寒论》相关条文 ←

少阴病，四逆，其人或咳，或悸，或小便不利，或腹中痛，或泄利下重者，四逆散主之。（318）（《伤寒论》）

➜ 医家经典论述 ←

成无己："四逆者，四肢不温也。伤寒邪在三阳，则手足必热；传到太阴，手足自温；至少阴则邪热渐深，故四肢逆而不温也；及至厥阴，则手足厥冷，是又甚于逆。四逆散以散传阴之热也。"（《注解伤寒论》）

尤在泾："夫邪在外者，可引而散之，在内者，可下而去之，其在外内之间者，则和解而分消之，分消者，半从外半从内之谓也。故用柴胡之辛，扬之使从外出，枳实之苦，抑之使其内消，而其所以能内能外者，则枢机之用为多，故必以芍药之酸益其阴，甘草之甘养其阳。曰四逆者，因其所治之病而命之名耳。而其制方大意，亦与小柴胡相似，四逆之柴胡、枳实，犹小柴胡之柴胡、黄芩也；四逆之芍药、甘草，犹小柴胡之人参、甘草也。且枳实兼擅涤饮之长，甘、芍亦备营卫两和之任，特以为病有阴阳之异，故用药亦分气血之殊，而其辅正逐邪，和解表里，则两方如一方也。"（《伤寒贯珠集》）

柯琴："四肢为阴阳之会，故厥冷四逆，有寒热之分，胃阳不敷于四肢为寒厥，阳邪内扰于阴分为热厥。然四肢不温，故厥者必利，先审泻利之寒热，而四逆之寒热判矣。下利清谷为寒，当用姜、附壮元阳之本；泄泻下重为热，故用白芍、枳实酸苦涌泄之品以清之。不用芩、连者，以病于阴而热在下焦也。更用柴胡之苦平者，以升散之，令阴火得以四达。佐甘草之甘凉，以缓其下重。合而为散，散其实热也。用白饮和服，中气和而四肢之阴阳自接，三焦之热自平矣。此症以泄利下重，知少阴之阳邪内扰于阴，四逆即非寒症矣。四逆皆少阴枢机无主，升降不利所致，只宜治下重，不须兼治诸症也。仲景因有四逆症，欲以别于四逆汤，故以四逆散名之。本方有咳者，加五味、干姜，悸者。加桂枝，腹痛加附子，泄利下重加薤白，俱非泄利下重所宜。且五味、姜、桂加五分，于附子加一枚，薤白三升，何多寡不同若是？且以散只服方寸匕，恐不济此症，此后人附会可知也。"（《伤寒附翼》）

徐大椿："柴胡升阳，白芍敛阴，枳实泄滞气，甘草缓中州，令伏邪升散四达，则清阳不复下陷，而厥利无不尽平矣。"（《伤寒论类方》）

王子接："四逆散，与四逆汤药品皆异者，此四逆由于热深而厥也。《素问·厥论》云：阴气虚则阳气入，胃不和而精气竭，则不营其四肢。《厥阴篇》曰：前热者后必厥，厥深热亦深，厥微热亦微，厥应下之，故虽少阴逆，而属阳邪陷入者亦可下，但不用寒下耳。热邪伤阴，以芍药、甘草和其阴，热邪结阴，以枳实泄其阴，阳邪伤阴，阴不接阳，以柴胡和其枢纽之阳。此四味而为下法者，从苦胜辛，辛胜酸，酸胜甘，乃可以胜肾邪，故得称下。服以散者，取药性缓乃能入阴也。"（《绛雪园古方选注》）

秦伯未："由于柴胡与枳实同用，能升清降浊，白芍与枳实同用，能流畅气滞，白芍与甘草同用，又能缓急止痛，总的功能，疏肝理脾，调气去滞，故亦常用于肝病，后来柴胡疏肝散等均从此化出。我认为一般肝病，与其用小柴胡汤，不如用四逆散，既能针对疏肝，又无壅滞的流弊。方内加当归、陈皮可治肝郁胃气不和，胁痛者再加青皮，虽与逍遥散相似，而实际有所区别。因为逍遥散归、芍、柴胡之外用白术、茯苓、甘草，目的在于补肝健。今去白术、茯苓而用枳实、陈皮，作用在于和胃，意义大不相同。"（《赠补谦斋医学讲稿》）

医家临床应用

周之千："因多食而身强，脾不运也，四逆散消食健脾。"（《周慎斋遗书》）

尾台榕堂："四逆散，治痢疾累日下利不止，胸胁苦满，心下痞塞，腹中结实而痛，里急后重者。"（《类聚方广义》）

唐祖宣："本方可能具有显著的保肝利胆、抗溃疡、解痉及抗炎、解热、镇痛、镇静等作用，这可能是本方和解肝脾的一些重要药理基础。另外，本方尚有强心、升压、抗休克、抗心律失常、抑制血小板聚集、增强动脉血氧分压及增强机体耐氧能力等作用，这可能有助于缓解少阴病主证，而解热、抗炎及增强吞噬功能等作用，则有利于对感染性炎性疾病的治疗。"(《唐祖宣伤寒论解读》)

李宇航："本方用于肝脾不和、气机失调所致的多种疾病，如急性黄疸型肝炎、慢性肝炎、胆囊炎、胆结石、慢性胃炎、顽固性咳嗽、肋间神经痛、男子阳痿、女子月经不调、痛经、乳癖等。"(《伤寒论研读》)

第二节 《金匮要略》柴胡汤类方

柴胡去半夏加瓜蒌根汤

【柴胡去半夏加瓜蒌根汤】

柴胡八两 黄芩 人参 甘草各三两 瓜蒌根四两 生姜二两 大枣十二枚

上七味，以水一斗二升，煮取六升，去滓，再煎取三升，温服一升，日二服。

【方解】本方由小柴胡汤去半夏加瓜蒌根而成。小柴胡汤和解少阳，透邪清热，因渴而去半夏之辛，加瓜蒌根清热生津润燥。本方有补养气阴的作用，故又可治日久不愈的劳疟。

→ 《金匮要略》相关条文 ←

附《外台秘要》方：柴胡去半夏加瓜蒌根汤治疟病发渴者，亦治劳疟。(《金匮要略·疟病脉证并治》)

→ 医家经典论述 ←

张璐："渴者阳明津竭，而所以致阳明津竭者，本少阳木火之势，劫夺胃津而然，故疟邪进退于少阳，则以小柴胡进退而施治也。至于劳疟之由，亦木火盛而津衰致渴，故亦不外是方也。"(《张氏医通》)

汪昂："治往来寒热而渴及劳疟。"(《医方集解》)

→ 医家临床应用 ←

刘渡舟："治少阳病兼胃中津液耗伤而见口渴欲饮，舌红苔薄黄等证。

临床使用，每于小柴胡汤中去半夏、生姜之燥，加干花粉以及麦冬、沙参等以滋津养液，若其人津气两伤，口渴为甚，则宜加重方中人参的剂量。"（《伤寒论十四讲》）

李宇航："本方主要用于少阳病兼津气耗伤者，如糖尿病消渴期辨证属少阳枢机不利，胃热津伤者。"（《伤寒论研读》）

第三节　《伤寒论》柴胡汤类方后世拓展

一、逍遥散

【逍遥散】

柴胡去苗　芍药　当归去苗，剉，微炒　白术　茯苓去皮，各一两　甘草炙微赤，半两

共为粗末，每服二钱，水一盏，烧生姜一块切破，薄荷少许，同煎至七分，去渣热服，不拘时候。

【方解】
本方以柴胡为君药疏肝解郁，使肝气条达；当归甘苦温养血和血、白芍养血柔肝，共为臣药；木郁不达致脾虚不运，故以白术、甘草、茯苓健脾益气，既能实土以御木侮，又能使营血生化有源；薄荷疏散郁遏之气，透达肝经郁热；生姜温胃和中，且能辛香达郁，共为佐药。诸药合用，肝脾同治，气血兼顾。凡属肝郁血虚，脾胃不和者，皆可化裁应用。

【方歌】

逍遥散用当归芍，柴苓术草加姜薄，
肝郁血虚脾气弱，调和肝脾功效卓。

·············→ 《太平惠民和剂局方》相关原文 ←·············

治血虚劳倦，五心烦热，肢体疼痛，头目昏重，心忪颊赤，口燥咽干，发热盗汗嗜卧，及血热相搏，月水不调，脐腹胀痛，寒热如疟，又疗室女血弱阴虚，荣卫不和潮热，肢体羸瘦，渐成骨蒸。

·············→ 医家经典论述 ←·············

赵献可："予以一方治其木郁，而诸郁皆因而愈。一方者何？逍遥散是也……凡外感者，俱作郁看，以逍遥散加减出入，无不获效。"（《医贯》）

吴谦："而肝木之所以郁，其说有二：一为土虚不能升木也，一为血少

不能养肝也。盖肝为木气，全赖土以滋培，水以灌溉。若中土虚，则木不升而郁。阴血少，则肝不滋而枯。方用白术、茯苓者，助土德以升木也。当归、芍药者，益荣血以养肝也。薄荷解热，甘草和中；独柴胡一味，一以为厥阴之报使，一以升发诸阳。经云：木郁则达之。遂其曲直之性，故名曰逍遥散。若内热、外热盛者，加丹皮解肌热，炒栀清内热，此加味逍遥散之义也。"（《医宗金鉴》）

张秉成："夫肝属木，乃生气所寓，为藏血之地，其性刚介，而喜条达，必须水以涵之，土以培之，然后得遂其生长之意。若七情内伤，或六淫外束，犯之则木郁而病变多矣。此方以当归、白芍之养血，以涵其肝；苓、术、甘草之补土，以培其本；柴胡、薄荷、煨生姜俱系辛散气升之物，以顺肝之性，而使之不郁，如是则六淫七情之邪皆治而前证岂有不愈者哉。本方加丹皮、黑山栀各一钱，名加味逍遥散。治怒气伤肝，血少化火之证。故以丹皮之能入肝胆血分者，以清泄其火邪。黑山栀亦入营分，能引上焦心肺之热，屈曲下行，合于前方中自能解郁散火，火退则诸病皆愈耳。"（《成方便读》）

→ 医家临床应用 ←

陈自明："凡产后发热，头痛身疼。"（《妇人大全良方》）

杨士瀛："治血虚烦热，月水不调，脐腹胀痛，痰嗽潮热。"（《仁斋直指方论》）

赵贞观："孕妇有常患小产者，多在三月之后，须服药过三月，又须防五七月。其预防之法，不过以杜仲，续断加补肾之药，保胎丸，保胎地黄汤宜常服。若胎经虚弱者，用逍遥散加杜仲、续断、阿胶。孕妇形体劳苦或过食炙煿等物，小便中带血，加味逍遥散清膀胱之火。产后去血过多，大发烦躁，汗出。"（《绛雪丹书》）

二、柴平汤

【柴平汤】

柴胡　黄芩　半夏　人参　炙甘草　陈皮　厚朴　苍术　生姜　大枣

【方解】本方为小柴胡汤与平胃散合方而成。以小柴胡汤和解表里，平胃散理气祛湿和胃。二方合用，胃中湿化食消则脾胃升降复常；枢机开阖畅通则气机出入有序，机体升降出入正常则病愈。用于治疗湿疟、食疟等病，证见一身尽痛，手足沉重，寒多热少，脉濡等。

【方歌】

> 柴平汤治伤食疟，陈半苍术同厚朴，
>
> 黄芩柴胡草人参，姜枣作引为良药。

→《景岳全书》相关原文 ←

微凉，凡温疟身痛，手足沉重，寒热者宜此。

治脉濡湿疟，一身尽痛，手足沉重，寒多热少。

→ 医家经典论述 ←

吴谦："食疟者，因食而病疟者也，由小儿饮食无节，复受风暑之气，以致寒热交作，胸腹胀满，痞闷不通，面黄恶食也，但食有轻重，须当别之，轻者宜柴平汤主，重者宜大柴胡汤加槟榔草果主之，治者果能因证调理，则积滞清，而疟渐退矣。"（《医宗金鉴》）

俞根初："凡寒热往来，四肢倦怠，肌肉烦疼者，名曰湿疟。故以小柴胡合平胃二方加减，取其一则达膜，一则燥湿，为和解少阳阳明，湿重热轻之良方。"（《重订通俗伤寒论》）

→ 医家临床应用 ←

何梦瑶："有食积，湿痰者宜之。"（《医碥》）

汪昂："治湿疟身痛，身重。"（《医方集解》）

李宇航："现代主要用于反流性食管炎、慢性胃炎、功能性消化不良、肠易激综合征、慢性乙型肝炎等辨证属少阳疏泄失职，湿阻中焦者。"（《伤寒论研读》）

三、柴胡疏肝散

【柴胡疏肝散】

陈皮醋炒 柴胡各二钱 川芎 枳壳麸炒 芍药各一钱半 甘草炙，五分 香附一钱半

【方解】本方是疏肝解郁的常用方剂，即四逆散加川芎、香附、陈皮和血理气。本方疏肝是以调气为主，但不宜行气太过、且需要顾及肝体，不可一派理气。方中用柴胡、枳壳、香附、陈皮理气为主，白芍、川芎和血为佐，再用甘草调和诸药。是疏肝的正法，治疗胁痛、寒热往来、胸闷善太息等症。

【方歌】

柴胡疏肝枳芍草，香附川芎二味妙，
疏肝理气兼止痛，肝胃气滞此方好。

········· → 《景岳全书》相关原文 ← ·········

外邪未解而兼气逆胁痛者，宜柴胡疏肝散主之。
治胁肋疼痛，寒热往来。

········· → 医家经典论述 ← ·········

李中梓："肝实者，不得转侧，善太息，柴胡疏肝散。"（《医宗必读》）

········· → 医家临床应用 ← ·········

李用粹："治胁痛。"（《证治汇补》）
张璐："治怒火伤肝胁痛，血菀于上。"（《张氏医通》）
林佩琴："血从脘胁呕出，系木火乘胃所致，暴怒火逆，胸满胁痛，伤肝动血；怒火伤肝，痞结刺痛。"（《类证治裁》）

四、柴胡陷胸汤

【柴胡陷胸汤】

柴胡一钱 姜半夏三钱 小川连八分 苦桔梗一钱 黄芩钱半 瓜蒌仁杵，五钱 小枳实钱半 生姜汁四滴分冲

【方解】本方为小柴胡汤合小陷胸汤加减而成，方中柴胡疏肝解郁；黄芩、黄连苦寒降泄，清热燥湿；半夏化痰降逆；生姜温胃解表；瓜蒌仁利气宽胸，清热涤痰；桔梗化痰，枳实行气，一升一降，调畅胸膈气机。诸药合用，兼备二方之长，能泄能开，能降能通，能和解少阳，又能清热化痰，宽胸散结，是和解兼开降之方。主要适用于少阳病兼小结胸病，症见寒热似疟，心烦，胸膈痞满，按之痛或胸闷膈痛，痛引两胁，口苦，大便不畅，舌质红，苔黄微厚，脉弦而滑。

【方歌】

柴胡陷胸连夏蒌，黄芩枳实桔梗投，
煎成冲入生姜汁，和解功从开降收。

·············→ 《重订通俗伤寒论》相关原文 ←·············

少阳证具，胸膈痞满，按之痛，若用柴胡枳桔汤未效，用小柴胡合小陷胸汤，一剂即瘥。妙在苦与辛合，能通能降，且瓜蒌之膜瓤，似人胸中之膜膈，善涤胸中垢腻，具开膈达膜之专功，故为少阳结胸之良方。历试辄验。

邪传少阳腑证，寒轻热重，口苦膈闷，吐酸苦水，或呕黄涎而粘。甚则干呕呃逆，胸胁胀疼，舌红苔白……脉右弦滑，左弦数，此相火上逆。少阳腑病偏于半里证也，法当和解兼清，蒿芩清胆汤主之。如服一剂或二剂后，呕吐虽止，而寒热未除，胸胁尚痛，膈满而闷，已成小结胸者，治以和解兼开降法，柴胡陷胸汤主之。

暑疟先与柴平汤燥其湿，湿去而热多寒少，胸膈满痛者，则以柴胡陷胸汤宽其胸。

·············→ 医家经典论述 ←·············

秦之桢："伤寒胸满心烦发热者，柴胡陷胸汤。"（《伤寒大白》）

·············→ 医家临床应用 ←·············

杨璿："心下满，头汗出，水结胸也，宜柴胡陷胸汤。阳气内陷，遂成结胸，心下硬满高起，气促而短，脉沉滑而实者，大陷胸汤，脉浮大而虚者，柴胡陷胸汤。"（《伤寒瘟疫条辨》）

李宇航："本方主要用于治疗少阳枢机不利，痰热火郁交阻之胸痛，心下痛等病证，如冠心病、胆汁反流性胃炎、肝内胆管结石等。"（《伤寒论研读》）

五、柴胡达原饮

【柴胡达原饮】

柴胡钱半　生枳壳钱半　川朴钱半　青皮钱半　炙草七分　黄芩钱半　苦桔梗一钱　草果六分　槟榔二钱　叶梗五寸

【方解】
本方以柴胡、黄芩透表解热以疏达膜原气机，配伍枳壳、厚朴、草果行气燥湿，消痞除满，草果又能截疟祛痰，宽畅中焦，青皮、槟榔下气散结，以疏利上焦，桔梗宣肺化痰，荷梗升清透邪，二药合用，以开宣上焦，甘草调药补中。全方透表清里，宣上畅中疏下，使膜原开达，表里和解，三焦通利，则邪祛热清，湿化痰消，疟自缓解。本方主要适用于痰湿阻于膜原，症见胸膈痞满，心烦懊忱，头眩，口腻，咳痰不爽，或间日疟，苔厚如积粉，扪之粗糙，脉弦而滑。

【方歌】

> 柴胡达原枳桔芩，槟青朴广草荷梗，
>
> 开达三焦是主方，湿开热透用宜慎。

·········→ 《重订通俗伤寒论》相关原文 ←·········

《内经》言：邪气内薄五脏，横连膜原。膜者，横隔之膜；原者，空隙之处，外通肌腠，内近胃腑，即三焦之关键，为内外交界之地，实一身之半表半里也。凡外邪每由膜原入内，内邪每由膜原达外，此吴又可治疫邪初犯膜原，所以有达原饮之作也。今俞氏以柴芩为君者，以柴胡疏达膜原之气机，黄芩苦泄膜原之郁火也。臣以枳、桔开上，朴、果疏中，青、槟达下，以开达三焦之气机，使膜原伏邪从三焦而外达肌腠也。佐以荷梗透之；使以甘草和之。虽云达原，实为和解三焦之良方，较之吴氏原方，奏功尤捷。然必湿重于热，阻滞膜原，始为适宜。若湿已开，热已透，相火炽盛，再投此剂，反助相火愈炽，适劫胆汁而烁肝阴，酿成火旺生风，痉厥兼臻之变矣。用此方者其审慎之。

·········→ 医家经典论述 ←·········

王旭高："间疟，寒热，舌苔满白，用柴胡达原饮。"（《王旭高临证医案》）

·········→ 医家临床应用 ←·········

李宇航："本方主要用于治疗发热、流行性感冒、慢性乙型肝炎、胆胃综合征等辨证属湿热郁伏膜原，湿重热轻者。"（《伤寒论研读》）

六、柴胡枳桔汤

【柴胡枳桔汤】

川柴胡_{一钱至钱半} 枳壳_{钱半} 姜半夏_{钱半} 鲜生姜_{一钱} 青子芩_{一钱至钱半} 桔梗_{一钱} 新会皮_{钱半} 雨前茶_{一钱}

【方解】 本方即小柴胡汤去人参、甘草、大枣加枳壳、桔梗、雨前茶、陈皮而成。加枳、桔、陈皮畅胸膈之气，开发上焦，去枣留姜，用其辛散之功，助柴胡透邪，雨前茶清热降火，利水去痰，助黄芩清泄邪热。诸药合用，使少阳经证偏于半表者，得外透而解，升降复而三焦畅。故本方是和解表里法之轻剂，是俞根初经验方。

【方歌】

> 柴胡枳桔青芩广，半夏生姜谷雨茶，
>
> 和解表里此轻剂，但见少阳证可加。

·········→ 《重订通俗伤寒论》相关原文 ←·········

寒热往来，两头角痛，耳聋目眩，胸胁满疼。舌苔白滑，或舌尖苔白，或单边白，或两边白。脉右弦滑，左弦而浮大。此邪郁腠理，逆于上焦少阳经病偏于半表证也。法当和解兼表，柴胡枳桔汤主之。

·········→ 医家经典论述 ←·········

俞根初："柴胡疏达腠理，黄芩清泄相火，为和解少阳之主药，专治寒热往来，故以之为君。凡外感之邪，初传少阳、三焦，势必逆于胸胁，痞满不通，而或痛或呕或哕，故必臣以宣气药，如枳、桔、橘、半之类，开达其上中二焦之壅塞。佐以生姜，以助柴胡之疏达。使以绿茶，以助黄芩之清泄。往往一剂知，二剂已。惟感邪未入少阳，或无寒但热，或无热但寒，或寒热无定候者，则柴胡原为禁药。若既见少阳症，虽因于风温暑湿，亦有何碍，然此尚为和解表里之轻剂，学者可放胆用之。"（《重订通俗伤寒论》）

·········→ 医家临床应用 ←·········

李飞："本方主要用于治疗少阳经证偏于半表者，症见往来寒热，两头角痛，耳聋目眩，胸胁满痛，舌苔白滑，脉右弦滑，左弦而浮大。"（《方剂学》）

七、蒿芩清胆汤

【蒿芩清胆汤】

青蒿脑钱半至二钱　淡竹茹三钱　仙半夏钱半　赤茯苓三钱　青子芩钱半至三钱　生枳壳钱半　陈广皮钱半　碧玉散包，三钱

【方解】本方中青蒿脑苦寒芳香，既清透少阳邪热，又辟秽化湿；黄芩清泄胆腑湿热，并为君药，既透邪外出，又内清湿热。竹茹清胆胃之热，化痰止呕；半夏燥湿化痰，和胃降逆，两药配伍，加强化痰止呕之功；碧玉散

（青黛、滑石、甘草）、赤茯苓清热利湿，导湿热下泄，俱为臣药。枳壳下气宽中，消痰除痞；陈皮理气化痰，宽畅胸膈为佐药。诸药合用，使湿去热清气机通利，少阳枢机得运，脾胃气机得和，则寒热解，呕吐平，诸症悉除。

【方歌】

> 蒿芩清胆竹茹珍，枳壳用生合二陈，
>
> 方内更加碧玉散，既清相火化痰凝。

→《重订通俗伤寒论》相关原文 ←

足少阳胆与手少阳三焦合为一经，其气化一寄于胆中以化水谷，一发于三焦以行腠理。若受湿遏热郁，则三焦之气机不畅，胆中之相火乃炽，故以蒿、芩、竹茹为君，以清泄胆火；胆火炽，必犯胃而液郁为痰，故臣以枳壳、二陈，和胃化痰；然必下焦之气机通畅，斯胆中之相火清和，故又佐以碧玉，引相火下泄，使以赤苓，俾湿热下出，均从膀胱而去。此为和解胆经之良方。凡胸痞作呕，寒热如疟者，投无不效。

邪传少阳腑证，寒轻热重，口苦膈闷，吐酸苦水，或呕黄涎而黏，甚则干呕呃逆，胸胁胀疼。舌红苔白，间现杂色，或尖白中红，或边白中红，或尖红中白，或尖白根灰，或根黄中带黑。脉右弦滑，左弦数。此相火上逆，少阳腑病偏于半里证也。法当和解兼清，蒿芩清胆汤主之。

青蒿脑清芬透络，从少阳胆经领邪外出。虽较疏达腠理之柴胡力缓，而辟秽宣络之功比柴胡为尤胜，故近世喜用青蒿而畏柴胡也。

→ 医家经典论述 ←

朱良春："青蒿性味苦寒，专去肝、胆伏热，领邪外出，配合黄芩、竹茹，尤擅清泄胆热，解除热重寒轻之症；半夏、陈皮、枳壳不但能化痰浊、消痞闷，配合黄芩、竹茹，更能止呕逆、除心烦；赤茯苓、碧玉散利小便、清湿热，协同青蒿、黄芩可治黄疸。本方配伍周到，是和解胆经，清利湿热，从而解除寒热如疟和湿热发黄的一张良方。"（《汤头歌诀详解》）

→ 医家临床应用 ←

现代本方常用于治疗肠伤寒、上呼吸道感染、急性胆囊炎、急性黄疸型肝炎、胆汁反流性胃炎、功能性消化不良、慢性胰腺炎、急慢性胃炎、肾盂肾炎、疟疾、盆腔炎、钩端螺旋体病等辨证属于少阳湿热痰浊证者。

八、柴胡四物汤

【柴胡四物汤】

柴胡八分 仙半夏一钱 归身一钱 生白芍二钱 条芩八分 清炙草六分 生地黄钱半 川芎七分

【方解】本方中以柴胡、半夏、黄芩、炙草和解少阳，四物汤补血。

【方歌】

> 柴胡四物义何居，和解阴阳补血俱，
>
> 夏草黄芩还并入，辛甘合化病能除。

································→ 《重订通俗伤寒论》相关原文 ←································

少阳证初病在气，久必入络，其血在将结未结之间，而寒热如疟，胸胁串痛，至夜尤甚者，陷入于足厥阴之肝络也。若但据寒热现状，便投小柴胡原方，则人参、姜、枣温补助阳，反令血愈亏而热愈结，热结则表里闭固，内火益炽，立竭其阴而肝风内动矣。此方君以柴胡入经和气，即臣以川芎入络和血，妙在佐以归、地、白芍之养血敛阴，即使以半夏、甘草之辛甘化阳，庶几阴阳和，俾阴液外溢则汗出，而寒热胁痛自止矣。此为疏气和血，妊妇寒热之良方。

································→ 医家经典论述及临床应用 ←································

张璐："治妇人经行感冒，热入血室。"（《张氏医通》）

汪昂："治妇人日久虚劳，微有寒热。"（《医方集解》）

吴谦："产后阴阳不和，往来寒热者，宜柴胡四物汤。溃后血虚有寒热者宜之。"（《医宗金鉴》）

九、柴胡清肝汤

【柴胡清肝汤】

柴胡 山栀各一钱半 黄芩 人参 川芎各一钱 连翘 桔梗各八分 甘草五分

水煎服。

【方解】本方以柴胡疏肝郁以达热，桔梗清咽膈以达肝，黄芩清膈热凉肝，连翘清心热散结，川芎入血海以解郁，人参入气海以助化，山栀清利三焦，甘草调和中气，全方可清肝解郁。

治鬓疽及肝胆三焦风热怒火，以致颈项耳前后，或胸乳胁肋作痛，或晡热不食，寒热往来，呕吐泄泻等症。

肝热多怒，叫不得眠者，柴胡清肝汤。

怒火，风热俱宜柴胡清肝汤。

耳疮三焦肝风热，耳疮发热焮痛，属三焦，厥阴风热者，柴胡清肝汤。

林佩琴："怒伤肝火筋挛者。"（《类证治裁》）

沈金鳌："耳根耳窍俱肿，甚者寒热交作，疼痛无时。"（《杂病源流犀烛》）

十、柴胡加桂枝汤

【柴胡加桂枝汤】

柴胡 黄芩 桂枝 半夏 炙甘草 生姜 大枣

【方解】 本方为小柴胡汤去人参加桂枝而成，以解少阳兼太阳之邪，加桂枝后能和解少阳，外散风寒，平冲降逆。

刘渡舟："本方治少阳病兼见头痛、发热、脉浮等太阳表证，为小柴胡汤减去人参之碍表，加桂枝微发其汁而成。"（《伤寒论十四讲》）

李宇航："本方主要用于少阳病又兼有心悸，气上冲或风寒外束者。"（《伤寒论研读》）

十一、柴胡加芍药汤

【柴胡加芍药汤】

柴胡 芍药 人参 半夏 炙甘草 生姜 大枣

【方解】 本方是小柴胡汤减去苦寒之黄芩，加平肝缓急而疏利血脉的芍药而成。适用于少阳病兼中焦虚弱，肝脾不和证。《神农本草经》云芍药"主邪气腹痛，除血痹，破坚积，寒热，疝瘕，止痛，利小便，益气"。

刘渡舟:"本方治少阳病兼见腹中痛,且有拘挛之感,按其腹肌而如条索状,此乃因肝脾不和、血脉拘挛所致,又能治疗妇女气血不和的月经不调与痛经等证。"(《伤寒论十四讲》)

李宇航:"本方主要用于少阳病而见肝脾不和,经脉不利之胃痛、腹痛、痛经等病证。"(《伤寒论研读》)

十二、柴胡加茯苓汤

【柴胡加茯苓汤】
柴胡　茯苓　人参　半夏　炙甘草　生姜　大枣

【方解】本方为小柴胡汤去黄芩加茯苓而成,和解少阳,健脾利水。因黄芩苦寒易伤阳故去之,加茯苓以利小便,使水邪去则愈。如《神农本草经》云茯苓"主胸胁逆气,忧恚,惊邪,恐悸,心下结痛,寒热,烦满,咳逆,口焦,舌干,利小便"。

刘渡舟:"治少阳三焦不利,水邪内停为患,证见小便不利,心下悸动不安,脉弦,舌苔水滑并具有少阳病主证者。此方若再加白术,亦治小便不利、大便作泻、口渴、心烦等证。由此可见,口渴一证,有津少和津聚之分,应从小便利与不利,舌苔薄黄与舌苔水滑上加以区分鉴别。"(《伤寒论十四讲》)

李宇航:"本方主要用于少阳三焦不通,水气内停之水气病。如慢性肾炎,特发性水肿等符合本方病机者。"(《伤寒论研读》)

十三、柴胡姜味汤

【柴胡姜味汤】
柴胡　黄芩　干姜　五味子　半夏　炙甘草

【方解】本方为小柴胡汤减人参、大枣、生姜,加干姜、五味子而成。以柴胡、黄芩和解少阳,半夏降逆化痰,因防敛邪而去参枣,另加干姜,五味子温肺化饮止咳。

···················· → 医家经典论述及临床应用 ← ····················

刘渡舟："本方治少阳不和兼寒饮束肺，肺气不温，津液不布而致咳嗽，舌苔白润，脉弦而缓之证。"(《伤寒论十四讲》)

李宇航："本方主要用于少阳病而见水寒之气犯肺的上呼吸道感染、急慢性气管支气管炎、流行性感冒等。"(《伤寒论研读》)

第四节　柴胡汤类方鉴别

···················· → 《伤寒心法要诀》 ← ····················

小柴芩半人参草，大柴芩半枳芍黄，

小柴胡加芒硝入，合桂柴胡桂枝汤。

注：该方歌包含了小柴胡汤、大柴胡汤、柴胡加芒硝汤、柴胡桂枝汤。柴胡汤类方鉴别见表4。

表4　柴胡汤类方鉴别表

方名	组成	主症	脉象	辨证要点	治法	方源
《伤寒论》柴胡汤类方						
小柴胡汤	柴胡、黄芩、人参、半夏、炙甘草、生姜、大枣	往来寒热，胸胁苦满，嘿嘿不欲饮食，心烦喜呕，或胸中烦而不呕，或渴，或腹中痛，或胁下痞硬，或心下悸，小便不利，或不渴，身有微热，或咳者		邪传少阳，往来寒热，胸胁苦满，嘿嘿不欲饮食，心烦喜呕，病在半表半里	和解少阳，寒热并用，攻补兼施，疏利三焦，通达上下。宣通内外，运行气血	《伤寒论》（37、96、97、98、99、100、101、104、144、148、149、229、230、231、266、379、394）
大柴胡汤	柴胡、黄芩、半夏、芍药、枳实、生姜、大枣	热结在里，往来寒热呕不止，心下急，郁郁微烦发热汗出，心中痞硬，呕吐，下利		热结在里，复往来寒热者呕不止，心下急，郁郁微烦。（少阳兼阳明）心中痞硬，呕吐下利。（肝胃气结）	清解胸腹之热，和解少阳，通下热结	《伤寒论》（103、136、165）

方名	组成	主症	脉象	辨证要点	治法	方源
柴胡桂枝汤	柴胡、桂枝、黄芩、人参、炙甘草、半夏、芍药、大枣、生姜	发热，微恶寒，支节烦痛，微呕，心下支结		太阳少阳并病，见支节烦痛，心下支结	解太少二阳之邪	《伤寒论》（146）
柴胡加龙骨牡蛎汤	柴胡、黄芩、半夏、生姜、人参、大枣、龙骨、牡蛎、桂枝、茯苓、大黄、铅丹	胸满烦惊，谵语，一身尽重，小便不利		伤寒下后，胸满烦惊，谵语身重，少阳未解，余邪内陷	和解少阳，通阳泄热，重镇安神	《伤寒论》（107）
柴胡桂枝干姜汤	柴胡、桂枝、干姜、瓜蒌根、黄芩、牡蛎、甘草	胸胁满微结，小便不利，渴而不呕，但头汗出，往来寒热，心烦		少阳枢机不利兼有水饮内停而见往来寒热，心烦，胸胁满微结，小便不利	和解少阳兼治水饮	《伤寒论》（147）
柴胡加芒硝汤	柴胡、黄芩、人参、半夏、炙甘草、生姜、大枣、芒硝	胸胁满呕，日晡潮热，微利		潮热兼微利（少阳兼潮热微利，通因通用）	和解少阳，润燥软坚	《伤寒论》（104）
四逆散	柴胡、枳实、芍药、炙甘草	四逆（咳、或悸、或小便不利、或腹中痛、或泄利下重）		少阴病四逆，见或证者（阳郁不伸）	舒木培土，木患自愈	《伤寒论》（318）
《金匮要略》柴胡汤类方						
柴胡去半夏加瓜蒌根汤	柴胡、黄芩、人参、甘草、瓜蒌根、生姜、大枣	疟病发渴，劳疟		少阳病兼津气两伤证	和解少阳，益气生津	《金匮要略·疟病脉证并治》

方名	组成	主症	脉象	辨证要点	治法	方源
《伤寒论》柴胡汤类方后世拓展						
逍遥散	柴胡、当归、芍药、茯苓、白术、炙甘草、生姜、薄荷	血虚劳倦，五心烦热，肢体疼痛，头目昏重，心忪烦赤，口燥咽干，发热盗汗，减食嗜卧，及血热相搏，月水不调，脐腹胀痛，寒热如疟，又疗室女血弱阴虚，荣卫不和，痰嗽潮热，肢体羸瘦，渐成骨蒸		肝郁血虚，脾胃不和	疏肝调脾养血	《太平惠民和剂局方》
柴平汤	柴胡、黄芩、半夏、人参、炙甘草、陈皮、厚朴、苍术、生姜、大枣	一身尽痛，手足沉重，寒多热少	脉濡	湿疟食疟	和解表里，理气祛湿和胃	《景岳全书》
柴胡疏肝散	柴胡、枳壳、炙甘草、白芍、香附、陈皮、川芎	胁痛、寒热往来、胸闷善太息	脉弦	肝郁胁痛	疏肝理气止痛	《景岳全书》
柴胡陷胸汤	柴胡、黄芩、姜半夏、黄连、桔梗、瓜蒌仁、枳实、生姜汁	寒热似疟，心烦，胸膈痞满，按之痛或胸闷膈痛，痛引两胁，口苦，大便不畅	脉弦而滑	少阳病兼小结胸病	和解少阳，清热化痰，宽胸散结	《重订通俗伤寒论》
柴胡达原饮	柴胡、黄芩、炙甘草、生枳壳、厚朴、青皮、苦桔梗、草果、槟榔、荷叶梗	胸膈痞满，心烦懊侬，头眩，口腻，咳痰不爽，或间日疟，苔厚如积粉，扪之粗糙	脉弦而滑	痰湿阻于膜原	和解少阳，祛湿化痰，透达膜原	《重订通俗伤寒论》

续表

方名	组成	主症	脉象	辨证要点	治法	方源
柴胡枳桔汤	川柴胡、枳壳、姜半夏、鲜生姜、青子芩、桔梗、新会皮、雨前茶	寒热往来，两头角痛，耳聋目眩，胸胁满疼，舌苔白滑，或舌尖苔白，或单边白，或两边白	脉右弦滑，左弦而浮大	邪郁腠理，逆于上焦 少阳经病偏于半表证也	和解表里	《重订通俗伤寒论》
蒿芩清胆汤	青蒿脑、淡竹茹、仙半夏、赤茯苓、青子芩、生枳壳、陈广皮、碧玉散	胸痞作呕，寒热如疟		湿遏热郁，三焦之气机不畅	和解胆经	《重订通俗伤寒论》
柴胡四物汤	柴胡、仙半夏、归身、生白芍、条芩、清炙草、生地黄、川芎	寒热如疟，胸胁串痛，至夜尤甚者 妊妇寒热		少阳证初病在气，久必入络，血在将结未结之间	疏气和血	《重订通俗伤寒论》
柴胡清肝汤	柴胡、黄芩、人参、山栀（炒）、川芎、连翘、桔梗、甘草	头昏目眩，乍寒乍热，或寒热往来，口中味酸，或耳前后肿痛，或发疮疡，或患乳痈	脉弦数	肝胆热盛	清肝解郁	《医学入门》
柴胡加桂枝汤	柴胡、黄芩、桂枝、半夏、甘草、生姜、大枣	头痛、发热 少阳病兼心悸，气上冲	脉浮	少阳病兼外感风寒证	和解少阳，外散风寒，平冲降逆	《伤寒论十四讲》
柴胡加芍药汤	柴胡、芍药、人参、半夏、炙甘草、生姜、大枣	腹中痛，且有拘挛之感，按其腹肌而如索状 月经不调，痛经		少阳病兼肝脾不和，经脉不利	和解少阳，和中缓急	《伤寒论十四讲》
柴胡加茯苓汤	柴胡、茯苓、人参、半夏、炙甘草、生姜、大枣	少阳症兼见小便不利，心下悸动不安，舌苔水滑	脉弦	少阳三焦不通，水气内停证	和解少阳，健脾利水	《伤寒论十四讲》
柴胡姜味汤	柴胡、黄芩、干姜、五味子、半夏、炙甘草	少阳症兼见咳嗽，舌苔白润	脉弦而缓	少阳病兼寒饮犯肺证	和解少阳，温化水饮	《伤寒论十四讲》

第五节　柴胡汤类方临床应用

姚某，女，66岁。初诊日期：2018年6月16日。

[主诉]大便干结，排便困难2个月余。

[病史]患者2个月余前因甲状腺癌术后出现大便干结，排便困难，大便3~5日一行，伴口干，口苦，时恶心，心烦胸闷，乏力，纳少，易汗出，寐欠安。舌淡红，苔白，脉弦细。平素容易烦躁生气，心情抑郁。1个月前行胃镜、肠镜检查未见明显异常。

[辨病辨证]便秘（肝胆郁热）。

[治法]疏肝利胆，健脾和胃。

[方宗]小柴胡汤。

[处方]柴胡10g，姜半夏10g，黄芩10g，沙参15g，炙甘草10g，生姜5g，大枣5g，茯神15g，白术20g，炙鸡内金20g，生、炒麦芽各15g，神曲10g，海螵蛸20g，生地黄15g，山萸肉5g，夜交藤15g，苏梗（后下）15g，连翘15g，炒酸枣仁15g，王不留行10g，橘核10g。14剂，水煎服。

二诊：2018年7月15日。便秘好转，大便1~2日一行，口干、口苦缓解，无恶心，寐尚安，汗出缓，仍乏力，时感手指麻木。舌淡红，苔白，脉弦细。原方加生黄芪35g，麦冬15g，五味子5g。14剂，水煎服。

后随诊便秘完全好转。

按语　患者甲状腺癌术后，平素容易烦躁生气，肝郁气滞体质。患者在手术期间及其后心情压抑不畅加重，肝胆气郁，故致三焦不通，津液不得下则便秘；邪郁少阳则口干、口苦、心烦胸闷；胃气不降则恶心；热扰心神则寐欠安；肝气乘脾则乏力、纳少、脉弦细。治以疏肝利胆，健脾和胃，以小柴胡汤化裁。方中柴胡、黄芩解热除烦，疏肝利胆；半夏和胃降逆通阴阳；生白术运脾通便，合茯神、沙参、炙甘草、大枣、生姜益气健脾和胃，以增强少阳抗邪之力，同时当应"见肝之病，知肝传脾，当先实脾"；鸡内金、海螵蛸、生、炒麦芽、神曲消食和胃；苏梗、连翘疏肝下气清热；生地黄、山萸肉补肝肾、凉血止汗；酸枣仁安神除烦；王不留行、橘核活血行气散结。二诊少阳郁热缓解，大便通，口干、口苦改善，但仍乏力，考虑其年老体弱、且术后耗气，手指麻亦提示气虚，故加黄芪增强补气力度，予麦冬、五味子合沙参益气养阴。

　　小柴胡汤是张仲景《伤寒论》中使用非常广泛的方剂，可以治疗多种内科杂病。《伤寒论》阳明篇曰："阳明病，胁下硬满，不大便而呕，舌上白苔者，可与小柴胡汤。上焦得通，津液得下，胃气因和，身濈然而汗出解也。"小柴胡汤和解少阳，而胆与三焦都属少阳。足少阳胆经从横向主半表半里，为气机表里出入之枢，手少阳三焦经纵向贯通上、中、下三焦，为气机上下升降之枢。清代的何秀山在《通俗伤寒论》中说："足少阳胆与手少阳三焦合为一经。其气化，一寄于胆中以化水谷，一发于三焦以行腠理。若受湿遏热郁，则三焦之气机不畅，胆中相火乃炽。"也就是说手、足两少阳经相辅相成，密切相关。肝胆不疏，则三焦不通，反之亦然。故小柴胡汤即能疏理肝胆，又能疏通三焦。"三焦者，水谷之通路，气之终始也"，三焦能通达气和水，三焦不通，则可引发便秘。小柴胡汤能疏通三焦，上焦得通，气达郁解，津液得下，大便通利，胃气因和。

医案二

　　王某，女，32岁。初诊日期：2017年4月28日。

　　[主诉]恶心、呕吐时作1年余，加重1周。

　　[病史]患者1年余前因生气后出现恶心、呕吐，大便每日2~3次，不成形。每因情志不畅时上述症状加重反复，口服多潘立酮时有好转。1周前，生气后上述症状加重，遂就诊。刻下：恶心、呕吐，伴口苦、咽干、反酸，纳可，时心烦，寐欠安，大便每日2~3次。舌淡红，苔薄白，脉弦细。近期胃镜、肠镜检查未见异常。

　　[辨病辨证]呕吐（肝气犯胃）。

　　[治法]疏肝理气，和胃止呕。

　　[方宗]小柴胡汤。

　　[处方]柴胡10g，黄芩15g，姜半夏10g，北沙参15g，炙甘草10g，龙骨（先煎）35g、牡蛎（先煎）35g，苏梗（后下）15g，连翘15g，焦栀10g，茯神15g，炒白术10g，陈皮15g，薄荷（后下）15g，五味子5g，夜交藤15g，炙鸡内金20g，海螵蛸15g。7剂，水煎服。

　　二诊：2017年5月8日。恶心、呕吐、咽干、口苦、反酸均缓解，寐欠安略改善。舌淡红，苔薄白，脉弦细。上方加合欢花15g，减量焦栀为5g。10剂，水煎服。

　　三诊：2017年5月19日。诸症均缓解。守原方，继服7剂。

　　按语　患者平素常情志不畅，致肝失条达，横逆犯胃。胃失和降、胃气上递，则恶心、呕吐、反酸；肝胆气郁化热，则咽干、口苦；肝气乘脾，脾虚水湿不运，则大便每日 3 ~ 5 次，不成形；热扰心神则寐欠安；脉弦细为肝气犯胃之象。故以小柴胡汤加减治疗，方中柴胡、黄芩疏肝利胆清热；姜半夏和胃止呕降逆；沙参代党参补气清热，合白术、茯神、甘草益气健脾，扶正强壮少阳之气以祛邪；龙骨、牡蛎镇静安神、收敛固涩；苏梗、连翘疏肝清热下气；鸡内金、海螵蛸和胃制酸；五味子收敛固涩，合夜交藤安神；薄荷疏肝解郁利咽；焦栀泻火除烦、疏达三焦；陈皮行气燥湿健脾。二诊寐欠安缓解不显，加合欢花安神除烦，减量焦栀防久用苦寒伤胃。

《伤寒论》曰："寒热往来，胸胁苦满，默默不欲饮食，心烦喜呕……，与小柴胡汤主之"，另曰："少阳之为病，口苦、咽干、目眩也"。患者有恶心、呕吐、口苦、咽干、心烦，与小柴胡汤方证对应，故予之化裁治疗。临床诊治疾病，大体有两种方式。一是先辨证，辨证准确后再选合适的方剂化裁，二是有是证用是方（就是方证对应）。胡希恕有言："方证是辨证的尖端"，运用得当，看病更加精、准、快，这往往需要我们熟读、背诵经典，有扎实的基本功。

医案三

董某，女，47 岁。初诊日期：2018 年 12 月 11 日。

[主诉]体倦乏力伴便溏 1 年余。

[病史]患者 1 年前无明显诱因出现体倦乏力，日间易困倦，大便溏薄不成形，每日 3 ~ 4 次，夏季尤重。曾就诊中医口服汤药调理，服药后大便每日 4 次，遂停药。今来诊，刻下：体倦乏力，声音沙哑，关节肌肉酸痛不适，纳差，饥饿则疲倦加重，不敢食辛辣寒凉，晚餐易饱胀，食后即排便，大便溏薄不成形，每日 3 ~ 4 次，夏季尤甚，夜眠多梦，晨起口干、口苦，不欲饮，时心悸，性情易烦躁。舌淡红，苔薄白，边有齿痕，舌下络脉正常，脉细数。月经先后不定期，周期 20 天甚则淋漓不尽。2018 年 11 月体检血常规示：血红蛋白 102g/L。

[辨病辨证]虚劳（心脾两虚兼肝郁）。

[治法]疏肝解郁，益气养血。

[方宗]小柴胡汤合归脾汤。

[处方]柴胡 10g，黄芩 15g，姜半夏 10g，党参 20g，生姜 10g，大枣 5g，酸枣仁 15g，炮姜 10g，龙骨（先煎）30g、牡蛎（先煎）30g，苏梗（后下）15g，连翘 15g，炒山药 15g，炒白扁豆 10g，黄芪 15g，白术 10g，木

香 5g，焦栀子 5g，郁金 15g，益母草 15g，炙鸡内金 15g，陈皮 15g，沙参 10g，五味子 5g，生、炒麦芽各 15g。10 剂，水煎服。

二诊：2018 年 12 月 21 日。体倦乏力明显好转，大便日 2 次，基本成形。舌淡红，苔薄白，舌下络脉正常，脉细数。效不更方，上方 10 剂，水煎服。

按语 患者久泻耗伤，脾气先虚，表现为体倦乏力，纳差，大便溏薄；脾主肌肉，故关节肌肉酸痛不适；气为血之帅，中气亏虚，气不摄血，血不循经，故月经淋漓不尽；血不养心，故心悸，夜寐多梦；"久泻无火"，渐而波及脾阳，导致脾阳虚衰，甚则及于肾阳；口干、口苦，性情易急躁，虑其肝郁，符合少阳病证。《伤寒论》曰："伤寒五六日，中风，往来寒热，胸胁苦满，嘿嘿不欲饮食，心烦喜呕，或胸中烦而不呕，或渴，或腹中痛，或胁下痞硬，或心下悸，小便不利，或不渴，身有微热，或咳者，与小柴胡汤主之。"又有"伤寒中风，有柴胡证，但见一证便是，不必悉具。"故治以疏肝解郁，益气养血，方选小柴胡汤合归脾汤加减，去当归防兴奋子宫而出血，去龙眼肉恐滋腻太过碍胃，加炒山药、炒扁豆替代茯苓重在健脾固肾，加龙骨、牡蛎替代远志重在镇静安神，加五味子养心安神，加炮姜振心肾阳气以助卫外，加沙参益气防黄芪量大固滞，加苏梗、连翘、陈皮疏肝下气清热，加生、炒麦芽、鸡内金和胃制酸消食，加焦栀子、郁金解郁除烦，加益母草调经。全方中甘药居多，以甘药能先补脾胃，以益气生发之气，亦能生血，能养营，脾胃气强，阳生阴长，血自归经。同时注重疏肝理气，以木香、郁金、陈皮、苏梗、连翘行气，体现其健脾勿忘治肝的学术思想。补血调经时不能泥于当归是调经补血之"圣药"而滥用，如《沈氏女科辑要笺正》曰"其气最雄，走而不守，苟其阴不涵阳而为失血"，《景岳全书》："故欲其静者当避之。"故重在调理脾胃，使气血生化有源，脾气充沛，调气以和血。

医案四

张某，女，40 岁。初诊日期：2016 年 10 月 24 日。

[主诉] 心情抑郁，伴胸闷、心悸、烦躁反复发作 10 年，加重半个月。

[病史] 患者 10 年前无明显诱因渐出现心情抑郁，伴胸闷、心悸、烦躁，在当地医院诊断为"抑郁症"，予盐酸度洛西汀口服后未见明显好转，后就诊于我院门诊口服中药后，病情明显缓解，近 10 年未有大的波动。半个月前，因受到异常打击后心胸烦闷、心悸加重，伴易惊恐、悲伤，寐差，口干，口苦，头晕，乏力，纳少，二便调，遂再次就诊。舌质暗红，苔白

腻，脉弦细。近期心电图未见异常。平素性格内向、敏感。

[辨病辨证] 郁证（肝郁气滞）。

[治法] 疏肝解郁，镇心安神。

[方宗] 柴胡加龙骨牡蛎汤。

[处方] 柴胡 10g，黄芩 15g，姜半夏 10g，龙骨（先煎）35g，牡蛎（先煎）35g，茯神 15g，木香 10g，郁金 15g，珍珠母（先煎）30g，丹皮 10g，焦栀子 10g，五味子 5g，苏梗（后下）15g，连翘 15g，陈皮 15g，炙鸡内金 20g，海螵蛸 20g，白术 10g，酸枣仁 15g，炙甘草 10g，姜枣引。7 剂，水煎服。

二诊：2016 年 11 月 1 日。心胸烦闷、易惊恐、悲伤情况略改善，心悸明显缓解，无口苦，稍口干，头晕、乏力减轻，纳少，寐欠安，舌质暗红，苔薄白微腻，脉弦细。原方加生、炒麦芽各 15g，党参 20g。10 剂，水煎服。

三诊：2016 年 11 月 15 日。心胸烦闷、易惊恐、悲伤情况明显改善，无心悸，无口苦、口干，无头晕，乏力减轻，纳可，寐尚安。舌质淡红，苔薄白，脉弦细。上方减海螵蛸，焦栀子减量为 5g。10 剂，水煎服。

按语 患者平素性格内向、敏感，易肝郁气结，日久加之突发异常打击，遂发气滞。肝脉布胸胁，肝失疏泄条达，气机不畅，故见心胸烦闷。《灵枢·本神》曰："肝气虚则恐，实则怒……心气虚则悲，实则笑不休。"肝藏血、心主血，患者肝郁日久，气血暗耗，心血、肝血不足，气亦不足，故见易惊恐、悲伤；心血不足加之肝郁化火扰心，故心悸；肝胆郁而化火则口干、口苦；气滞血不足，不能畅达周身，则见头晕、乏力；肝郁扰胃则纳少；肝郁化火则舌暗红；脉弦细为肝郁气滞之象；气滞则影响三焦，水湿不运则苔白腻。患者以心胸烦闷、心悸为主要表现，符合柴胡加龙骨牡蛎汤的主症"胸满烦惊"，故与之化裁。方中柴胡、黄芩和里解外，疏肝清热除烦；半夏和胃降逆，合黄芩辛开苦降；龙骨、牡蛎、珍珠母重镇安神，张锡纯言龙骨、牡蛎"收敛之中兼具开通"；茯神安神健脾利湿；木香、郁金行气解郁；丹皮、焦栀子清热除烦；五味子、酸枣仁宁心、养肝安神；苏梗、连翘疏肝下气清热；陈皮、白术理气健脾燥湿；鸡内金、海螵蛸、生姜和胃消食；大枣养心安神。二诊仍纳少，加生、炒麦芽消食，又可疏肝；加党参益气养血，助少阳抗邪于外。三诊减量焦栀子防苦寒伤胃。

《伤寒论》云："伤寒八九日，下之，胸满烦惊，小便不利，谵语，一身尽重，不可转侧者，柴胡加龙骨牡蛎汤主之"。徐大椿云："此乃正气虚耗，邪已入里，而复外扰三阳，故见症错杂，药亦随症施治，真神化无方者也"，娄绍昆以此方合三生饮治疗抑郁症随手应效。柴胡加龙骨牡蛎汤被近代、现代很多中医大家用来治疗神经衰弱、抑郁症、癫痫等病。对于抑郁症患者，辨证施治，予柴胡加龙骨牡蛎汤，或合颠倒木金散、四逆散等化裁治疗偏于肝胆郁热引起的心悸、失眠、郁证等，亦效果非凡。

医案五

梁某，男，60 岁。初诊日期：2016 年 4 月 15 日。

[主诉] 心烦，易惊 1 个月。

[病史] 患者 1 个月前受惊吓后出现心烦，易惊，夜寐欠佳，于家中服用谷维素 1 周，未见显效，近日上症加重来诊。刻下：心烦郁闷，心悸易惊，伴头昏、头痛，健忘，不耐寒热，反酸，烧心，肢体沉重，倦怠乏力，口苦，口干，夜寐梦多，时时惊醒，纳差，大便 3～4 日一行，便干，舌红，苔淡黄略腻，脉弦细略数。既往有甲亢病史 15 年，慢性糜烂性胃炎、食管胃黏膜异位症、慢性结肠炎病史 3 年，服西药控制病情稳定。

[辨病辨证] 郁证（邪犯少阳，肝火郁结）。

[治法] 和解少阳，清热除烦，镇惊安神。

[方宗] 柴胡加龙骨牡蛎汤。

[处方] 柴胡 10g，黄芩 15g，姜半夏 10g，生龙骨（先煎）35g，生牡蛎（先煎）35g，防风 15g，黄连 5g，生地黄 15g，山茱萸 5g，浮小麦 25g，五味子 5g，炙鸡内金 20g，海螵蛸 25g，煅瓦楞子（先煎）25g，苏梗（后下）15g，连翘 15g，吴茱萸 5g，生姜 5g，大枣 5g。7 剂，水煎服。

二诊：2016 年 4 月 22 日。患者仍觉烦躁，惊恐，性情易怒，时胸闷、气短，自觉口苦，口干，反酸，偶有烧心，肢倦沉重，时烘热汗出，睡眠好转，大便日一次，大便初硬后溏，舌暗红，苔淡黄略腻，脉弦细。上方去连翘、吴茱萸，加牡丹皮 10g，焦栀子 10g，沙参 15g，槲寄生 10g。7 剂，水煎服。

三诊：2016 年 4 月 29 日。患者偶有烦躁，胸部闷胀不适，仍时有烘热汗出，手足心热，倦乏减轻，余症得解，舌质淡略暗，苔薄黄，脉细弱。上方去牡丹皮、栀子，加郁金 15g，地骨皮 10g。7 剂，水煎服。

按语 患者患有甲亢及胃肠病日久，正气亏虚，邪气乘虚而入，侵犯少阳而致枢机不利故见心烦郁闷，头昏，头痛，口苦，口干，不耐寒热，肢体沉重，倦怠乏力，便干等肝火内郁之象，正如《伤寒论》云："少阳之为病，口苦，咽干，目眩也。"肝火上炎，心神不宁，则见健忘，心悸易惊，夜寐梦多，时时惊醒；肝火犯胃，则出现纳差，反酸，烧心，综观舌脉，辨为邪犯少阳肝火郁结之证。治以和解少阳，清热除烦，镇惊安神。《伤寒论》云："伤寒八九日，下之，胸满烦惊，小便不利，谵语，一身尽重，不可转侧者，柴胡加龙骨牡蛎汤主之"，故以柴胡加龙骨牡蛎汤加减治疗。方中用柴胡、黄芩、半夏和解少阳枢机：黄连清心除烦，合吴茱萸成左金丸配伍海螵蛸、煅瓦楞子以制酸，保护胃黏膜；龙骨、牡蛎、五味子重镇安神，宁心安神；苏梗、连翘理气清热；鸡内金健脾助运；生地黄、山茱萸、浮小麦补肾养阴，清热除烦；防风疏风通络祛湿：另以姜枣为引，能顾护胃气，以增疗效。二诊加牡丹皮、焦栀子加强清热解郁除烦之力，加沙参，槲寄生补肝肾，益气阴。三诊去牡丹皮、栀子防止清泻过度，加郁金解郁清心，地骨皮养阴清热。

医案六

唐某，女，61 岁。初诊：2020 年 7 月 1 日。

[主诉] 失眠 1 年，加重伴四肢关节疼痛不舒 1 周。

[病史] 患者 1 年因生气后出现失眠，伴心烦易怒，曾于当地医院诊治，给予安定口服治疗，睡眠稍改善，但整体欠佳。1 周前因感冒后上述症状加重，并伴四肢关节疼痛不舒，未治疗，就诊于我处。刻下：夜寐不安，不易入睡，四肢关节疼痛不舒，心烦，口干，偶有恶心，胸胁胀闷，恶寒怕冷，汗出多，二便可，舌淡苔薄白，脉弦细。

[辨病辨证] 不寐（邪犯少阳，表证未解）。

[治法] 和解少阳，调和营卫。

[方宗] 柴胡桂枝汤。

[处方] 柴胡 10g，姜半夏 10g，桂枝 15g，白芍 10g，炙甘草 5g，龙骨（先煎）20g，牡蛎（先煎）20g，夏枯草 10g，菟丝子 15g，伏苓 15g，伏神 15g，夜交藤 30g，酸枣仁 10g，鸡血藤 30g，乌梅 10g，浮小麦 50g。7 剂，水煎服。

二诊：2020 年 7 月 8 日。患者安定减量，仍可入睡，四肢关节疼痛不舒缓解，无恶心，胸胁胀闷，食欲欠佳，舌淡苔薄白，脉弦细。效不更方，上方加焦山楂 10g，炒麦芽 10g，炒神曲 10g。7 剂，水煎服。

三诊：2020 年 7 月 15 日。患者睡眠明显改善，四肢关节疼痛不舒明显减轻，腹部偶痛，怕冷，喜温喜按，时有汗出，疲乏无力，倦怠懒言。舌淡苔薄白，脉弦细。上方减乌梅，另加炮姜 3g，白术 10g，防风 5g，黄芪 20g。7 剂，水煎服。

继服 1 个月，诸症明显好转。

按语 患者情志不畅，日久导致脏腑功能失调，阴阳失交，而致失眠。结合患者有外感风寒病史，又有"恶寒怕冷，汗出"等症状，属表证未解，太阳营卫失和；"口干，恶心，胸胁胀闷，脉弦细"属邪犯少阳，枢机不利。《伤寒论》云："伤寒六七日，发热，微恶寒，支节烦痛，微呕，心下支结，外证未去者，柴胡桂枝汤主之。"患者症状与之相符，故用柴胡桂枝汤为主方和营卫，疏肝胆，利枢机，徐大椿谓之："此小柴胡与桂枝汤并为一方，乃太阳少阳合病之方。"另加龙骨、牡蛎取柴胡加龙骨牡蛎汤之意以重镇安神，除烦止惊；夏枯草清肝除烦；菟丝子以调补肝肾；茯苓、茯神健脾宁心安神；酸枣仁、夜交藤养心安神；鸡血藤活血舒筋通络；乌梅、浮小麦收涩止汗。二诊症状改善，但食欲差，上方另加焦山楂、麦芽、神曲消食和中开胃。三诊睡眠、食欲改善，时有自汗出。患者有表虚卫外不固的表现，乌梅收涩性强，恐其闭门留寇故减掉，另加炮姜温运中焦；玉屏风散益气固表。

医案七

徐某，女，25岁。初诊日期：2016年3月22日。

[主诉]乳房胀痛时作4年余，加重1个月。

[病史]患者4年前无明显诱因出现乳房胀痛，疼痛时作，经前尤重，未予诊疗，平素性格内向，工作压力较大。1个月前生气后乳房胀痛加重，经前尤为明显。刻下：乳房胀痛，手足凉，面痤疮，时汗出，烦躁，纳可，二便尚调，痛经，经期便溏。舌质稍红，舌根苔黄，脉弦。查彩超提示：乳腺增生。既往皮肤湿疹反复发作。

[辨病辨证]乳癖（肝郁气滞）。

[治法]透邪解郁，疏肝理脾。

[方宗]四逆散。

[处方]柴胡10g，枳壳15g，炒白芍15g，生甘草10g，白术10g，防风15g，苏梗（后下）15g，连翘15g，橘核15g，王不留行10g，益母草15g，红花10g，艾叶10g，炒蒺藜10g，地肤子10g，生地黄15g，泽泻10g，沙参15g，僵蚕10g。7剂，水煎服。

二诊：2016年4月1日。患者乳房胀痛明显缓解，手足凉稍减轻，烦躁改善，湿疹消退，面痤疮减轻，舌质稍红，苔薄白，脉弦。上方加桑叶15g，土茯苓25g。7剂，水煎服。

三诊：2016年4月18日。患者无乳房胀痛，手足凉及烦躁明显减轻，此次来月经无疼痛，无便溏，近期未起湿疹，舌质淡红，苔薄白，脉弦。上方去艾叶、僵蚕。7剂，水煎服。

按语 该患性格内向，追述病史工作压力大，不能及时疏导，日久肝郁气滞，故见乳房胀痛、痛经、烦躁；阳气郁遏，不得疏泄而达四末，故手足凉；肝郁乘脾，经期脾气愈虚，故时汗出，便溏；肝郁日久化热上蒸于面而透达不畅，则面部痤疮；脾虚生湿，浸淫肌肤则湿疹；舌红苔黄为肝郁化热之象；脉弦主肝。故以柴胡、枳壳、白芍、甘草组为四逆，透邪解郁，疏肝理脾；苏梗、连翘疏肝下气、清热散结；橘核、王不留行、红花、益母草、艾叶散结止痛、行气活血；炒蒺藜、地肤子、僵蚕祛风除湿止痒；沙参、白术益气健脾；防风散肝舒脾；生地黄、泽泻滋水涵木，又可分消走泄，给湿邪以出路。二诊痤疮无改善，加桑叶疏风清热平肝，土茯苓除湿解毒。三诊诸症缓解，去艾叶、僵蚕，防辛温生燥。

患者初诊有手足凉、痛经，貌似阳虚、寒凝所致。但仔细辨证，该患舌红、苔黄、脉弦，不怕凉，其实是肝郁气滞、阳气不达四末所为。四逆散虽为《伤寒论》少阴篇中方，但证不同于四逆汤，彼为阳虚，此为阳郁。李中梓云："次证虽云四逆，必不甚冷，或指头微温，或脉不沉微，乃阴中涵阳之证，惟气不宣通，是为逆冷。"历代医家多用它治疗少阳、厥阴之气郁病。该患乳房胀痛，手足凉（四逆），经行腹痛、便溏，另反复痤疮、湿疹亦提示有湿热且透达不畅，皆肝郁所为，故以四逆散化裁疏肝透邪，气血畅达，则诸症皆缓。正如徐大椿《伤寒论类方》云："令伏邪升散四达，则清阳不复下陷，而厥利无不尽平矣。"

医案八

王某，男，40岁。初诊：2014年8月1日。

[主诉]情绪低落，失眠，伴食欲欠佳3个月。

[病史]患者3个月前因生意纠纷与人打官司后出现情绪低落，失眠，食欲不佳，间断口服安定片治疗，未见好转，为求中医治疗来诊。刻下：情绪低落，心烦易怒，眠差，食欲欠佳，大便每日2~3次，精神紧张时次数增多，不成形，右胁肋部胀，舌质淡暗有瘀斑，苔白，脉弦细。

[辨病辨证]郁证（肝郁气滞，肝脾不和）。

[治法]疏肝理气，健脾和胃。

[方宗]加味逍遥散合百合地黄汤。

[处方]牡丹皮10g，白术15g，茯苓20g，焦栀子5g，陈皮15g，香附15g，郁金15g，百合15g，生地黄15g，泽泻10g，珍珠母（先煎）30g，夜交藤20g，合欢花15g，茯神15g，生、炒麦芽各20g。10剂，水煎服。

二诊：2014年8月10日。患者服上药后情绪有所好转，心烦缓解，食欲好转，大便略成形，睡眠不好，偶尔吃安定才能入睡，头晕，舌脉同前。原方加柴胡10g，炒山药15g，炒扁豆15g，生龙骨（先煎）20g，生牡蛎（先煎）20g，沙参15g。10剂，水煎服。

先后服药2个月，诸症明显好转。在诊治过程中嘱患者多参加户外活动，同时加强心理疏导，解除心中思想顾虑，正确对待社会现象，增强社交能力，树立战胜疾病信心。

按语 患者因外因致情志不遂，出现情绪低落，心烦易怒，右胁肋部胀，失眠，食欲不佳，大便次数增多，不成形。乃肝郁气滞，肝脾不和之证，故以加味逍遥散加减疏肝解郁，调脾和胃。方中郁金、香附是解郁对药，有疏肝解郁行气之用，郁金又可清心活血；陈皮有理气助解郁之功，同时防止气机不利，痰浊内生；牡丹皮、焦栀子泻肝中之火，疏肝解郁以清热；生地黄、泽泻利小便以实大便；白术、茯苓健脾除湿止泻；珍珠母镇静安神；生、炒麦芽健脾消食又理气解郁；合欢花、夜交藤解郁安神；炒酸枣仁养心安神；百合补益肺气，滋阴除热，同时百合、地黄配伍润养心肺、凉血清热。如《内经》云："诸气愤郁，皆属于肺。"肺之宣发肃降关系到体内气血津液的代谢；若女子月经不调可酌加当归、红花、桃仁等活血化瘀之品。药物治疗的同时予心理辅导。正如《东医宝鉴》所说："欲治其疾，先治其心，必正其心，乃资于息。"二诊时原方加柴胡有加味逍遥散之意，疏肝解郁升清阳；炒山药、炒扁豆健脾除湿以实大便；加龙骨、牡蛎以镇静安神，又有柴胡加龙骨牡蛎汤之意；沙参滋阴清热生津，以防理气药之辛燥。

医案九

彭某，女，45岁。初诊日期：2018年3月13日。

[主诉]右侧胁肋部不适1年，胀闷疼痛1周。

[病史]患者1年前因体检发现患有桥本氏甲状腺炎、乳腺增生等疾病而心情郁闷，继而出现两胁胀闷不适，右侧较甚，自服加味消遥丸后症状缓解，此后每因情志不遂而发作。1周前因过食牛肉干、坚果后出现右胁肋部胀闷、疼痛，服药不见显效（具体用药不详），遂来诊。刻下：右胁胀闷疼痛，痛处不定，严重时痛引肩背，伴脘腹胀满，嗳气频作，得嗳气则舒，口苦，纳差，夜寐欠佳，月经周期正常，经量正常，色暗有血块，经前胸胀，易烦躁，舌质淡，苔薄白，脉弦。3日前于大连市某医院就诊，查彩超示慢性胆囊炎、轻度脂肪肝。

[辨病辨证] 胁痛（肝郁气滞）。

[治法] 疏肝解郁，理气止痛。

[方宗] 柴胡疏肝散。

[处方] 柴胡 10g，枳实 15g，炒白芍 15g，炙甘草 10g，陈皮 20g，川芎 10g，木香 10g，郁金 15g，炙鸡内金 15g，海螵蛸 20g，生、炒麦芽各 15g，苏梗（后下）15g，连翘 15g，橘核 15g，王不留行 15g，牛膝 10g，炒酸枣仁 15g，夜交藤 15g，生姜 5g，大枣 5g。10 剂，水煎服。

二诊：2018 年 3 月 22 日。患者右胁疼痛减轻，仍觉胀闷不适，脘胀减轻，嗳气频作，纳可，食后腹胀，肠鸣，大便溏泄，夜寐欠佳，舌质淡，苔薄白，脉弦。上方加茯苓 15g，炒白术 10g。7 剂，水煎服。

三诊：2018 年 3 月 29 日。患者右胁隐痛，脘胀缓解，偶有嗳气，纳可，心悸，烦躁，夜寐欠佳。舌质略红，苔薄，脉弦细。上方去川芎、川牛膝，加牡丹皮 15g，珍珠母（先煎）30g。10 剂，水煎服。

四诊：2018 年 4 月 8 日。患者右胁肋无疼痛，偶有胀闷不适，口不苦，微干，欲饮，纳可，夜寐安。舌质略红，苔少，脉细。上方加生地黄 15g，沙参 15g，五味子 5g。10 剂，水煎服。

按语 患者因情志因素导致肝失条达，疏泄不利，又饮食不节而发病，故见右胁胀闷疼痛，痛处不定，严重时痛引肩背等；肝气横犯脾胃，故见脘腹胀满，嗳气频作，得嗳气则舒，口苦，纳差等；脾胃不和则夜卧不安，可见寐差，舌质淡，苔薄白，脉弦。治以疏肝解郁、理气止痛之法。《景岳全书》云："气逆胁痛者，宜柴胡疏肝散主之。"故以柴胡疏肝散加减为主方，方中柴胡疏肝解郁；木香、郁金活血行气止痛，取颠倒木金散之意；川芎行气活血止痛；陈皮、枳实理气行滞；芍药、甘草养血柔肝，缓急止痛；鸡内金、海螵蛸消食化积，保护胃黏膜；生、炒麦芽消食健脾；苏梗、连翘理气清热散结；橘核理气散结止痛；王不留行、牛膝活血通经；酸枣仁、夜交藤安和神机；姜枣为引与甘草共作调和药性之用。二诊肝气横逆犯脾，故拟疏肝理气、健脾和胃之法，守上方，加茯苓、炒白术以健脾助运。三诊恐有肝郁化热之象，守上方去川芎、牛膝，加牡丹皮清热凉血；珍珠母安神除烦。四诊肝气得疏，肝阴不足，故在上方中加生地黄、沙参、五味子滋补肝肾，养阴柔肝。

肝为刚脏，体阴而用阳，治疗之时宜柔肝而不伐肝，所以应用本方要注意该方芳香辛燥，易耗气伤阴，故临证应用之时一定要严守病机，根据病情变化随症加减，要尽量选用轻灵平和之品，如香附、苏梗、佛手之类，还要配伍柔肝养阴的药物，如加生地黄、芍药等以固肝之阴，以养肝之体，谨防用药太过，而犯虚虚实实之戒。

医案十

詹某，女，45岁。初诊：2016年9月16日。

[**主诉**] 胃脘部疼痛反复发作2年余，加重10天。

[**病史**] 患者2年前因情志不畅出现胃脘部疼痛，反复发作，平素善太息，偶伴胸胁胀痛，时有口苦，间断口服逍遥丸、气滞胃痛冲剂后缓解。10天前，生气后胃脘部疼痛加重，遂来诊。刻下：胃脘部疼痛，连及两胁，发病与情志关系密切，伴有反酸，偶有烧灼感，食欲佳，但不敢多食，食后上腹部胀满，心烦，大便尚调，舌质红，舌边有瘀斑，苔薄白，脉沉弦。2015年5月5日胃镜提示：慢性浅表－萎缩性胃炎。

[**辨病辨证**] 胃痛（肝郁气滞）。

[**治法**] 疏肝理气，和胃止痛。

[**方宗**] 柴胡疏肝散。

[**处方**] 柴胡10g，枳壳15g，炒白芍20g，炙甘草10g，青、陈皮各15g，木香15g，郁金10g，神曲15g，生、炒麦芽各20g，炙鸡内金20g，海螵蛸15g，焦栀10g，连翘15g，三七6g。8剂，水煎服。

二诊：2016年9月24日。患者胃脘部疼痛缓解，仍有反酸，较就诊前症状减轻，时有嘈杂。舌脉同前。上方加黄连5g，吴茱萸5g。10剂，水煎服。嘱患者注意情志，保持心情舒畅。

先后服用40余剂汤药，随访诸症好转。

按语　患者发病与情志关系密切，为肝郁乘脾所致而出现诸症。李中梓《医宗必读》曰："肝实者，不得转侧，善太息，柴胡疏肝散。"柴胡疏肝散具有疏理肝胆，调畅气机，调理脾胃，缓急止痛作用。唐容川云："木之性主于疏泄，食气入胃，全赖肝木之气以疏泄之，而水谷乃化。"该患者肝之清阳不升，疏泄失司，木不疏土则出现胃肠道疾病，因此治疗本在肝，标在脾。《素问·六元正纪大论》曰："木郁达之。"故予柴胡疏肝解郁，芍药养血敛阴，柔肝止痛，两者配伍疏中有敛；芍药、甘草酸甘化阴具有止痛之效；枳壳、颠倒木金散疏理上中焦之气滞；青、陈皮是肝脾同治的对药具有疏肝和胃、理气止痛之功，针对两胁胀满，胃脘胀痛不适；生、炒麦芽具有疏肝理气健脾消食之用，和神曲、连翘常同用取保和丸之意；内金、海螵蛸抑酸保护胃黏膜；焦栀子清热除烦；三七活血化瘀止痛。二诊加左金丸增强清肝泻火制酸之功效。

第五章　栀子汤类方临证思辨

第一节　《伤寒论》栀子汤类方

一、栀子豉汤

【栀子豉汤】

栀子十四个，擘　香豉四合，绵裹

上二味，以水四升，先煮栀子，得二升半，内豉，煮取一升半，去滓，分为二服，温进一服，得吐者，止后服。

【方解】本方有清热除烦的作用，栀子苦寒清热下行，兼利小便；香豉轻浮上行，透达表热，兼引水液上升。两者相伍，清热而不寒滞，宣透而不燥烈，为清宣胸中郁热，治心烦懊侬之良方。《神农本草经》云栀子"主五内邪气，胃中热气，面赤，酒疱皶鼻，白癞，赤癞，疮疡"。本方并非"吐剂"，究因热邪郁于胸膈，香豉的宣发，往往导致热邪乘势上逆，热郁得伸，出现呕吐的症状，吐后热邪得以外越，症状即迅速消失，故方末有"得吐者止后服"之嘱。

【方歌】

山栀香豉治何为，烦恼难眠胸窒宜，

十四枚栀四合豉，先栀后豉法煎奇。

┈┈┈┈┈┈➤《伤寒论》相关条文 ◄┈┈┈┈┈┈

发汗后，水药不得入口为逆，若更发汗，必吐下不止。发汗吐下后，虚烦不得眠，若剧者，必反复颠倒，心中懊侬，栀子豉汤主之；若少气者，栀子甘草豉汤主之；若呕者，栀子生姜豉汤主之。(76)(《伤寒论》)

发汗若下之而烦热，胸中窒者，栀子豉汤主之。(77)(《伤寒论》)

伤寒五六日，大下之后，身热不去，心中结痛者，未欲解也，栀子豉汤主之。（78）（《伤寒论》）

凡用栀子汤，病人旧微溏者，不可与服之。（81）（《伤寒论》）

阳明病，脉浮而紧，咽燥口苦，腹满而喘，发热汗出，不恶寒反恶热、身重。若发汗则躁，心愦愦反谵语。若加温针，必怵惕烦躁不得眠。若下之，则胃中空虚，客气动膈，心中懊憹。舌上苔者，栀子豉汤主之。（221）（《伤寒论》）

阳明病，下之，其外有热，手足温，不结胸，心中懊憹，饥不能食，但头汗出者，栀子豉汤主之。（228）（《伤寒论》）

下利后更烦，按之心下濡者，为虚烦也，宜栀子豉汤。（375）（《伤寒论》）

➤ 医家经典论述 ←

成无己：《内经》曰："其高者，因而越之；其下者，引而竭之；中满者，泻之于内；其有邪者，渍形以为汗；其在皮者，汗而发之。"治伤寒之妙，虽有变通，终不越此数法也。伤寒邪气自表而传里，留于胸中，为邪在高分，则可吐之，是越之之法也。所吐之证，亦自不同。如不经汗下，邪气蕴郁于膈，则谓之膈实，应以瓜蒂散吐之，瓜蒂散吐胸中实邪者也。若发汗吐下后，邪气乘虚留于胸中，则谓之虚烦，应以栀子豉汤吐之。栀子豉汤，吐胸中虚烦者也。栀子味苦寒。《内经》曰：酸苦涌泄为阴。涌者吐之也，涌吐虚烦，必以苦为主，是以栀子为君。烦为热胜也，涌热者，必以苦。胜热者，必以寒，香豉味苦寒，助栀予以吐虚烦，是以香豉为臣。《内经曰："气有高下，病有远近，证有中外。治有轻重，适其所以为治，'依而行之，所谓良矣。"（《伤寒明理方论》）

刘完素："栀子豉汤治懊憹烦心，及伤寒不得眠，燥热怫郁结内，而气不宣通，胸满头痛，微汗虚烦。凡用栀子豉汤，皆非吐人之药。以其燥热郁结之甚，而药顿攻之，不能开通，则发热而呕吐。因其呕吐，发开郁结，则气通，津液宣行而已，故不须再服也。"（《黄帝素问宣明论方》）

王子接："栀子豉汤为轻剂，以吐上焦虚热者也。第栀子本非吐药，以此两者生熟互用，涌泄同行，而激之吐也。盖栀子生则气浮，其性涌，香豉蒸罯熟腐，其性泄。涌者，宣也。泄者，降也。既欲其宣，又欲其降，两者气争于阳分，自必从宣而越于上矣。余以生升熟降为论，柯韵伯以栀子之性屈曲下行，淡豉腐气上蒸而为吐，引证瓜蒂散之吐亦在于豉汁。吾恐瓜蒂亦是上涌之品，吐由瓜蒂，非豉汁也。"（《绛雪园古方选注》）

柯琴："此阳明半表里涌泄之和剂也。少阳之半表是寒，半里是热。而阳明之热自内达外，有热无寒。故其外证身热汗出，不恶寒反恶热，身重，或目痛、鼻干、不得眠；其内证咽燥、口苦、舌苔、烦躁，渴欲饮水，心中懊侬，腹满而喘。此热半在表半在里也。脉虽浮紧，不得为太阳病，非汗剂所宜。又病在胸腹而未入胃腑，则不当下，法当涌泄以散其邪。栀子苦能泄热，寒能胜热，其形象心，又赤色通心，故主治心中上下一切症。豆形象肾，又黑色入肾，制而为豉，轻浮上行，能使心腹之浊邪，上出于口，一吐而心腹得舒，表里之烦热悉除矣。所以然者，二阳之病发心脾，以上诸症，是心热不是胃家热，即本论所云：有热属脏者攻之，不令发汗之谓也……此皆栀豉汤加减，以御阳明表症之变幻者。夫栀子之性，能屈曲下行，不是上涌之剂，惟豉之腐气上熏心肺，能令人吐耳。观瓜蒂散必用豉汁和服，是吐在豉而不在栀矣。观栀子干姜汤去豉用姜，是取其横散，栀子厚朴汤以枳、朴易豉，是取其下泄，皆不欲上越之义。旧本二方后俱云：'得吐止后服'，岂不谬哉！观栀子柏皮汤与茵陈汤，方中俱有栀子，俱不言吐，又病人旧微溏者不可与，则栀子之性自明矣。"（《伤寒附翼》）

徐大椿："发汗吐下后，诸法俱用，未必皆误，而正气已伤矣。虚烦不得眠，虚为正气虚，烦为邪气扰。发汗吐下，实邪虽去，而其余邪，因正气不充，留于上焦，故阳气扰动而不得眠也。若剧者，必反覆颠倒，心中懊侬，反覆颠倒，身不得宁也；心中懊侬，心不得安也。栀子豉汤吐之。此非汗下之所能除者，吐之而痰涎结气无不出矣。按：汗吐下之后，而邪未尽，则不在经而在肺胃之间，为有形之物，故必吐而出之，反覆颠倒，心中懊侬。摩写病状，何等详切，凡医者之于病人，必事事体贴，如若身受之，而后用药无误。发汗若下之，而烦热，胸中窒者，烦热且窒，较前虚烦等象为稍实。栀子豉汤主之……舌上胎者，此句乃要诀，舌上有白胎，则胸中有物，而可用吐法。否则，邪尚未结，恐无物可吐也。"（《伤寒论类方》）

医家临床应用

葛洪："治卒心腹烦满，又胸胁痛欲死方。以热汤令灼灼尔，渍手足，复易秘方……即用前心痛栀子豉汤法，瘥。"（《肘后备急方》）

丹波康赖："寒食药发动证候……或口复伤，舌强烂燥，不得食，坐食少，谷气不足，药积胃管中故也。急作栀子豉汤，服三剂瘥。"（《医心方》）

胡希恕："常见于急性病的后期或慢性病某阶段，亦常见于胃胸疾病，如食道病变，还可见于食道裂孔疝、肺结核、胃病、冠心病等。(《经方传

真：胡希恕经方理论与实践》修订版）

唐祖宣："呼吸、消化系统见于食管狭窄、食管炎、肺炎、胃炎、胆囊炎、胃酸过多症、胃酸缺乏症、胃溃疡等，心胸烦热，疼痛，有烧灼感，嘈杂似饥，但不欲食；循环、神经系统见于心肌炎、心包炎、高血压、精神分裂症、癔症、神经衰弱、神经官能症、更年期综合征等，心烦，甚则起卧不安，失眠，舌苔黄腻；泌尿系统见于慢性肾炎、膀胱炎；以及口腔炎、舌炎、咽喉炎等局部发烫、心烦躁动，咯血、吐血、功能性子宫出血、下血等血证。"（《唐祖宣伤寒论类方解》）

李宇航："本方多用于外感热病初起，邪在气分轻证，亦可用于治疗肝炎、胃炎、自主神经功能紊乱、神经官能症等属于热郁胸膈者。"（《伤寒论研读》）

二、栀子甘草豉汤、栀子生姜豉汤

【栀子甘草豉汤】

栀子十四个，擘　甘草二两，炙　香豉四合，绵裹

上三味，以水四升，先煮栀子、甘草，取二升半，内豉，煮取一升半，去滓，分二服，温进一服，得吐者，止后服。

【栀子生姜豉汤】

栀子十四个，擘　生姜五两　香豉四合，绵裹

上三味，以水四升，先煮栀子、生姜，取二升半，内豉，煮取一升半，去滓，分二服。温进一服，得吐者，止后服。

【方解】栀子甘草汤于栀子豉汤加安中益气的甘草，故治栀子豉汤证而虚怯少气者。栀子生姜豉于栀子豉汤中加治呕逆的生姜，故治栀子豉汤证而呕逆者。《神农本草经》谓甘草"主五脏六腑寒热邪气。坚筋骨，长肌肉。倍力，金疮，肿，解毒。久服轻身，延年"。

【方歌】

栀豉原方效可夸，气羸二两炙甘加，
若加五两生姜入，专取生姜治呕家。

························→《伤寒论》相关条文←························

发汗后，水药不得入口为逆，若更发汗，必吐下不止。发汗吐下后，虚烦不得眠；若剧者，必反复颠倒，心中懊憹，栀子豉汤主之；若少气者，栀子甘草豉汤主之；若呕者，栀子生姜豉汤主之。（76）（《伤寒论》）

成无己："少气者，热伤气也，加甘草以益气；呕者，热烦而气逆也，加生姜以散气。少气，则气为热搏散而不收者，甘以补之可也；呕，则气为热搏逆而不散者，辛以散之可也。"(《注解伤寒论》)

王子接："栀子豉汤，吐胸中热郁之剂。加甘草一味，能治少气，而诸家注释皆谓益中，非理也。盖少气者，一如饮家之短气也，热蕴至高之分，乃加甘草载栀豉于上，须臾即吐，越出至高之热。栀子豉汤加生姜，则又何说也？盖栀豉为轻剂，以吐胸中之热，若呕则热更在脾，窒于胃矣，故加生姜入胃升散，引领栀豉从胃中涌热上出也。"(《绛雪园古方选注》)

柯琴："若夫热伤气者少气，加甘草以益气，虚热相搏者多呕，加生姜以散邪，此可为夹虚者立法也。"(《伤寒附翼》)

徐大椿："栀子清越上焦之火，与肠胃亦无大害，微溏者，即不可服，未知何义？想因大肠之气滑脱者，肺气不宜更浅也。若少气者，栀子甘草豉汤主之。甘草能补中气。若呕者，栀子生姜豉汤主之。此二条言凡遇当用栀子汤之病、见此二症，则加此二味也。按：无物为呕，有物为吐。欲止其呕，反令其吐。吐之而呕反止，真匪夷所思也。"(《伤寒论类方》)

胡希恕："栀子豉汤用于胃胸里热，栀子甘草豉汤证较虚祛少气。栀子豉汤以里热为主，胃气失降则呕，因加生姜降逆止呕，栀子生姜豉汤证常见于胃、食道病变。"(《经方传真：胡希恕经方理论与实践》修订版)

李经纬："栀子豉汤除镇惊、降温、利胆保肝、抑菌、滋养消化等作用外，尚应加生姜之作用。即温中止呕，兴奋血管运动中枢和呼吸中枢，升高血压，促进发汗，并参抑制某些常见的致病性皮肤真菌，灭杀阴道滴虫和抑制大鼠的蛋白性关节炎。"(《中医大辞典》)

三、栀子干姜汤

【栀子干姜汤】

栀子十四个，擘　干姜二两

上二味，以水三升半，煮取一升半，去滓，分二服，温进一服，得吐者，止后服。

【方解】本方仍用栀子清上焦之热为主，但由于下后里气虚寒者，与栀子的苦寒不宜，故又用干姜温中以辅之，同时里虚寒者，不宜与表散，故去豆豉。全方清热除烦，温中散寒，寒温相反相成。《神农本草经》云干姜"温中……生者尤良"。

【方歌】

十四山栀二两姜，以丸误下救偏方，

微烦身热君须记，辛苦相需尽所长。

━━━━━━━━━→ 《伤寒论》相关条文 ←━━━━━━━━━

伤寒，医以丸药大下之，身热不去，微烦者，栀子干姜汤主之。（80）（《伤寒论》）

━━━━━━━━━→ 医家经典论述 ←━━━━━━━━━

尤在泾："大下后身热不去，证与前同，乃中无结痛，而烦又微而不甚，知正气虚，不能与邪争，虽争而亦不能胜之也，故以栀子彻胸中陷入之邪，干姜复下药损伤之气。"（《伤寒贯珠集》）

柯琴："或以丸药下之，心中微烦，外热不去，是知寒气留中，而上焦留热，故任栀子以除烦，用干姜逐内寒以散表热，此甘草泻心之化方也。"（《伤寒附翼》）

徐大椿："身热不去，外有微邪。微烦，下后而烦，即虚烦也。此汤主之，下后故用干姜。"（《伤寒论类方》）

山田正珍："按丸药，谓大陷胸丸，三物备急类也。（王肯堂曰：'丸药，所谓神丹甘遂也，或作巴豆。'）凡伤寒热盛者，虽有可下证，不可以丸药下之。何者？丸药惟荡涤肠胃，而不能除身热也。今伤寒热盛者，医反以丸药大下之，身热不去，更加微烦者，内虚而烦也，法当以栀子豉汤主之。然以其烦微而无心中结痛，及懊憹等证，去香豉加干姜。一以解热，一以复虚也。犹胸中有热胃中有寒者，黄连干姜，寒热并施之意。金鉴云：'栀子干姜汤，当是栀子豉汤，断无烦热用干姜之理。'非也，虚烦虚热，不用干姜而何。"（《伤寒论集成》）

━━━━━━━━━→ 医家临床应用 ←━━━━━━━━━

李梴："医以丸药下之，致留余热未净者，栀子干姜汤。"（《医学入门》）

胡希恕："多见于热病误治或慢性胃肠疾患，而见上热下寒者。"（《经方

传真：胡希恕经方理论与实践》修订版）

唐祖宣："主要用于消化系统疾病，如急慢性肠炎、菌痢、胃炎、胆囊炎、慢性迁延性肝炎。"（《唐祖宣伤寒论类方解》）

四、栀子厚朴汤

【栀子厚朴汤】

栀子十四个，擘　厚朴四两，炙，去皮　枳实四枚，水浸，炙令黄

上三味，以水三升半，煮取一升半，去滓，分二服，温进一服，得吐者，止后服。

【方解】 本方即栀子豉汤去豆豉，小承气去大黄的复方。因下后大便不硬，故去大黄；邪已深入及腹，不宜宣透，故去豉。栀子除心烦，枳实、厚朴泄腹满。热得清则烦自除，气得行则满自解。《神农本草经》曰厚朴"主中风，伤寒，头痛，寒热，惊悸，气血痹，死肌，去三虫"。

【方歌】

> 朴须四两枳四枚，十四山栀亦妙哉，
> 下后心烦还腹满，止烦泄满效兼该。

──────── ➔ 《伤寒论》相关条文 ◆ ────────

伤寒下后，心烦腹满、卧起不安者，栀子厚朴汤主之。（79）（《伤寒论》）

──────── ➔ 医家经典论述 ◆ ────────

汪机："治伤寒下后，心烦，腹胀，起卧不安。乃邪气壅于胸腹之间故也。故用栀子之苦以涌胸分之烦，枳实、厚朴以泄腹中之满。"（《医学原理》）

张遂辰："下后，但腹满而不心烦，即邪气入里，为里实，但心烦而不腹满，即邪气在胸中，为虚烦，既烦且满，则邪气壅于胸腹之间也，满则不能坐，烦则不能卧，故卧起不安，与栀子厚朴汤，吐烦泄满。"（《张卿子伤寒论》）

钱潢："伤寒表证未除而误下之，下后外邪陷入，在膈则烦，在胃则满，既烦且满，所以躁扰不宁，卧起皆不安也，邪气虽入，未成痞结，阴阳应象论云，高者因而越之，中满者泻之于内，所以用栀子之苦寒，涌越其心胸之虚邪，厚朴枳实之苦辛，以泄其胀满之浊气，故以栀子厚朴汤主之，然汗随吐发，故不须更解其表也。"（《伤寒溯源集》）

吴坤安："此症邪已入胃，则不可吐；便未燥硬，则不可下。此栀子厚朴汤重于栀豉而轻于承气也。"（《伤寒指掌》）

柯琴："如妄下后，而心烦腹满起卧不安者，是热已入胃，便不当吐，故去香豉；心热未解，不宜更下，故只用栀子以除烦，佐枳、朴以泄满。此两解心腹之妙，是小承气之变局也。"（《伤寒附翼》）

徐大椿："伤寒，下后心烦，即微烦。腹满，卧起不安者，烦而加之腹满，则卧起俱不宁矣。厚朴枳实，以治腹满也。"（《伤寒论类方》）

······→ 医家临床应用 ←······

胡希恕："此腹满亦属虚满，即未至阳明腑实证的胀满，但与太阴病的腹满有寒热之别。由于心烦热和腹胀满，故使其人卧起不安。此证亦多有，宜注意。"（《经方传真：胡希恕经方理论与实践》修订版）

唐祖宣："食积化热、消化不良、肝胆疾病等，心烦，胸腹胀满痞闷，卧起不安；急性胃肠炎、细菌性痢疾、伤寒、副伤寒等，身热不退，胸脘痞闷；冠心病心绞痛、神经衰弱、脱肛、疝气、子宫脱垂等，见有心烦，腹满，舌红苔厚腻者。"（《唐祖宣伤寒论类方解》）

五、栀子柏皮汤

【栀子柏皮汤】

肥栀子十五个，擘　甘草一两，炙　黄柏二两

上三味，以水四升，煮取一升半，去滓，分温再服。

【方解】栀子泄三焦火兼利小便，柏皮治五脏肠胃热结黄疸，故用之以泄热邪；甘草和药性，以防苦寒伤胃。故本方适用于里热较重而湿轻的发黄证。《神农本草经》云檗木"主五脏肠胃中结热，黄疸，肠痔，止泄痢，女子漏下赤白，阴伤，蚀疮"。

【方歌】

里郁业经向外驱，身黄发热四言规，

草须一两二黄柏，十五枚栀不去皮。

······→《伤寒论》相关条文 ←······

伤寒身黄发热，栀子柏皮汤主之。（261）（《伤寒论》）

·········· ➤ **医家经典论述** ◄ ··········

尤在泾:"此热瘀而未实之证。热瘀,故身黄;热未实,故发热而腹不满。栀子彻热于上,柏皮清热于下,而中未及实,故须甘草以和之耳……茵陈蒿汤是下热之剂,栀子柏皮汤是清热之剂,麻黄连轺赤小豆汤是散热之剂也。"(《伤寒贯珠集》)

柯琴:"若因于伤寒而肌肉发黄者,是寒邪已解而热不得越,当两解表里之热。故用栀子以除内烦,柏皮以散外热,佐甘草以和之,是又茵陈汤之轻剂矣。"(《伤寒附翼》)

吴坤安:"金鉴云,表实无汗发黄者,宜麻黄连翘赤小豆汤汗之;里实不便者,宜茵陈蒿汤下之;无表里症而热甚者,宜栀子柏皮汤清之;大便溏,小便不利,发黄者,宜茵陈五苓散利之;阴证发黄者,宜茵陈四逆汤温之。环口黧黑,冷汗者,阴黄死症也;身体枯燥如烟煤者,阳黄死症也。"(《伤寒指掌》)

徐大椿:"伤寒身黄发热者,栀子柏皮汤主之。《本草》:柏皮散脏腑结热黄疸。"(《伤寒论类方》)

·········· ➤ **医家临床应用** ◄ ··········

虞抟:"治身热不去,大便利而烦热身黄。"(《医学正传》)

俞震:"身发热,疼如煅,脉涩而数,右甚于左,应属血虚有热,所谓热痹证也,宜用生地、龟板、天冬、黄柏、丹皮、黑栀、秦艽、防己、牛膝、红花、银花、木通等药可愈,或仲景栀子柏皮汤大剂与之亦佳。"(《古今医案按》)

胡希恕:"黄疸病,发烦热而不可下者,宜本方。"(《经方传真:胡希恕经方理论与实践》修订版)

唐祖宣:"现代多用于治疗传染性肝炎、菌痢、胆囊炎、尿路感染等证。"(《唐祖宣伤寒论类方解》)

六、枳实栀子豉汤

【枳实栀子豉汤】

枳实三枚,炙 栀子十四个,擘 豉一升,绵裹

上三味,以清浆水七升,空煮取四升;内枳实栀子,煮取二升,下豉,

更煮五六沸，去滓，温分再服，覆令微似汗。若有宿食者，内大黄如博棋子五六枚，服之愈。

【方解】枳实栀子豉汤清宣透达兼行滞气，主治栀子豉汤证而心下胀满者。栀子清热除烦，香豉宣热透表，枳实宽中行滞，若兼有宿食停滞，可加大黄以推荡宿食。《神农本草经》谓枳实"主大风在皮肤中，如麻豆苦痒，除寒热结，止痢，长肌肉，利五脏，益气，轻身"。栀子大黄汤为枳实栀子豉汤加大黄，当治栀子豉汤方证而腹胀满，大便难者。《神农本草经》言大黄"主下瘀血，血闭，寒热，破癥瘕积聚，留饮，宿食，荡涤肠胃，推陈致新，通利水谷，调中化食，安和五脏"。

【方歌】

一升香豉枳三枚，十四山栀复病该，

浆水法煎微取汗，食停还藉大黄开。

→ 《伤寒论》相关条文 ←

大病瘥后劳复者，枳实栀子豉汤主之。(393)(《伤寒论》)

→ 医家经典论述 ←

柯琴："若素有宿食者，加枳实以降之，地道不通者，加大黄以润之，此可为实热者立法也。叔和用以治太阳瘥后劳复之证，误甚矣。"(《伤寒附翼》)

王子接："枳实栀子豉汤，微汗微下方也。大都瘥复必虚实相兼，故汗之不欲其大汗，下之不欲其大下。栀豉上焦药也，复以枳实宣通中焦，再用清浆水空煮，减三升，则水性熟而沉，栀豉轻而清，不吐不下，必发于表，故覆之必有微汗。若欲微下，再加大黄围棋子大，佐枳实下泄，助熟水下沉，则栀豉从上泻下，三焦通畅，营卫得和而劳复愈，故云微下。"(《绛雪园古方选注》)

徐大椿："大病瘥后劳复者，劳复乃病后之余症，不在吐法，故取微汗。枳实栀子豉汤主之。劳复因病后气虚，邪气又结于上焦，其症不一，故不著其病形，惟散其上焦之邪足矣，后人以峻补之剂治劳复，则病变百出矣。若有宿食者，纳大黄如博棋子大五、六枚。此指劳复之有宿食者，治食复之法，亦在其中矣……栀子汤加减七方，既不注定何经，亦不专治何误，总由汗吐下之后，正气已虚，尚有痰涎滞气，凝结上焦，非汗下之所能除。《经》所云：'在上者因而越之。'则不动经气而正不重伤，此为最便，乃不易之法也。古方栀子皆生用，故入口即吐。后人作汤以栀子炒黑，不复作

吐,全失用栀子之意,然服之于虚烦症,亦有验,想其清肺除烦之性故在也。终当从古法生用为妙。"(《伤寒论类方》)

--------------- → 医家临床应用 ← ---------------

李东垣:"食膏粱之物过多,烦热闷烦者,宜服之。"(《内外伤辨惑论》)

尾台榕堂:"凡方大病新差,血气未复,劳动、饮啖过度,则或作心胸满闷,或作烦热,与此方,将养则愈。若大便不通,有宿食者,宜枳实栀子大黄豉汤。"(《类聚方广义》)

胡希恕:"主要见于胃肠疾病有热的胀满者"(《经方传真:胡希恕经方理论与实践》修订版)

第二节 《金匮要略》栀子汤类方

栀子大黄汤

【栀子大黄汤】

栀子十四枚 大黄一两 枳实五枚 豉一升

上四味,以水六升,煮取二升,分温三服。

【方解】枳实栀子豉汤清宣透达兼行滞气,主治栀子豉汤证而心下胀满者。栀子清热除烦,香豉宣热透表,枳实宽中行滞,若兼有宿食停滞,可加大黄以推荡宿食。《神农本草经》言枳实"主大风在皮肤中,如麻豆苦痒,除寒热结,止痢,长肌肉,利五脏,益气,轻身"。栀子大黄汤为枳实栀子豉汤加大黄,当治栀子豉汤方证而腹胀满,大便难者。《神农本草经》谓大黄"主下瘀血,血闭,寒热,破癥瘕积聚,留饮,宿食,荡涤肠胃,推陈致新,通利水谷,调中化食,安和五脏"。

【方歌】

一升香豉枳三枚,十四山栀复病该,

浆水法煎微取汗,食停还藉大黄开。

--------------- → 《金匮要略》相关条文 ← ---------------

酒黄疸,心中懊憹,或热痛,栀子大黄汤主之。(15)(《金匮要略·黄疸病脉证并治》)

医家经典论述

柯琴："若素有宿食者，加枳实以降之，地道不通者，加大黄以润之，此可为实热者立法也。叔和用以治太阳瘥后劳复之症，误甚矣。"（《伤寒附翼》）

王子接："枳实栀子豉汤，微汗、微下方也。大都瘥复必虚实相兼，故汗之不欲其大汗，下之不欲其大下。栀豉，上焦药也。复以枳实宣通中焦，再用清浆水空煮，减三升，则水性熟而沉，栀、豉轻而清，不吐不下，必发于表，故覆之必有微汗。若欲微下，再加大黄围棋子大，佐枳实下泄，助熟水下沉，则栀豉从上泻下，三焦通畅，营卫得和，而劳复愈，故云微下。"（《绛雪园古方选注》）

钱潢："大病瘥后，劳复者，枳实栀子豉汤主之。若有宿食者，加大黄如博棋子大五六枚。凡大病新瘥，真元大虚，气血未复，精神倦怠，余热未尽，但宜安养，避风节食，清虚无欲，则元气日长，少壮之人，岂惟复旧而已哉。若不知节养，必犯所禁忌，而有劳复、女劳复、食复、饮酒复剧诸证矣。夫劳复者，如多言多虑，多怒多哀，则劳其神；梳洗沐浴，早坐早行，则劳其力，皆可令人重复发热，如死灰之复燃，为重复之复，故谓之复。但劳复之热，乃虚热之从内发者，虽亦从汗解，然不比外感之邪，可从辛温发散取汗也，故以枳实栀子豉汤主之。"（《伤寒溯源集》）

医家临床应用

李东垣："食膏粱之物过多，烦热闷烦者，宜服之。"（《内外伤辨惑论》）

尾台榕堂："凡大病新瘥，气血未复，劳动饮啖过度，则或作心胸满闷，或作烦热，与此方将养则愈。若大便不利，有宿食者，宜枳实栀子大黄汤。"（《类聚方广义》）

胡希恕："主要见于胃肠疾病有热的胀满者，大便难者加大黄。胃肠炎、肝胆病出现阳明里实证而见烦闷、大便难时，可考虑本方。"（《经方传真：胡希恕经方理论与实践》修订版）

第三节 《伤寒论》栀子汤类方后世拓展

一、柴胡栀子散

【柴胡栀子散】

柴胡 栀子炒 牡丹皮各一钱 茯苓 川芎 芍药 当归 牛蒡子炒，各七分 甘草五分

上水煎服。若太阳头痛，加羌活。

【方解】

本方又名栀子清肝散、栀子清肝汤。方中栀子清三焦之火，使肝脏无君相火扰而疏泄条达，气机调畅；柴胡疏肝解郁，当归配芍药养肝血敛阴以柔肝，川芎活血理气；牛蒡子、茯苓相配在疏肝理气解郁诸药作用中发挥散结功效，甘草调和。全方清热疏肝，健脾和营，主治耳疮之肝胆郁热证。症见耳内作痒生疮，或脓水淋漓，或胸乳间作痛，寒热往来，脉弦数。《证类本草》曰："牛蒡子，能主面目烦闷，四肢不健，通十二经脉，洗五脏恶气。"

【方歌】

栀子清肝耳疮疡，归草丹皮苓连凉，

通窍菖蒲风牛蒡，柴胡引经入耳旁。

················ → 《证治准绳》相关条文 ← ················

（柴胡栀子散）治三焦及足少阳经风热，耳内作痒生疮，或出水疼痛，或胸乳间作痛，或寒热往来……发热作渴……左寸关脉数而有力者，心肝之气热也，用柴胡栀子散……耳内疮……若发热焮痛，属少阳、厥阴风热，用柴胡栀子散……若申酉时叫哭直视，呵欠顿闷，项急惊悸，手足摇动，发热饮水者，此风火相搏而胜肺金也，用柴胡栀子散以治肝火，生肝血。用异功散补脾土，生肺金。若唇白者，为脾绝不治……睡中惊动……风热相搏者，用柴胡栀子散。

················ → 医家经典论述 ← ················

李梴："栀子清肝汤，治三焦及足少阳经血虚肝火风热，耳内作痒，或生疮出水，或颈项胸乳等处作痛，或寒热晡甚，自汗口苦，或目唇搐动等症。如作痛或寒热，加酒炒芩、连；焮连太阳，或头痛，加羌活。"（《医学入门》）

▶ **医家临床应用** ◀

王纶："一妇人，因怒患痰厥而苏，左手臂不能伸，手指麻木，口㖞眼斜，痰气上攻，两腿骨热，或骨中酸痛，服乌药顺气散之类，诸症益甚，不时昏愦，更加内热晡热。余以为肝经血虚，内热生风，前药复耗肝血，虚火炽盛而益甚也。先以柴胡栀子散，调养肝经气血；数日后用八珍汤加钩藤钩散，诸症稍愈；又用加减八味丸料，少加酒炒黄柏、知母黑色者数剂，诸证顿退；乃服八珍汤、柴胡栀子散，半载而痊。后劳役即有复作之意，服柴胡栀子散随安。"(《明医杂著》)

张介宾："风痰，若热盛制金，不能平木而生痰者，宜柴胡栀子散。"(《景岳全书》)

薛立斋："妇人瘰疬，或因胎产血崩，亏损肾肝；或因忧思郁怒，伤损肝脾；或因恚怒风热，肝胆血燥；或因水涸血虚，筋挛则累累然如贯珠，故多生于耳前后、项侧、胸胁间，若寒热肿痛，乃肝经气动而为病。用柴胡栀子散以清肝火为主，而佐以逍遥散以养肝血。若寒热既止，而核不消，乃肝经之血亦病，用加味四物汤以养肝血为主，而佐以柴胡栀子散以清肝火。"(《女科撮要》)

鲍相璈："疮口赤肉突出者，血虚而肝火生风也，用柴胡栀子散。"(《验方新编》)

二、泻黄散

【泻黄散】

藿香叶七钱　山栀子仁一钱　石膏五钱　甘草三两　防风四两去芦切焙

上锉，同蜜酒微炒香为细末，每服一钱至二钱，水一盏，煎至五分，温服。清汁，无时。

【方解】又名泻脾散，脾胃伏火为本方主证，治脾热弄舌。方以石膏清胃热，泻脾经伏火；栀子清利三焦，使热从小便出为君。臣以防风疏散郁火。佐以藿香芳香醒脾，理气和中，助防风疏散脾火。使以生甘草泻火解毒，调和诸药。《本草图经》曰："藿香，主霍乱心痛，故近世医方治脾胃吐逆，为最要之药。"

【方歌】

　　泻黄甘草与防风，石膏栀子藿香充，

炒香蜜酒调和服，胃热口疮并见功。

→ 《小儿药证直诀》相关条文 ←

黄者，脾热，泻黄散主之。

脾脏微热，令舌络微紧，时时舒舌。治之勿用冷药及下之，当少与泻黄散，渐服之。亦或饮水，医疑为热，必冷药下之者，非也。饮水者，脾胃虚，津液少也。又加面黄肌瘦，五心烦热，即为疳瘦，宜胡黄连丸辈。大病未已，弄舌者凶。

泻黄散，又名泻脾散，治脾热弄舌。

→ 医家经典论述 ←

吴仪洛："山栀清心肺之火，使屈曲下行，纵小便出。藿香理脾肺之气，去上焦壅热，辟恶调中。石膏大寒泻热，兼能解肌。甘草甘平和中，又能泻火。重用防风者，取其升浮能发脾中伏火，又能于土中泻木也。木盛克土，防风能散肝火。吴鹤皋曰：或问脾中有伏火，何以不用黄连。余曰：燥矣！又问既恶燥，何以用防风？余曰：东垣有言，防风乃风药中润剂也。李东垣曰：泻黄散，非泻脾也，脾中泻肺也，实则泻其子。以脾为生肺之上源，故用石膏栀子之类。"（《成方切用》）

黄庭镜："黄乃脾之正色。脾之华在睑，脾之窍在唇口。故凡两睑及口中、外有病者，知脾火也。苦能泻火，寒能胜火，故用栀仁、石膏。香能醒脾，甘能缓脾，故用藿香、甘草。乃防风取其升浮，既能发脾中伏火，又可于土中泻其金气，使不受母邪为祸。盖一药两用之法，以故倍之。"（《目经大成》）

→ 医家临床应用 ←

杨士瀛："泻黄散，治脾热，口臭咽干。"（《仁斋直指方论》）

张璐："胎黄者，体目俱黄，小便秘涩，不乳啼叫，或腹膨泄泻，此在胎时，母过食炙煿辛辣，致生湿热，宜用泻黄散之类，急欲乳，不能食者，此风邪由脐而蕴心脾，致舌干唇燥，不能吮乳也。若暴病发热，作渴饮冷，口舌生疮，大便秘结，泻黄散。小儿惊后，目微动咬牙者，实热，泻黄散，以牙龈属手足阳明故也；小儿脾胃俱伤，则呕泄并作，伤辛热停滞，则呕吐出酸秽，或黄色乳，或腹痛下利者，泻黄散、保和丸选用；小儿食积者，手足并热，作渴饮水者，脾胃实热也，泻黄散；身热膈满，肌肤面目皆黄，泻黄散加枳壳、生姜。"（《张氏医通》）

第四节　栀子汤类方鉴别

→《伤寒心法要诀》←

栀豉加草加生姜，枳实栀豉加大黄，

去豉栀子干姜入，枳朴栀子厚朴汤。

栀子柏皮茵陈草，茵陈蒿汤茵栀黄。

注：该方歌包含了栀子豉汤、栀子甘草豉汤、栀子生姜豉汤、枳实栀子豉汤、枳实栀子豉加大黄汤、栀子干姜汤、栀子厚朴汤、栀子柏皮汤、茵陈蒿汤。栀子、淡豆豉，名栀子豉汤。加甘草名栀子甘草豉汤，加生姜名栀子生姜豉汤，加枳实名枳实栀子豉汤。依枳实栀子豉方加大黄，名枳实栀子豉加大黄汤。去豉加干姜，名栀子干姜汤。去豉加枳实厚朴，名栀子厚朴汤。栀子柏皮汤，即栀子、黄柏、甘草也，此方当有茵陈。茵陈蒿汤，即茵陈栀子大黄也。

栀子汤类方鉴别见表5。

表5　栀子汤类方鉴别表

方名	组成	主症	脉象	辨证要点	治法	方源
《伤寒论》栀子汤类方						
栀子豉汤	栀子、香豉	虚烦不得眠，剧者反复颠倒，心中懊憹，或胸中窒，饥不能食，但头汗出	舌上有黄白薄腻苔垢	无形邪热扰胸膈证	清宣郁热	《伤寒论》（76、77、78、81、221、228、375）
栀子甘草豉汤	栀子、甘草、香豉（栀子豉汤加甘草）	同栀子豉汤症见，兼见虚怯少气		栀子豉汤证而虚怯少气者	清宣郁热	《伤寒论》（76）
栀子生姜豉汤	栀子、生姜、香豉（栀子豉汤加生姜）	同栀子豉汤症见，兼见呕逆		栀子豉汤证而呕者	清宣郁热	《伤寒论》（76）
栀子干姜汤	栀子、干姜	身热微烦而呕逆或下利		热郁胸膈兼中寒下利证	清热除烦，温中散寒	《伤寒论》太阳病（80）
栀子厚朴汤	栀子、厚朴、枳实	心烦、腹满、卧起不安		热郁胸膈心烦腹满证	清热除烦，宽中消满	《伤寒论》（79）
栀子柏皮汤	栀子、甘草、黄柏	黄疸病，发热心烦，口渴小便欠利		湿热郁滞三焦发黄证	清解里热，除湿退黄	《伤寒论》（261）

续表

方名	组成	主症	脉象	辨证要点	治法	方源
枳实栀子豉汤	枳实、栀子、香豉	大病瘥后劳复		栀子豉汤证而心下胀满者	清宣郁热兼行滞气	《伤寒论》（393）
《金匮要略》栀子汤类方						
栀子大黄汤	栀子、大黄、枳实、香豉（枳实栀子豉汤加大黄）	酒黄疸，心中懊侬，或热痛		栀子豉汤方证而腹胀满，大便难者	清宣郁热兼行气润下	《金匮要略·黄疸病脉证并治》（15）
《伤寒论》栀子汤类方后世拓展						
柴胡栀子散	柴胡、栀子、牡丹皮、茯苓、川芎、芍药、当归、牛蒡子、甘草	耳内作痒生疮，或脓水淋漓，或胸乳间作痛，寒热往来	脉弦数	耳疮之肝胆郁热证	清热疏肝，健脾和营	《证治准绳》
泻黄散	藿香叶、山栀子仁、石膏、甘草、防风	口燥唇干，口疮口臭，烦热易饥，舌红，脾热弄舌	脉数	脾胃伏火，热在肌肉	泻脾胃伏火	《小儿药证直诀》

第五节　栀子汤类方临床应用

医案一

林某，女，63岁。初诊：2019年1月11日。

[主诉]烦躁潮汗伴眠浅易醒5年余。

[病史]患者5年来无明显诱因出现心烦懊侬，烘热潮汗，夜寐欠宁，自服牛黄清心丸则腹胀、口干，渐加重，就诊于我处。刻下：烘热潮汗，后背发热，舌尖灼热，眠浅易醒，醒后复睡难，无口苦，纳可，大便秘结，量少，无便意，小便可。舌红，舌根苔薄黄，舌下络脉略瘀，脉弦细。绝经9年，既往月经周期正常，量色可。

[辨病辨证]不寐（肝郁脾虚，虚火内生）。

[治法]疏肝健脾，解郁清热，养血安神。

[方宗]加味逍遥散合栀子豉汤。

[处方]牡丹皮10g，当归20g，焦栀子10g，淡豆豉15g，珍珠母（先煎）30g，炒枣仁10g，夜交藤15g，柏子仁15g，木香5g，郁金15g，炒杏仁15g，炙火麻仁15g，生地黄15g，山萸肉5g，生甘草10g，姜枣为引。10剂，水煎服。

二诊：2019年1月21日。诉烘热明显减轻，睡眠改善，大便得通，效不更方，继服半年余，诸证明显好转。

【按语】该患者天癸已竭，肾水不足，脾胃虚弱，土虚不能升木，血少不能养肝，以致肝郁虚火内生，出现懊憹、虚烦不眠。治以疏肝健脾，解郁清热，养血安神，故用加味逍遥散合栀子豉汤。方中牡丹皮、栀子清热以除烦，淡豆豉清表宣热降胃气，当归补血活血，珍珠母、炒枣仁、夜交藤、柏子仁养心安神，木香、郁金疏肝解郁，炒杏仁、火麻仁润肠通便，生地黄、山萸肉滋肾养阴，甘草调和诸药，共奏疏肝健脾、解郁清热、养血安神之功。

【医案二】

孙某，女，57岁。初诊日期：2018年12月4日。

[主诉]少腹部怕凉伴眠浅易醒1年。

[病史]患者1年前久坐后出现少腹患者怕凉，食凉易便溏，夜眠入睡尚可，但眠浅易醒，醒后烦躁难复睡，夜晚腹部凉感加重，外院行胃镜提示慢性萎缩性胃炎。平素情绪易焦虑抑郁，服用枳术颗粒烦躁更甚，遂来诊。刻下：食欲可，无口苦、反酸，眠浅易醒，醒后复睡难，大便每日1次，基本成形，食凉即便溏，小便调，少腹怕凉不适，得温则舒，性情急躁，记忆力减退，手足不怕凉。舌尖红，苔薄白，舌下络脉可，脉沉。

[辨病辨证]不寐（上热下寒）。

[治法]清上温下，除烦安神。

[方宗]栀子干姜汤。

[处方]焦栀子10g，炮姜10g，柴胡10g，枳壳15g，炒白芍20g，郁金15g，木香5g，香附15g，乌药10g，酸枣仁15g，夜交藤15g，炙鸡内金15g，海螵蛸20g，怀牛膝10g，土茯苓30g，炙甘草10g。10剂，水煎服。

二诊：2018年12月15日。上述症状明显好转，效不更方，继服半年余，诸证明显好转。

【按语】该患素体中阳不足，然肝郁化火上扰心神，以致上焦有热，中焦、下焦有寒，故而发为本病。治以清上温下，除烦安神，故用栀子干姜汤化裁。脾病生寒，炮姜代替干姜温补之力更强，逐内寒而散表热；栀子其形似心，又赤色通心，可泄热除烦，主治心中上下一切症；疏解肝郁加柴胡、枳壳、炒白芍、郁金、木香；香附、乌药合用为青囊丸，理气疏肝，温肾散寒；夜交藤、酸枣仁养心助眠，共助主方除烦安神；鸡内金、海螵蛸抑酸护胃，消食导滞；土茯苓甘、淡，除湿解毒；炙甘草调和诸药。二诊诸证好转，效不更方。

医案三

李某，女，32 岁。初诊日期：2004 年 6 月 20 日。

[主诉]唇内侧、舌下溃疡反复发作 7 年，加重 7 天。

[病史]患者唇内侧、舌下溃疡反复发作 7 年，每年发作 3 ~ 5 次，每年3 ~ 7 月时常发作，每次持续 2 ~ 4 周，发作时患处灼痛，流口水，影响进食，多年不愈，苦不堪言。7 天前唇内侧、舌下出现溃疡，局部灼热疼痛，屡服西药无效（具体用药不详）。为进一步诊治来诊。刻下：唇内侧、舌下见淡黄色类圆形溃疡，周围有红晕。舌边尖红，苔薄黄，脉弦滑。平素嗜食辛辣。

[辨病辨证]口疮（脾胃伏热）。

[治法]清泻脾火。

[方宗]泻黄散。

[处方]藿香（后下）10g，栀子 5g，石膏（先煎）30g，防风 10g，芥穗10g，竹叶 6g，泽泻 15g，白术 10g，生甘草 10g。7 剂，水煎服。青黛外敷溃疡面。

二诊：2004 年 6 月 27 日。服上药 7 剂后，溃疡面缩小，局部灼热疼痛减轻。上方再服 10 剂。青黛外敷溃疡面。

后患者口腔溃疡愈合，随访 4 年未复发。

按语 该患平素嗜食辛辣，长期以往，脾运失健，火热毒邪蕴结化火，循经上攻，发为热盛为主的口疮。治以泻黄散，清泻脾火，故用泻黄散。加芥穗、竹叶，加强清泻与升发；白术、泽泻健脾祛湿浊。青黛，味咸性寒，归肝经，具有清热解毒，凉血消斑，泻火定惊功效，内服可治毒发斑，血热吐衄，胸痛咳血，口疮，痄腮，喉痹，小儿惊痫；外用治湿疹、热疮、口疮等。《开宝本草》："青黛，主解诸药毒，小儿诸热，惊厥发热，天行头痛寒热，煎水研服之。亦摩敷热疮、恶肿、金疮、下血、蛇犬等毒。"《岭南采药录》又云："可涂疮及痄腮，又治眼热有膜及吐血，内服之。"

医案四

黄某，女，62 岁。初诊：2020 年 7 月 3 日。

[主诉] 双下肢伴腰部冷痛 1 年，加重 3 个月。

[病史] 患者 2 年前行乳腺癌切除术，术后行放化疗及应用赫赛汀（注射用曲妥珠单抗）治疗。1 年前无明显诱因出现双下肢冷痛，如触冰状，与当地医院颈腰椎放射线检查，未见明显异常。为求进一步诊治来诊，刻下见：恶风怕凉，五心烦热，心情烦躁，双下肢冷痛如触冰状，腰膝酸软，口干口苦，胃脘胀闷，饮食欠佳，排便稀溏，每日一行，寐欠安。舌质暗红，舌根黄腻苔，脉弦细。

[辨病辨证] 痹证（上热下寒，筋骨失养）。

[治法] 清上温下，补益肝肾。

[方宗] 栀子干姜汤合独活寄生汤。

[处方] 焦栀子 15g，干姜 10g，独活 20g，桑寄生 15g，白术 15g，党参 15g，菟丝子 15g，炮附子（先煎）15g，肉桂 10g，黄连 5g，生地黄 15g，山萸肉 5g，沙参 15g，土茯苓 30g，怀牛膝 15g，连翘 15g，生姜 5g，大枣 5g。7 剂，水煎服。

继服 1 个月余，诸症明显好转。

按语 患者长期肝郁不畅导致胸胁脉络气机不利，烦躁易怒，气郁化火；久病脾胃虚弱，肾阳不足，运化输布功能失司，温煦之力愈弱，故而上焦出现五心烦热、胸胁满闷，中焦、下焦则便溏、关节如触冰状。治当清上温下，补益肝肾，方以栀子干姜汤合独活寄生汤。方中栀子苦寒，清上焦胸膈虚火除烦；干姜辛热，温中焦脾阳以散寒，两药一清一温，上下各司其职；党参、沙参、白术健运中焦脾胃，恢复脾胃运化，使气血生化有源；黄连、肉桂交通上下，黄连苦寒，入少阴心经，降心火，不使其炎上；肉桂辛热，入少阴肾经，暖水脏，不使其润下，纠正阴阳不交、恢复阴阳相交的健康状态；生地黄、山萸肉、菟丝子，桑寄生阴阳同补，补肾强骨；怀牛膝补肝肾、强腰细，引血下行；土茯苓、连翘解毒除湿，现代药理研究表明解毒除湿类中药在抗肿瘤，改善内部微环境方面具有良好的疗效。

医案五

田某，女，55 岁。初诊日期：2018 年 11 月 13 日。

[主诉] 腹胀便溏，心烦懊恼，伴左侧嘴角歪斜 2 个月。

[病史]患者2个月前因亲人过世心情悲伤，出现上腹部胀，无饥饿感，食后嗳气明显，口干、口苦，喜食凉，食凉则便溏。迎风后出现左侧嘴角歪斜，左眼闭合不全，左侧耳鸣、耳闷，未见疱疹。于当地医院住院治疗，予改善循环等治疗（具体用药不详），症状无缓解。为进一步诊治来诊，刻下见：面色晄白，心烦懊侬，善太息，上腹胀、嗳气，伴左侧嘴角歪斜，寐欠安，眠浅易醒。舌红，苔腻，舌下络脉正常，脉沉。平素长期便秘，3~4日一行，便质干燥。既往血压正常，2个月前住院期间高血压增高，最高180/100mmHg，发生一过性晕厥，头颅CT未见异常。胃镜、肠镜检查未见明显异常。

[辨病辨证]痞满（寒热错杂，肝脾不和）。

[治法]清热温中，疏肝健脾。

[方宗]栀子干姜汤合加味逍遥丸合天麻钩藤饮。

[处方]焦栀子10g，干姜5g，柴胡10g，当归20g，蝉蜕10g，生地黄15g，泽泻10g，苏梗（后下）15g，连翘15g，姜半夏10g，天麻10g，钩藤（后下）15g，草决明20g，炒白芍20g，炙甘草10g，枳实10g，柏子仁20g，珍珠母（先煎）30g，怀牛膝10g，百合25g，郁金15g。7剂，水煎服。

二诊：2018年11月20日。腹胀、嗳气明显好转，睡眠明显改善，舌红，苔略腻，舌下络脉正常，脉沉。效不更方。患者口眼歪斜，建议针灸治疗。

按语 患者因情志不遂，气郁化火，郁于胸膈，郁热扰心出现心中懊侬、善叹息；脾阳不足，纳运无力，平素腹满，食凉则便溏；肝郁化火，脾失健运，聚湿为痰，痰湿挟肝火上蒙清窍而发为眩晕、头痛；痰湿阻络发为面瘫。治以清热温中，疏肝健脾，化痰除湿，方选栀子干姜汤、加味逍遥丸、天麻钩藤饮化裁，以达清上温下，疏肝健脾之效。《伤寒论》第80条："伤寒，医以丸药大下之，身热不去，微烦者，栀子干姜汤主之。"方中焦栀子苦寒清降，入心、肺、三焦经，功擅清三焦火，散胸膈郁热而除烦，干姜辛热燥烈，入脾胃，散脾胃之寒又温脾胃之阳，二药相伍，清上热，温下寒，寒温同化，调和脾胃，寓有辛开苦降之义。天麻、钩藤燥湿化痰，平肝息风，两药合用，为治眩晕头痛要药。柴胡佐以当归养血和营，疏解郁结之余免耗伤阴血，配枳实下行除结，以令升降相因；芍药酸寒，养血敛阴，柔肝止痛；甘草甘温，健脾益气，缓急止痛，二药合为芍药甘草汤，酸甘化阴，具有调和肝脾，柔肝止痛之效。蝉蜕疏风止痉，兼可清热。生地黄、泽泻清虚烦，泄相火。苏梗、连翘为常用对药，疏肝下气清热；草决明、枳实、柏子仁，润肠行气通便，兼可降压；珍珠母安神定志；怀牛膝较川牛膝补益之力更强，重在调补肝肾，强筋骨；百合、郁金清心解郁，相伍具有很好地抗焦虑、抑郁作用，专擅虚烦不眠，神志恍惚。该患者现虽罹患周围性面瘫，不急于选用白附子、僵蚕之类辛温祛风之品，以为诸证繁多，脾胃尚弱，当先梳理三焦，待肝顺脾调再行通络。

医案六

林某，女，34 岁。初诊：2020 年 5 月 12 日。

[主诉] 紧张焦虑状态 3 年。

[病史] 患者平素精神易紧张、焦虑，近 3 年症状明显，时有默默欲哭，好发耳后及枕后隐痛，为求中医调理来诊。刻下：默默欲哭，心中懊恼，周身烦热，枕后隐痛，口干欲饮，无口苦，纳可，寐欠宁，多梦易醒，小便略黄，大便调，情绪紧张，脾气急躁。月经周期可，量多，色红，无血块，无痛经。舌尖红，苔薄白，脉浮数。

[辨病辨证] 郁证（气分郁热）。

[治法] 清气透热，解郁养阴。

[方宗] 栀子豉汤合百合地黄汤。

[处方] 焦栀子 5g，淡豆豉 10g，薄荷（后下）15g，芦根 20g，百合 25g，生地黄 20g，郁金 15g，沙参 15g，柴胡 15g，香附 15g，怀牛膝 15g，桑叶 15g，菊花 10g，珍珠母（先煎）30g，夜交藤 15g。7 剂，水煎服。

按语　气有余便是火，该患肝气失畅，气郁化火伤阴发为郁证。正如叶天士曰："郁则气滞，气滞久则必化热，热郁则津液耗而不流，升降之机失度，初伤气分，久延血分，延及郁劳沉疴。"故治以清气透热、解郁养阴，方用栀子豉汤合百合地黄汤。方中焦栀子、淡豆豉挥发郁热，清气除烦，配以薄荷、芦根清宣透热。吴塘有云"热之所过，其阴必伤"，故又合百合地黄汤甘凉养阴。百合苦寒清气分之热，生地黄甘润泄血分之热，配以郁金理气化痰、解郁醒神，以及沙参养阴润肺。方中柴胡与香附合用，解肝气郁结，主治血管紧张性头痛，再配以怀牛膝、桑叶、菊花柔肝清利头目；珍珠母、夜交藤安神定志促眠。本案以清宣之品透热，以阴柔之品滋阴，为泄热救阴法也。

医案七

沙某，女，58 岁。初诊：2019 年 1 月 10 日。

[主诉] 术后烦躁伴胃胀、大便不畅 1 年。

[病史] 患者 1 年前行妇科手术后出现胃堵胀，排便不畅，2～3 日一行，便质尚可，情绪急躁易怒，心烦懊恼，今欲求中医调理来诊。刻下：纳可，

胃脘易饱胀，嗳气频频，反酸，时咳嗽、咳痰，鼻痒打喷嚏，略口干，烦躁易怒，易过敏，寐欠宁，早醒，排便不畅，时腹痛，不干燥，2~3日一行。舌尖红，苔略花剥，脉弦。

[辨病辨证] 便秘（热郁胸膈兼胃肠壅滞）。

[治法] 清热除烦，理气除满，润肠通便。

[方宗] 栀子厚朴汤。

[处方] 焦栀子 10g，厚朴 15g，枳实 15g，桃仁 15g，炙火麻仁 20g，柏子仁 20g，炒杏仁 15g，草决明 20g，白术 30g，当归 20g，醋延胡索 15g，苏梗（后下）15g，连翘 15g，蒲公英 25g，蝉蜕 15g，炙百部 15g，蜜紫菀 15g，细辛 5g，地肤子 10g，炒蒺藜 15g，沙参 15g，生甘草 10g，牡丹皮 10g，百合 25g，郁金 20g，菊花 10g，夜交藤 15g。7 剂，水煎服。

按语 患者术后情志不畅，气机郁滞，郁而化热，热与气结，壅于胸腹，以致上焦虚烦，中焦痞满，下焦壅滞，出现心烦、胃胀、便秘等症。治以清热除烦，理气除满，润肠通便，方选栀子厚朴汤。方中栀子苦寒，清解郁热，厚朴苦温，宽中行气，枳实苦寒，消痞通下，三药相合则烦止胀消便通。方中妙用桃仁活血祛瘀，尤宜术后络脉受损，气机壅滞之腹痛、便秘；火麻仁、柏子仁、炒杏仁、草决明润肠通便；生白术运脾除胀，当归、延胡索活血行气止痛；苏梗、连翘、蒲公英清热行气疏肝；蝉蜕、百部、紫菀、细辛宣肺止咳，地肤子、蒺藜祛风止痒，相合治疗肺系症状；沙参、生甘草、丹皮、百合、郁金益气养阴，凉血除虚热，配伍菊花清泄肝火；夜交藤安神促眠。本案辨证要点在于，虽腹胀便秘却非阳明燥实内结，排除了阳明腑实证，再依据心烦、反酸可知为热邪乘机壅滞肠胃，正如柯韵伯所言"是小承气之变局也。"

第六章 承气汤类方临证思辨

第一节 《伤寒论》承气汤类方

一、大承气汤

【大承气汤】

大黄四两，酒洗 厚朴半斤，炙，去皮 枳实五枚，炙 芒硝三合

上四味，以水一斗，先煮二物，取五升，去滓，内大黄，更煮取二升，去滓，内芒硝，更上微火一两沸，分温再服。得下，余勿服。

【方解】

本方较小承气汤重用枳实、厚朴，以气药为君行气破滞，除满开结，大黄后入，取其气锐行速，泄热荡实，加芒硝软坚涤热，故本方为攻下峻剂。《神农本草经》言大黄"主下瘀血，血闭，寒热，破癥瘕积聚，留饮，宿食，荡涤肠胃，推陈致新，通利水谷，调中化食，安和五脏"；朴硝"主百病，除寒热邪气，逐六腑积聚，结固，留癖"。

【方歌】

大黄四两朴半升，枳五硝三急下云，

朴枳先煎黄后入，去渣硝入火微熏。

··········→ 《伤寒论》相关条文 ←··········

阳明病，脉迟，虽汗出不恶寒者，其身必重，短气，腹满而喘，有潮热者，此外欲解，可攻里也。手足濈然汗出者，此大便已硬也，大承气汤主之。若汗多，微发热恶寒者，外未解也，其热不潮，未可与承气汤。若腹大满不通者，可与小承气汤，微和胃气，勿令至大泄下。（208）（《伤寒论》）

阳明病，潮热、大便微硬者，可与大承气汤；不硬者，不可与之。（209）（《伤寒论》）

伤寒若吐若下后不解,不大便五六日,上至十余日,日晡所发潮热,不恶寒,独语如见鬼状。若剧者,发则不识人,循衣摸床,惕而不安,微喘直视,脉弦者生,涩者死。微者,但发热谵语者,大承气汤主之。若一服利,则止后服。(212)(《伤寒论》)

阳明病,谵语有潮热,反不能食者,胃中必有燥屎五六枚也。若能食者,但硬耳。宜大承气汤下之(215)(《伤寒论》)

汗出谵语者,以有燥屎在胃中,此为风也,须下者,过经乃可下之。下之若早,语言必乱,以表虚里实故也。下之愈,宜大承气汤。(217)(《伤寒论》)

二阳并病,太阳证罢,但发潮热,手足漐漐汗出,大便难而谵语者,下之则愈,宜大承气汤。(220)(《伤寒论》)

阳明病,下之,心中懊恼而烦。胃中有燥屎者,可攻。腹微满,初头硬,后必溏,不可攻之。若有燥屎者,宜大承气汤。(238)(《伤寒论》)

病人烦热,汗出则解,又如疟状,日晡所发热者,属阳明也。脉实者,宜下之;脉浮虚者,宜发汗。下之与大承气汤,发汗宜桂枝汤。(240)(《伤寒论》)

大下后,六七日不大便,烦不解,腹满痛者,此有燥屎也。所以然者,本有宿食故也,宜大承气汤。(241)(《伤寒论》)

病人小便不利,大便乍难乍易,时有微热,喘冒不能卧者,有燥屎也,宜大承气汤。(242)(《伤寒论》)

得病二三日,脉弱,无太阳柴胡证,烦躁,心下硬,至四五日,虽能食,以小承气汤,少少与,微和之,令小安,至六日,与承气汤一升。若不大便六七日,小便少者,虽不受食,但初头硬,后必溏,未定成硬,攻之必溏;须小便利,屎定硬,乃可攻之,宜大承气汤。(251)(《伤寒论》)

伤寒六七日,目中不了了,睛不和,无表里证,大便难,身微热者,此为实也,急下之,宜大承气汤。(252)(《伤寒论》)

阳明病,发热汗多者,急下之,宜大承气汤。(253)(《伤寒论》)

发汗不解,腹满痛者,急下之,宜大承气汤。(254)(《伤寒论》)

腹满不减,减不足言,当下之,宜大承气汤。(255)(《伤寒论》)

阳明少阳合病,必下利,其脉不负者,为顺也。负者,失也,互相克贼,名为负也。脉滑而数者,有宿食也,当下之,宜大承气汤。(256)(《伤寒论》)

少阴病,得之二三日,口燥咽干者,急下之,宜大承气汤。(320)(《伤寒论》)

少阴病，自利清水，色纯青，心下必痛，口干燥者，可下之，宜大承气汤。(321)(《伤寒论》)

少阴病，六七日，腹胀不大便者，急下之，宜大承气汤。(322)(《伤寒论》)

→《金匮要略》相关条文 ←

痉为病，胸满口噤，卧不着席，脚挛急，必𫛲齿，可与大承气汤。(13)(《金匮要略·痉湿暍病脉证治》)

腹满不减，减不足言，当须下之，宜大承气汤。(13)(《金匮要略·腹满寒疝宿食病脉证治》)

问曰：人病有宿食，何以别之？师曰：寸口脉浮而大，按之反涩，尺中亦微而涩，故知有宿食，大承气汤主之。(21)(《金匮要略·腹满寒疝宿食病脉证治》)

脉数而滑者，实也，此有宿食，下之愈，宜大承气汤。(22)(《金匮要略·腹满寒疝宿食病脉证治》)

下利不欲食者，有宿食也，当下之，宜大承气汤。(23)(《金匮要略·腹满寒疝宿食病脉证治》)

下利三部脉皆平，按之心下坚者，急下之，宜大承气汤。(37)(《金匮要略·呕吐哕下利病脉证治》)

下利脉迟而滑者，实也。利未欲止，急下之，宜大承气汤。(38)(《金匮要略·呕吐哕下利病脉证治》)

下利脉反滑者，当有所去，下乃愈，宜大承气汤。(39)(《金匮要略·呕吐哕下利病脉证治》)

下利已差，至其年月日时复发者，以病不尽故也，当下之，宜大承气汤。(40)(《金匮要略·呕吐哕下利病脉证治》)

病解能食，七八日更发热者，此为胃实，大承气汤主之。(3)(《金匮要略·妇人产后病脉证治》)

产后七八日，无太阳证，少腹坚痛，此恶露不尽，不大便，烦躁发热，切脉微实，再倍发热，日晡时烦躁者，不食，食则谵语，至夜即愈，宜大承气汤主之。热在里，结在膀胱也。(7)(《金匮要略·妇人产后病脉证治》)

→ 医家经典论述 ←

成无己："承，顺也。伤寒邪气入胃者，谓之入腑。腑之为言聚也。胃为水谷之海，荣卫之源。水谷会聚于胃，变化而为荣卫。邪气入于胃也。胃中气郁滞，糟粕秘结，壅而为实，是正气不得舒顺也。《本草》曰：通可以去滞，泄可以去邪。塞而不利，闭而不通，以汤荡涤，使塞者利而闭者通，正气得以舒顺，是以承气名之。王冰曰：宜下必以苦，宜补必以酸。言酸收而苦泄也。枳实苦寒，溃坚破结，则以苦寒为之主，是以枳实为君。厚朴味苦温，《内经》曰：燥淫于内，治以苦温，泄满除燥，则以苦温为辅，是以厚朴为臣。芒硝味咸寒，《内经》曰：热淫于内，治以咸寒，人伤于寒，则为病热，热气聚于胃，则谓之实。咸寒之物，以除消热实，故以芒硝为佐。大黄味苦寒，《内经》曰：燥淫所胜，以苦下之，热气内胜，则津液消而肠胃燥，苦寒之物，以荡涤燥热，故以大黄为使。是以大黄有将军之号也。承气汤，下药也。用之尤宜审焉。审知大满大实，坚有燥屎，乃可投之也。如非大满，则犹生寒热而病不除，况无满实者，而结胸痞气之属，由是而生矣。是以《脉经》有曰：伤寒有承气之戒，古人亦特谨之。"（《伤寒明理方论》）

方有执："承气者，承上以逮下，推陈以致新之谓也。曰大者，大实大满，非此不效也。枳实泄满也，厚朴导滞也，芒硝软坚也，大黄荡热也，陈之推新之所以致也。"（《伤寒论条辨》）

徐大椿："因吐下之后，竭其中气，津液已耗，孤阳独存，胃中干燥，或有燥屎，故现此等恶症。"（《伤寒论类方》）

柯琴："夫诸病皆因于气，秽物之不去，由于气之不顺，故攻积之剂，必用行气之药以主之。亢则害，承乃制，此承气之所由。又病去而元气不伤，此承气之义也。夫方分大、小，有二义焉。厚朴倍大黄，是气药为君，名人承气。"（《伤寒附翼》）

尤在泾："承气，顺也，顺而承者，地之道也。故天居地上，而常卑而下行，地处天下，而常顺承乎天。人之脾胃，犹地之上也。乃邪热入之，与糟粕结，于是燥而不润，刚而不柔，滞而不行，而失其地之道矣，岂复能承天之气哉？大黄、芒硝、枳、朴之属，涤荡脾胃，使糟粕一行，则热邪毕出，地道即平，天气乃降，清宁复旧矣。"（《伤寒贯珠集》）

刘渡舟："大承气汤四味药，厚朴、枳实、大黄、芒硝。这个病有腹满，厚朴苦温，能够消满。这个病不是光满，还有痞，"上下气不通谓之痞"，所以药里有枳实，枳实苦寒，能够消痞。这两个药都是气分药，一个是热性的，一个是寒性的，厚朴能够治腹满，枳实能够消痞，两个药可以通达肠胃之气，这是第一个方面。第二个方面，这个方主要是泻下，用大黄、芒硝，借助厚朴、枳实的推动作用，把燥屎秽物排出体外。"（《刘渡舟伤寒论讲稿》）

················ ➤ **医家临床应用** ⬅ ················

吴又可："凡有燥屎，脐下必坎坷，肌肤必枯燥，腹必拒按。癫狂，热壅，便秘。脉数实，登高弃衣，狂骂，盖阳盛则四肢实，能登高，宜大承气汤。"（《瘟疫论》）

吴鞠通："面目俱赤，语声重浊，呼吸俱粗，大便闭，小便涩，舌苔老黄，甚则黑有芒刺，但恶热，不恶寒，日晡益甚者，传至中焦，阳明温病也。脉浮洪躁甚者，白虎汤主之；脉沉数有力，甚则脉体反小而实者，大承气汤主之。暑温、湿温、温疟，不在此例……阳明温病，面目俱赤，肢厥，甚则通体皆厥，不瘛疭，但神昏，不大便七、八日以外，小便赤，脉沉伏，或并脉亦厥，胸腹满坚，甚则拒按，喜凉饮者，大承气汤主之。"（《温病条辨》）

刘渡舟："大承气汤治疗范围，一个要有汗出，一个要有潮热，一个要有腹满，一个要有不恶寒。"（《刘渡舟伤寒论讲稿》）

李宇航："现代临床应用较为广泛，如急性不完全性肠梗阻、急性胰腺炎、急性胆囊炎、胆石症、细菌性痢疾、精神分裂症、大叶性肺炎、流行性感冒、中枢神经系统感染所致高热、惊厥、便秘等多种疾病符合燥热结实的基本病机，皆可使用。"（《伤寒论研读》）

二、小承气汤

【小承气汤】

大黄四两 厚朴二两, 炙, 去皮 枳实三枚, 大者, 炙

上三味，以水四升，取一升二合，去滓，分温二服。初服汤当更衣，不尔者，尽饮之，若更衣者，勿服之。

【方解】本方中大黄荡涤胃肠，推陈致新；厚朴、枳实疏通滞气。本方涤热力量较调胃承气汤和大承气汤轻，通便力量次于大承气汤，胜于调胃承气汤。

【方歌】

朴二枳三四两黄，小承微结好商量，

长沙下法分轻重，妙在同煎切勿忘。

················ ➤ **《伤寒论》相关条文** ⬅ ················

阳明病，脉迟，虽汗出不恶寒者，其身必重，短气，腹满而喘，有潮热

者，此外欲解，可攻里也。手足濈然汗出者，此大便已硬也，大承气汤主之。若汗多，微发热恶寒者，外未解也，其热不潮，未可与承气汤。若腹大满不通者，可与小承气汤，微和胃气，勿令至大泄下。（208）（《伤寒论》）

阳明病，潮热、大便微硬者，可与大承气汤；不硬者，不可与之。若不大便六七日，恐有燥屎，欲知之法，少与小承气汤，汤入腹中，转失气者，此有燥屎也，乃可攻之。若不转失气者，此但初头硬，后必溏，不可攻之，攻之必胀满不能食也。欲饮水者，与水则哕。其后发热者，必大便复硬而少也，以小承气汤和之。不转失气者，慎不可攻也。小承气汤。（209）（《伤寒论》）

阳明病，其人多汗，以津液外出，胃中燥，大便必硬，硬则谵语，小承气汤主之，若一服谵语止者，更莫复服。（213）（《伤寒论》）

阳明病，谵语发潮热，脉滑而疾者，小承气汤主之。因与承气汤一升，腹中转气者，更服一升，若不转气者，勿更与之。明日又不大便，脉反微涩者，里虚也，为难治，不可更与承气汤也。（214）（《伤寒论》）

太阳病，若吐若下若发汗后，微烦，小便数，大便因硬者，与小承气汤和之，愈。（250）（《伤寒论》）

下利谵语者，有燥屎也，宜小承气汤。（374）（《伤寒论》）

──────── ➤ 《金匮要略》相关条文 ◄ ────────

下利谵语者，有燥屎也，小承气汤主之。（41）（《金匮要略·呕吐哕下利病脉证并治》）

──────── ➤ 医家经典论述 ◄ ────────

成无己："大热结实者，与大承气汤，小热微结者，与小承气汤。以热不大甚，故于大承气汤去芒硝；又以结不至坚，故不减厚朴、枳实也。"（《注解伤寒论》）

徐大椿："腹满不通，虽外未解，亦可用小承气，此方乃和胃之品，非大下之峻剂故也。"（《伤寒论类方》）

柯琴："方分大、小者，有二义焉：厚朴倍大黄，是气药为君，名大承气；大黄倍厚朴，是气药为臣，名小承气。味多性猛，制大其服，欲令大泄下也，因名曰大，味少性缓，制小其服，欲微和胃气也，故名曰小。"（《伤寒附翼》）

钱潢："小承气者，即大承气而小其制也。大邪大热之实于胃者，以大承气汤下之；邪热轻者，及无太热，但胃中津液干燥而大便难者，以小承气微利之，以和其胃气，胃和则止，非大攻大下之剂也。以无大坚实，故于大承气中去芒硝；又以邪气未大结满，故减厚朴、枳实也。创法立方，唯量其缓急轻重而增损之，使无太过不及，适中病情已耳。若不量虚实，不揆轻重，不及则不能祛除邪气，太过则大伤元气矣。临证审之。"（《伤寒溯源集》）

刘渡舟："小承气汤没有芒硝，虽然有痞、晡、实，但是燥结得不厉害，所以就没有芒硝，在小肠。"（《刘渡舟伤寒论讲稿》）

························· ➤ 医家临床应用 ➤ ·························

吴鞠通："阳明温病，诸证悉有而微，脉不浮者，小承气汤微和之……阳明温病，汗多谵语，舌苔老黄而干者，宜小承气汤……阳明温病，下利谵语，阳明脉实，或滑疾者，小承气汤主之；脉不实者，牛黄丸主之，紫雪丹亦主之……阳明暑温，湿气已化，热结独存，口燥咽干，渴欲饮水，面目俱赤，舌燥黄，脉沉实者，小承气汤各等分下之。"（《温病条辨》）

姜建国："可用于治疗大便燥结偏重；或大承气汤证之轻者；或阳明腑实证虽重，但不宜峻下之证，如年老体弱正气不足者，或素有宿疾津气有亏者；或兼有新感表邪尚未尽者，均可以酌情用小承气汤攻下，但要注意中病即止，免伤正气。"（《伤寒论》）

李宇航："本方主要用于不完全性肠梗阻、胆道感染、细菌性痢疾、腹外科术后、小儿食积等属胃肠里热结实较轻者。"（《伤寒论研读》）

三、调胃承气汤

【调胃承气汤】

甘草二两，炙　芒硝半斤　大黄四两，清酒洗

上三味，切，以水三升，煮二物至一升，去滓，内芒硝，更上微火一二沸，温顿服之，以调胃气。

【方解】 本方中大黄开结，芒硝涤热，甘草和中，为和胃开结涤热之轻剂。

【方歌】

> 调和胃气炙甘功，硝用半升地道通，
> 草二大黄四两足，法中之法妙无穷。

→《伤寒论》相关条文←

发汗后，恶寒者，虚故也。不恶寒，但热者，实也。当和胃气，与调胃承气汤。（70）（《伤寒论》）

太阳病未解，脉阴阳俱停—作微，必先振栗汗出而解。但阳脉微者，先汗出而解，但阴脉微—作尺脉实者，下之而解。若欲下之，宜调胃承气汤。（94）（《伤寒论》）

伤寒十三日，过经谵语者，以有热也，当以汤下之。若小便利者，大便当硬，而反下利，脉调和者，知医以丸药下之，非其治也。若自下利者，脉当微厥，今反和者，此为内实也，调胃承气汤主之。（105）（《伤寒论》）

太阳病，过经十余日，心下温温欲吐，而胸中痛，大便反溏，腹微满，郁郁微烦。先此时自极吐下者，与调胃承气汤。若不尔者，不可与。但欲呕，胸中痛，微溏者，此非柴胡汤证，以呕故知极吐下也。调胃承气汤。（123）（《伤寒论》）

阳明病，不吐不下，心烦者，可与调胃承气汤。（207）（《伤寒论》）

太阳病三日，发汗不解，蒸蒸发热者，属胃也，调胃承气汤主之。（248）（《伤寒论》）

伤寒吐后，腹胀满者，与调胃承气汤。（249）（《伤寒论》）

→ 医家经典论述 ←

成无己："《内经》曰：热淫于内，治以咸寒，佐以甘苦。芒硝咸寒以除热，大黄苦寒以荡实，甘草甘平，助二物推陈而缓中。"（《注解伤寒论》）

徐大椿："芒硝善解结热之邪，大承气汤用之，解已结之热邪；此方用之，以解将结之热邪，其能调胃，则全赖甘草也。"（《伤寒论类方》）

柯琴："不用气药而亦名承气者，调胃即所以承气也。《经》曰：平人胃满则肠虚，肠满则胃虚，更虚更实，故气得上下。今气之不承，由胃家之热实。必用硝、黄以濡胃家之糟粕，则气得以下；同甘草以生胃家之津液，而气得以上，推陈之中，便寓致新之义，一攻一补，调胃之法备矣。胃调则诸气皆顺，故亦得以承气名之。前辈见条中无燥屎字，便云未坚硬者可用，不知此方专为燥屎而设，故芒硝分两多于大承气……此方全在服法之妙，少少服之，是不取其势之锐，而欲其味之留中，以濡润胃腑而存津液也。"（《伤寒附翼》）

尤在泾："调胃者，调其胃气，返于中和，不使热盛实气而劫夺津气也。（《伤寒贯珠集》）

刘渡舟：调胃承气汤是治燥热在胃，虽然也泻大便，主要在胃而不在肠，方中甘草使大黄、芒硝缓恋于上，解决胃的燥热问题。因此，调胃承气汤证有不吐不下，心烦，蒸蒸而热，与燥屎、大便秘结的问题联系不太密切。"（《刘渡舟伤寒论讲稿》）

> **医家临床应用** ←

吴鞠通："阳明温病，无汗，小便不利，谵语者，先与牛黄丸；不大便，再与调胃承气汤。阳明温病，纯利稀水无粪者，谓之热结旁流，调胃承气汤主之。阳明温病，无上焦证，数日不大便，当下之，若其人阴素虚，不可行承气者，增液汤主之。服增液汤已。周十二时观之，若大便不下者，合调胃承气汤微和之。斑疹阳明证悉具，外出不快，内壅特甚者，调胃承气汤微和之，得通则已，不可令大泄，大泄则内陷。"（《温病条辨》）

刘渡舟："后世常用调胃承气汤清泄胃热，调和胃燥，如《张氏医通》治疗心胃火盛，病人常觉面部有如火烤之热的'燎面症'，就是用调胃承气汤加黄连、犀角。也有医家将其用于过服补药而造成的胃热生斑之证，效果都是很好的。"（《刘渡舟伤寒论讲稿》）

李宇航："本方主要用于急性胆囊炎、急性胰腺炎、急性肺炎、肠型荨麻疹、湿疹等属胃肠里热结实较轻者。"（《伤寒论研读》）

张锡纯医案：又治一人素伤烟色，平日大便七八日一行，今因受外感实热，十六七日大便犹未通下，心中烦热，腹中胀满，用洗肠法下燥粪少许，而胀满烦热如旧。医者谓其气虚脉弱，不敢投降下之药。及愚诊之，知其脉虽弱而火则甚实，遂用调胃承气汤加野台参四钱，生赭石、天门冬各八钱，共煎汤一大碗，分三次徐徐温饮下，饮至两次，腹中作响，觉有开通之意，三次遂不敢服，迟两点钟大便通下，内热全消，霍然愈矣。（《医学衷中参西录》）

四、桃核承气汤

【桃核承气汤】

桃仁五十个，去皮尖　大黄四两　桂枝二两，去皮　甘草二两，炙　芒消二两

上五味，以水七升，煮取二升半，去滓，内芒消，更上火，微沸下火。先食温服五合，日三服当微利。

【方解】本方中大黄苦寒，芒硝咸寒，荡实除热；桂枝辛温，桃仁辛

润，逐血祛瘀；甘草甘缓，以助正气。本方为调胃承气汤加桂枝、桃仁而成，桂枝、桃仁辛入血分，变涤热和胃为活血祛瘀。如《神农本草经》云朴消"主百病，除寒热邪气，逐六腑积聚，结固，留癖，能化七十二种石"。

【方歌】

五十桃仁四两黄，桂硝二两草同行，

膀胱热结如狂证，外解方攻用此汤。

→《伤寒论》相关条文 ←

太阳病不解，热结膀胱，其人如狂，血自下，下者愈。其外不解者，尚未可攻，当先解其外；外解已，但少腹急结者，乃可攻之，宜桃核承气汤。（106）（《伤寒论》）

→ 医家经典论述 ←

成无己："太阳，膀胱经也。太阳经邪热不解，随经入腑，为热结膀胱，其人如狂者，为未至于狂，但不宁尔。《经》曰：其人如狂者，以热在下焦，太阳多热，热在膀胱，必与血相搏，若血不为蓄，为热迫之则血自下，血下则热随血出而愈。若血不下者，则血为热搏，蓄积于下，而少腹急结，乃可攻之，与桃核承气汤，下热散血。《内经》曰：从外之内而盛于内者，先治其外，后调其内。此之谓也。"（《注解伤寒论》）

徐大椿："太阳之邪，由经入腑，膀胱多气多血，热甚则血凝，而上干心包，故神昏而如狂。血得热而行，故能自下，则邪从血出，与阳明之下燥尿同。外不解而攻之，则邪反陷入矣。小腹急结，是蓄血现症。"（《伤寒论类方》）

柯琴："阳气太重，标本俱病，故其人如狂。血得热则行，故尿血也。血下则不结，故愈。冲任之血，会于少腹。热极则血不下而反结，故急。然病自外来者，当先审表热之轻重以治其表，继用桃仁承气以攻其里之结血。此少腹未硬满，故不用抵当。然服五合取微利，亦先不欲下意。首条以'反不结胸'句，知其为下后证。此以'尚未可攻'句，知其为未下证。急结者宜解，只需承气；硬满者不易解，必仗抵当。表症仍在，竟用抵当，全不顾表者，因邪甚于里，急当救里也。外症已解，桃仁承气未忘桂枝者，因邪甚于表，仍当顾表也。"（《伤寒来苏集》）

尤在泾："太阳之邪，不从表出，而内传于腑，与血相搏，名曰蓄血。其人当如狂，所谓蓄血在下，其人如狂是也。其证当下血，血下则热随血出而愈，所谓血病见血自愈也。如其不愈而少腹急结者，必以法攻而去之。然其外证不解者，则尚未可攻，攻之恐血去而邪复入里也。是必先解其外之邪，而后攻其里之血，所谓从外之内而盛于内者，先治其外，而后调其内也。"（《伤寒贯珠集》）

郑卫平："病在下焦，为使药力直达其所，故宜'先食温服'，空腹温服，则逐瘀下行之力更为迅速而药效显著，临床用药所当着意处，不可漠然视之。"（《唐祖宣伤寒论解读》）

················➤ **医家临床应用** ◄················

刘渡舟："一个是妇女病，因为妇女病往往由于生理的问题，月经的问题，妇女的这些月经病，比如"闭月"，月经不来了，一定有原因，如果属于有热的，这个病机要和《伤寒论》合起来，热和血凝结，下不来；血就被热所瘀，血瘀小肚子就疼痛，这叫做痛经；热与血结月经不来，就烦躁，严重的就可以出现如狂。临床上要注意，妇女尤其是青年，二三十岁，往往不来月经或者是过期，然后肚子疼，烦躁，有时如狂，这个方子效果很好。病史里有过外伤，胸部，或者是腹部，或者胁肋发生疼痛，每到变天、阴天、下雨、寒冷疼痛就很严重。考虑内有瘀血，由于跌仆跌打，里有瘀血。这个桃核承气汤效果是非常好。"（《刘渡舟伤寒论讲稿》）

李宇航："本方临床应用广泛，如脑出血、脑梗死、精神分裂症、腰椎骨折、下肢静脉血栓形成、动脉硬化闭塞症、肾病综合征、不完全性肠梗阻、急性阑尾炎、糖尿病、卵巢囊肿等属瘀热阻于下焦者，均可使用。"（《伤寒论研读》）

五、抵当汤/丸

【抵当汤】

水蛭三十个，熬 虻虫各三十个，去翅足，熬 桃仁二十个，去皮尖 大黄三两，酒洗

上四味，以水五升，煮取三升，去滓，温服一升。不下，更服。

【抵当丸】

水蛭二十个，熬 虻虫二十个，去翅足，熬 桃仁二十五个，去皮尖 大黄三两

上四味，捣分四丸，以水一升，煮一丸，取七合服之，晬时当下血，若不下者更服。

【方解】本方中水蛭、虻虫破血逐瘀，桃仁祛瘀生新，大黄推陈致新。四药合用，能直达病处，以攻下蓄血，故名抵当汤，若病势较缓未见发狂则改汤为丸。《神农本草经》云水蛭"主逐恶血，瘀血，月闭，破血瘕，积聚"；木虻"主目赤痛，眦伤，泪出，瘀血，血闭"。

【方歌】

大黄三两抵当汤，里指冲任不指胱，

虻蛭桃仁各三十，攻其血下定其狂。

···················→ 《伤寒论》相关条文 ←···················

太阳病六七日，表证仍在，脉微而沉，反不结胸，其人发狂者，以热在下焦，少腹当硬满，小便自利者，下血乃愈。所以然者，以太阳随经，瘀热在里故也。抵当汤主之。(124)(《伤寒论》)

太阳病身黄，脉沉结，少腹硬，小便不利者，为无血也。小便自利，其人如狂者，血证谛也，抵当汤主之。(125)(《伤寒论》)

阳明证，其人喜忘者，必有畜血。所以然者，本有久瘀血，故令喜忘；屎虽硬，大便反易，其色必黑者，宜抵当汤下之。(237)(《伤寒论》)

病人无表里证，发热七八日，虽脉浮数者，可下之。假令已下，脉数不解，合热则消谷喜饥，至六七日，不大便者，有瘀血，宜抵当汤。(257)(《伤寒论》)

伤寒有热，少腹满，应小便不利，今反利者，为有血也，当下之，不可余药，宜抵当丸。(126)(《伤寒论》)

···················→ 《金匮要略》相关条文 ←···················

妇人经水不利下，抵当汤主之。亦治男子膀胱满急有瘀血者。(14)(《金匮要略·妇人杂病脉证并治》)

···················→ 医家经典论述 ←···················

成无己："太阳，经也；膀胱，腑也。此太阳随经入腑者也。六七日邪气传里之时，脉微而沉，邪气在里之脉也。表证仍在者，则邪气犹浅，当结于胸中；若不结于胸中，其人发狂者，热结在膀胱也。经曰：热结膀胱，其人如狂。此发狂则热又深也。少腹硬满，小便不利者，为无血也；小便自利者，血证谛也，与抵当汤以下瘀血……苦走血，咸胜血，虻虫、水蛭之咸苦，以除蓄血。甘缓结，苦泄热，桃仁、大黄之苦，以下结势。(《注解伤寒论》)

徐大椿："此亦热结膀胱之症，前桃核承气乃治瘀血将结之时，抵当乃治瘀血已结之后也……热而小腹满，又小便利，必兼三者，乃为血证谛，不可余药，谓此症须缓下其血，用丸使之徐下。"(《伤寒论类方》)

柯琴："水蛭，虫之巧于饮血者也；虻，飞虫之猛于吮血者也。兹取水陆之善取血者攻之，同气相求耳。更佐桃仁之推陈致新，大黄之苦寒以荡涤邪热。名之曰抵当者，谓直抵其当攻之所也。若虽热而未狂，小腹满而未硬，宜小其制，为丸以缓治之。"(《伤寒附翼》)

尤在泾："此亦太阳热结膀胱之证。六七日，表证仍在而脉微沉者，病未离太阳之经，而已入膀胱之腑也。反不结胸，其人如狂者，热不在上而在下也。少腹硬满，小便自利者，不结于气而结于血也。下血则热随血去，故愈。所以然者，太阳；经也，膀胱，腑也，太阳之邪，随经入里与血俱结于膀胱，所谓经邪入腑，亦谓之传本是也。抵当汤中水蛭、虻虫食血去瘀之力倍于芒硝，而又无桂枝之甘辛，甘草之甘缓，视桃仁承气汤为较峻矣。盖血自下者，其血易动，故宜缓剂，以去未尽之邪。瘀热在里者，其血难动，故须峻药以破固结之势也……身黄、脉沉结、少腹硬，水病、血病皆得有之。但审其小便不利者，知水与热蓄，为无血而有水，五苓散证也。若小便自利、其人如狂者，乃热与血结，为无水而有血，抵当汤证也……变汤为丸，未详何谓，尝考其制，抵当丸中，水蛭、虻虫减汤方三分之一，而所服之数，又居汤方十分之六，是缓急之分，不特在汤丸之故也。"(《伤寒贯珠集》)

刘渡舟："抵当汤证以逐血为主，桃核承气汤以逐热为主，两者有轻重的不同。在临床两方的鉴别点是：热重的，热与血结而偏于热的，用桃核承气汤；热与血结而瘀血偏重，少腹硬满，其人如狂的，要用抵当汤；瘀和热皆轻的，少腹满而不硬的，用抵当丸了，所以抵当丸证也没说还有如狂、发狂这些症状。"(《刘渡舟伤寒论讲稿》)

················· ➤ 医家临床应用 ← ·················

吉益东洞："抵当汤：坠仆折伤，瘀血凝滞，心腹胀满，二便不通者。经闭，少腹硬满或目赤肿痛不能视者。经闭，腹底有癥，有青筋者。抵当丸：产妇恶露不尽，凝块为患者，再娩时用本方，不过十日，其块尽消，平时用非无效，惟不若娩时之捷耳。"(《类聚方广义》)

曹颖甫：某姓男子，少腹胀痛，小便清长，且目不识物。论证确为蓄血，而心窃疑之。乃姑投以桃核承气汤，服后片时，即下黑粪，而病证如故。再投二剂，加重其量，病又依然，心更惊奇。因思此证若非蓄血，服下药三剂，亦宜变成坏病。若果属是证，何以不见少差，此必药轻病重之故也。时门人章次公在侧，曰：与抵当丸何如？余曰：考其证，非轻剂可瘳，乃决以抵当汤下之。服后，黑粪挟宿血齐下。更进一剂，病者即能伏榻静卧，腹胀平，痛亦安。知药已中病，仍以前方减轻其量，计虻虫二钱，水蛭钱半，桃仁五钱，川军五钱。后复减至虻虫水蛭各四分，桃仁、川军各钱半。由章次公调理而愈。后更询诸病者，盖尝因劳力负重，致血凝而结成蓄血证也。"（《经方实验录》）

刘渡舟："月经的毛病，妇人产后恶露不下出现的一些精神病或者肚子疼痛等，这个方子都好用……日本杵渊彰等通过对日本汉方医学文献有关资料分析，认为本方所主之证，以 30 岁左右的女性最为多见，出现的症状多数与流产、月经不调有关。"（《刘渡舟伤寒论讲稿》）

郑卫平："本方治喜忘阳事易举之症；脑动脉硬化所致的善忘失眠之症；治疗慢性阑尾炎脓肿所致的右少腹硬满，与薏苡附子败酱散合用；治结肠炎所致的少腹硬满加川黄连、乌梅；治膀胱之少腹硬满或急结之状加金钱草；妇女经行腹痛，月经错杂等病所致的少腹硬满之症。只要辨准系热与血结之病机，投之能收异病同治之效。治疗劳伤疾患见面黄如熏，证似正虚，而内夹瘀血之疾者，用之多效。"（《唐祖宣伤寒论解读》）

六、十枣汤

【十枣汤】

芫花_熬 甘遂 大戟

上三味等分，各别捣为散，以水一升半，先煮大枣肥者十枚，取八合，去滓，内药末，强人服一钱匕，羸人服半钱，温服之，平旦服。若下少，病不除者，明日更服，加半钱，得快下利后，糜粥自养。

【方解】本方中甘遂、大戟、芫花均为峻逐水饮药，力猛效速。本方大枣虽非逐水药，但以其命名，因其可顾护胃气，使水邪去而正不伤。又因水居高位，三药峻烈且有毒性，故用大枣性味甘缓，缓缓逐水防止药过病所，从而达到祛邪务尽的目的。《神农本草经》云大枣"主心腹邪气，安中养脾，助十二经，平胃气，通九窍，补少气、少津液，身中不足，大惊，四肢重，和百药"。

【方歌】

大戟芫花甘遂平，妙将十枣煮汤行，

中风表证全除尽，里气未和此法程。

→《伤寒论》相关条文 ←

太阳中风，下利呕逆，表解者，乃可攻之。其人漐漐汗出，发作有时，头痛，心下痞，硬满，引胁下痛，干呕短气，汗出不恶寒者，此表解里未和也，十枣汤主之。(152)(《伤寒论》)

→《金匮要略》相关条文 ←

病悬饮者，十枣汤主之。(22)(《金匮要略·痰饮咳嗽病脉证并治》)

咳家其脉弦，为有水，十枣汤主之。(32)(《金匮要略·痰饮咳嗽病脉证并治》)

夫有支饮家，咳烦，胸中痛者，不卒死，至一百日或一岁，宜十枣汤。(33)(《金匮要略·痰饮咳嗽病脉证并治》)

→ 医家经典论述 ←

成无己："下利、呕逆，里受邪也。邪在里者可下，亦须待表解者，乃可攻之。其人浆浆汗出，发作有时，不恶寒者，表已解也；头痛，心下痞硬满，引胁下痛，干呕，短气者，邪热内蓄而有伏饮，是里未和也，与十枣汤，下热逐饮。辛以散之，芫花之辛，以散饮；苦以泄之，甘遂、大戟之苦，以泄水。水者，肾所主也；甘者，脾之味也。大枣之甘者，益土而胜水。"(《注解伤寒论》)

方有执："此盖邪热伏饮，搏满胸胁，与结胸虽涉近似，与胃实则大不相同，故但散之以芫花，达之以甘遂。泻虽宜苦，用则大戟；胜之必甘，汤斯大枣。是皆蠲饮逐水之物，而用情自尔殊常。"(《伤寒论条辨》)

徐大椿："不恶寒为表解，以上诸症，皆里不和，凡蓄水之症皆如此，不特伤寒为然也。服此汤以下蓄饮。"(《伤寒论类方》)

柯琴："中风下利呕逆，本葛根加半夏症。若表既解而水气淫溢，不用十枣攻之，胃气大虚，后难为力矣。然下利呕逆，固为里症，而本于中风，不可不细审其表也。若其人汗出，似乎表症。然发作有时，则病不在表矣。头痛是表症，然既不恶寒，又不发热，但心下痞硬而满，胁下牵引而痛，是心下水气泛溢，上攻于脑而头痛也。与"伤寒不大便六七日而头痛，与承气汤"同。干呕、汗出为在表，然而汗出而有时更不恶寒、干呕而短气为里症也明矣。此可以见表之风邪已解，而里之水气不和也。然诸水气为患，或喘、或渴、或噎、或悸、或烦、或利而不吐、或吐而不利、或吐利而无汗。此则外走皮毛而汗出，上走咽喉而呕逆，下走肠胃而下利，浩浩莫御，非得利水之峻剂以直折之，中气不支矣。此十枣之剂，与五苓、青龙、泻心等法悬殊矣。"(《伤寒来苏集》)

尤在泾："此外中风寒、内有悬饮之证。下利呕逆，饮之上攻而复下注也。然必风邪已解，而后可攻其饮。若其人漐漐汗出，而不恶寒，为表已解。心下痞硬满，引胁下痛，干呕短气，为里未和，虽头痛而发作有时，知非风邪在经，而是饮气上攻也，故宜十枣汤下气逐饮……按《金匮》云：饮后水流在胁下，咳吐引痛，谓之悬饮。又云，病悬饮者，十枣汤主之。此心下痞硬，满引胁下痛，所以知其为悬饮也。悬饮非攻不去，芫花、甘遂、大戟并逐饮之峻药也。而攻其饮，必顾其正，大枣甘温以益中气，使不受药毒也。"(《伤寒贯珠集》)

王子接："攻饮汤剂，每以大枣缓甘遂、大戟之性者，欲其循行经髓，不欲其竟走肠胃也，故不明其方而名法，曰十枣汤。芫花之辛，轻清入肺，直从至高之分去菀陈莝，以甘遂、大戟之苦，佐大枣甘而泄者缓攻之，则从心及胁之饮，皆从二便出矣。"(《绛雪园古方选注》)

·············· ➤ 医家临床应用 ➤ ··············

王焘："深师朱雀汤（即本方，大枣用十二枚）治久病癖饮，停痰不消，在胸膈上液液，时头弦痛，苦挛，眼睛、身体、手足、十指甲尽黄，亦疗胁下支满，饮辄引胁下痛。"(《外台秘要》)

陈言："控涎丹即本方去大枣、芫花，加白芥了，改为丸剂，治咳嗽胸胁支满，上气多唾之症。"(《三因极一病证方论》)

姜建国："凡水饮内停于胸腹或全身而正气未虚且无明显寒热之象者，均可使用。常用于治疗渗出性胸膜炎、结核性渗出性胸膜炎引起之胸腔积液、肝硬化及恶性肿瘤引起的胸腔积液或腹水，也可用于治疗肾炎水肿、小儿肺炎、胃酸过多症、肾病综合征、尿毒症等。"(《伤寒论》)

七、大陷胸汤

【大陷胸汤】

大黄六两去皮　芒硝一升　甘遂一钱匕

上三味，以水六升，先煮大黄取二升，去滓，内芒硝，煮一两沸，内甘遂末，温服一升，得快利止后服。

【**方解**】本方中用甘遂荡痰逐水为君，芒硝除痰涤热为臣，大黄推陈致新为使，三药合用，为泄热逐水之峻剂。《神农本草经》云甘遂"主大腹疝瘕，腹满，面目浮肿，留饮，宿食，破癥坚积聚，利水谷道"。

【**方歌**】

一钱甘遂一升硝，六两大黄力颇饶，

日晡热潮腹痛满，胸前结聚此方消。

→ 《伤寒论》相关条文 ←

太阳病，脉浮而动数，浮则为风，数则为热，动则为痛，数则为虚。头痛发热，微盗汗出，而反恶寒者，表未解也。医反下之，动数变迟，膈内拒痛，胃中空虚，客气动膈，短气躁烦，心中懊憹，阳气内陷，心下因硬，则为结胸，大陷胸汤主之。若不结胸，但头汗出，余处无汗，剂颈而还，小便不利，身必发黄。(134)(《伤寒论》)

伤寒六七日，结胸热实，脉沉而紧，心下痛，按之石硬者，大陷胸汤主之。(135)(《伤寒论》)

伤寒十余日，热结在里，复往来寒热者，与大柴胡汤。但结胸，无大热者，此为水结在胸胁也。但头微汗出者，大陷胸汤主之。(136)(《伤寒论》)

太阳病，重发汗而复下之，不大便五六日，舌上燥而渴，日晡所小有潮热，从心下至少腹硬满，而痛不可近者，大陷胸汤主之。(137)(《伤寒论》)

伤寒五六日，呕而发热者，柴胡汤证具，而以他药下之，柴胡证仍在者，复与柴胡汤。此虽已下之，不为逆，必蒸蒸而振，却发热汗出而解。若心下满而硬痛者，此为结胸也，大陷胸汤主之。但满而不痛者，此为痞，柴胡不中与之，宜半夏泻心汤。(149)(《伤寒论》)

→ 医家经典论述 ←

成无己："结胸为高邪，陷下以平之，故治结胸曰陷胸汤。甘遂味苦性寒，苦性泄，寒胜热，虽曰泄热，而甘遂又若夫间之遂直达之气，陷胸破结，非直达者不能透，是以甘遂为君；芒硝味咸性寒，《内经》曰：咸味下泄为阴，又曰：咸以软之，气坚者，以咸软之，热胜者以寒消之，是以芒硝为臣；大黄味苦性寒，将军也，荡涤邪寇，除去不平，将军之功也，陷胸涤热，是以大黄为使。利药之中，此为驶剂，伤寒错恶，结胸为甚，非此汤不能通利之，剂大而数少，取其迅疾、分解结邪，此奇方之制也。"（《伤寒明理方论》）

徐大椿："因邪在上焦，误下以虚其上焦之气，而邪随陷入也。此症与承气法迥殊。"（《伤寒论类方》）

柯琴："水结于内，则热不得散；热结于内，则水不得行，故用甘遂以直攻其水，任硝、黄以大下其热，所谓其次治六腑也……从心下至小腹硬满而痛不可近，是下后热入水结所致，而非胃家实，故不得名为阳明病也，若复用承气汤下之，水结不散，其变不可胜数矣。"（《伤寒来苏集》）

尤在泾："阳邪内陷，与饮相结，痞硬不消。而结胸之病成矣。大陷胸汤则正治阳邪内结胸中之药也……按大陷胸与大承气．其用有心下与胃中之分。以愚观之。仲景所云心下者，正胃之谓；所云胃中者．正大小肠之谓也。胃为都会，水谷并居，清浊未分，邪气入之，夹痰杂食，相结不解，则成结胸。大小肠者．精华已去，糟粕独居，邪气入之，但与秽物结成燥粪而已。大承气专主肠中燥粪，大陷胸并主心下水食。燥粪在肠，必借推逐之力，故须枳、朴；水食在胃，必兼破饮之长，故用甘遂。且大承气先煮枳、朴，而后纳大黄；大陷胸先煮大黄，而后纳诸药。夫治上者制宜缓，治下者制宜急，而大黄生则行速，熟则行迟，盖即一物，而其用又有不同如此。"（《伤寒贯珠集》）

→ 医家临床应用 ←

吉益东洞："脚气冲心，心下硬，胸大烦，肩背强急，短气不得息者。产后血晕者。小儿惊风，胸满，心下硬，咽喉痰潮，直视痉挛，胸动如奔马者，真心痛，心下硬满，苦闷欲死者。"（《类聚方广义》）

熊廖笙："曹颖甫治陈孩，年十四，一日忽得病，邀余出诊，脉洪大，大热，口渴，自汗，右足不得屈伸，病属阳明，然口虽渴，终日不欲饮水，胸部如塞，按之似痛，不胀不硬，又类悬饮内痛，大便五六日不通，上湿下燥，于此可见，且太阳之湿内入胸膈，与阳明内热同病，不攻其湿痰，燥热焉除，于是遂书大陷胸汤与之。服药后大便畅通，燥屎同痰涎先后俱下，乃复书一清热之方，以肃余邪。寥笙注：本案为热邪传里，与痰水相结而成大结胸证。此案辨证要点：口虽渴，终日不欲饮水，乃胸中素有水饮之故，此其一。胸部如塞，按之似痛，不胀不硬，是邪初传入，结尚未甚之故，此其二。大便五日未通，可知不独水热结于胸，且肠中亦已燥结，此其三。似此上下俱病，若但清其上，则邪无出路，徒攻其下，则胸中之邪不能解。大陷胸汤功能荡涤逐水，方用甘遂苦寒为君，使下陷之阳邪，上格之水邪，俱从膈间分解；芒硝、大黄之咸寒、苦寒为臣，软坚泻热，共奏下夺之功，本方上下两顾，剂大而数少，取其迅疾，分解结邪，此奇方之制也，故服后大便通畅，燥屎与痰涎俱下而愈。"（《伤寒名案选新注》）

八、大陷胸丸

【大陷胸丸】

大黄半斤　葶苈半升，熬　芒硝半升　杏仁半升，去皮尖，熬黑

上四味，捣筛二味，内杏仁芒硝，合研如脂，和散，取如弹丸一枚，别捣甘遂末一钱匕，白蜜二合，水二升，煮取一升，温顿服之，一宿乃下，如不下更服，取下为效，禁如药法。

【方解】

本方为大陷胸汤加葶苈、杏仁、白蜜而成，力量不弱于大陷胸汤，因病势偏于上，致肺气不能输布，故加杏仁利肺气，葶苈泻水。又恐诸药下行甚速，故加白蜜，用之甘缓，使药逗留于上部，缓慢而下，此为峻药缓攻之法。《神农本草经》云葶苈"主癥瘕，积聚，结气，饮食，寒热，破坚，逐邪，通利水道"。

【方歌】

大陷胸丸法最超，半升苈黄杏硝调，
项强如痉君须记，八两大黄取急消。

→ 《伤寒论》相关条文 ←

病发于阳，而反下之，热入因作结胸；病发于阴，而反下之，因作痞也。所以成结胸者，以下之太早故也。结胸者，项亦强，如柔痉状，下之则和，宜大陷胸丸。（131）（《伤寒论》）

→ 医家经典论述 ←

成无己："发热恶寒者，发于阳也，而反下之，则表中阳邪入里，结于胸中成结胸。无热恶寒者，发于阴也，而反下之，表中之阴入里，结于心下为痞。"（《注解伤寒论》）

方有执："大黄、芒硝、甘遂前有之矣，葶苈有逐饮之能，杏仁以下气为用，白蜜甘而润，导滞最为良，名虽曰丸，犹之散耳，较之于汤，力有加

焉。"(《伤寒论条辨》)

徐大椿:"发热恶寒之症,则热入于阳位而作结胸;无热恶寒之症,则热入于阴位而作痞。故治结胸用寒剂,治痞用温剂也。二病未当不可下,但各有其时,不可过早耳。"(《伤寒论类方》)

柯琴:"硝、黄血分药也,葶、杏气分药也,病在表用气分药,病在里用血分药,此病在表里之间,故用药亦气血相须也,且小其制而复以白蜜之甘以缓之,留一宿乃下,一以待表症之先除,一以保肠胃之无伤耳。"(《伤寒来苏集》)

尤在泾:"与葶苈之苦,甘遂之辛,以破结饮而泄气闭;杏仁之辛,白蜜之甘,以缓下趋之势,而去上膈之邪;其芒硝、大黄,则资其软坚荡实之能。按:汤者,荡也,荡涤邪秽,欲使其速下也。丸者,缓也,和理脏腑,不欲其速下也。大陷胸丸,以荡涤之体,为和缓之用,盖以其邪结在胸,而至如柔痉状,则非峻药不能逐之,而又不可以急剂一下而尽,故变汤为丸,煮而并渣服之,乃峻药缓用之法。峻则能胜破坚荡实之任,缓则能尽际上迄下之邪也。"(《伤寒贯珠集》)

刘渡舟:"大陷胸丸以大陷胸汤的方子为基础,又加上了葶苈、杏仁,因为水热凝结在高位,不是光心下,包括胸部、胸膊,甚至上至于项背,胸胁硬满疼痛、短气也可能出现,所以要利胸膈、泄肺气。肺气一利,胸膈之气一利,再加上大黄、芒硝、甘遂的攻逐,这样才能够使在上的水邪和水热荡涤无余。葶苈是泄肺的,杏仁是利肺的,利肺就是利胸,所以治胸中之水邪。大陷胸丸这个方子是个峻利之药,攻下的力量很峻。"(《刘渡舟伤寒论讲稿》)

郑卫平:"本条所言之结胸证,除有心下硬满疼痛之外,尚有颈项强直、俯仰不能自如、汗出等类似柔痉的临床表现。是因热与水结而病位偏高,邪结高位,项背经脉受阻,津液不布,经脉失其所养所致,尚可见短气喘促等肺气不利之证。"(《唐祖宣伤寒论解读》)

·· ➤ **医家临床应用** ◄ ··

吴谦:"治水肿肠澼,初起形气俱实者(治毒聚胸背、喘鸣咳嗽、项背头痛者。痰饮疝瘕,心痞结痛)。"(《医宗金鉴》)

尾台榕堂:"治痰饮、疝瘕,心胸痞塞结痛,痛连项背、臂膊者,或汤药随其宜,以此方为兼用亦良。"(《类聚方广义》)

姜建国:"近代临证常用于治疗证属水热有形之邪内结的多种病证,如膈间留饮表现偏上者；外感病后，饮食过量，胸脘结痛证候较轻者；胸水、小儿喘息性支气管炎、绞窄性膈疝、癫狂等病证而不耐大陷胸汤峻攻者。"（《伤寒论》）

九、小陷胸汤

【小陷胸汤】

黄连一两 半夏半升，洗 瓜蒌实大者一枚

上三味，以水六升，先煮瓜蒌，取三升，去滓，内诸药，煮取二升，去滓，分温三服。

【方解】 本方中黄连苦寒。清泄心下热结；半夏辛温，祛痰涤饮开结，两者合用，苦降辛开，治痰热互结之证。瓜蒌清热化痰，宽胸散结，配黄连清泄热邪，协半夏化痰开结，三药合用，痰热可分消，结滞得开散。是治心下痰热互结之名方。因其药力较大陷胸汤轻而缓，故名小陷胸。

【方歌】

> 按而始痛病犹轻，脉络凝邪心下成，
> 夏取半升连一两，瓜蒌整个要先烹。

──────────── → 《伤寒论》相关条文 ← ────────────

小结胸病，正在心下，按之则痛，脉浮滑者，小陷胸汤主之。(138)（《伤寒论》）

寒实结胸，无热证者，与三物小陷胸汤，白散亦可服。(141)（《伤寒论》）

──────────── → 医家经典论述 ← ────────────

成无己："心下硬痛，手不可近者，结胸也。正在心下，按之则痛，是热气犹浅，谓之小结胸。结胸脉沉紧，或寸浮关沉，今脉浮滑，知热未深结。与小陷胸汤，以除胸膈上结热也。"（《注解伤寒论》）

徐大椿："大承气汤所下者，燥屎；大陷胸汤所下者，蓄水；此所下者，为黄涎。涎者，轻于蓄水，而未成水者也。审病之精，用药之切如此。"（《伤寒论类方》）

柯琴："结胸有轻重，立方分大小。从心下至小腹按之石硬而痛不可近者，为大结胸；正在心下未及胁腹，按之则痛，未曾石硬者，为小结胸。大结胸是水结在胸腹，故脉沉紧；小结胸是痰结于心下，故脉浮滑。水结宜下，故用甘遂、葶、杏、硝、黄等下之；痰结可消，故用黄连、瓜蒌、半夏以消之。水气能结而为痰，其人之阳气重可知矣。"（《伤寒来苏集》）

尤在泾："胸中结邪，视结胸较轻者，为小结胸。其证正在心下，按之则痛，不似结胸之心下至少腹硬满，而痛不可近也；其脉浮滑，不似结胸之脉沉而紧也。是以黄连之下热轻于大黄，半夏之破饮缓于甘遂，瓜蒌之润利和于芒硝，而其蠲除胸中结邪之意，则又无不同也，故曰小陷胸汤。"（《伤寒贯珠集》）

········→ 医家临床应用 ←········

许宏："治心下结痛，气喘而闷者。"（《金镜内台方义》）

张璐："凡咳嗽面赤，胸腹胁常热，唯手足乍有凉时，其脉洪者，热痰在膈上也，小陷胸汤。"（《张氏医通》）

李宇航："本方主要用于治疗急慢性胃炎、食管炎、胃溃疡、十二指肠溃疡、胆囊炎、胸膜炎、肺源性心脏病、冠心病、急慢性支气管炎、急慢性肺炎等疾病，证属痰热互结于心下者。"（《伤寒论研读》）

十、白散

【白散（三物小白散）】

桔梗三分　巴豆一分，去皮心，熬黑，研如脂　贝母三分

上三味为散，内巴豆，更于臼中杵之，以白饮和服，强人半钱匕，羸者减之。病在膈上必吐，在膈下必利，不利，进热粥一杯，利过不止，进冷粥一杯。

【方解】本方以巴豆之辛热，攻寒逐水；贝母涤痰散结；桔梗开泄肺闭，载药上行。全方药性峻猛，巴豆辛热有毒，攻泻甚烈，且能催吐，故病势偏上者，邪实因吐而减；病势偏下者，邪结因利而解。《神农本草经》谓巴豆"主伤寒，温疟，寒热，破癥瘕，结聚坚积，留饮痰癖，大腹水胀，荡练五脏六腑，开通闭寒，利水谷道"。

【方歌】

巴豆熬来研似脂，只须一分守成规，

定加桔贝均三分，寒实结胸细辨医。

················· → 《伤寒论》相关条文 ← ·················

寒实结胸，无热证者，与三物小陷胸汤，白散亦可服。<small>一云与三物小白散</small>
（141）（《伤寒论》）

················· → 《金匮要略》相关条文 ← ·················

《外台》桔梗白散治咳而胸满，振寒脉数，咽干不渴，时出浊唾腥臭，
久久吐脓如米粥者，为肺痈。（《金匮要略·肺痿肺痈咳嗽上气病脉证治》）

················· → 医家经典论述 ← ·················

成无己："辛散而苦泄。桔梗、贝母之苦辛，用以下气；巴豆之辛，用
以散实。"（《注解伤寒论》）

柯琴："太阳表热未除，而反下之，热邪与寒水相结，成热实结胸。太
阴腹满时痛，而反下之，寒邪与寒药相结，成寒实结胸。无热证者，不四肢
烦疼者也。名曰三白者，三物皆白，别于黄连小陷胸也。旧本误作三物，以
黄连、瓜蒌投之，阴盛则亡矣。又误作白散。是二方矣。黄连、巴豆，寒热
天渊，云亦可服，岂不误人。"（《伤寒来苏集》）

徐大椿："结胸皆系热陷之症，此云寒实，乃水气寒冷所结之痰饮也。"
（《伤寒论类方》）

吴谦："无热证之下，与三物小陷胸汤，当是三物白散，小陷胸汤四字，
必是传写之误。桔梗、贝母、巴豆三物，其色皆白，有三物白散之义，温而
能攻，与寒实之理相属。小陷胸汤乃瓜蒌、黄连、皆性寒之品，岂可以治寒
实结胸之证乎。"亦可服"三字亦衍文也。"（《医宗金鉴》）

郑卫平："为了便于控制剂量，现有的按三味药等份研极细末，和匀
备用，用此方的关键在于巴豆的炮制，为减低毒性，大多制成巴豆霜用。"
（《唐祖宣伤寒论解读》）

················· → 医家临床应用 ← ·················

陆渊雷："白散所治，即近世所谓急喉痹，乃白喉及小儿急性喉炎之类，
不必无热，亦不必大便不通。其证喘鸣气促，肢冷汗出，窒息欲死，故曰寒
实，曰无热症钦。此其所结，上迫咽喉，与大陷胸汤绝异。"（《伤寒论今释》）

十一、麻子仁丸

【麻子仁丸】

麻子仁二升 芍药半斤 枳实半斤，炙 大黄一斤，去皮 厚朴一尺，炙，去皮 杏仁一升，去皮尖，熬，别作脂

上六味，蜜和丸如梧桐子大，饮服十丸，日三服，渐加，以知为度。

【方解】 本方麻仁、杏仁、白芍润脾滋阴治脾约。枳实、厚朴、大黄泻胃通便治胃强。因滋阴当缓，故用丸不用汤。

【方歌】

一升杏子二升麻，枳芍半斤效可夸，

黄朴一斤丸饮下，缓通脾约是专家。

➔《伤寒论》相关条文 ◆

趺阳脉浮而涩，浮则胃气强，涩则小便数，浮涩相抟，大便则硬，其脾为约，麻子仁丸主之。（247）（《伤寒论》）

➔《金匮要略》相关条文 ◆

趺阳脉浮而涩，浮则胃气强，涩则小便数，浮涩相搏，大便则坚，其脾为约，麻子仁丸主之。（《金匮要略·五脏风寒积聚病脉证并治》）

➔ 医家经典论述 ◆

成无己："趺阳者，脾胃之脉，脉浮为阳，知胃气强；涩为阴，知脾为约。约者，俭约之约，又约束之约。《内经》曰：饮入于胃，游溢精气，上输于脾，脾气散精，上归于肺通调水道，下输于膀胱，水精四布，五经并行，是脾主为胃行其津液者也。今胃强脾弱，约束津液，不得四布，但输膀胱，致小便数，大便难，与脾约丸，通肠润燥。"（《注解伤寒论》）

徐大椿："即小承气加芍药二仁也。此即《论》中所云：太阳阳明者，脾约也。太阳正传阳明，不复再传，故可以缓法治之。"（《伤寒论类方》）

柯琴："凡胃家之实，多因于阳明之热结，而亦有因太阴之不开者，是脾不能为胃行其津液，故名为脾约也。承气诸剂，只能清胃，不能扶脾，如病在仓卒，胃阳实而脾阴不虚，用之则胃气通，而大便之开阖如故。若无恶热、自汗、烦燥、胀满、谵语、潮热等症，饮食小便如常，而大便常自坚硬。或数日不行，或出之不利，是谓之孤阳独行，此太阴之病不开，而秽汗

之不去，乃平素之蓄积使然也。慢而不治，则饮食不能为肌肉，必致消瘦而死。然腑病为客，脏病为主；治客须急，治主须缓。病在太阴不可荡涤以取效，必久服而始和。盖阴无骤补之法，亦无骤攻之法。故取麻仁之甘平入脾，润而多脂者为君；杏仁之降气利窍，大黄之走而不守者为臣；芍药之滋阴敛液，与枳朴之消导除积者为佐，炼蜜和丸，少服而渐加焉，以知为度，此调脾承气，推陈致新之和剂也。使脾胃更虚更实，而受盛传导之官，各得其职，津液相成，精血相生，神气以清，内外安和，形体不敝矣。"(《伤寒来苏集》)

尤在泾："浮者阳气多，涩者阴气少。而趺阳见之，是为胃强而脾弱。约，约束也，犹弱者受强之约束，而气馁不用也。脾不用而胃独行，则水液并趋一处，而大便失其润矣。大黄、枳实、厚朴所以泻令胃弱；麻仁、杏仁、芍药所以滋令脾浓，用蜜丸者，恐速下而伤其脾也。"(《伤寒贯珠集》)

王子接："下法不曰承气而曰麻仁者，明指脾约为脾土过燥，胃液日亡，故以麻杏润脾燥，白芍安脾阴、而后以枳朴、大黄承气法胜之，则下不亡阴。法中用丸渐加者，脾燥宜用缓法，以遂脾欲，非比胃实当急下也。"(《绛雪园古方选注》)

钱潢："麻仁味甘而润。李时珍：麻仁、阿胶之属，皆润剂也，杏仁苦辛油滑，皆润燥之剂，芍药酸收，所以益阴而敛津液也。厚朴辛温，下气而宽中，枳实味苦，能破结利气，大黄苦寒下泄，而能荡除实热，药物虽峻，实和胃之法也。"(《伤寒溯源集》)

刘渡舟："脾约有两个意思，一个是脾的阴不足了，脾的津液不充了，约者就是缺乏的意思；另外一个是脾阴被强大的胃阳所约束，不能够把津液还到胃里，形成偏渗，小便就反多……麻子仁丸的主药是通肠润燥、泻胃治脾的，它有泻胃治脾、通肠润燥的作用。这个方子就是小承气汤加芍药、麻仁、杏仁。用小承气汤来泻胃强，胃强脾弱，用厚朴、枳实、大黄泻胃实，脾弱是脾阴弱，所以加芍药养脾阴，加麻仁、杏仁，这都是带有油分的药，有润燥、润肺、润肠、润胃的作用，同时还能使胃气下降，有润肠通幽，润便治脾的作用。"(《刘渡舟伤寒论讲稿》)

························→ **医家临床应用** ←························

王焘："疗大便难，小便利，而反不渴者。"(《外台秘要》)

刘渡舟："治习惯性的便秘的，经常大便解下困难，有的大便燥结解不下来，有点儿带血的。因为大便下不来烦躁，口臭。有的头晕、烦躁，有点儿睡不好觉。不是一个单纯习惯性便秘的问题,还会出现其他一些问题。口臭,烦躁,睡不好觉,头整天昏昏沉沉的,解大便的时候大便下血,痔疮也发了,都由这个大便解不下来所引起。吃这个药能使大便泻下来,这些问题也就迎刃而解了。"(《刘渡舟伤寒论讲稿》)

李宇航:"本方现代临床应用较为广泛,如肛肠术后的调理、老人及产妇便秘、不完全性肠梗阻;感染性疾病、冠心病、糖尿病等属胃热津亏、大便秘结或干燥等病证。"(《伤寒论研读》)

第二节 《金匮要略》承气汤类方

一、厚朴三物汤

【厚朴三物汤】

厚朴八两 大黄四两 枳实五枚

上三味,以水一斗二升,先煮二味,取五升,内大黄,煮取三升,温服一升。以利为度。

【方解】本方与小承气汤同,但承气意在荡实,故以大黄为君,本方意在行气,故以厚朴为君。方中厚朴行气消满,大黄、枳实泄热导滞。

【方歌】

痛而便闭下无疑,四两大黄朴倍之,

枳用五枚先后者,小承变法更神奇。

·········· ➔ 《金匮要略》相关条文 ← ··········

痛而闭者,厚朴三物汤主之。(11)(《金匮要略·腹满寒疝宿食病脉证治》)

➔ 医家经典论述 ←

尤在泾:"痛而闭,六腑之气不行矣。厚朴三物汤,与小承气同。但承气意在荡实,故君大黄;三物意在行气,故君厚朴。"(《金匮要略心典》)

陈慎吾:"腹满而痛,下利者,用理中汤。所以温其中也,腹满而痛,便秘者,用厚朴三物汤,所以开其下也。与七物较,而无发热,脉浮之候。"(《陈慎吾金匮要略讲义》)

················· ➜ 医家临床应用 ← ·················

陈慎吾："本方治腹膜炎、肠炎。"(《陈慎吾金匮要略讲义》)

刘渡舟："治疗腹痛便闭，而六腑之气不行之证。"(《伤寒论十四讲》)

李宇航："本方主要用于治疗脐腹胀痛痞满、便秘为主要表现的病证，如十二指肠壅积症、急性肠炎、不完全性肠梗阻等辨证属于气滞实热内积者。"(《伤寒论研读》)

二、厚朴七物汤

【厚朴七物汤】

厚朴半斤　甘草　大黄各三两　大枣十枚　枳实五枚　桂枝二两　生姜五两

上七味，以水一斗，煮取四升，温服八合，日三服。呕者加半夏五合；下利者去大黄；寒多者加生姜至半斤。

【方解】本方是小承气汤与桂枝汤减芍药合方而成。以小承气汤峻泄肠中实热积滞，以桂枝汤调和营卫，解表散热，因腹满但不痛，故去芍药。若呕者，加半夏降逆止呕；若下利者，去大黄免伤胃肠；若寒盛者，增加生姜用量以散风寒表邪。本方具有表里两解的作用，治疗腹满便秘而发热脉浮者。

【方歌】

满而便闭脉兼浮，三两甘黄八朴投，

二桂五姜十个枣，五枚枳实效优优。

·············· ➜ 《金匮要略》相关条文 ← ··············

病腹满，发热十日，脉浮而数，饮食如故，厚朴七物汤主之。(9)(《金匮要略·腹满寒疝宿食病脉证治》)

················· ➜ 医家经典论述 ← ·················

尤在泾："腹满，里有实也；发热脉浮数，表有邪也。而饮食如故，则当乘其胃气未病而攻之。枳、朴、大黄所以攻里，桂枝、生姜所以攻表，甘草、大枣则以其内外并攻，故以之安脏气，抑以和药气也。"(《金匮要略心典》)

周扬俊："此有里复有表之证也。腹满而能饮食，亦热邪杀谷之义；发热脉浮数，此表邪正炽之时，故以小承气治其里，桂枝去芍药以解其表，内

外两解，涣然冰释，即大柴胡汤之意也。以表见太阳，故用桂枝耳。"(《金匮玉函经二注》)

刘渡舟："此方虽表里两解，但厚朴原方为半斤，桂枝则仅为二两，此方善治腹胀而偏于里证则不言而喻。"(《伤寒论十四讲》)

陈慎吾："本节之证，非《伤寒论》中太阳阳明合病，故不用葛根汤、麻黄汤治合病，而用太阴病之桂枝加大黄汤治并病。盖本节先病腹满，后感外邪，且其脉证符并病之例也。"(《陈慎吾金匮要略讲义》)

························· ➤ 医家临床应用 ◄ ·························

陈慎吾："腹膜炎、急性肠胃炎多见本证，亦适用本方。(《陈慎吾金匮要略讲义》)

刘渡舟："余曾治一男孩，年8岁。外感风寒，内挟食滞、腹中胀疼，大便不利，而头痛发热、脉来浮紧，舌苔则白黄杂腻。辨证：伤寒挟食之证。处方：厚朴9克，枳实6克，大黄6克，桂枝3克，麻黄3克，杏仁3克，甘草3克。服一剂即大便通达，汗出热退而安。"(《伤寒论十四讲》)

李宇航："本方常用于治疗胃肠型感冒、急性肠炎、细菌性痢疾、不完全性肠梗阻等符合本方病机者。"(《伤寒论研读》)

三、厚朴大黄汤

【厚朴大黄汤】

厚朴一尺 大黄六两 枳实四枚

上三味，以水五升，煮取二升，分温再服。

【方解】本方与小承气汤、厚朴三物汤组成相同，但本方以厚朴为君配伍枳实理气消满，重用大黄荡涤实邪以逐饮，用于支饮胸腹胀满证。小承气汤以大黄为君，以泻下肠胃积滞，用于阳明腑实证；厚朴三物汤以厚朴、枳实为君，行气力强，泻下力弱，用于气滞腹胀便秘证。

【方歌】

胸为阳位似天空，支饮填胸满不通，

尺朴为君调气分，四枚枳实六黄攻。

························· ➤ 《金匮要略》相关条文 ◄ ·························

支饮胸满者，厚朴大黄汤主之。(26)(《金匮要略·痰饮咳嗽病脉证并治》)

➤ 医家经典论述 ◄

尤在泾："胸满疑作腹满，支饮多胸满，此何以独用下法？厚朴、大黄与小承气同，设非腹中痛而闭者，未可以此轻试也。"（《金匮要略心典》）

陈修园："主以厚朴大黄汤者，是调其气分，开其下口，使上焦之饮顺流而下。厚朴性温味苦，苦主降，温主散；枳实形圆味香，香主舒，圆主转，二味皆气分之药，能调上焦之气，使气行而水亦行也；继以大黄之推荡，直通地道，领支饮以下行，有何胸满之足患哉？此方药品与小承气同，其分两、主治不同，学者宜潜心体认，方知古人用药之妙。"（《金匮要略浅注》）

吴谦："支饮胸满之'胸'字，当是'腹'字，若是'胸'字，无用承气汤之理，是传写之讹。支饮胸满，邪在肺也，宜用木防己汤、葶苈大枣汤；支饮腹满，邪在胃也，故用厚朴大黄汤，即小承气汤也。"（《医宗金鉴》）

稻叶克："胸满而心下有支饮，结实而大便硬，或秘闭，时时心下痛，或吐水者，为厚朴大黄汤证。"（《腹证奇览》）

刘渡舟："支饮当有寒热之分。若支饮属于热者，饮与热凝而气塞不利，故胸满为甚。而用此汤泻热以逐饮、理气以消满，亦不无可取也。"（《伤寒论十四讲》）

➤ 医家临床应用 ◄

李宇航："本方主要用于治疗支饮兼胸满腹胀者，如渗出性胸膜炎、麻痹性肠梗阻等符合本方病机者。"（《伤寒论研读》）

四、大黄附子汤

【大黄附子汤】

大黄三两　附子三枚，炮　细辛二两

上三味，以水五升，煮取二升，分温三服，若强人煮二升半，分温三服。服后如人行四五里，进一服。

【方解】本方中附子温经祛寒，细辛散寒止痛，大黄泻下通便。诸药配伍，共奏祛寒开结、通便止痛之功。

【方歌】

胁下偏痛脉紧弦，若非温下恐迁延，

大黄三两三枚附，二两细辛可补天。

········ →《金匮要略》相关条文 ← ········

胁下偏痛，发热，其脉紧弦，此寒也，以温药下之，宜大黄附子汤。（15）（《金匮要略·腹满寒疝宿食病脉证治》）

········ → 医家经典论述 ← ········

尤在泾："胁下偏痛而脉紧弦，阴寒成聚，偏着一处，虽有发热，亦是阳气被郁所致。是以非温不能已其寒，非下不能去其结，故曰宜以温药下之。程氏曰：大黄苦寒，走而不守，得附子、细辛之大热，则寒性散而走泄之性存是也。"（《金匮要略心典》）

吴谦："大黄附子汤，为寒热互结，刚柔并济之和剂。近世但知寒下一途，绝不知有温下一法。盖暴感之热结而以寒下，久积之寒结亦可寒下乎？大黄附子汤用细辛佐附子，以攻胁下寒结，即兼大黄之寒以导之。寒热合用，温攻兼施，此圣法昭然，不可思议者也。"（《医宗金鉴》）

吴鞠通："附子温里通阳，细辛暖水脏而散寒湿之邪；肝胆无出路，故用大黄，借胃腑以为出路也。大黄之苦，合附子、细辛之辛，苦与辛合，能降能通，通则不痛也。"（《温病条辨》）

陈慎吾："胁下属于肝脾部位。发热，脉数大，胃热实，发热，脉弦紧，脾寒实。当以温药下之。佐细辛以散肝邪，此下肝脾实之法也。"（《陈慎吾金匮要略讲义》）

刘渡舟："本条论述寒邪结于胁下的证治。本病是因寒凝肝胆部位，故胁下一侧偏痛。发热，乃是阳气被郁所致。若其脉弦紧，说明此证属寒而非热，治当以温药下之。用大黄附子汤，温阳通便而止痛。"（《伤寒论十四讲》）

········ → 医家临床应用 ← ········

陈慎吾："一男子膝肿刺痛，经三四年不愈，与本方愈，此当时坐骨神经痛。"（《陈慎吾金匮要略讲义》）

李宇航："本方常用于急性阑尾炎、急性肠梗阻、睾丸肿痛、胆绞痛、胆囊术后综合征、慢性痢疾、尿毒症等属寒积里实者。"（《伤寒论研读》）

五、大黄硝石汤

【大黄硝石汤】

大黄 黄柏 硝石各四两 栀子十五枚

上四味，以水六升，煮取二升，去滓，内硝，更煮取一升，顿服。

【方解】本方中大黄、硝石攻下瘀热，通便泄热；栀子、黄柏清热燥湿，除湿退黄。诸药配伍，清泄三焦实热，使湿热邪气从下泄去。适用于热盛里实之黄疸病。

【方歌】

自汗屎难腹满时，表和里实贵随宜，

硝黄四两柏同数，十五枚栀任指麾。

━━━━━━━━━ → 《金匮要略》相关条文 ← ━━━━━━━━━

黄疸腹满，小便不利而赤，自汗出，此为表和里实，当下之，宜大黄硝石汤。(《金匮要略·黄疸病脉证并治》)

━━━━━━━━━ → 医家经典论述 ← ━━━━━━━━━

尤在泾："腹满小便不利而赤为里实，自汗出为表和。大黄、硝石亦下热去实之法，视栀子大黄及茵陈蒿汤较猛也。"(《金匮要略心典》)

吴谦："李彣曰：腹满，小便不利而赤，里病也。自汗出，表和也。里病者，湿热内甚，用栀子清上焦湿热，大黄泻中焦湿热，黄柏泻下焦湿热，硝石则于苦寒泻热之中，而有燥烈发散之意，使药力无所不至，而湿热悉消散矣。"(《医宗金鉴》)

刘渡舟："本条论述黄疸热盛里实的证治。由于湿热熏蒸脾胃，气机不畅，湿浊内壅，所以腹满。热盛湿阻，故小便不利而赤，自汗出为表和无病，此证为表和里实，治当泻下，治宜大黄硝石汤清泄实热。"(《伤寒论十四讲》)

━━━━━━━━━ → 医家临床应用 ← ━━━━━━━━━

刘渡舟："临床治黄疸而大便闭、小便黄赤而短、腹胀满而汗出者，则不用茵陈蒿汤而用此方，一次顿服，每多有效。"(《伤寒论十四讲》)

陈慎吾："此治黄疸治之里实者，瘀滞性黄疸及胆石症。大便多秘结，胆石发黄疸者，必有疝痛。"(《陈慎吾金匮要略讲义》)

李宇航："本方主要用于黄疸热重于湿，里热成实者。如胆石症、急性传染性肝炎等。"(《伤寒论研读》)

六、大黄牡丹汤

【大黄牡丹汤】

大黄四两 牡丹一两 桃仁五十个 瓜子半升 芒硝三合

上五味，以水六升，煮取一升，去滓，纳芒硝，再煎沸，顿服之，有脓当下，如无脓，当下血。

【方解】 本方中大黄、丹皮、桃仁泄热逐瘀，排除恶血，消散痈肿；瓜子、芒硝荡积排脓，推陈致新。"有脓当下，如无脓，当下血"，说明无论有脓无脓，属实热证者，皆可用其荡热行瘀，使瘀热脓血随大便而去，肠痈可愈。

【方歌】

肿居少腹大肠痈，黄四牡丹一两从，

瓜子半升桃五十，芒硝三合泄肠脓。

································→ 《金匮要略》相关条文 ←································

肠痈者，少腹肿痞，按之即痛如淋，小便自调，时时发热，自汗出，复恶寒。其脉迟紧者，脓未成，可下之，当有血。脉洪数者，脓已成，不可下也，大黄牡丹汤主之。（4）（《金匮要略·疮痈肠痈浸淫病脉证并治》）

································→ 医家经典论述 ←································

尤在泾："盖前之痈在小肠，而此之痈在大肠也。大肠居小肠之下，逼处膀胱，致小腹肿痞，按之即痛如淋，而实非膀胱为害，故仍小便自调也。小肠为心之舍，而气通于血脉，大肠为肺之合，而气通于皮毛，故彼脉数身无热，而此时时发热，自汗出，复恶寒也。脉迟紧者，邪暴遏而荣未变。云可下者，谓虽可下之令其消散也。脉洪数者，毒已聚而荣气腐。云不可下者，谓虽下之而亦不能消之也。大黄牡丹汤，肠痈已成未成，皆得主之，故曰：有脓当下，无脓当下血。"（《金匮要略心典》）

吴谦："肠痈者……其脉迟紧，则阴盛血未化，其脓未成，可下之，大便当有血也。若其脉洪数，则阳盛血已腐，其脓已成，不可下也。下之以大黄牡丹汤，消瘀泻热也。"（《医宗金鉴》）

徐彬："大黄牡丹皮汤乃下方也。牡丹、桃仁泻其血络，大黄、芒硝下其结热，冬瓜子下气散热，善理阳明，而复正气。然此方中虽为下药，实内消药也，故稍有脓则从下去，无脓即下出血之已被毒者，而肿消也。"（《金

匮要略论注》）

张璐："内痈辨证不早，每多误治之失。尝考《金匮》大黄牡丹汤，与《千金》无异者，取大黄下瘀血、血闭，牡丹治瘀血留舍。芒硝治五脏积热，涤去蓄结，推陈致新之功较大黄尤锐；桃仁治疝瘕邪气，下瘀血血闭之功与大黄不异。甜瓜瓣《别录》治腹内结聚成溃脓血，专于开痰利气，为内痈脉迟紧，脓未成之专药。"（《千金方衍义》）

刘渡舟："方用大黄，芒硝泄热破结，使脓毒从大便排出，桃仁、冬瓜仁排脓逐瘀，以利血分之滞；又配牡丹皮凉血清热，消炎解痛。此方有脓则下脓，无脓则下血，故勿论脓成与否，皆可使用。"（《伤寒论十四讲》）

⟶ 医家临床应用 ⟵

刘渡舟："徐某，男，44岁。因作痔疮手术，后又用药灌肠，因而引发左小腹（结肠部位）有一索状物，上抵胁胃，胀疼不堪，腹痛下利，带有黏液与烂肉样粪便，每日排泻五、六次，而又排泻不爽；饮食减少，体疲无力。脉弦而滑，舌绛苔黄。辨证：肠有痈脓，与湿热之邪胶结而腐蚀血气，成为"肠痈"证类。治法。排脓泻热、疏肝利湿。处方：大黄12克，桃仁12克，丹皮10克，冬瓜仁30克，生薏米30克，败酱草10克，青、陈皮各6克，柴胡12克。此方连服三剂，泻下秽物甚多，而小腹之疼胀以及上抵胁胃之痛势，均大有减轻。转方改用桂枝茯苓丸，另加大黄、海藻、贝母、柴胡等药。服后则大便越泻而秽物反越少，终于治愈。"（《伤寒论十四讲》）

李宇航："本方现代主要用于证属湿热瘀滞之术后粘连性肠梗阻、急性阑尾炎、附件炎、盆腔炎等。"（《伤寒论研读》）

七、大黄甘遂汤

【大黄甘遂汤】

大黄四两　甘遂二两　阿胶二两

上三味，以水三升，煮取一升，顿服之，其血当下。

【方解】本方中大黄攻瘀血；甘遂逐积水；阿胶养血扶正，使邪去而不伤正。瘀浊去后，阴血亦复，正所谓且攻且守之法。如《神农本草经》谓甘遂"主大腹疝瘕，腹满，面目浮肿，留饮，宿食，破癥坚积聚，利水谷道"；阿胶"主心腹内崩，劳极，洒洒如疟状，腰腹痛，四肢酸疼，女子下血，安胎"。

【方歌】

小腹敦形小水难，水同瘀血两弥漫，

大黄四两遂胶二，顿服瘀行病自安。

→ 《金匮要略》相关条文 ←

妇人少腹满如敦状，小便微难而不渴，生后者，此为水与血并结在血室也，大黄甘遂汤主之。（13）（《金匮要略·妇人杂病脉证并治》）

→ 医家经典论述 ←

尤在泾："敦，音对。按《周礼》注：槃以盛血，敦以盛食，盖古器也。少腹满如敦状者，言少腹有形高起，如敦之状，与《内经》胁下大如覆杯之文略同。小便难，病不独在血矣。不渴，知非上焦气热不化。生后即产后，产后得此，乃是水血并结，而病属下焦也。故以大黄下血，甘遂逐水，加阿胶者，所以去瘀浊而兼安养也。"（《金匮要略心典》）

吴谦："敦，大也。少腹，胞之室也。胞为血海，有满大之状，是血蓄也。若小便微难而不渴者，水亦蓄也。此病若在生育之后，则为水与血俱结在血室也。主之大黄甘遂汤，是水血并攻之法也。"（《医宗金鉴》）

徐彬："少腹满，前之小腹满也。如敦状，如人敦而不起，则气从后注，今溺满在前，而血瘀在后，故曰：如敦状，小便微难，是溺亦微有病而不甚也。不渴，知非上焦之气热不化，更在生病后，则知余邪未清，故使血室不净，血室在膀胱之后，病在彼，故气如后注而敦者然，明是溺与血俱病，故曰：此为水与血俱结在血室，大黄以逐其瘀血，甘遂以去其停水，古人治有形之病，以急去为主，故用药不嫌峻耳。若阿胶，则养正而不滞，故加之，且以驱血中伏风也。"（《金匮要略论注》）

→ 医家临床应用 ←

尾台榕堂："此方不特治产后，凡经水不调、男女癃闭，小腹满痛者；淋毒沉滞，霉淋，小腹满痛不可忍，溲脓血者，皆能治之。"（《类聚方广义》）

陈慎吾："本方与抵当汤皆主少腹，抵当汤证硬满而小便自利，本方证少腹彭满而不甚硬，且小便微难，由此可分瘀血与水血结滞之不同，又治小便癃闭。"（《陈慎吾金匮要略讲义》）

第三节 《伤寒论》承气汤类方后世拓展

一、温脾汤

【温脾汤】

大黄五两 附子二两 芒硝二两 人参二两 当归、干姜各三两 甘草二两

上七味咬咀，以水七升煮取三升，分服，日三。

【方解】本方中附子配大黄为君，用附子之大辛大热温壮脾阳，解散寒凝，配大黄泻下已成之冷积。芒硝润肠软坚，助大黄泻下攻积；干姜温中助阳，助附子温中散寒，均为臣药。人参、当归益气养血，使攻下而不伤正为佐。甘草既助人参益气，又可调和诸药为使。诸药协力，使寒邪去，积滞行，脾阳复。

【方歌】

温脾附子大黄硝，当归干姜人参草，

攻下寒积温脾阳，阳虚寒积腹痛疗。

·············· ➔ 《备急千金要方》相关原文 ← ··············

治腹痛，脐下绞结，绕脐不止。

·············· ➔ 医家经典论述 ← ··············

朱良春："温脾汤是四逆汤（姜、附、草）加人参、当归、大黄、芒硝四药所组成。四逆汤功能温脾祛寒，加大黄、芒硝，是取其泻下除积，加人参、当归，是取其益气养血。由于四逆性属温热，可以改变硝、黄苦寒之性，所以本方功专驱逐寒积，属于温下的范畴。假使热实里结，津伤便秘，当用寒下剂，而决非此方所宜。"（《汤头歌诀详解》）

·············· ➔ 医家临床应用 ← ··············

李宇航："本方主治脾阳不足，冷积便秘，或久利赤白，腹痛，手足不温，脉沉弦。常用于治疗消化不良、急性单纯性肠梗阻或不完全梗阻等属中阳虚寒，冷积内阻者。"（《伤寒论研读》）

二、三一承气汤

【三一承气汤】

大黄半两，去皮 芒硝半两 厚朴半两，去皮 枳实半两 甘草一两

水一盏半，加生姜三片，煎至七分，纳硝，煎二沸，去滓服。

【方解】本方为大、小、调胃三承气汤合方而成，攻下火结，主治里热壅盛，大、小、调胃三承气汤证兼备。

→ 《宣明论方》相关原文 ←

治伤寒杂病内外所伤，日数远近，腹满烦乱，魇呓谵妄，心下按之硬痛，小便赤涩，大便沉滞，肺痿痞；或积久而为滑泄，热甚喘咳，闷乱惊悸狂噪反复，甚至舌肿喉痹痈疡，阳明胃热发斑，脉沉可下者；小儿恶风，惊涎痰涎须喘，昏塞并斑疹黑色，胸膈心腹刺痛欲死；或斑疹后热不退，久不作痂或作斑纹疮癣久不已者，怫热内成疹癖坚积，黄瘦痛疾。久新卒暴心痛，风痰酒膈，肠垢积滞，久壅风热，暴伤酒食，烦心闷乱，脉数沉实；或肾水阴虚，阳热独甚，而僵仆卒中，一切暴喑不语（一名失音），蓄热内甚，阳厥极深，脉反沉细欲绝；或表之冲和，正虚寒邪热并之于里，则里热亢极，阳极似阴，反为寒战，脉微而绝；或风热燥甚，客于下焦而大小便涩滞不通者；或产妇死胎不下，及两感表里热甚须可下者。

→ 医家经典论述 ←

金礼蒙："此方河间先生所制，缓下急下，善开发而解郁结，可通用三一承气，最为妙也。盖大黄苦寒，而通九窍二便，除五脏六腑积热；芒硝咸寒，破痰散热，润肠胃；枳实苦寒，为佐使，散滞气，消痞满，除腹胀；厚朴辛温，和脾胃，宽中通气；四味虽下剂，有泄有补，加甘草以和其中。然以甘草之甘，能缓其急结，湿能润燥，而又善以和合诸药而成功，是三承气而合成一也。善能随证消息，但用此方，则不须用大、小承气并调胃等方也。"（《医方类聚》）

吴仪洛："谓合三承气为一方也。成无已曰：若大承气证，反用小承气，则邪不服；若小承气证，反用大承气，则过伤元气，而腹满不能食。仲景所以分而治之，后人以三方合而为一，云通治三方之证，及伤寒、杂病，内外一切所伤。"（《成方切用》）

················· → **医家临床应用** ← ·················

　　李宇航："本方主要用于幽门梗阻、急性不完全性肠梗阻、急性胰腺炎属阳明腑实者。"（《伤寒论研读》）

三、玉烛散

【玉烛散】

当归　川芎　熟地　白芍　大黄　芒硝　甘草各等分

上锉，水煎去滓，空腹时服。

【方解】 本方为四物汤合调胃承气汤而成，方中四物汤养血和血；大黄、芒硝泄热通腑。用于因血虚所致的腹胀、便秘、经闭等症，可使气血调和，腑气得通，人体安和，好似自然界风调雨顺，四气和融一样，故名玉烛散。

················· → **《儒门事亲》相关原文** ← ·················

　　夫妇人身重，九月而喑哑不言者，是胞生络脉不相接也，则不能言。《经》曰：无治也。虽有此论，可煎玉烛散二两，水一碗，同煎至七分，去滓，放冷，入蜜少许，时时呷之，则心火下降，而肺金自清，故能作声也。

················· → **医家经典论述** ← ·················

　　吴仪洛："取《尔雅》'四时和气，谓之玉烛'之义。"（《成方切用》）

　　唐宗海："治跌打瘀血，发渴身痛便闭，取四物以补调其血，而朴硝、大黄逐瘀去闭。妙在生姜一味，宣散其气，使硝、黄之性不徒直下，而亦能横达，俾在外在内之瘀一并廓清。"（《血证论》）

　　张秉成："夫经闭有虚实之分，虚者由乎血虚，固当补养；实者皆由血瘀，瘀则热，则血愈坚，故不得不以大黄、芒消之入血软坚者以峻下之。又恐消、黄性急，故又以甘草缓之，即调胃之意。"（《成方便读》）

················· → **医家临床应用** ← ·················

　　李宇航："主治血虚发热，大便秘结；或妇人经候不通，腹胀作痛；或产后恶露不尽，脐腹疼痛；或胃热消渴，善食渐瘦。"（《伤寒论研读》）

四、黄龙汤

【黄龙汤】

大黄三钱　厚朴一钱五分　枳实一钱　芒硝二钱　甘草一钱　人参一钱五分　当归二钱

水二盅，姜三片，枣二枚，煎之，后再入桔梗一摄，热沸为度，老年气血虚者，去芒硝。

【方解】

本方以大承气汤攻下热结，荡涤胃肠实热积滞，急下存阴；另加人参、甘草、当归益气养血，扶正祛邪，使之攻不伤正。用法中加桔梗宣肺通肠腑；生姜、大枣养胃和中。诸药合用，而成攻下扶正、邪正合治之方。

【方歌】

> 黄龙汤中枳朴黄，参归甘桔枣硝姜，
> 攻下热结养气血，阳明腑实气血伤。

→ 《伤寒六书》相关原文 ←

治患心下硬痛，下利纯清水，谵语，发渴，身热。庸医不识此证，但见下利黄龙汤便呼为漏底伤寒，而便用热药止之，就如抱薪救火，误人死者多矣。殊不知此因热邪传里，胃中燥屎结实，此利非内寒而利，乃日逐自饮汤药而利也，直急下之，名曰结热利证，身有热者，宜用此汤；身无热者，用前六乙顺气汤。

→ 医家经典论述 ←

杨璇："虚人热结于里，攻之不行，乃肠胃枯涸之故，故陶氏加参、归、地于大承气汤中以助气血，建背城之功。"（《伤寒瘟疫条辨》）

吴又可："证本应下，耽搁失治，或为缓药羁迟，火邪壅闭，耗气搏血，精神殆尽，邪火独存，以致循衣摸床，撮空理线，筋惕肉瞤，肢体振战，目中不了了，皆缘应下失下之咎，邪热一毫未除，元神将脱，补之则邪毒愈盛，攻之则几微之气不胜其攻，攻不可，补不可，补泻不及，两无生理。不得已勉用陶氏黄龙汤。"（《瘟疫论》）

张璐："汤取黄龙命名，专攻中央燥土，土既燥竭，虽三承气萃集一方，不得参、归鼓舞胃气，焉能兴云致雨。或者以因虚用参，殊不知参在群行剂中，则迅扫之威愈猛，安望其有补益之力欤？"（《张氏医通》）

何秀山："此方为失下证循衣摄空，神昏肢厥，虚极热盛，不下必死者立法。故用大承气汤急下以存阴；又用参、归、草、枣，气血双补以扶正。此为气血两亏，邪正合治之良方。"(《重订通俗伤寒论》)

················ ➔ **医家临床应用** ← ················

李宇航："主治胃肠燥热，气血两虚。症见身热，大便秘结或下利清水，腹痛拒按，口渴，神昏谵语，循衣摸床，神倦少气，舌苔焦黄或焦黑，脉沉细数而虚等。主要用于阳明腑实兼见气血俱虚之证，如急性胰腺炎、麻痹性肠梗阻、急腹症术后、便秘等符合本方病机者。"(《伤寒论研读》)

五、承气合小陷胸汤

【承气合小陷胸汤】

生大黄五钱　厚朴二钱　枳实二钱　半夏三钱　瓜蒌三钱　黄连二钱

水八杯，煮取三杯，先服一杯，不下，再服一杯，得快利，止后服，不便再服。

【**方解**】本方为小承气汤合小陷胸汤而成，是苦辛寒法。方中以黄连、瓜蒌、半夏辛通苦降以涤上焦痰火，预防结胸形成，大黄、枳实、厚朴攻逐糟粕，急下存阴。

················ ➔ **《温病条辨》相关条文** ← ················

温病三焦俱急，大热大渴，舌燥，脉不浮而燥甚，舌色金黄，痰涎壅甚，不可单行承气者，承气合小陷胸汤主之。

················ ➔ **医家经典论述** ← ················

吴鞠通："三焦俱急，谓上焦未清，已入中焦阳明，大热大渴，脉躁苔焦，阳土燥烈，煎熬肾水，不下则阴液立见消亡，下则引上焦余邪陷入，恐成结胸之证。故以小陷胸合承气汤，涤三焦之邪，一齐俱出。此因病急，故方亦急也，然非审定是证，不可用是方也。"(《温病条辨》)

················ ➔ **医家临床应用** ← ················

谷晓红、杨宇："适用于上焦痰火未罢，阳明燥结已成，肾水危在旦夕，上中下三焦俱急之证。"(《温病学理论与实践》)

六、护胃承气汤

【护胃承气汤】

生大黄三钱　元参三钱　细生地三钱　丹皮二钱　知母二钱　麦冬（连心）三钱

水五杯，煮取二杯，先服一杯，得结粪止后服，不便，再服。

【方解】本方为增液汤加大黄、丹皮、知母而成。以苦甘为法，方中以大黄涤荡余邪，生地黄、元参、知母、丹皮、麦冬养阴增液，护胃凉血。

【方歌】

护胃承气大黄丹，知母元参地麦添，

下后数日热不退，或退不尽口咽干。

→ 《温病条辨》相关条文 ←

下后数日，热不退，或退不尽，口燥咽干，舌苔干黑，或金黄色，脉沉而有力者，护胃承气汤微和之；脉沉而弱者，增液汤主之。

→ 医家经典论述 ←

吴鞠通："温病下后，邪气已净，必然脉静身凉，邪气不净，有延至数日邪气复聚于胃，须再通其里者，甚至屡下而后净者，诚有如吴又可所云。但正气日虚一日，阴津日耗一日，须加意防护其阴，不可稍有卤莽，是在任其责者临时斟酌尽善耳。吴又可于邪气复聚之证，但主以小承气，本论于此处分别立法。"（《温病条辨》）

→ 医家临床应用 ←

谷晓红、杨宇："用于中焦温病下后邪气不净，复聚于胃之证，症见身热不退，口燥咽干，舌苔干黑或金黄，脉沉有力。"（《温病学理论与实践》）

七、增液承气汤

【增液承气汤】

元参一两　麦冬连心，八钱　细生地八钱　大黄三钱　芒硝一钱五分

水八杯，煮取三杯，先服一杯，不知再服。

【方解】本方为增液汤加大黄、芒硝而成。以增液汤养阴生津润肠，增水行舟，加大黄、芒硝以泄热软坚，攻下腑实。《神农本草经》谓元参

"主腹中寒热积聚"；麦门冬"主心腹结气。伤中，伤饱，胃络脉绝，羸瘦，短气"。

【方歌】

增液承气玄地冬，更加硝黄力量雄，

温病阴亏实热结，养阴泄热肠道通。

→ 《温病条辨》相关条文 ←

阳明温病，下之不通，其证有五：……津液不足，无水舟停者，间服增液，再不下者，增液承气汤主之。

→ 医家经典论述 ←

吴鞠通："其因阳明太热，津液枯燥，水不足以行舟，而结粪不下者，非增液不可。"（《温病条辨》）

赵绍琴："增液承气汤即增液汤加大黄、芒硝组成。方中玄参咸微寒，滋阴降火，麦冬、生地甘寒，滋阴润燥。三药相配，补而不腻，有滋阴润燥，增液濡肠之功。大黄、芒硝泄热软坚，攻下燥结。以增液汤滋阴之品，配伍硝、黄攻下之药，是为攻补兼施之剂。"（《温病纵横》）

冉先德："温病热结阴亏，燥屎不行者，下法宜慎。此津液不足，无水舟停，间服增液汤（生地、玄参、麦冬），即有增水行舟之效，再不下者，然后再与增液承气汤缓缓服之，增液通便，邪正兼顾。方中生地、玄参、麦冬甘寒、咸寒，滋阴增液；配伍大黄、芒硝苦寒、咸寒，泄热通便，合为滋阴增液，泄热通便之剂。"（《历代名医良方注释》）

→ 医家临床应用 ←

刘渡舟："治疗阳明温热之邪凝结胃肠，燥屎不下，阴液匮竭，正虚邪实，邪无出路的病证……孙某，女，67岁。右侧面颊连及颞颥作痛，痛的很重，有时哭叫之声闻于四邻。痛急则以手捆其颊，亦无济于痛。因掣及牙齿疼痛，牙齿几乎拔掉殆尽。血压为190/120毫米汞柱。两寸脉弦，关则滑大，舌红无苔。问其大便，则称干躁难解，小便则黄赤而短。辨证：胃燥津亏，而肝胆郁火上走胆胃两经而为疼痛。然燥热非下不去，胃阴非滋不复，而佐以平肝之品，则庶能有济。处方：玄参30克，生地12克，麦冬30克，大黄6克，元明粉6克（后下），丹皮10克，白芍10克，甘草6克。服药两剂，泻下黑色干便数块，而疼痛见缓，夜间得睡。转方减去芒硝，加羚羊角粉 1 克（冲服）、石决明 30 克、夏枯草 10 克。从此，疼痛不发，而血压已逐渐下降而接近正常。"（《伤寒论十四讲》）

李宇航："主要用于阳明腑实兼阴液亏虚之证。如炎性肠梗阻、腹腔术后肠梗阻、胃肠道功能紊乱、功能性便秘、病毒性肺炎等符合本方病机者。"（《伤寒论研读》）

八、宣白承气汤

【宣白承气汤】

生石膏五钱　生大黄三钱　杏仁粉二钱　瓜蒌皮一钱五分

水五杯，煮取二杯，先服一杯，不知再服。

【方解】 本方取麻杏石甘汤与承气汤二方之意加减而成，为苦辛淡法。方中生石膏清肺胃之热；杏仁、瓜蒌皮宣降肺气，化痰定喘；大黄攻下腑实。肺气清肃，则腑气亦通。故本方是清宣肺热，泄热通降，肺肠合治之剂。

【方歌】

> 宣白承气用膏黄，杏粉蒌皮喘促商，
> 右寸脉大痰壅滞，上开肺痹下宽肠。

→ 《温病条辨》相关条文 ←

阳明温病，下之不通，其证有五：……喘促不宁，痰涎壅滞，右寸实大，肺气不降者，宣白承气汤主之。

→ 医家经典论述 ←

吴鞠通："其因肺气不降，而里证又实者，必喘促寸实，则以杏仁、石膏宣肺气之痹，以大黄逐肠胃之结，此脏腑合治法也。"（《温病条辨》）

→ 医家临床应用 ←

李宇航："主要用于肺系疾病急性期的治疗，如病毒性肺炎、慢性支气管炎急性发作、慢性阻塞性肺疾病、风温肺热病等符合本方病机者。近年来，在"肺与大肠相表里"理论指导下，开展的多中心、随机双盲对照临床研究，证实宣白承气汤可有效降低慢性阻塞性肺疾病急性加重期痰热壅肺证患者临床症状积分，改善肺功能和动脉血气，为临床应用肺肠同治法辨治呼吸系统疾病提供了循证医学依据。"（《伤寒论研读》）

九、导赤承气汤

【导赤承气汤】

赤芍三钱 细生地五钱 生大黄三钱 黄连二钱 黄柏二钱 芒硝一钱

水五杯，煮取二杯，先服一杯，不下再服。

【方解】本方由导赤散合调胃承气汤加减而成。方中大黄、芒硝攻下腑实；赤芍、生地养阴清热；黄连、黄柏清泄小肠之热。故本方为二肠同治之法。

【方歌】

导赤承气治求因，左尺牢坚火腑寻，

小便赤痛时烦渴，赤芍连地柏硝军。

→ 《温病条辨》相关条文 ←

阳明温病，下之不通，其证有五：……左尺牢坚，小便赤痛，时烦渴甚，导赤承气汤主之。

→ 医家经典论述 ←

吴鞠通："其因火腑不通，左尺必现牢坚之脉（左尺，小肠脉也，俗候于左寸者非，细考《内经》自知），小肠热盛，下注膀胱、小便必涓滴，赤且痛也，则以导赤去淡通之阳药，加连、柏之苦通火腑，大黄、芒硝承胃气而通大肠，此二肠同治法也。"（《温病条辨》）

→ 医家临床应用 ←

李宇航："本方主要用于便秘、急性肾盂肾炎、急性尿道炎等符合本方病机者。"（《伤寒论研读》）

十、牛黄承气汤

【牛黄承气汤】

安宫牛黄丸 生大黄末三钱

安宫牛黄丸二丸，化开，调生大黄末三钱，先服一半，不知再服。

【方解】本方以安宫牛黄丸清心包热闭，生大黄攻阳明腑实。

【方歌】

牛黄承气条辨方，安宫丸内调大黄。

······→ 《温病条辨》相关条文 ←······

阳明温病，下之不通，其证有五：……邪闭心包，神昏舌短，内窍不通，饮不解渴者，牛黄承气汤主之。

······→ 医家经典论述 ←······

吴鞠通："其因邪闭心包，内窍不通者，前第五条已有先与牛黄丸，再与承气之法，此条系已下而不通，舌短神昏，闭已甚矣，饮不解渴，消亦甚矣，较前条仅仅谵语，则更急而又急，立刻有闭脱之虞，阳明大实不通，有消亡肾液之虞，其势不可少缓须臾，则以牛黄丸开手少阴之闭，以承气急泻阳明，救足少阴之消，此两少阴合治法也。"（《温病条辨》）

······→ 医家临床应用 ←······

李宇航："本方主要用于发热、脑出血、脑梗死等辨证属热入心包兼阳明腑实者。"（《伤寒论研读》）

十一、新加黄龙汤

【新加黄龙汤】

细生地五钱　生甘草二钱　人参　钱五分（另煎）　生大黄二钱　芒硝　钱　元参五钱　麦冬（连心）五钱　当归一钱五分　海参（洗）二条　姜汁六匙

水八杯，煮取三杯。先用一杯，冲参汁五分、姜汁二匙，顿服之，如腹中有响声，或转矢气者，为欲便也；候一、二时不便，再如前法服一杯；候二十四刻，不便，再服第三杯；如服一杯，即得便，止后服，酌服益胃汤一剂，余参或可加入。

【方解】本方为黄龙汤去枳实、厚朴，加麦冬、生地、玄参、海参而成，为苦甘咸法。方中大黄，芒硝泄热软坚，攻下燥屎，导阳明实热下行而解；人参，甘草大补元气；麦冬，当归，玄参滋阴润燥；海参滋补阴液，咸寒软坚；加姜汁宣通气机。全方既除阳明热结，又能益气养阴，为扶正攻下，正邪合治之剂。

【方歌】

> 新加黄龙用海参，玄麦生地硝黄呈，
>
> 参归姜草扶正气，攻补兼施法可尊。

────→ 《温病条辨》相关条文 ←────

阳明温病，下之不通，其证有五：应下失下，正虚不能运药，不运药者死，新加黄龙汤主之。

────→ 医家经典论述 ←────

吴鞠通："其因正虚不运药者，正气既虚，邪气复实，勉拟黄龙法，以人参补正，以大黄逐邪，以冬、地增液，邪退正存一线，即可以大队补阴而生，此邪正合治法也。"（《温病条辨》）

────→ 医家临床应用 ←────

李宇航："本方主要用于治疗便秘、中风后便秘、粘连性肠梗阻、急性胰腺炎、急腹症术后、肝硬化腹水等属气液不足，阳明热结者。"（《伤寒论研读》）

十二、桃仁承气汤

【桃仁承气汤】

大黄五钱　芒硝二钱　桃仁三钱　当归三钱　芍药三钱　丹皮三钱

水八杯，煮取三杯，先服一杯，得下止后服，不知，再服。

【方解】本方为桃核承气汤去桂枝、甘草加丹皮、芍药、当归而成，为苦辛咸寒法。方中用大黄、芒硝通下焦闭结，泄热软坚；桃仁、丹皮直达血分，清热凉血逐瘀；当归、芍药和血养血。

【方歌】

> 桃仁承气用归芍，丹皮硝黄蓄血调，
>
> 夜热昼凉少腹满，通达便秘尽逍遥。

────→ 《温病条辨》相关条文 ←────

少腹坚满，小便自利，夜热昼凉，大便闭，脉沉实者，蓄血也，桃仁承气汤主之，甚则抵当汤。

吴鞠通："少腹坚满，法当小便不利，今反自利，则非膀胱气闭可知。夜热者，阴热也；昼凉者，邪气隐伏阴分也。大便闭者，血分结也。故以桃仁承气通血分之闭结也。若闭结太甚，桃仁承气不得行，则非抵当不可，然不可轻用，不得不备一法耳。"（《温病条辨》）

谷晓红、杨宇："用于下焦蓄血证，症见少腹坚满，小便自利，夜热昼凉，大便闭，脉沉实者。"（《温病学理论与实践》）

十三、小陷胸加枳实汤

【小陷胸加枳实汤】

黄连二钱 瓜蒌三钱 枳实二钱 半夏五钱

急流水五杯，煮取二杯，分二次服。

【方解】本方为小陷胸汤加枳实而成。方中以小陷胸汤清热化痰，宽胸散结，另加枳实降气开结，为苦辛寒法。

【方歌】

脉呈洪滑入阳明，面赤头兼眩晕生，

水结在胸痰饮作，连蒌枳夏此方精。

脉洪滑，面赤身热，头晕，不恶寒，但恶热，舌上黄滑苔，渴欲凉饮，饮不解渴，得水则呕，按之胸下痛，小便短，大便闭者，阳明暑温，水结在胸也，小陷胸汤加枳实主之。

吴鞠通："脉洪面赤，不恶寒，病已不在上焦矣。暑兼温热，热甚则渴，引水求救。湿郁中焦，水不下行，反来上逆，则呕。胃气不降，则大便闭。故以黄连、瓜蒌清在里之热痰，半夏除水痰而强胃，加枳实者，取其苦辛通降，开幽门而引水下行也。"（《温病条辨》）

马健、杨宇："临床治疗如呕恶较甚，可加竹茹、生姜和胃降逆；如胸脘胀痛涉及两胁者加柴胡、黄芩。"（《温病学》）

十四、解毒承气汤

【解毒承气汤】

白僵蚕酒炒，三钱　蝉蜕全，十个　黄连一钱　黄芩一钱　黄柏一钱　栀子一钱　枳实麸炒，二钱五分　厚朴姜汁炒，五钱　大黄酒洗，五钱　芒硝三钱，另入

【方解】本方为大承气汤合黄连解毒汤加僵蚕、蝉蜕而成。以大承气汤峻下热结，黄连解毒汤清热泻火；僵蚕、蝉蜕合大黄有升降散之意，升清降浊，散风清热。

治温病三焦大热，痞满燥实，谵语狂乱不识人，热结旁流，循衣摸床，舌卷囊缩，及瓜瓤，疙瘩温，上为痈脓，下血如豚肝等证，厥逆，脉沉伏者。此方主之。加瓜蒌一个，半夏二钱，名陷胸承气汤，治胸满兼有上证者。

杨璿："腹胁满痛而喘者；苔黄及黑色而短气；温病而见惕瞤之证；温病邪郁中焦，而致舌卷囊缩；温病热毒郁于胃中而懊恼。"（《伤寒瘟疫条辨》）

十五、陷胸承气汤

【陷胸承气汤】

瓜蒌仁六钱，杵　小枳实钱半　生川军二钱　仙半夏三钱　小川连八分　风化硝钱半

【方解】本方为小陷胸汤加大黄、枳实、芒硝而成，以小陷胸汤清热化痰，宽胸散结；加大黄、枳实、芒硝泄热行气，软坚通便。

【方歌】

陷胸承气蒌仁枳，连夏生军风化硝，

痰火中停胸痞满，苦咸直达一齐消。

肺伏痰火，则胸膈痞满而痛，甚则神昏谵语；肺气失降，则大肠之气亦痹，肠痹则腹满便闭。故君以蒌仁、半夏，辛滑开降，善能宽胸启膈；臣以枳实、川连，苦辛通降，善能消痞泄满；然下既不通，必壅乎上，又必佐以硝、黄，咸苦达下，使痰火一齐通解。此为开肺通肠，痰火结闭之良方。

俞根初："肺胃合病。其人素有痰火，外感伤寒，一转阳明，肺气上逆，咯痰黄厚，或白而黏，胸膈满痛，神昏谵语，腹满胀疼，便闭溺涩，舌苔望之黄滑，扪之糙手，脉右滑数而实，甚或两寸沉伏，此肺中痰火，与胃中热结而成下证也。法当肺与大肠并治，开降肺气以通大便，陷胸承气汤主之。"（《重订通俗伤寒论》）

俞根初："春温伤寒，膜原伏邪，兼胸闷痰多者；痰火发狂。"（《重订通俗伤寒论》）

第四节　承气汤类方鉴别

小承大黄同枳朴，加硝即是大承方，
麻仁小承麻杏芍，桃核调胃桂枝长。
抵挡汤丸分微甚，俱用桃黄水蛭䗪。
三承合一名三一，加参归桔黄龙汤。

注：该方歌包含了小承气汤、大承气汤、麻子仁丸、桃核承气汤、抵挡汤（丸）、三一承气汤、黄龙汤。

承气汤类方鉴别见表6。

表6 承气汤类方鉴别表

方名	组成	主症	脉象	辨证要点	治法	方源
《伤寒论》承气汤类方						
大承气汤	大黄、枳实、厚朴、芒硝	身重，短气，腹满而喘，潮热谵语，手足濈然汗出，大便硬中不了了，睛不和下利，有宿食口燥咽干自利清水，色纯青，心下必痛，口干燥者	脉迟、实、弱、滑数	阳明病有燥屎，手足濈然汗出，腹满而喘有潮热，里实已成阳明少阳合病，下利，热结旁流少阴病，伏热灼阴，肾水欲渴少阴病，燥结在里，热结旁流，真阴亦将随之消亡少阴病，邪从热化津涸堪虞	下实热去积滞，通燥屎之峻剂，承顺胃气下行急下存阴下宿食，通因通用急下救阴	《伤寒论》（208、209、212、215、217、220、238、240、241、242、251、252、253、254、255、256、320、321、322）
小承气汤	大黄、枳实、厚朴	汗出，身重，短气，喘，潮热，腹大满不通谵语烦躁，心下硬，能食，屎硬而未燥下利谵语，有燥屎	脉迟，滑疾，弱	阳明病，腹大满不通，虽实满而燥结不甚阳明病，汗多津伤，胃燥谵语，热结未甚热结旁流	微和胃气	《伤寒论》（208、209、213、214、250、251、374）
调胃承气汤	大黄、芒硝、甘草（炙）	谵语，但热谵语，自下利心下温温欲吐，胸中痛，腹微满，大便反溏，郁郁微烦，呕心烦蒸蒸发热腹胀满	阴微，调和	胃气不和谵语者。表证汗后，不恶寒但热者。虚人里实，脉阳盛阴虚者。丸药下后，下利不止，脉调和者，内实也。太阳病误吐下，胃气逆而呕者。阳明病可下之轻证，重实心烦。太阳病汗后，阳明胃燥。伤寒吐后伤津	去实和胃泄热除烦除里燥实和胃除满	《伤寒论》（29、70、94、105、123、207、248、249）

续表

方名	组成	主症	脉象	辨证要点	治法	方源
桃核承气汤	桃仁、大黄、芒硝、甘草（炙）、桂枝	热结膀胱，其人如狂，少腹急结		太阳蓄血证	逐瘀泄热	《伤寒论》（106）
抵当汤	水蛭、虻虫、桃仁、大黄	其人发狂，少腹硬满，小便自利，身黄，善忘，大便硬色黑反易，发热，消谷善饥，六七日不大便，有瘀血	脉微而沉，沉结，浮数	太阳随经瘀热在里，蓄血重证阳明热与血瘀	除下焦久瘀血，行瘀逐血峻剂，除瘀血以去热	《伤寒论》（124、125、225、237、257）
抵当丸	水蛭、虻虫、桃仁、大黄	热，少腹满，小便自利，有淤血		太阳病热与血结	除瘀血以去热，蓄血缓攻用丸	《伤寒论》（126）
十枣汤	大枣、芫花、甘遂、大戟	漐漐汗出，发作有时，头痛，心下痞，硬满，引胁下痛，干呕，短气，汗出，不恶寒 内痛 咳 咳，烦，胸中痛	脉沉弦脉弦	水饮，心下痞硬痛，引胁下痛 悬饮内痛 喘家	峻攻水饮，邪去而不伤正逐饮镇咳逐伙镇咳止痛	《伤寒论》（153）《金匮要略·痰饮咳嗽病脉证并治》（22、32、33）
大陷胸汤	大黄、芒硝、甘遂	结胸热实，心下痛，按之石硬者	脉沉而紧	水热结胸证	泄热逐水之峻剂	《伤寒论》（134、135、136、137、149）
大陷胸丸	大黄、葶苈、芒硝、杏仁	结胸者，项亦强，如柔痉状		邪热与痰水结聚偏于上部结胸证	泄热逐水破结，峻药缓攻	《伤寒论》（131）

续表

方名	组成	主症	脉象	辨证要点	治法	方源
小陷胸汤	黄连、半夏、瓜蒌实	心下按之则痛寒实结胸	脉浮滑	小结胸三证：脉浮滑，正在心下，按之则痛寒实结胸，无热证	清热开结降痰，和解心下水热之结和解寒实	《伤寒论》（138、141）
白散	巴豆、贝母、桔梗	胸胁或心下硬满疼痛，畏寒喜暖		寒实结胸	温寒逐水，涤痰破结	《伤寒论》（141）
麻子仁丸	麻子仁、大黄、枳实、厚朴、芍药、杏仁、（蜜和丸）	小便数，大便硬	跌阳脉浮涩	脾约，胃阳强脾津不能四布	通肠润燥，助脾转输，丸以缓之	《伤寒论》（247）
《金匮要略》承气汤类方						
厚朴三物汤	厚朴、枳实、大黄	腹满痛，大便闭		腹满便闭	行气除满	《金匮要略·腹满寒疝宿食病脉证治》（11）
厚朴七物汤	厚朴、大黄、枳实、桂枝、生姜、甘草、大枣	腹满，发热，饮食如故	脉浮数	里有积实，兼挟表邪，腹满发热	表里两解	《金匮要略·腹满寒疝宿食病脉证治》（9）
厚朴大黄汤	厚朴、大黄、枳实	支饮胸满		支饮胸满，胃家实证	疏导肠胃，荡涤实邪，去胸满，除腹满	《金匮要略·痰饮咳嗽病脉证并治》（26）
大黄附子汤	大黄、附子、细辛	胁下偏痛，发热	脉紧弦	寒实结滞于内，阳郁发热于外	温下并行	《金匮要略·腹满寒疝宿食病脉证治》（15）

续表

方名	组成	主症	脉象	辨证要点	治法	方源
大黄硝石汤	大黄、硝石、黄柏、栀子	黄疸腹满，小便不利而赤，自汗出		热盛里实黄疸	清上泻下，以除湿热	《金匮要略·黄疸病脉证并治》（19）
大黄牡丹汤	大黄、牡丹、桃仁、瓜子、芒硝	少腹肿痞，按之痛如淋，小便自调，时时发热，自汗出，恶寒，下之有血	脉迟紧	肠痈脓未成（急性），邪热瘀血凝结肠中，经脉不通，营卫失和	清热活血泻下（脓已成、未成皆可用）	《金匮要略·疮痈肠痈浸淫病脉证并治》（4）
大黄甘遂汤	大黄、甘遂、阿胶	少腹满如敦，小便微难，不渴		水与血结血室，产后荣阴不足而致少腹满如敦状	下血逐水，祛邪扶正	《金匮要略·妇人杂病脉证并治》
《伤寒论》承气汤类方后世拓展						
温脾汤	大黄、附子、芒硝、人参、当归、干姜、甘草	腹痛便秘，脐下绞结，绕脐不止	脉沉弦	阳虚寒积证	温补脾阳，攻下冷积	《备急千金要方》
三一承气汤	大黄、芒硝、厚朴、枳实、甘草	大便结滞，腹满实痛，谵语		里热壅盛	攻下火结	《宣明论方》
玉烛散	当归、川芎、熟地、白芍、大黄、芒硝、甘草	发热，大便秘结，或妇人经候不通，腹胀作痛，或产后恶露不尽，脐腹疼痛，或胃热消渴，善食渐瘦		血虚发热，大便秘结	养血清热，泄积通便	《儒门事亲》
黄龙汤	大黄、厚朴、枳实、芒硝、甘草、人参、当归、生姜、大枣、桔梗	身热，大便秘结或下利清水，腹痛，口渴，神昏谵语，循衣摸床，神倦少气	脉沉细数而虚	肠胃燥热，气血两虚	清热泻下，益气养血	《伤寒六书》

续表

方名	组成	主症	脉象	辨证要点	治法	方源
承气合小陷胸汤	生大黄、厚朴、枳实、半夏、瓜蒌、黄连	大热大渴，舌燥，舌色金黄，痰涎壅甚	脉不浮	不可单行承气者，上中下三焦俱急之证	苦辛寒法，涤三焦之邪	《温病条辨》
护胃承气汤	生大黄、元参、细生地、丹皮、知母、麦冬	热不退，或退不尽，口燥咽干，舌苔干黑，或金黄色	脉沉而有力	温病下后，邪气不净，邪气复聚于胃	护胃养阴增液，涤荡余邪	《温病条辨》
增液承气汤	元参、麦冬、细生地、大黄、芒硝	津液不足，无水舟停者		阳明热结，阴液亏虚证	滋阴增液，攻下腑实	《温病条辨》
宣白承气汤	生石膏、生大黄、杏仁粉、瓜蒌皮	喘促不宁，痰涎壅滞，肺气不降者	右寸实大	痰热阻肺，腑有热结证	清宣肺热，泄热通降	《温病条辨》
导赤承气汤	赤芍、细生地、生大黄、黄连、黄柏、芒硝	小便赤痛，时烦渴甚	左尺牢坚	阳明腑实，小肠热盛证	通大肠之秘，泻小肠之热	《温病条辨》
牛黄承气汤	安宫牛黄丸、生大黄末	邪闭心包，神昏舌短，内窍不通，饮不解渴者		温病热入心包，阳明腑实证	清心开窍，攻下腑实	《温病条辨》
新加黄龙汤	细生地、生甘草、人参、生大黄、芒硝、元参、麦冬、当归、海参、姜汁	应下失下，正虚不能运药		气阴两虚，阳明热结证	攻下腑实，补益气液	《温病条辨》
桃仁承气汤	大黄、芒硝、桃仁、当归、芍药、丹皮	少腹坚满，小便自利，夜热昼凉，大便闭	脉沉实	下焦蓄血证	清热凉血逐瘀，通下焦闭结	《温病条辨》

续表

方名	组成	主症	脉象	辨证要点	治法	方源
小陷胸加枳实汤	黄连、瓜蒌、半夏、枳实	面赤身热头晕，不恶寒，但恶热，渴欲凉饮，饮不解渴，得水则呕，按之心下痛，小便短，大便闭，苔黄滑	脉洪滑	阳明暑温，水结在胸	清热化痰开结	《温病条辨》
解毒承气汤	白僵蚕、蝉蜕、黄连、黄芩、黄柏、栀子、枳实、厚朴、大黄、芒硝	痞满燥实，谵语狂乱不识人，热结旁流，循衣摸床，舌卷囊缩，及瓜瓤疫疙瘩温，上为痈脓，下血如豚肝等证，厥逆	脉沉伏	温病三焦大热	辟秽解毒，通腑泄热	《伤寒瘟疫条辨》
陷胸承气汤	瓜蒌仁、枳实、大黄、半夏、黄连、芒硝	胸膈痞满而痛，神昏谵语，腹满便闭		肺伏痰火，肺气失降，腑气不畅	泻火清热，祛痰利便	《重订通俗伤寒论》

第五节　承气汤类方临床应用

医案一

王某，男，26岁，初诊：2018年4月11日。

[主诉] 术后腹痛1个月。

[病史] 患者1个月前因阑尾炎手术，术后至今一直间断腹痛，在某医院静脉滴注药物治疗，效果不明显，X线片示不完全性肠梗阻。现来我院求助以中医诊治。现症见：腹痛拒按，痛势较剧，大便不畅，舌质黄腻，脉滑数。复查X线片示：术后不完全性肠梗阻。

[辨病辨证] 腹痛（阳明腑实证）。

[治法]行气泄热通腑。

[方宗]大承气汤。

[处方]大黄（后下）、芒硝（冲服）、黄连、木香、槟榔各10g，厚朴、枳实各15g，莱菔子20g。2剂，频服。

二诊：患者腹痛拘急未见明显减轻，纳差，大便日行两三次，舌苔黄腻，舌下脉络青紫，脉细数。

[治法]逐瘀泄热。

[方宗]桃核承气汤。

[处方]桃仁10g，大黄8g，桂枝、红花各12g，丹参30g，延胡索20g，川芎15g，三七粉（冲服）、甘草各6g。3剂，每日1剂，分2次水煎服。

三诊：服上药3剂后患者腹痛大减，大便次数较多，余症同前。原方去大黄，桂枝，加白芍20g。3剂，水煎服。

四诊：患者腹部基本不痛，饮食大增，大便正常，舌苔黄，舌下脉络略青，脉弦细。故在原来基础上加以改动，继服5剂，以巩固疗效。

[处方]桃仁、黄连各10g，红花8g，丹参、延胡索各20g，川芎、枳壳各12g，白芍30g，甘草6g。5剂，水煎服。

按语 患者年轻，且术后出现腹痛拒按，大便不畅，舌质黄腻，脉滑数，初诊辨证为阳明腑实证，故以大承气汤行气通腑利大便，加黄连清热泻火；木香、槟榔、莱菔子行气消积止痛。因患者无潮热，谵语等阳明腑实重症，故见大便通则药停。二诊大便既通，腹痛仍不减，细查患者，虽舌苔黄腻，但见舌下脉络青紫之色，脉象虽数但间有细象，考虑患者腹痛日久，"不通则痛"，腑气不通，气血不畅，日久成瘀，又因患者术后，离经之血易成瘀，故只通不化瘀，虽腹气通，但气血未畅，故腑通而痛未减。《伤寒论》曰："外解已，但少腹急结者，乃可攻之，宜桃核承气汤。"故改为桃核承气汤化裁泄热逐瘀通下，另加红花、丹参、川芎、三七、延胡索加强活血化瘀之力而止痛。三诊去大黄，桂枝，以防久服苦寒伤胃，辛散耗气伤津，另加白芍养血敛阴，缓急止痛。四诊症状好转明显，去三七，红花、丹参，川芎活血化瘀药减量，增加白芍量以养血敛阴；另加黄连清热泻火；枳壳以行气。

"痛者不通也"，腹以通为顺，以和为降，所以在审因论治的基础上，辅以理气通导之品，"久痛入络"，气血不畅，久而成瘀，故应加入辛润活血之品。本案患者在治疗上，开始有一定的误区，单以通为用，用药后虽肠已通，但血未通，故腹痛未减，加上活血化瘀药后，使气血通，则腹痛减，久痛者加入辛润活血之剂尤为必要。

医案二

李某，女，80岁。初诊日期：2018年12月11日。

[主诉]患者排便困难3年，反复便血1年，加重伴腹胀3个月。

[病史]3年前无明显诱因出现排便困难，就诊于当地医院，诊断为乙状结肠冗长症致肠扭曲，予手术治疗。术后仍反复出现肠梗阻，排便困难，外用开塞露或灌肠定期排便。1年前无明显诱因出现反复便血，予止血通便症状好转。3个月前上述症状加重，伴腹胀，无便意，无矢气，于外院检查示血红蛋白153g/L，CT示盆腔、胸腔少量积液，现进食限流食，体重下降明显，遂来诊。刻下：脘腹胀满，无腹痛，无食欲，口干欲饮，偶口苦，反酸、烧心，甚则恶心、呕吐，不怕凉、热，无便意，数日一行，大便时干时稀，便中带血，无矢气，寐可，小便调。舌紫暗，有瘀斑，舌苔花剥，舌下络脉粗紫，脉沉涩。既往有冠心病、高血压、糖尿病病史10余年。

[辨病辨证]便秘（肝郁气滞，瘀血内结）。

[治法]润肠通便，运脾行气，引血归脾。

[方宗]小承气汤。

[处方]枳实15g，厚朴15g，炒白芍20g，炙甘草10g，党参15g，白术30g，炙鸡内金15g，海螵蛸20g，炙火麻仁20g，郁李仁15g，当归15g，草决明20g，香附15g，乌药10g，槟榔10g。10剂，水煎服。

二诊：2018年12月24日。大便3日一行，未见便血，腹胀明显减轻。舌紫暗，有瘀斑，舌苔花剥，舌下络脉青紫，脉沉涩。效不更方。

[按语]患者长年排便困难，加上手术创伤，造成脾虚气滞，瘀血内结。治以润肠通便，运脾行气，引血归脾。患者高龄久病加之术后，气血已亏，虽已瘀血内结，本应攻结化瘀，但现虽有离经之血，仍不可峻下存阴，妄投桃仁、红花、大黄、芒硝等攻下之品。患者口干欲饮，提示津液耗伤。不畏寒热，提示尚无脾阳亏损。《伤寒论》云："若腹大满不通者，可与小承气汤，微和胃气，勿令至大泄下。"故以小承气汤去大黄（防攻下伤正，加重离经之血）轻下热结；久病气血已亏，加党参、当归以润肠通便、引血归脾；加炒白芍养血敛阴；香附、乌药相配为青囊丸；槟榔行气消积；生白术运脾通便，配火麻仁、郁李仁、草决明助润肠通便；佐以炙鸡内金、海螵蛸和胃消食，以助气血化生之源。

古人谓："病有三虚一实，先治其实，后补其虚，盖谓虚多实少，犹当先治实症也"。老年胃肠功能失常，运化吸收能力衰退，在调理脾胃病及肠病时宜用调补方法，治实不可太猛，峻猛则伤正，治虚不可太补，过补则壅塞。此病例提示我们在临床对待老年便秘，术后便秘，及术后而致不完全性肠梗阻如何用中医思维指导临床。

医案三

刘某，女，54岁。初诊日期：2018年3月2日。

[主诉] 卵巢囊肿术后腹痛反复发作20余年，加重伴反酸、烧心1周。

[病史] 患者20年前体检发现卵巢囊肿，行囊肿切除术。术后腹痛反复发作，检查未见明显异常，平素口服莫沙比利治疗。近3年每年6月、7月无明显诱因腹痛加重，并出现反酸、烧心，口服法莫替丁略有好转。1年前行胃镜提示：慢性萎缩性胃炎伴胆汁反流。彩超提示：胆囊略大。1周前生气后上述症状加重，口服法莫替丁、莫沙必利未见明显好转，为进一步诊治，就诊于我门诊。刻下：腹痛，右下腹痛甚，伴两胁窜痛，胃痛，饮食不慎则反酸，偶有恶心，口苦，易乏力，寐欠安，便秘，4～5日一行。舌淡略暗，略胖大边有齿痕，舌下少量瘀点，苔白腻。脉弦细。既往：肺癌微创术后4年。

[辨病辨证] 腹痛（脾虚气滞，瘀血阻络）。

[治法] 健脾行气，活血通络。

[方宗] 桃核承气汤。

[处方] 桃仁15g，桂枝10g，炙甘草10g，红花10g，枳实15g，炒白芍20g，白术30g，延胡索15g，郁金20g，沙参15g，火麻仁20g，柏子仁15g，炙鸡内金15g，海螵蛸20g，苏梗（后下）15g，连翘15g，生姜5g，大枣5g。7剂，水煎服。

二诊：2018年3月9日。患者右下腹疼痛缓解，伴胃脘部及脐周窜痛，右胁绞痛，恶心，反酸，晨起口苦，寐尚可，便可，舌淡，胖大有齿痕，苔白，脉弦细。上方加煅瓦楞子（先煎）25g，乌药10g。10剂，水煎服。

三诊：2018年3月23日。患者右下腹疼痛，打嗝，胃中偶有嘈杂不适，纳差，恶心改善，近3日便时干时稀，舌淡苔白，有裂纹，脉细。炒白芍减至15g，火麻仁减至15g，加生、炒麦芽各15g，香附15g。10剂，水煎服。

按语 腹痛多因外感时邪、饮食不节、情志失调、阳气素虚、腹部术后而致血络受损等因素相关。该患腹痛反复发作，右下腹痛甚，两胁窜痛，舌暗，舌下瘀点，为气滞血瘀之象，考虑与卵巢囊肿术后导致肠粘连而致血络受损相关，加之肺癌术后，久病耗气，故易乏力，气虚大肠传送无力而致便秘，舌体胖大，边有齿痕，均为脾虚之象。病久病体虚累及脾胃功能受损，故恶心，口苦，反酸。故当治以健脾行气，活血通络。以桃核承气汤为底方加减。如《伤寒论》第106条云："少腹急结者，乃可攻之，宜桃核承气汤。"故用桃仁、红花活血通络，桂枝通行血脉，如《医方考》中言："桃仁，润物也，能泽肠而滑血；桂枝，辛物也，能利血而行滞。"郁金有行气、破血之效；延胡索辛散，既入血分，又可入气分，故能通行血气，加强止痛之效；芍药缓急止痛；枳实行气通滞；白术健脾益气，且生白术用量较大，可加强通便之功效；火麻仁、柏子仁润肠通便；鸡内金、海螵蛸保护胃黏膜以改善反酸、恶心之症；苏梗、连翘清热散结；沙参益气养阴。同时嘱其留药渣敷腹部以增强止痛之效。二诊仍反酸再加煅瓦楞子制酸；乌药行气止痛。三诊患者大便时稀，故减芍药，火麻仁用量，另加香附合乌药成青囊丸加强行气止痛之功，生、炒麦芽消食和胃。卵巢囊肿术后多引起肠粘连而致腹痛，临床上用桃核承气汤多有成效。

医案四

程某，男，60岁。初诊日期：2016年4月28日。

[主诉] 腹胀伴便秘反复发作3年，加重1个月。

[病史] 患者3年前因小腹不适就诊于当地医院，查肠镜提示直肠癌，行直肠癌根治术，术后出现腹胀、便秘反复发作，曾于外院住院诊断为"粘连性肠梗阻"，间断口服乳果糖等，时有好转。1个月前，腹胀、便秘加重，口服乳果糖无效。为进一步诊治，就诊于我门诊。刻下：腹胀，双侧胁肋部胀满，排气后缓解，排便困难，大便干结，2~3日一次，小便利，纳可，口腔溃疡，睡眠易醒，舌质淡红，边有齿痕，苔薄白略腻，脉细数。

[辨病辨证] 便秘（脾虚气滞）。

[治法] 健脾行气，润肠通便。

[方宗] 麻子仁丸。

[处方] 火麻仁20g，枳实15g，炒白芍25g，厚朴10g，炙甘草10g，沙参15g，党参15g，郁李仁15g，炒决明子25g，香附15g，乌药10g，白术15g，夜交藤15g，白花蛇舌草25g，半枝莲15g。10剂，水煎服。

二诊：2016年5月6日。患者服药后排气增多，腹胀较前明显减轻，大便日1次，成形软边，口干，咽部不适，纳欠佳，口腔容易溃疡。舌质淡红，边有齿痕，苔薄白略干，脉细。

[处方] 枳实15g，厚朴10g，郁金15g，木香10g，香附15g，乌药10g，

青、陈皮各15g，茯苓25g，生、炒麦芽各15g，苏梗（后下）15g，连翘15g，神曲10g，炙鸡内金15g，蒲公英25g，生甘草10g，沙参15g，麦冬15g，五味子5g。8剂，水煎服。

三诊：2016年5月14日。患者服药后，腹胀较前明显好转，排便通畅，口干减轻，口腔溃疡愈合，睡眠可，纳可，自觉偶有胸闷、气短、乏力，汗出。质淡红胖大，边有齿痕，苔薄白，脉细。

[处方]生黄芪35g，丹参15g，麦冬10g，五味子5g，茯苓25g，白术10g，厚朴10g，青、陈皮各15g，生地黄15g，泽泻10g，浮小麦35g，香附10g，乌药10g，郁金15g，炙甘草10g，党参15g。8剂，水煎服。

四诊：2016年5月22日。患者服药后诸症缓解，未诉明显不适，守方继续巩固疗效。

按语 患者术后，耗伤气血，另长期卧床，"久卧伤气"；术中术后患者易出现焦虑心理，而致肝郁气滞。所以该患者是脾虚气滞所致的便秘。治以麻子仁丸加减健脾行气，润肠通便。方以方中麻仁、郁李仁、决明子润肠通便；枳实、厚朴、香附、乌药、生白术、白芍行气除满，运脾通便；沙参、党参、炙甘草健脾益气；夜交藤安神助眠；病人肠癌术后，予白花蛇舌草、半枝莲抗癌除湿解毒。二诊枳实、厚朴有小承气汤之意，去大黄防苦寒伤胃，如《伤寒论》第208条云："若腹大满不通者，可与小承气汤，微和胃气，勿令至大泄下。"颠倒木金散合青囊丸，加青、陈皮行气解郁和中；蒲公英、苏梗、连翘、生甘草清热解毒，消痈散结治疗溃疡；茯苓健脾；生、炒麦芽、神曲、炙鸡内金消食和胃；沙参、麦冬、五味子有生脉散益气生津之意。三诊患者诉胸闷、气短、乏力考虑为大病术后元气亏虚所致，减沙参、枳实、木香、生、炒麦芽、神曲、炙鸡内金、苏梗、连翘、蒲公英、生甘草，减香附量，另加黄芪、党参、丹参、白术健脾益气活血；生地黄、泽泻补肾利湿；浮小麦止汗；改生甘草为炙甘草调和诸药。

医案五

王某，女，74岁。初诊日期：2016年3月7日。

[主诉]小腹坠胀伴左下腹结块反复发作1年余，加重2个月余。

[病史]患者1年前因腹泻数日后自觉小腹坠胀疼痛，时有便意，左下腹可触及柔软结块，按之胀痛，时聚时散，曾就诊于当地医院，具体检查不详，诊断为"直肠套叠""不完全性肠梗阻""盆底松弛综合征"，未予系统治疗。近2个月上症加重，来诊。刻下：小腹坠胀疼痛，连及肛门，左下腹

偶可触及条索状结块，按之胀痛，伴神疲，乏力，烦躁，易怒，纳可，食后脘腹胀满，寐安，时有便意，欲便不得，排便不畅，便 2~3 日一行。舌尖红，苔白略厚，脉缓弱。既往：糖尿病病史 10 年。

[辨病辨证] 聚证（脾虚气陷，气机郁滞）。

[治法] 健脾益气，行气散结，润肠通便。

[方宗] 麻子仁丸补中益气汤。

[处方] 火麻仁 20g，枳实 15g，炒白芍 20g，厚朴 10g，郁李仁 15g，决明子 50g，生黄芪 75g，柴胡 10g，升麻 5g，沙参 15g，党参 20g，白术 20g，当归 20g，青、陈皮各 15g，香附 15g，乌药 10g，槟榔 15g，炙鸡内金 15g，玉米须 15g，丹皮 10g。7 剂，水煎服。

二诊：2016 年 4 月 1 日。患者小腹下坠缓解，左下腹结块消失，时有胀痛，肠鸣，矢气较少，仍有下坠感，食欲可，餐后仍有饱胀感，口干，时有便意，便少不畅，小便正常。舌红，有少许瘀点，苔薄白，脉缓略涩。上方去鸡内金、玉米须、丹皮，加炒莱菔子 30g，桃仁 10g，炙甘草 10g，减决明子用量至 35g，沙参增至 20g，炒白芍增至 30g。7 剂，水煎服。

三诊：2016 年 4 月 21 日。患者上腹部胀满，每于进食后打嗝，反胃，偶有烧心，体倦乏力，夜寐欠佳，大便秘，时有便意，仍感排便不尽，余症同前。舌淡，苔稍白腻，脉沉缓。上方生黄芪减量为 50g，加柏子仁 15g，生、炒麦芽各 15g，生白术加量至 30g。5 剂，水煎服。

四诊：2016 年 5 月 6 日。患者服药后上腹部胀满明显减轻，仍有乏力，肠鸣，矢气频作，大便正常。舌红，苔白略厚腻，脉缓。上方去柏子仁、莱菔子、生麦芽、炒麦芽，黄芪减量为 35g。7 剂，水煎服。

按语 患者既往有消渴病史 10 载，久病致脾胃气虚，受纳运化不及，气机升降失常，清阳不升，浊阴不降；气陷于下，则出现神疲，乏力，小腹坠胀疼痛，连及肛门，食后脘胀；脾气亏虚，运化受阻，壅塞不通，则出现左下腹偶可触及条索状结块，按之胀痛，时有便意，欲便不得，排便不畅，大便 2~3 日一行等。治以健脾益气，行气散结，润肠通便之法，故以补中益气汤合麻子仁丸加减治疗。方中重用黄芪健脾益气，补中升提；党参、生白术补气健脾，增强黄芪补中益气之功效，使元气旺盛，清阳得升；另外，方中生白术还具有通便之用；当归养血和营，补气养血；青、陈皮理气和胃，使诸药补而不滞；柴胡、升麻升提下陷之中阳；以质润多脂的火麻仁、郁李仁、决明子、槟榔滋脾润肠，行气导滞；枳实下气破结；厚朴行气除满；白芍养阴柔肝理脾；香附、乌药行气止痛；鸡内金消食化积；沙参养阴生津；丹皮活血化瘀；《滇南本草》言玉米须"宽肠下气"。二诊考虑久病体虚之人，气血已伤，久病入络，故去鸡内金、玉米须、丹皮，改决明子、沙参、炒白芍用量，加炒莱菔子、桃仁消食化积，活血润肠通便；炙甘草调和诸药；桃核、芍药、当归又有桃仁承气汤之意。如《温病条辨》云："少腹坚满，小便自利，夜热昼凉，大便闭，脉沉实者，蓄血也，桃仁承气汤主之。"三诊加生、炒麦芽消食除胀；生白术加量运脾通便；加柏子仁养心安神又可通便。四诊服药后诸症得解，去柏子仁、莱菔子、生麦芽、炒麦芽消散之品，减黄芪量，防止黄芪久用令人滞胀。

聚证在临床虽以实证多见，但虚者、虚实夹杂者也多有之，若有明显正气亏虚者，应根据邪气兼夹与阴阳气血亏虚的差异相应地调整治法和方药，如气虚所致者，其病因多由于久病体弱或病情迁延，脾气受损，气机郁滞所致。治疗可遵循《素问·至真要大论》所谓"结者散之""衰者补之"的原则，可适当予补气健脾、行气散结之法，补气健脾可适当选用香砂六君子汤、补中益气丸等，行气散结可合用麻子仁丸、小承气汤、增液承气汤之辈，临证中应尽量避免过用、久用大黄、芒硝等攻伐之品，以防损正伤胃，也不可妄投三棱、莪术等破血逐瘀之品，以防损伤血络，更不可过用香燥理气之品，以防耗气伤阴，加重病情。其治疗中应求缓图，切不可急功近利，如《医宗必读·积聚》云"屡攻屡补，以平为期"。

第七章 泻心汤类方临证思辨

第一节 《伤寒论》泻心汤类方

一、生姜泻心汤

【生姜泻心汤】

生姜四两, 切 甘草三两, 炙 人参三两 干姜一两 黄芩三两 半夏半升, 洗 黄连一两 大枣十二枚, 擘

上八味, 以水一斗, 煮取六升, 去滓, 再煎取三升, 温服一升, 日三服。附子泻心汤, 本云加附子。半夏泻心汤、甘草泻心汤, 同体别名耳。生姜泻心汤, 本云理中人参黄芩汤, 去桂枝、术, 加黄连并泻肝法。

【方解】本方即半夏泻心汤减干姜二两, 加生姜四两而成, 所以也有消痞止呕利的作用。但加入生姜为君, 散水和胃的力量更大, 因为已加生姜, 故略干姜的分量, 使寒热不致偏胜。该方用以半夏泻心汤证寒饮较重, 呕逆下利较甚者。

【方歌】

汗余痞证四生姜, 芩草人参三两行,

一两干姜枣十二, 一连半夏半升量。

————→ 《伤寒论》相关条文 ←————

伤寒, 汗出解之后, 胃中不和, 心下痞硬, 干噫食臭, 胁下有水气, 腹中雷鸣下利者, 生姜泻心汤主之。(157)(《伤寒论》)

————→ 医家经典论述 ←————

成无己: "《金匮要略》曰: 中焦气未和, 不能消谷, 故令干噫。"(《注

解伤寒论》)

方有执："解，谓大邪退散也。噫，饱食息也。食臭，嗳气也。水气，饮也。"（《伤寒论条辨》）

徐大椿："汗后而邪未尽，必有留饮在心下。其症甚杂，而方中诸药一一对症，内中又有一药治两症者，亦有两药合治一症者，错综变化，攻补兼施，寒热互用，皆本《内经》立方诸法。其药性又有与《神农本草经》所载，无处不合，学者能于此等方讲求其理而推广之，则操纵在我矣。凡泻心诸法，皆已汗、已下、已吐之余疾。"（《伤寒论类方》）

胡希恕："人有宿疾，常因新病而诱使发作，本条所述胃中不和，并不是药有所误，亦是早有的宿疾，因新感后又诱使发作。"（《经方传真：胡希恕经方理论与实践》修订版）

························· ➤ 医家临床应用 ◄ ·························

陈慎吾："（各家医案）食复最易。吞酸嘈杂，恶心烦闷，水饮升降于胁下者，水泻呕逆、心下痞塞、左胁凝结、腹中雷鸣者，与本方愈。"（《陈慎吾伤寒论讲义》）

胡希恕："又由于本条干噫食臭、胁下有水气的说明，则本方有用于胃下垂、胃扩张以及胃酸过多等疾患的机会甚明。并由于腹中雷鸣下利的说明，更可知亦有应用于胃肠炎的机会。"（《经方传真：胡希恕经方理论与实践》修订版）

李宇航："本方由半夏泻心汤加生姜四两，减干姜二两组成。临证主治病证类半夏泻心汤，而偏于水气内停者。"（《伤寒论研读》）

二、甘草泻心汤

【甘草泻心汤】

甘草四两, 炙 黄芩三两 干姜三两 半夏半升, 洗 大枣十二枚, 擘 黄连一两

上六味，以水一斗，煮取六升，去滓，再煎取三升，温服一升，日三服。臣亿等谨按：上生姜泻心汤法，本云理中人参黄芩汤，今详泻心以疗痞，痞气因发阴而生，是半夏、生姜、甘草泻心三方，皆本于理中也。其方必各有人参，今甘草泻心汤心中无者，脱落之也。又按《千金》并《外台秘要》，治伤寒置食用此方，皆有人参，知脱落无疑。

【方解】 该方于半夏泻心汤增量缓急安中的甘草，故治以半夏泻心汤证中气较虚而急迫者。或见口舌糜烂、肠鸣腹泻、前后阴溃疡者。

【方歌】

下余痞作腹雷鸣，甘四姜芩三两平。

一两黄连半升夏，枣枚十二效同神。

→ 《伤寒论》相关条文 ←

伤寒中风，医反下之，其人下利日数十行，谷不化，腹中雷鸣，心下痞硬而满，干呕心烦不得安，医见心下痞，谓病不尽，复下之，其痞益甚。此非结热，但以胃中虚，客气上逆，故使硬也。甘草泻心汤主之。（158）（《伤寒论》）

→ 《金匮要略》相关条文 ←

狐惑之为病，状如伤寒，默默欲眠，目不得闭，卧起不安，蚀于喉为惑，蚀于阴为狐，不欲饮食，恶闻食臭，其面目乍赤、乍黑、乍白。蚀于上部则声喝，一作嗄。甘草泻心汤主之。（10）（《金匮要略·百合狐惑阴阳毒病脉证治》）

→ 医家经典论述 ←

吴谦："此痞非热结，亦非寒结，乃乘误下中虚，而邪气上逆、阳陷阴凝之痞也，故以甘草泻心汤以缓其急，而和其中也。"（《医宗金鉴》）

徐大椿："两次误下，故用甘草以补胃，而痞自除。俗医以甘草满中，为痞呕禁用之药。盖不知虚实之义者也。"（《伤寒论类方》）

李克绍："《金匮要略·百合狐惑阴阳毒病脉证治》《千金方》《外台秘要方》《伤寒总病论》《医垒元戎》及《本论》，林亿按语中，本方都有人参，因本证是由于胃虚所致，人参自不当去，疑为传抄脱落。"（《李克绍伤寒串讲》）

→ 医家临床应用 ←

陈慎吾："（各家医案）凡噤口痢，慢惊风，产后泻，走马牙疳，吞酸嘈杂，均用本方效。"（《陈慎吾伤寒论讲义》）

胡希恕："古人所谓狐惑病，颇似今之白塞氏综合征。实践证明甘草泻心汤对于口腔溃疡确有明显疗效。曾治一产后患者，口腔及舌全部烂赤，饮食不入，痛苦万状，与本方一剂，满口红赤均生白膜，即能进粥，3剂后痊愈。临床还常遇久久不愈的顽固重证，以本方加生石膏，或更加生地而多取捷效。另苦参汤熏洗下阴。"（《经方传真：胡希恕经方理论与实践》修订版）

李宇航："本方系半夏泻心汤重用炙甘草，以补中益气，故更适宜于脾胃虚弱者。本方亦可用于白塞氏综合征，但以生甘草为宜。"(《伤寒论研读》)

三、半夏泻心汤

【半夏泻心汤】

半夏半升，洗　黄芩　干参　甘草炙，各三两　黄连一两　大枣十二枚，擘

上七味，以水一斗，煮取六升，去滓，再煎服三升，温服一升，日三服。须大陷胸汤者，方用前第二法。一方用半夏一升。

【方解】半夏、干姜辛能散结，温阳建中，祛饮止呕；黄芩、黄连苦能燥湿，解热止利。饮留邪聚均由于胃气的不振，参、草、大枣，补益脾胃，使脾胃健运。诸药合用有辛开苦降的作用，痞硬自除。治上热下寒中焦胃虚证，证见呕而肠鸣、心下痞硬、或下利者。

【方歌】

三两姜参炙草芩，一连痞证呕多寻，

半升半夏枣十二，去滓重煎守古箴。

·········→ 《伤寒论》相关条文 ←·········

伤寒五六日，呕而发热者，柴胡汤证具，而以他药下之，柴胡证仍在者，复与柴胡汤。此虽已下之，不为逆，必蒸蒸而振，却发热汗出而解。若心下满而硬痛者，此为结胸也，大陷胸汤主之。但满而不痛者，此为痞，柴胡不中与之，宜半夏泻心汤。(149)(《伤寒论》)

·········→ 《金匮要略》相关条文 ←·········

呕而肠鸣，心下痞者，半夏泻心汤主之。(10)(《金匮要略·呕吐哕下利病脉证治》)

·········→ 医家经典论述 ←·········

成无己："泻心汤攻痞也。塞而不通，否而不分为痞，泻心汤为分解之剂。所以谓之泻心者，谓泻心下之邪也。痞者，邪留在心下，故治痞曰泻心汤。黄连味苦寒，黄芩味苦寒。《内经》曰：苦先入心，以苦泄之。泻心者，必以苦为主，是以黄连为君，黄芩为臣，以降阳而升阴也。半夏味辛温，干姜味辛热。《内经》曰：辛走气，辛以散之。散痞者必以辛为助，故

以半夏、干姜为佐，以分阴而行阳也。甘草味甘平，大枣味甘温，人参味甘温。阴阳不交曰痞，上下不通为满，欲通上下，交阴阳，必和其中。所谓中者，脾胃是也。脾不足者，以甘补之，故用人参、甘草、大枣为使，以补脾而和中，中气得和，上下得通，阴阳得位，水升火降，则痞消热已，而大汗解矣。"(《伤寒明理方论》)

尤在泾："痞者，满而不实之谓，夫客邪内陷，即不可从汗泄，而满而不实，又不可从下夺，故唯半夏，干姜之辛，能散其结，黄连，黄芩之苦，能泄其满。"(《伤寒贯珠集》)

柯琴："用黄连，干姜之大寒大热者，为之两解，且取其苦先入心，辛以散邪耳。"(《伤寒附翼》)

徐大椿："以上三泻心之药，大半皆本于柴胡汤，故其所治之症，多与柴胡症相同，而加治虚、治痞之药耳。"(《伤寒论类方》)

刘渡舟："心下位于胸腹之间，乃气之上下要道，故阴阳交通不利则作痞，痞者塞也，气滞而不行。气机升降不利，中焦痞塞，胃气不降而生热。"(《伤寒论通俗讲话》)

陈慎吾："心下部膨满而硬，且无自觉的疼痛，名曰痞，半夏泻心汤主治。半夏泻心汤证有呕而肠鸣，其病在胃肠。"(《陈慎吾伤寒论讲义》)

→ 医家临床应用 ←

陈慎吾："(各家医案)半夏泻心汤主治老少下利，水谷不消，腹中雷鸣，心下痞，干呕，并治霍乱。休息利，本方加大黄。时水泻或便脓血，止则腹胀，泻则爽，吐腹痛，恶心吞酸。又，饮食入腹即辘辘有声而转泻者，可选用本方及甘草干姜二泻心汤。疝瘕积聚，痛侵心胸，心下痞，恶心呕吐，肠鸣不利，若便秘可兼用大黄剂。本方若支饮、辟饮之痞，不效。"(《陈慎吾伤寒论讲义》)

胡希恕："本方与生姜泻心汤、甘草泻心汤三方皆用于上热下寒而有心下痞证，本方重在呕而肠鸣，而常见于急慢性胃肠炎、肠功能紊乱等症。"(《经方传真：胡希恕经方理论与实践》修订版)

李宇航："主要用于治疗消化系统疾病如急慢性胃炎、非溃疡性消化不良、胃及十二指肠球部溃疡、胆囊炎、肠炎、肠易激综合征和小儿腹泻、消化不良等辨证属脾胃虚弱、寒热错杂于中焦者。"(《伤寒论研读》)

四、大黄黄连泻心汤

【大黄黄连泻心汤】

大黄二两　黄连一两

上二味，以麻沸汤二升渍之，须臾绞去滓，分温再服。臣亿等看详大黄黄连泻心汤，诸本皆二味。又后附子泻心汤，用大黄、黄连、黄芩。附子，恐是前方中亦有黄芩，后但加附子也，故后云附子泻心汤，本云加附子也。

【方解】 泻心汤去黄芩，故亦名泻心。大黄、黄连，都有苦寒清热的作用，本方用麻沸汤渍而不用煮，是取其味俱薄，传入气分，而不至泄下的意思。

【方歌】

> 痞证分歧辨向趋，关浮心痞按之濡，
> 大黄二两黄连一，麻沸汤调病缓驱。

➔《伤寒论》相关条文 ◆

心下痞，按之濡，其脉关上浮者，大黄黄连泻心汤主之。（154）（《伤寒论》）

伤寒大下后，复发汗，心下痞，恶寒者，表未解也。不可攻痞，当先解表，表解乃可攻痞。解表宜桂枝汤，攻痞宜大黄黄连泻心汤。（164）（《伤寒论》）

➔ 医家经典论述 ◆

钱潢："心下者，心之下，中脘之上，胃之上脘也，胃居心之下，故曰心下也。痞者……以邪气痞塞于中，上下不通而名之也。按之濡，即所谓气痞也。"（《伤寒溯源集》）

徐大椿："此又法之最奇者，不取煎而取泡，欲其轻扬清淡，以涤上焦之邪。"（《伤寒论类方》）

➔ 医家临床应用 ◆

陈慎吾："（各家医案）男子伤劳，消渴不生肌肉，妇人带下，手足寒热，今之结核病，多宜本方。黄疸，蒸热在内，先心腹胀满，后身面悉黄，小儿积热，男妇三焦积热，上焦热，目赤，头项肿痛，口舌生疮，中焦热，心膈烦躁，不欲食，下焦热，小便赤，大便秘，五脏俱热，生疥疮痔漏，肛肿下血等症，本方为丸，梧桐子大，每服三十丸。"（《陈慎吾伤寒论讲义》）

胡希恕："急性胃肠炎、热病中后期常见本方证。"(《经方传真：胡希恕经方理论与实践》修订版)

李宇航："用于消化系统疾病如胃食管反流性咽喉炎、功能性消化不良、便秘等；出血类疾病如消化道出血、急性肺出血等；循环系统疾病如急性脑血管病、高血压等；其他如急性菌痢、精神分裂症；此外本方外用可治疗烧伤、烫伤、肛门周围湿疹生殖器疱疹等病症，以上情况辨证属于热邪壅滞者。"(《伤寒论研读》)

五、附子泻心汤

【附子泻心汤】

大黄二两　黄连一两　黄芩一两　附子一枚，炮，去皮，破，别煮取汁

上四味，切三味，以麻沸汤二升渍之，须臾绞去滓，内附子汁，分温再服。

【方解】

大黄、黄连、黄芩泻痞，附子助阳，是寒热并用、邪正兼顾的方剂用于心下痞陷于阴证而呈寒热错杂者。应注意的是方中三黄乃泻心汤减其用量，并用渍，附子另行煎煮，使其气味厚薄不同，达到分走内外、补泻兼施的作用。

【方歌】

一枚附子泻心汤，一两连芩二大黄，

汗出恶寒心下痞，专煎轻渍要参详。

········· → 《伤寒论》相关条文 ← ·········

心下痞，而复恶寒汗出者，附子泻心汤主之。(155)(《伤寒论》)

········· → 医家经典论述 ← ·········

钱潢："此又承上文言……伤寒郁热之邪，误入而为痞，原非大实，而复见恶寒汗出者，知其命门真阳已虚，以致卫气不密，故玄府不得紧闭而汗出，阳虚不任外气而恶寒也。"(《伤寒溯源集》)

徐大椿："此法更精，附子用煎，三味用泡，扶阳欲其热而性重，开痞欲其生而性轻也……此条不过二语，而妙理无穷。前条发汗之后恶寒，则用桂枝。此条汗出恶寒，则用附子。盖发汗之后，汗已止而犹恶寒，乃表邪未尽，故先用桂枝以去表邪。此恶寒而仍汗出，则亡阳在即，故加入附子以回

阳气。又彼先后分二方，此并一方者，何也？盖彼有表复有里，此则只有里病，故有分有合也。"(《伤寒论类方》)

陈慎吾："心下痞，泻心汤证。兼虚者，加附子以主之。"(《陈慎吾伤寒论讲义》)

-------------------- ➤ 医家临床应用 ← --------------------

陈慎吾："(各家医案)泻心汤证之但欲寐者，手足微冷者。脉浮如绝，状似中风，谓之食郁，食厥宜本方。"(《陈慎吾伤寒论讲义》)

胡希恕："急性胃炎、热病中后期见上热下寒证者。"(《经方传真：胡希恕经方理论与实践》修订版)

李宇航："主要用于消化不良、食道炎、慢性胃炎、胃及十二指肠溃疡、胃肠功能紊乱、神经性头痛、复发性口腔溃疡等病辨证属邪热壅聚、阳气不足者。"(《伤寒论研读》)

六、黄连汤

【黄连汤】

黄连三两　甘草三两（一本二两），炙　干姜三两　桂枝三两，去皮　人参二两　半夏半升，洗　大枣十二枚，擘

上七味，以水一斗，煮取六升，去滓，温服，昼三夜二。疑非仲景方。

【方解】 本方即半夏泻心汤的加减方。因腹痛去黄芩，增量黄连，加强治心烦腹痛的作用，更加桂枝以降冲逆。干姜温胃中之寒，半夏降逆止呕，参、草、大枣扶正健脾。本方与半夏泻心汤相较，泻心汤是浊邪结于一处，本文是寒热分据上下，故泻心汤去渣再煎，本方只煎一次。前者是取其味，以辛开苦降；后者是取其气，以寒热分治。黄连汤用于治半夏泻心汤证心烦悸、腹中痛而气上冲者。

【方歌】

腹疼呕吐藉枢能，二两参甘夏半升，

连桂干姜各三两，枣枚十二秒层层。

-------------------- ➤ 《伤寒论》相关条文 ← --------------------

伤寒胸中有热，胃中有邪气，腹中痛，欲呕吐者，黄连汤主之。(173)
(《伤寒论》)

···················· → **医家经典论述** ← ····················

成无己："湿家下后，舌上如苔者，以丹田有热，胸中有寒，是邪气入里，而为下热上寒。本条是邪气传里，下寒上热也。"(《注解伤寒论》)

徐大椿："即半夏泻心汤去黄芩加桂枝……诸泻心汤之法，皆治心胃之间寒热不调，全属里症。此方以黄芩易桂枝，去泻心之名而曰黄连汤，乃表邪尚有一分未尽，胃中邪气尚当外达，故加桂枝一味，以和表里，则意无不到矣。"(《伤寒论类方》)

喻昌："不问下寒上热，上寒下热，皆可治之也。"(《尚论篇》)

···················· → **医家临床应用** ← ····················

陈慎吾："(各家医案)治霍乱疝瘕，攻心腹痛，发热上逆，心悸欲吐，及妇人血气痛，呕而心烦，发热头痛。湿家下之，舌上如苔，上寒下热，亦宜本方。杂病干呕，舌有滑润苔，诸治不效者，兼有腹痛，其效如神。"(《陈慎吾伤寒论讲义》)

胡希恕："本方证与半夏泻心汤证、甘草泻心汤证有相似处，而本方的桂枝有降冲逆作用，故长于治心烦悸，如把桂枝加量则治悸更佳。本条虽未言下利，但就药物论，治疗呕而下利当亦有验。"(《经方传真：胡希恕经方理论与实践》修订版)

李宇航："现代临床主要用于急慢性胃肠炎、胆汁反慢性胃炎、胃及十二指肠球部溃疡、胆囊炎、神经性呕吐、病毒性心肌炎、口疮等辨证属上热下寒、中焦升降失调者。阴虚火旺所致之咳血、咯血、齿衄、尿血等。"(《伤寒论研读》)

七、黄芩汤、黄芩加半夏生姜汤

【黄芩汤】

黄芩三两 芍药二两 甘草二两，炙 大枣十二枚，擘

上四味，以水一斗，煮取三升，去滓，温服一升，日再夜一服。

【黄芩加半夏生姜汤】

黄芩三两 芍药二两 甘草二两，炙 大枣十二枚，擘 半夏半升，洗 生姜，一两半，一方三两，切

上六味，以水一斗，煮取三升，去滓，温服一升，日再，夜一服。

【方解】黄芩苦寒，能清三焦之火以止利；芍药苦平，泄热而敛阴；甘草、大枣健脾固津而和中。故本方为治里热下利、腹挛痛而急迫者。若呕者再加生姜、半夏，即黄芩汤与小半夏汤合方，宣胃降逆以止呕，故治二方的合并症。

【方歌】

枣枚十二守成箴，二两芍甘三两芩，

利用本方呕加味，姜三夏取半升斟。

→ 《伤寒论》相关条文 ←

太阳与少阳合病，自下利者，与黄芩汤；若呕者，黄芩加半夏生姜汤主之。（172）（《伤寒论》）

→ 《金匮要略》相关条文 ←

干呕而利者，黄芩加半夏生姜汤主之。（11）（《金匮要略·呕吐哕下利病脉证治》）

→ 医家经典论述 ←

成无己："太阳少阳合病，自下利为在半表半里……非汗下所宜，故与黄芩汤以和半表半里之邪。呕者，胃气逆也，故加生姜半夏以散逆气。"（《注解伤寒论》）

徐大椿："下利即专于治利，不杂于风寒表药，此亦急当救里之义。若呕亦即兼以止呕之药。总之，见症施治，服药后而本痊愈，复见他症，则仍见症施治，可推而知矣。"（《伤寒论类方》）

陈慎吾："后世以本方加枳实、桔梗、木香、槟榔、白头翁等味治利，取效甚速者，盖方中寓排脓、止腹痛、治里急之效，且黄芩加姜、夏有治咳之效也。"（《陈慎吾伤寒论讲义》）

→ 医家临床应用 ←

朱丹溪："黄芩芍药汤，治泄痢腹痛、身热后重、脉洪疾，即本方去大枣；痛则加官桂少许。"（《脉因证治》）

汪昂："本方加木香、槟榔、大黄、黄连、当归、官桂，名为芍药汤，治下利。"（《汤头歌诀》）

陈慎吾："黄芩汤必有心烦证，如小柴胡汤、大柴胡汤、甘草泻心汤、黄连阿胶汤等皆有心烦而用黄芩矣。本证虽不属阳明（因胃家不实），亦不属太阴（因肠不寒也）。仲师此方为万世治利之祖。"（《陈慎吾伤寒论讲义》）

胡希恕："黄芩汤多见于急性胃肠炎、急性痢疾。发热腹泻，或痢疾而腹挛痛者，即可用本方，不必限于太阳与少阳合病。若痢疾见里急后重，或便脓血，宜加大黄。黄芩加半夏生姜汤多见于胃肠炎、胆囊炎，尤于胃部病变突出而恶心呕逆明显者。"（《经方传真：胡希恕经方理论与实践》修订版）

李宇航："可用于治疗多种感染性疾病，急性胃肠炎、细菌性痢疾、阿米巴痢疾、小儿秋季腹泻、肺炎、咽炎、会厌炎、结膜炎等病机相符者。本方加半夏、生姜即黄芩加半夏生姜汤，兼有和胃降逆之功。"（《伤寒论研读》）

八、干姜黄芩黄连人参汤

【干姜黄芩黄连人参汤】

干姜 黄芩 黄连 人参各三两

上四味，以水六升，煮取二升，去滓，分温再服。

【方解】干姜、人参理中焦之虚寒，黄连、黄芩解上亢之烦热。吐下之后，中气必虚，故用人参扶正气。只煮一次，是取其气不取其味，使药力分走上下，寒以治热，热以治寒，与黄连汤的意义相同。若汤水不下者，据陈修园的意见，可加生姜汁少许。本方治上热下寒、呕吐、下利而心下痞硬者。

【方歌】

芩连苦降藉姜开，济以人参绝妙哉，

四物平行各三两，诸凡拒格此方该。

·········→《伤寒论》相关条文 ←·········

伤寒本自寒下，医复吐下之，寒格更逆吐下；若食入口即吐；干姜黄芩黄连人参汤主之。(359)（《伤寒论》）

→ 医家经典论述 ←

吴谦："《经》曰，格则吐逆。格者，吐逆之病名也。朝食暮吐，脾寒格也；食入即吐，胃热格也。本自寒格，谓其人本自有朝食暮吐寒格之病也。"（《医宗金鉴》）

徐大椿："寒格自用干姜，吐下自用芩、连。因误治而虚其正气，则用

人参。分途而治，无所不包，又各不相碍，古方之所以入化也。"(《伤寒论类方》)

·········→ 医家临床应用 ←·········

陈慎吾："(各家医案)伤寒脉迟，翻胃之初，亦可用止逆和中。凡呕家夹热宜之，胃反者主之。骨蒸劳热，心胸烦闷，咳嗽、干呕或下利，噤口痢，吐逆不受食者，服姜夏无效者，本方特效。"(《陈慎吾伤寒论讲义》)

胡希恕："以本方治胸中烦热、吐逆不受食而下利者，确有验。以是可见，本自寒下，当指其人本有旧微溏的一类下寒证甚明。"(《经方传真：胡希恕经方理论与实践》修订版)

李宇航："本方临床主要应用于消化性溃疡、急慢性肠炎、胃炎、肾炎、小儿秋季腹泻等辨证属于寒热错杂者。"(《伤寒论研读》)

九、旋覆代赭汤

【旋覆代赭汤】

旋覆花三两 人参二两 生姜五两 代赭石一两 甘草三两，炙 半夏半升，洗 大枣十二枚，擘

上七味，以水一斗，煮取六升，去滓，再煎取三升。温服一升，日三服。

【方解】旋覆花温中健脾而下结气，代赭石镇虚逆，半夏、生姜降饮逆，人参、甘草、大枣补益胃气、安中养正，故此治胃虚有饮而有诸呕逆证者。本方乃生姜泻心汤中去干姜、芩、连，加旋覆花、代赭而成为降气除痰消痞的方剂。

【方歌】

五两生姜夏半升，草旋三两噫堪凭，
人参二两赭石一，枣十二枚力始胜。

·········→《伤寒论》相关条文 ←·········

伤寒发汗，若吐若下，解后心下痞硬，噫气不除者，旋覆代赭汤主之。(161)(《伤寒论》)

·········→ 医家经典论述 ←·········

成无己："大邪虽解，以曾发汗吐下，胃气弱而未和，虚气上逆，故心

下痞硬，噫气不除以旋覆代赭石汤降虚气而和胃。"（《注解伤寒论》）

方有执："解，谓大邪已散也。心下痞硬，噫气不除者，正气未复，胃气当弱，而伏饮为逆也。"（《伤寒论条辨》）

徐大椿："《灵枢》口问篇云：寒气客于胃，厥逆从下上散，复出于胃，故为噫，俗名嗳气，皆阴阳不和于中之故……此乃病已向愈，中有流邪在于心胃之间，与前诸泻心法大约相近。《本草》云：旋覆治结气胁下满，代赭治腹中邪毒气，加此二物以治噫，余则散痞补虚之法也。"（《伤寒论类方》）

················· ➤ **医家临床应用** ← ·················

陈慎吾："（各家医案）反胃噎膈属不适证，若元气未大伤，本方治之神效。老人、虚人便秘不宜大黄剂者，本方为宜。下利不止，呕吐宿水者亦效。有本方证而其人咳逆、气虚太甚者先服四逆，胃寒先服理中，后再与本方为佳。"（《陈慎吾伤寒论讲义》）

胡希恕："胃虚极，客气结于心下，大便不通，气逆不降者，不限于噫气一症，呕哕噎膈诸症本方亦有良效。但心下不痞硬者，用之则不验。常以本方加乌贼骨，治十二指肠溃疡心下痞硬、疼痛、噫气而大便秘者亦验。"（《经方传真：胡希恕经方理论与实践》修订版）

李宇航："旋覆代赭汤被广泛应用于治疗慢性胃炎、胆汁反流性胃炎、胃神经官能症、幽门不全梗阻、十二指肠溃疡、反流性食管炎、肿瘤放化疗后之胃肠反应、眩晕、梅尼埃综合征、癔症等证属胃气虚弱，痰浊内结，胃失和降者。"（《伤寒论研读》）

十、厚朴生姜半夏甘草人参汤

【厚朴生姜半夏甘草人参汤】

厚朴半斤，炙，去皮 生姜半斤，切 半夏半斤，洗 甘草二两 人参一两

上五味，以水一斗，煮取三升，去滓，温服一升，日三服。

【**方解**】厚朴苦温能降以消胀满，生姜辛温能散，半夏蠲饮利膈，开结气。甘草、人参以补中虚。故本方有补中行滞的作用，适用腹胀满而中气虚者。

【方歌】

厚朴半斤姜半斤，一参二草亦须分，

半升夏最除虚满，汗后调和法出群。

发汗后，腹胀满者，厚朴生姜半夏甘草人参汤主之。(66)(《伤寒论》)

成无己："吐后腹满与下后腹满皆为实，言邪气乘虚入里为实，汗后外已解也，腹胀满知非里实，由脾胃津液不足，气涩不通，壅而为满……《内经》曰：脾欲缓，急食甘以缓之，用苦泻之，厚朴之苦以泄腹满；人参、甘草之甘，以益脾胃；半夏、干姜之辛，以散滞气。"(《注解伤寒论》)

徐大椿："发汗后，则邪气已去，而犹腹胀满，乃虚邪入腹，故以厚朴除胀满，余则补虚助胃也。"(《伤寒论类方》)

陈慎吾："喻氏以此治泻后腹胀，果验。《用方经权》：平生敦阜之病（谓脾胃病也），噫气或吞酸，心下坚满膨胀者。"(《陈慎吾伤寒论讲义》)

胡希恕："临床常见的腹胀满、口不渴属里虚寒者，皆可用本方。"(《经方传真：胡希恕经方理论与实践》修订版)

李宇航："本方主要用于吐泻后腹胀满，如消化功能紊乱，过敏性结肠炎，慢性胃炎，胃下垂，胃十二指肠溃疡，不完全性肠梗阻，慢性胃肠功能紊乱，功能性消化不良等，证属脾虚气胀者。"(《伤寒论研读》)

第二节　《金匮要略》泻心汤类方

黄芩汤

【黄芩汤】

黄芩　人参　干姜各三两　桂枝一两　大枣十二枚　半夏半升

上六味，以水七升，煮取三升，温分三服。

【方解】本方亦黄芩加半夏生姜汤的复制，不过以干姜易生姜，以人参易芍药，且加少量桂枝，其组合很似柴胡桂枝干姜汤治上热下寒，治干呕下利偏于寒者。

【方歌】

六物黄芩用人参，半夏干姜大枣桂，
干呕下利心下痞，上热下寒病厥阴。

→ 《金匮要略》相关条文 ←

《外台》黄芩汤治干呕下利。（附方）（《金匮要略·呕吐哕下利病脉证治》）

→ 医家经典论述 ←

浅田宗伯："此方用于介乎黄芩汤、桂枝人参汤之间上热下寒之下痢者有效。黄芩汤以腹痛为主，桂枝人参汤以腹痛不呕，有表症之属虚者主之；本方所主者为干呕。盖此方乃半夏泻心汤之类，治下痢为效最捷。"（《先哲医话》）

武简侯："《外台》黄芩汤治干呕下利。补充见症有心下痞硬，上热下寒，上冲，口苦，唇干，舌少苔，脉微数或身热等。本方证当亦由误下后，风邪由表入里，鼓动邪热上升而发呕，强抑湿邪下降而作利，阴阳升降之路不相得，则凝结于心下而成痞硬。兹用桂枝解散风邪感，干姜温通湿邪恶，人参健胃强心，半夏燥湿止呕，黄芩泄热消痞，大枣助阴补血。六味协力，则在上之风热与在下之湿邪，皆得和解而退散，阴阳往来之道路，亦得恢复正常，于是心胃俱健，痞硬无存，肠部机能，同臻巩固，尚何有干呕下利之证哉？"（《经方随证应用法》）

胡希恕："《伤寒论》的黄芩汤与《外台》黄芩汤名同而药不同，为便于区别，故把《外台》的黄芩汤称之为六物黄芩汤。本方有治干呕下利的作用。"（《经方传真：胡希恕经方理论与实践》修订版）

→ 医家临床应用 ←

胡希恕："本方治干呕下利，虽与黄芩加半夏生姜汤同，但本方有人参，当有心下痞硬，无芍药则腹肌当虚软而不挛急，临证时宜细辨。本方与黄芩加半夏生姜汤最大的不同，是本方用干姜，是因寒甚，故临床见症当有四逆等。又本方有黄芩，因治上热。这里的黄芩和干姜与柴胡桂枝干姜汤所用黄芩和干姜同，是祛半表半里寒兼清上之标热。"（《经方传真：胡希恕经方理论与实践》修订版）

第三节 《伤寒论》泻心汤类方后世拓展

一、黄连泻心汤

【黄连泻心汤】

黄连一钱二分　厚朴一钱,制　干姜八分　甘草五分　人参八分　白芍药八分

上锉,一剂,生姜三片,水二盅,煎八分,空心热服。

【方解】 黄连清膈热以消痞,厚朴泻中满以除痞,干姜温胃散寒滞,人参扶元助胃气,甘草和中气,半夏燥痰湿,更以生姜温气散寒滞也。

→ 《明医指掌》相关条文 ←

心下虚痞,按之痛者,枳实消痞丸、黄连泻心汤。

湿热太甚而痞者,黄连泻心汤。

→ 医家经典论述 ←

李用粹:"有饮食痰积不运为痞者,六君子加山楂、谷芽。有湿热太甚,土来心下为痞者,分消上下,与湿同治,或黄连泻心汤。不因误下,邪气乘虚为痞者,宜理脾胃,兼以血药调之。有阴火上炎,痞闷嗳气者,宜降火。有肝气不伸,膈有稠痰,两寸关脉弦滑带涩者,当先吐而后舒郁。有中虚不运如饥如刺者,益气温中。有内伤劳役,清气下陷,浊气犯上者,补中益气,兼清湿热。有悲哀多郁,痰挟瘀血,结成窠囊者,宜逐瘀行气。有食后感寒,饮食不消,或食冷物成痞者,宜温中化滞。"(《证治汇补》)

→ 医家临床应用 ←

徐大椿:"黄连清膈热以消痞,厚朴泻中满以除痞,干姜温胃散寒滞,人参挟元鼓胃气,甘草和中气,半夏燥痰湿,更以生姜温气散寒滞也。"(《医略六书》)

李宇航:"本方主要用于慢性胃炎、胃及十二指肠球部溃疡、慢性结肠炎等辨证属胃气不和,中焦升降失调者。"(《伤寒论研读》)

二、黄连解毒汤

【黄连解毒汤】

黄连三两　黄芩　黄柏各二两　栀子十四枚

上四味，切，以水六升，煮取二升，分二服。

【方解】黄连泻心火为君，兼泻中焦之火；黄芩清肺热，泻上焦之火为臣；黄柏泻下焦之火，栀子通泻三焦之火，导热下行，合为佐使。共以收泻火解毒之功。用以治一切实热火毒，三焦热盛。

【方歌】

> 黄连解毒柏栀芩，三焦热胜是主因，
> 烦狂火热兼谵妄，吐衄发斑皆可平。

→ 《外台秘要》相关条文 ←

胃中有燥屎，令人错语；正热盛亦令人错语。若便秘而错语者，宜服承气汤。通利而错语者，宜服下四味黄连解热汤（即黄连解毒汤）。

→ 医家经典论述 ←

吴谦："是方名曰黄连解毒，是君以黄连直解心经火毒也，黄芩泻肺经火毒，黄柏泻肾经火毒，栀子通泻三焦火毒，使诸火毒从膀胱出……盖阳盛则阴衰，火盛则水衰，故用大苦大寒之药，抑阳而扶阴，泻其亢甚之火，而救欲绝之水也。然而非实热不可轻投。"（《医宗金鉴》）

→ 医家临床应用 ←

葛洪："烦呕不得眠。"（《肘后备急方》）

江瓘："一人年逾五十，五月间因房后入水，得伤寒证，误过服热药，汗出如油，喘声如雷，昼夜不寐，凡数日，或时惊悸发狂，口中气自外出，诸医莫措手。郭诊之曰：六脉虽沉无力，然昼夜不得安卧，气自外出，乃阳证也，又误服热药，宜用黄连解毒汤。众皆危之。一服尚未效，或以为宜用大青龙汤。郭曰：此积热之久，病邪未退，药力未至也。再服病减半，喘定汗止而愈。"（《名医类案》）

江瓘："一妇素有心脾气痛，好烧酒，患举则四肢厥冷，每用诸香，附子姜桂之属，随服随止。一日前患复作，遂以前药服之，不安，仍饮烧酒二盏，酒下，腹胁胀满，坐卧不得。下木香槟榔丸一百丸，大便通后，痛稍可，顷间，下坠愈痛，向夜延吴诊视。脉数而有力。知前香燥太过，酒毒因利而发。即以黄连解毒汤，入木香少许，二服而安。"（《名医类案》）

李宇航："本方常用于败血症、脓毒血症、痢疾、肺炎、泌尿系统感染、流行性脑脊髓膜炎、乙型脑炎以及感染性炎症等属热毒为患者。"（《伤寒论研读》）

三、清胃散

【清胃散】

生地黄　当归身各三分　牡丹皮半钱　黄连六分，下月倍之，大抵黄连临时增减无定　升麻一钱

上药为末，都作一服，水一盏半，煎至七分，去滓，放冷服之。

【方解】

黄连苦寒直泻胃府之火。升麻清热解毒，升而能散，宣达郁遏之伏火，有"火郁发之"之意，与黄连配伍，则泻火而无凉遏之弊，升麻得黄连，则散火而无升焰之虞。升麻乃清热解毒之品，主治喉痛口疮，如《本草经集注》云："辟瘟疫瘴气，邪气蛊毒，入口皆吐出，中恶腹痛，时气毒疠，头痛寒热，风肿诸毒，喉痛口疮"。胃热则阴血亦必受损，故以生地凉血滋阴；丹皮凉血清热，皆为臣药。当归养血和血，为佐药。升麻兼以引经为使。诸药合用，共奏清胃凉血之效。

【方歌】

清胃散中升麻连，当归生地牡丹全，

胃火牙痛与牙宣，清热泻火止血专。

→《脾胃论》相关条文←

治因服补胃热药，而致上下牙痛不可忍，牵引头脑满热，发大痛，此足阳明别络入脑也，喜寒恶热，此阳明经中热盛而作也。

→ 医家经典论述 ←

吴昆："牙疳肿痛者，此方主之。牙疳责胃热，肿责血热，痛责心热。升麻能清胃，黄连能泻心，丹皮、生地能凉血，乃当归者，所以益阴，使阳不得独亢耳。"(《医方考》)

汪昂：此足阳明药也。黄连泻心火，亦泻脾火，脾为心子，而与胃相表里者也；当归和血，生地、丹皮凉血，以养阴而退阳也；石膏泻阳明之大热，升麻升阳明之清阳，清升热降，则肿消而痛止矣。"(《医方集解》)

徐大椿："此足阳明药也。黄连泻心火，亦泻脾火，脾为心子，而与胃相表里者也；当归和血，生地、丹皮凉血，以养阴而退阳也；石膏泻阳明之大热，升麻升阳明之清阳，清升热降，则肿消而痛止矣。"(《医略六书》)

→ 医家临床应用 ←

王绵之："牙痛牵引头痛，面颊发热，牙齿恶热喜冷，或牙龈溃烂，或

牙宣出血，或唇舌颊腮肿痛，或口气热臭，口舌干燥，舌红苔黄，脉滑大而数。"（《方剂学讲稿》）

赵翠英："李某，男性，38岁。2002年5月21日初诊。胃脘疼痛反复发作已2个月余。常服雷尼替丁、三九胃泰等，时有缓解，近1周来服药无效，仍疼痛不能进食，食后呕吐，吐物常有血丝样夹杂，腹胀，胃中灼热，舌红、苔黄，脉弦数。胃镜示：胃黏膜糜烂并有点状出血表现。证为脾胃郁热，郁久化火，灼伤胃络。治宜清胃泻火，凉血止血，清胃散加减：黄连、升麻、当归、白芍、玄胡、枳壳、竹茹各10g，生地、丹皮各15g，吴茱萸3g，生甘草5g。水煎连服10剂，诸症消失，上方稍加出入，续服半月，再行胃镜检查，胃黏膜红润规整，病告痊愈。按：'少阴不足，阳明有余。'阳明为多气多血之腑，易于阳热亢盛，热伤胃络。治疗当取黄连泻心火、清胃热，加以竹茹相伍清胃和胃，降逆止呕，据现代药理研究，黄连有较强的抑制幽门螺杆菌的作用，生地、丹皮凉血清热，升麻清散郁火，以使热撤阴存，加吴茱萸以引热下行，引火归原。芍药、甘草缓急止痛，诸药共用，相得益彰，提高其疗效，达到清热泻火，凉血益阴之功效，病愈后随访1年未复发。"（《清胃散临症举隅》）

四、半苓汤

【半苓汤】

（此苦辛淡渗法也）半夏五钱 茯苓块五钱 川连一钱 厚朴三钱 通草八钱，煎汤煮前药

水十二杯，煮通草成八杯，再入余药煮成三杯，分三次服。

【方解】
此方用半夏燥湿运脾，恢复脾运；厚朴醒脾化湿，行气除满；茯苓、通草通调水道，导湿下行；稍佐黄连燥湿和脾，清其郁热，合而用之，体现苦辛淡渗，运脾除湿之法。方中通草用量最重，是欲藉此甘淡渗湿而不伤脾，令湿有外出去路；黄连用量最轻，是欲藉此苦以燥湿，并微清其热。

【方歌】

半苓通朴连，脾湿此可宣，

不饥因中阻，苦辛淡渗瘥。

················· → 《温病条辨》相关条文 ← ·················

足太阴寒湿，痞结胸满，不饥不食，半苓汤主之。此书以温病名，并列

寒湿者，以湿温紧与寒湿相对，言寒湿而湿温更易明析。痞结胸满，仲景列于太阴篇中，乃湿郁脾阳，足太阴之气，不为鼓动营运。脏病而累及腑，痞结于中，故亦不能食也。故以半夏、茯苓培阳土以吸阴土之湿，厚朴苦温以泻湿满，黄连苦以渗湿，重用通草以利水道，使邪有出路也。

→ 医家经典论述及临床应用 ←

陈纪铣："陈×，男，43 岁，2004 年 6 月 25 日来我科就诊。患者因胃溃疡反复出血，药物治疗效果不好，于 2004 年 6 月 14 日在某医院行胃大部切除术，术后伤口愈合良好，但舌苔厚腻，伴见腹胀，恶心欲吐，不思饮食，大便秘结，舌质淡红，苔白厚腻，脉弦缓，证属胃肠食滞，湿浊中阻所致。药用：法半夏 12g，茯苓 18g，白蔻 9g（另包后下），通草 9g，藿香 15g，莱菔子 12g，厚朴 10g，瓜蒌仁 15g，炒山楂 15g，建曲 15g。上方连服 3 剂，舌苔正常，呕恶腹胀消失，饮食大增，大便畅通，改用六君子汤化裁调理。"（《半苓汤加味治疗术后苔腻症临床疗效观察》）

五、半夏泻心汤去人参干姜大枣甘草加枳实生姜方

【半夏泻心汤去人参干姜大枣甘草加枳实生姜方】

半夏六钱　黄连二钱　黄芩三钱　枳实三钱　生姜三钱

水八杯，煮取三杯，分三次服，虚者复纳人参大枣。

【方解】邪热内陷，湿热与饮邪交阻于中，胃失和降所致，以半夏泻心汤去健脾和胃的人参、甘草、大枣、干姜，加枳实、生姜益胃行气除满消痞。

→ 《温病条辨》相关条文 ←

阳明湿温，呕而不渴者，小半夏加茯苓汤主之；呕甚而痞者，半夏泻心汤去人参、干姜、大枣、甘草加枳实生姜主之。呕而不渴者，饮多热少也。故主以小半夏加茯苓，逐其饮而呕自止。呕而兼痞，热邪内陷，与饮相搏，有固结不通之患。故以半夏泻心去参、姜、甘、枣之补中，加枳实、生姜之宣胃也。

→ 医家经典论述 ←

张文选："泻心法以芩、连苦泻厥阴，姜、夏辛通阳明，加枳实开痞

结。"(《温病方证与杂病辨治》)

叶天士："某，舌赤，浊呕，不寐不饥，阳热上扰。治以苦辛，进泻心法。淡黄芩、川连、炒半夏、枳实、姜汁。"(《临证指南医案》)

六、半夏泻心汤去人参干姜大枣甘草加枳实杏仁方

【半夏泻心汤去人参干姜大枣甘草加枳实杏仁方】

（苦辛寒法）半夏一两 黄连二钱 黄芩三钱 枳实二钱 杏仁三钱

水八杯，煮取三杯，分三次服，虚者复纳人参二钱、大枣三枚。

【方解】暑热兼挟痰湿阻于中焦气分，气机郁结、浊痰凝聚心下成痞，运用辛开苦降的半夏泻心汤，清邪热化痰湿，但减甘温的人参、甘草、大枣及辛温的干姜，加枳实行气开痞，杏仁理肺降气。

···················→ 《温病条辨》相关条文 ←···················

阳明暑温，脉滑数，不食不饥不便，浊痰凝聚，心下痞满，半夏泻心汤去人参、干姜、大枣、甘草加枳实、杏仁主之。不饥不便，而有浊痰，心下痞满，湿热互结，而阻中焦气分。故以半夏、枳实开气分之湿结，黄连、黄芩开气分之热结；杏仁开肺与大肠之气痹；暑中热甚，故去干姜；非伤寒误下之虚痞，故去人参、甘草、大枣，且畏其助湿作满也。

···················→ 医家经典论述 ←···················

张文选："半夏泻心汤去甘草之壅滞，干姜之辛热；加杏仁宣达上焦肺气，枳实开中焦痞结。"(《温病方证与杂病辨治》)

···················→ 医家临床应用 ←···················

叶天士："胡，不饥、不食、不便，此属胃病，乃暑热伤气所至。味变酸浊，热痰聚脘。苦辛自能降泄，非无据也。半夏泻心汤去甘草、干姜，加杏仁、枳实。"(《临证指南医案》)

第四节　泻心类方鉴别

························→ 《伤寒心法要诀汇方》 ←························

大黄黄连泻心浸，附子煮汁大连芩，

甘草芩连干半枣，半夏同上更加参，

生姜泻心生姜入，复赭姜枣半甘参。

注：该方歌包含了大黄黄连泻心汤、附子泻心汤、甘草泻心汤、半夏泻心汤、生姜泻心汤、旋覆代赭石汤。

泻心汤类方鉴别见表7。

表7　泻心汤类方鉴别表

方名	组成	主症	脉象	辨证要点	治法	方源
《伤寒论》泻心汤类方						
生姜泻心汤	生姜、甘草、人参、干姜、黄芩、半夏、黄连、大枣	胃中不和，心下痞硬，干哕食臭，胁下有水气，腹中雷鸣，下利		心下痞满、干噫食臭、肠鸣下利者（饮气食滞痞）	行水止利，和胃除痞	《伤寒论》（157）
甘草泻心汤	甘草、黄芩、干姜、半夏、大枣、黄连	下利日数十行，谷不化，腹中雷鸣，心下痞硬，干呕，心烦不安。状如伤寒，默默欲眠，卧起不安，不欲饮食，恶闻食臭，面目乍赤、乍黑、乍白，蚀于上则声喝		半夏泻心汤证中气更虚，或见口舌糜烂、肠鸣腹泻、前后阴溃疡者（脾虚客气上逆痞）	调胃以除客气之满，甘缓补中可复脾虚。和胃杀虫	《伤寒论》（158），《金匮要略·百合狐惑阴阳毒病脉证治》（10）
半夏泻心汤	半夏、黄芩、人参、甘草、黄连、大枣	心下满不痛，痞。呕，肠鸣，心下痞		上热下寒因见呕而肠鸣，心下痞硬者（寒热互结，升降失常）	辛开苦降甘调，补泻兼寒温并用，除胃虚气逆之痞。交通阴阳，清上温下。	《伤寒论》（149）

续表

方名	组成	主症	脉象	辨证要点	治法	方源
大黄黄连泻心汤	大黄，黄连	心下痞，按之濡	关上浮	心烦、心下痞者（热痞）	泻心火，健胃，除痞	《伤寒论》（154、164）
附子泻心汤	大黄、黄连、黄芩、附子	心下痞，恶寒，汗出		心下痞，恶寒，汗出（上热下寒）	除热痞，补表阳虚	《伤寒论》（155）
黄连汤	（半夏泻心汤去黄芩增量黄连）	腹中痛，欲呕吐		心烦、心下痞满、腹痛或干呕下利者（胸热胃寒）	除入里之邪，清上热温下寒	《伤寒论》（173）
黄芩汤	黄芩、芍药、甘草、大枣	自下利		发热、腹泻、腹痛者（太少合病，自下利）	和解半表半里之邪	《伤寒论》（172）
黄芩加半夏生姜汤	黄芩、芍药、甘草、大枣、半夏、生姜（黄芩汤合小半夏汤）	自下利，呕。干呕、下利		黄芩汤方证又见恶心、呕吐者（太少合病）	和解半表半里之邪，兼降胃逆。和胃以止呕逆、下利。	《伤寒论》（172），《金匮要略·呕吐哕下利病脉证治》（11）
干姜黄连黄芩人参汤	干姜、黄芩、黄连、人参	食入口即吐		胸中烦热、恶心呕吐而大便溏者（寒格）	除胃热肠寒	《伤寒论》（359）
旋覆代赭汤	旋覆花、人参、生姜、代赭石、甘草、半夏、大枣	心下痞硬，噫气不除		心下痞硬，噫气呕逆者（痰疾夹肝气）	补中气，除水饮，镇胃逆	《伤寒论》（161）
厚朴生姜甘草半夏人参汤	厚朴、生姜、半夏、甘草、人参	腹胀满		中气虚之腹胀满者（脾胃气伤，运转失职，气机壅滞）	健脾和胃，行滞除满	《伤寒论》（66）

续表

方名	组成	主症	脉象	辨证要点	治法	方源
《金匮要略》泻心汤类方						
《外台》黄芩汤	黄芩、人参、干姜、大枣、桂枝、半夏	治干呕下利		干呕下利而心下痞硬、四肢不温者	祛半表半里寒兼清上之标热	《金匮要略·呕吐哕下利脉证治》附《外台秘要》方
《伤寒论》泻心汤类方后世拓展						
黄连泻心汤	黄连、厚朴、制干姜、甘草、人参、白芍药	心下虚痞，按之痛者		湿热太甚而痞	分消上下，与湿同治	《明医指掌》
黄连解毒汤	黄连、黄芩、黄柏、栀子	烦呕不得眠		通利而错语者	泻火解毒	《外台秘要》引崔氏方
清胃散	升麻、黄连、当归、生地、丹皮	胃火牙痛		胃有积热，热循足阳明经脉上攻诸症	清脏腑热，清胃凉血	《脾胃论》
半苓汤	半夏、茯苓、川连、厚朴、通草	痞结胸满，不饥不食		湿阻中焦，痞结胸满，不饥不食	苦辛淡渗，运脾除湿	《温病条辨》
半夏泻心汤去人参干姜大枣甘草加枳实生姜方	半夏、黄连、黄芩、枳实、生姜，虚者复纳人参大枣	阳明湿温，呕甚而痞者		湿热与饮邪交阻于中，胃失和降	益胃行气、除满消痞	《温病条辨》

续表

方名	组成	主症	脉象	辨证要点	治法	方源
半夏泻心汤去人参干姜大枣甘草加枳实杏仁方	半夏、黄连、黄芩、枳实、杏仁,虚者复纳人参、大枣	明暑温,脉滑数,不食不饥不便,心下痞满		暑热兼挟痰湿阻于中焦气分、气机郁结、浊痰凝聚心下成痞	辛开苦降,清热化湿	《温病条辨》

第五节　泻心汤类方临床应用

医案一

姜某,女,60岁。初诊:2017年12月26日。

[主诉]胃脘部胀满10年余,加重伴反酸1周。

[病史]患者10余年前无明显诱因出现胃脘部胀满不适,间断口服多潘立酮、莫沙必利。近1年每于生气或饮食不适后上腹胀满加重,并伴反酸,偶有疼痛,口服气滞胃痛冲剂时有好转。1周前,饮食不适后上述症状加重,口服吗丁啉、气滞胃痛颗粒无效,渐加重,就诊于我处。刻下:胃脘部隐痛,纳少则腹胀,饮食不慎则易呕吐,胃脘部怕凉,喜暖喜按,易烦躁,口苦,手足不温,食欲差,寐差,二便尚可。舌淡苔白略腻,脉弱。2016年12月25日胃镜示:慢性萎缩性胃炎;Barrett食管。病理示:(中度)肠上皮化生。

[辨病辨证]痞满(寒热错杂)。

[治法]寒热平调,消痞散结。

[方宗]半夏泻心汤合半夏厚朴汤。

[处方]姜半夏10g,黄芩15g,黄连5g,干姜5g,炙甘草10g,海螵蛸20g,煅瓦楞子(先煎)25g,吴茱萸5g,珍珠母(先煎)30g,夜交藤15g,厚朴10g,焦栀子10g,茯苓30g,炒白术10g,丹皮10g,青皮15g,陈皮15g,苏梗(后下)15g,姜枣为引。10剂,水煎服。

二诊:2018年1月8日。胃脘部胀满伴反酸好转,便不畅,余症同前。上方去炒白术,加生白术25g,蒲公英25g,连翘15g,木香10g,郁金20g,

生麦芽 15g。10 剂，水煎服。

三诊：2018 年 1 月 29 日。胃脘部胀满明显改善，偶有反酸，略烦躁，偶有口干，食欲改善，余症同前。上方青皮减至 10g，加炒柏子仁 10g，生地黄 15g，玉竹 15g。10 剂，水煎服。

继服半年余，诸证明显好转，偶有饱胀、口干。

按语 该患者年老久病，脏腑功能衰退，脾胃功能受损，运化受纳功能失常，寒热错杂于中，升降失司，气机壅滞，日久发为本病。治以辛开苦降，寒热并用，健脾和胃，故用半夏泻心汤为主方以辛开苦降，寒热平调。《伤寒论》云："但满而不痛者，此为痞，柴胡不中与之，宜半夏泻心汤。"另加海螵蛸、煅瓦楞子制酸止痛；珍珠母、夜交藤安神；茯苓、厚朴、半夏、生姜，取半夏厚朴汤行气散结之功；炒白术、大枣健脾益气；丹皮清热，更防肝郁化火而乘土；青皮，陈皮，苏梗疏肝行气调中，散结消滞；吴茱萸温中行气；焦栀子除烦。二诊胃脘部胀满伴反酸好转，便不畅，余症同前。效不更方，上方去炒白术，加生白术运脾通便，加连翘、蒲公英清热消痈散结，加木香、郁金行气解郁，生麦芽消食和中。三诊胃脘部胀满明显改善，偶有反酸，略烦躁，偶有口干，食欲改善，余症同前。患者有伤津的表现，青皮能破气伤津，故减量，加炒柏子仁安神通便，加生地黄、玉竹养阴生津。

医案二

马某，女，60 岁。初诊日期：2018 年 10 月 16 日。

[主诉] 上腹部胀满 6 个月，加重 1 周。

[病史] 患者 6 个月前饮食不当后出现上腹部胀满，遂至当地医院胃镜提示：胃角黏膜变薄，慢性萎缩性胃炎，HP（+）。予多潘立酮口服后好转。之后上述症状时有反复，口服保和丸、多潘立酮时有好转。1 周前受凉后，上腹部胀满再次发作，遂来诊。刻下：上腹胀满，食欲欠佳，食后嗳气，甚则呕吐、反酸、烧心，晨起口苦，寐欠安，眠浅易醒，善太息，大便每日一行，排便不畅，质略黏，矢气臭秽，小便可，手足怕凉，情绪急躁。舌红，苔薄黄，舌下络脉正常，脉弦滑。

[辨病辨证] 痞满（寒热错杂）。

[治法] 寒热平调，消痞散结。

[方宗] 半夏泻心汤。

[处方] 姜半夏 10g，黄芩 15g，黄连 5g，炙鸡内金 15g，海螵蛸 20g，苏梗（后下）15g，连翘 15g，生、炒麦芽各 15g，青皮 15g，陈皮 15g，蒲

公英25g，木香10g，郁金15g，土茯苓25g，厚朴15g，神曲10g，香橼10g，佛手15g，合欢皮15g，生姜10g，大枣5g。10剂，水煎服。

二诊：2018年10月28日。仍上腹堵胀、嗳气，反酸、食欲较前改善，矢气臭秽，排便不畅，烦躁感改善。舌红，苔薄黄，舌根腻，舌下络脉正常，脉弦滑。上方加煅瓦楞子（先煎）25g，郁金增量至20g。14剂，水煎服。

三诊：2018年11月12日。上腹堵胀减轻，仍反酸、嗳气，甚则食入即吐，大便不畅，寐可，胃不舒则烦，食欲可，矢气臭秽改善，略乏力。舌淡红，苔滑而薄白，舌下络脉正常，脉弦滑。上方加吴茱萸5g，炒杏仁15g，党参15g，蒲公英增量至30g，木香减量至5g，去炒麦芽。14剂，水煎服。

四诊：2018年12月3日。嗳气缓解，食后上腹略胀，反酸、烧心改善，无呕吐，大便质黏改善，饱食复质黏，寐可，食欲可，矢气臭秽改善。舌淡红，苔薄白，舌下络脉正常，脉弦滑。上方加茯苓15g，延胡索15g。14剂，水煎服。

按语 该患者腹胀满伴纳差、嗳气、呕吐、反酸、烧心、口苦、大便黏腻等，提示该患脾气不升，胃气不降，气机不利，升降失常，中焦痞塞不通之痞证。方中姜半夏、生姜味辛性温，行走散通，可助脾气上升，开泄湿浊，畅通气机。黄芩、黄连苦寒沉降，下气燥湿，同时遏制辛燥之药化热，清泄湿热内蕴中焦之证。《伤寒贯珠集》云："痞者，满而不实之谓，夫客邪内陷，即不可从汗泄，而满而不实，又不可从下夺，故唯半夏，干姜之辛，能散其结，黄连，黄芩之苦，能泄其满"。鸡内金、海螵蛸、生炒麦芽和胃制酸消食；苏梗、连翘、郁金、合欢皮疏肝下气清热；青皮、陈皮、厚朴、木香、土茯苓理气消滞化湿；蒲公英清热制酸；香橼、佛手行气除胀；大枣补中和胃健脾；神曲促进食欲。二诊仍反酸，加瓦楞子和胃制酸。三诊胀缓，仍反酸，加吴茱萸与黄连配为左金丸，继续泻火疏肝；炒杏仁润肠通便，党参益气健脾，食欲改善减炒麦芽。四诊诸证见消，余食后略胀，考虑仍有脾虚，予茯苓加强健脾之力，延胡索行气。综观全方，辛开苦降甘调，泄不伤正，补不留滞，通畅气机，升降复司其职，清浊各归其位。同时对嘈杂、反酸一证认识，既有胃热上逆之因，又有肝郁化热之情，应全面分析、辨证。

医案三

崔某，女，69岁。初诊日期：2018年5月5日。

[主诉]排便困难10年，加重1年余。

[病史]患者10年前无明显诱因出现排便不畅，未予重视，常反复发

作，每因劳累、情绪等因素加重，近 1 年来便秘加重，常需服用番泻叶方可排便。为进一步诊治，就诊于我门诊。刻下：大便干或不甚干燥，隔日一次，排出困难，每次排便时间较长，伴有口苦，胃中嘈杂，脘腹胀满，食少纳呆，眩晕时作，夜寐梦多，胁肋隐痛，小便清长。舌质红，苔白腻，中有裂纹，脉弦细。

[辨病辨证] 便秘（湿热滞兼夹阴虚）。

[治法] 燥湿运脾，益阴健补脾胃。

[方宗] 半夏泻心汤合益胃汤。

[处方] 姜半夏 10g，黄芩 10g，黄连 5g，北沙参 15g，枳壳 15g，厚朴 15g，陈皮 15g，青皮 15g，郁金 20g，百合 20g，决明子 30g，煅瓦楞子（先煎）25g，海螵蛸 15g，苏梗（后下）15g，生地黄 15g，泽泻 10g，槲寄生 10g，蒲公英 25g。14 剂，水煎服。

二诊：2018 年 5 月 19 日。大便不甚干燥，隔日一次，排便时间缩短，仍有排便困难，口苦减轻，嘈杂，时有泛酸，脘胀不著，食后胀甚，夜寐欠佳，少腹冷痛，小便量多。舌质红，苔白润，中有裂纹，脉弦细。上方去煅瓦楞子、海螵蛸、蒲公英，加连翘 15g，杏仁 15g，吴茱萸 5g。14 剂，水煎服。

三诊：2018 年 6 月 16 日。仍时有排便困难，大便不甚干燥，每日 1 次，口苦、嘈杂、泛酸减轻，偶有食后胀甚，夜寐欠佳，少腹隐痛不适，小便调。舌质淡略红，苔薄，中有裂纹，脉弦细。上方加当归 15g，石斛 15g。14 剂，水煎服。

随诊，患者便秘症状完全缓解。

按语 该患者久秘误行泻下，损伤中阳，导致中焦脾胃失和，气机升降失常，从而出现寒热错杂、虚实相兼之"滞"，故见大便干或不甚干燥，隔日一次，排出困难，每次排便时间较长等；中阳被伤，少阳邪热乘虚内陷，以致寒热相兼、虚实夹杂之象，故见口苦，胃中嘈杂，脘腹胀满，食少纳呆，眩晕时作，夜寐梦多，胁肋隐痛，小便清长，舌质红，苔白腻，脉弦细等。治以燥湿运脾，益阴健补脾胃祛滞，以半夏泻心汤合益胃汤加减。方中用辛温之半夏散结除痞，降逆止呕；黄芩、黄连之苦寒泄热开痞；枳实下气破结；厚朴行气除满；苏梗疏肝降气解郁；青皮、陈皮理气和胃，调节中焦之气滞；郁金、百合行气解郁，安神除烦；海螵蛸、瓦楞子制酸，治疗嘈杂，保护胃黏膜；决明子清热解毒，缓解便秘；沙参、生地黄取益胃汤之意，作用养阴生津；槲寄生、泽泻补肾利湿泄热；蒲公英清热解毒，散结通利。诸药合用体现了苦辛并进以调脾胃升降、补泻兼施以治其虚实的配伍特点。二诊肝经郁火未除,去煅瓦楞子、海螵蛸、蒲公英,加连翘清热解毒消导;杏仁提壶揭盖以宣通降气;并少佐吴茱萸,取左金丸之意,以热药反佐方中黄连、黄芩等苦寒之味,入肝降逆,使肝胃调和。三诊防止久病伤阴,故加当归养血润肠通便;石斛清养脾胃之阴。《金匮要略·呕吐哕下利病脉证治》云:"呕而肠鸣,心下痞者,半夏泻心汤主之。"本方多用于寒热错杂之痞证,并未提及有治便秘之用,那么为什么可以用来治疗便秘呢?因为本案究其病因是由中阳损伤,肠胃失和,升降失常所致。临床首先应当把证候作为处方的基本思路,认真辨别寒热虚实,根据脏腑经络的不同,以缓解患者主症为组方的目标,对症下药,临证加减时要参考疾病的特点、发病阶段、病史势况和转归的不同酌情增减药味和调整药量,方可收到显效。

医案四

徐某,女,48岁。初诊日期:2017年12月11日。

[主诉]口腔溃疡反复发作半年余,加重半月。

[病史]患者反复口腔溃疡半年余,稍食热性食物加重,发作时外喷西瓜霜,时有好转。半月前,生气后口腔溃疡反复,口服黄连上清丸未见明显好转,为进一步诊治来我门诊。刻下:舌尖及舌两侧可见溃疡,饮食时疼痛明显,餐后饱胀,偶有打嗝,胃怕凉、口干、眼干,寐差,二便可,舌红,苔白腻,脉滑。

[辨病辨证]口疮(脾胃虚弱,气机痞塞,夹杂湿毒)。

[治法]辛开苦降,调中和胃。

[方宗]甘草泻心汤。

[处方]姜半夏10g,黄芩15g,黄连5g,牛甘草10g,沙参15g,木香10g,苏梗(后下)15g,连翘15g,生地黄15g,泽泻10g,土茯苓50g,地骨皮15g,海螵蛸20g,儿茶5g,煅瓦楞子(先煎)25g。10剂,水煎服。

二诊:2017年12月25日。餐后饱胀、寐差未见缓解,近日口苦,余症同前。舌红,苔薄白,脉滑。上方减土茯苓、煅瓦楞子,加厚朴10g,蒲公英20g,当归15g,炙鸡内金15g,肉桂10g,珍珠母(先煎)30g,夜交藤15g。10剂,水煎服。

三诊:2018年1月5日。口腔溃疡明显改善,服药后未出现新病灶,餐后饱胀、打嗝改善,口苦,余症同前。舌红,苔白,脉弦。上方加郁金15g,柴胡10g。10剂,水煎服。

调方继服3个月,口腔溃疡无再犯,偶有口干,余症悉除。

按语 该患者平素情志不畅，日久积郁化热，而致心脾之火上炎，上炎于口而发，舌尖及舌两侧可见溃疡。肝病日久及脾，而致脾胃运化失常，脾胃虚弱，气机痞塞，夹杂湿毒，饮食时疼痛明显，餐后饱胀，偶有打嗝。当治以健脾调中，升清降浊，兼解湿毒之侵蚀。故选用辛散温燥之半夏，入脾胃肺经，以行水湿，祛脾胃湿痰；土茯苓清热利湿；生地黄、泽泻引湿热从下焦而出；黄芩、黄连、苏梗、连翘苦寒清热降逆；以地骨皮清透虚热；沙参滋阴；木香调畅中焦气机；海螵蛸、儿茶、煅瓦楞子保护、修复口腔黏膜；生甘草清热解毒，调和诸药。经方大师胡希恕有言："实践证明甘草泻心汤对于口腔溃疡确有明显疗效。"二诊患者舌苔薄白，湿象明显减轻，故减土茯苓，餐后饱胀，加厚朴行气宽中，蒲公英加强清热之效，寐差，加肉桂和黄连为交泰丸，清火安神，珍珠母、夜交藤安神助眠，炙鸡内金健胃消食，并防止服药日久碍胃；三诊餐后饱胀仍在，加木香、郁金加强行中焦气机作用。张仲景之"甘草泻心汤"，临床用治两种病，一是《伤寒论》用治脾胃气虚较重的虚热痞气之证；二是《金匮要略》用来治疗"狐惑"病。该方于半夏泻心汤增量缓急安中的甘草，故治以半夏泻心汤证中气较虚而急迫者，或见口舌糜烂、肠鸣腹泻、前后阴溃疡者。

医案五

丁某，男，35岁。初诊日期：2018年5月5日。

[主诉] 上腹胀、烧心时作1年余，加重1周。

[病史] 患者上腹胀、烧心时作1年余，食后及情志不畅时尤重，间断口服法莫替丁等药时有好转。1周前，生气后上述症状加重，口服法莫替丁未见明显改善。刻下：上腹胀，烧心，伴时恶心、呕吐，胸闷，性情急躁，大便每日2~3次，不成形，遇凉及紧张时加重，时肠鸣，纳可。舌尖红，舌边齿痕，舌苔白腻，脉弦滑。2个月前心电图、胃镜、肠镜检查未见明显异常。

[辨病辨证] 痞满（寒热错杂）。

[治法] 寒热平调，消痞散结。

[方宗] 半夏泻心汤。

[处方] 姜半夏10g，黄芩15g，黄连5g，干姜5g，厚朴15g，陈皮15g，青皮15g，炙鸡内金15g，海螵蛸20g，木香10g，郁金10g，煅瓦楞子（先煎）25g，苏梗（后下）15g，连翘15g，合欢花15g，土茯苓35g，蒲公英25g，炒山药15g，炙甘草10g。7剂，水煎服。

二诊：2018 年 5 月 15 日。上腹胀、烧心、嗳气、恶心减轻，无呕吐，大便每日 2～3 次，不成形，遇凉及紧张时加重，时肠鸣。舌尖略红，舌边齿痕，舌根苔腻，脉弦滑。上方加吴茱萸 5g，生地黄 15g，泽泻 10g，土茯苓加量至 50g。7 剂，水煎服。

三诊：2018 年 6 月 1 日。偶食后腹胀，无嗳气、烧心，无胸闷，无恶心、呕吐，大便每日 1～2 次，基本成形。舌淡红，舌边齿痕，苔薄白，脉弦略滑。上方减煅瓦楞子，土茯苓减量至 35g，加党参 15g，茯苓 15g，炒白术 10g，炒扁豆 15g。10 剂，水煎服。

按语 该患者平素性情急躁易上火，致肝胆郁热，加之既往喜食生冷肥甘之品，伤及脾阳，故致寒热错杂。脾胃升降失常，中焦气滞，则见腹胀；胃气上逆则见恶心、呕吐、嗳气；脾虚寒不运，湿渍大肠，则大便不成形，肠鸣；性情急躁易上火，肝胆郁热波及于胃，则见烧心、舌尖红；胸中气机不畅，则胸闷；脉弦主肝；舌边齿痕、脉滑、舌苔白腻，为脾虚有湿之象。病属寒热错杂，治宜寒热平调，消痞散结。《伤寒论》曰："但满而不痛者，此为痞，柴胡不中与之，宜半夏泻心汤。"《金匮要略》曰："呕而肠鸣，心下痞者，半夏泻心汤主之。"结合《伤寒论》第 157 条、第 158 条生姜泻心汤及甘草泻心汤证，可知心下痞、呕、肠鸣、下利为半夏泻心汤重要临床指征。而该患主症即见心下痞、呕、肠鸣、下利，故以半夏泻心汤化裁。方中姜半夏、干姜辛温止呕、散结消痞；黄芩、黄连苦寒降逆、清热燥湿；厚朴、青陈皮、木香、行气燥湿除痞；鸡内金、海螵蛸、煅瓦楞子和胃制酸；土茯苓利湿；苏梗疏肝下气；郁金活血凉血，合欢花解郁除烦；连翘、蒲公英清火；炙甘草、炒山药补气健脾止泻。因舌苔腻且脾虚不甚，首诊不予党参，防其滞腻呆补。二诊见大便仍不成形，遇凉尤重，故加吴茱萸温中，合黄连为左金丸，佐制了黄连的苦寒之性，同时又疏肝下气，和胃制酸；土茯苓加量增强祛湿力度；加生地黄、泽泻补肾利水，使邪热有出路。三诊舌苔腻缓解，仍舌边齿痕，减土茯苓用量，加党参、炒白术、茯苓、炒扁豆增强补气健脾力度。

医案六

吕某，女，60 岁。初诊日期：2016 年 6 月 3 日。

[主诉] 胃脘部胀痛反复发作 1 年，加重 6 日。

[病史] 患者 1 年前因情志不畅而发胃脘部胀痛，自服气滞胃痛冲剂后症状好转。此后上述症状每因情志不畅或饮食不慎而反复发作，均自服药

物缓解症状。6日前因饮食不慎上述症状再次发作，调整饮食后症状无好转，故来诊。刻下：胃脘部时有胀痛，夜间为重，伴反酸、烧心、嗳气、口苦，畏食冷食，食后欲呕吐，脐周胀痛，肠鸣，舌两边灼热，咽部烧灼感，纳可，寐尚可，小便可，大便不成形，每日2~3次。舌质淡暗，苔薄白，脉弦。

[辨病辨证] 胃痛（上热下寒）。

[治法] 清上温下，疏肝和胃。

[方宗] 黄连汤合左金丸加减。

[处方] 黄连5g，干姜10g，吴茱萸5g，炙鸡内金15g，海螵蛸20g，煅瓦楞子（先煎）25g，儿茶5g，茯苓15g，牡丹皮10g，浮小麦35g，补骨脂15g，防风15g，生地黄15g，泽泻10g，厚朴10g，苏梗（后下）15g，连翘15g，炒山药10g，炒扁豆10g。7剂，水煎服。

二诊：2016年6月10日。胃脘部胀痛、口苦、咽部灼热等好转，但入睡困难、易醒，加用黄连10g、肉桂5g。

继续调整用药2个月诸症消失，随访半年未再发作。

按语 本案患者年老久病导致脾胃失司，运化失调出现寒热格拒上下，阴阳不相顺接证候。治以清上温下，疏肝和胃。首诊方以黄连汤合左金丸加减。《伤寒论》云："伤寒，胸中有热，胃中有邪气，腹中痛，欲呕吐者，黄连汤主之。"本方即半夏泻心汤去黄芩，加桂枝，以宣通上下阴阳之气；并加重黄连用量清热于上。方中黄连泻胸中之热、干姜散胃中之寒；吴茱萸配伍黄连，疏肝泻胃，降逆止呕，反佐黄连以防苦寒伤正；茯苓、炒山药、炒扁豆健脾止泻；苏梗能顺气宽胸，理气解郁，和血温中；连翘性苦微寒，清热而无伤阴之癖，用之取保和丸之意，其清热散结以清解食、湿郁滞之热，又能疏散风热，以透热外达；苏梗与连翘相配，理气和血，清热散结，尤其适宜于肺胃气逆，痰气互结，湿郁生热者；生地黄、泽泻分消走泻；厚朴燥湿行气；牡丹皮清热凉血；浮小麦止汗；补骨脂温脾止泻；防风升清燥湿止泻；鸡内金消食健胃；煅瓦楞子、海螵蛸制酸止痛；儿茶苦燥性凉，能解毒收湿，敛疮生肌。二诊时患者诉夜寐差，加用交泰丸交通心肾。黄连清心泻火以制偏亢之心阳，肉桂温补下元以扶不足之肾阳。正如《本草新编》所说："黄连、肉桂寒热实相反，似乎不可并用，而实有并用而成功者，盖黄连入心，肉桂入肾也……黄连与肉桂同用，则心肾交于顷刻，又何梦之不安乎？"

医案七

孙某，男，14 岁。初诊：2020 年 7 月 17 日。

[主诉]饮食欲差伴食入即吐 1 个月，加重 1 周。

[病史]患者 1 个月前无明显原因出现饭后呕吐，经清淡饮食调整作息后缓解，1 周前症状反复且较上一次症状加重，为求进一步诊治前来门诊求诊。刻下：形体偏胖，少神样貌，口干伴有异味，饮食欲差，且食入即吐，心烦，腹痛怕凉，努厕便黏，睡眠较差。舌质淡红，舌根部苔薄黄，脉濡细。

[辨病辨证]呕吐（上热下寒）。

[治法]苦寒降泄，辛温通阳。

[方宗]干姜黄连黄芩人参汤。

[处方]黄芩 10g，干姜 5g，木香 5g，砂仁（后下）5g，佩兰（后下）3g，枳壳 15g，白术 10g，陈皮 10g，连翘 5g，鸡内金 5g，珍珠母（先煎）20g，夜交藤 15g，姜半夏 5g，苏梗（后下）10g，生麦芽 15g，炒麦芽 15g，姜、枣为引。7 剂，水煎服。

二诊：2020 年 7 月 24 日。诸证明显减轻，排便较以往成形，上方去砂仁、姜半夏，加生山药 10g，蒲公英 15g，芦根 10g。10 剂，水煎服。

继服半月余，食欲明显改善，饭后无呕吐。

按语 该患者年少体胖，平素饮食不节，损伤脾胃，脾虚不能承受水谷，水谷精微不能化生气血，以致寒湿中阻，损伤脾阳；食入即吐，即随吃随吐，为胃热气逆的表现，下寒阻隔中焦，使得上热不得下达，以致寒热格拒不能顺接。方以干姜黄芩黄连人参汤加减治疗，治以降泄通阳。《伤寒论·辨厥阴病脉证并治》云："伤寒本自寒下，医复吐下之，若食入口即吐者，干姜黄芩黄连人参汤主之。"方义苦寒降泄之黄芩清胃热；干姜辛温以散其寒；姜半夏辛温而燥，温脾脏，降胃气而止呕；木香、砂仁芳香辛温，以行气散寒止痛；白术、陈皮补益中气，中气健可使诸药各得其所；枳壳味苦辛酸，行气宽中，行滞除痰；生麦芽、炒麦芽、鸡内金健脾消食，行气开胃；连翘一方面味苦入心，清上焦火热，另一方面苦寒泄中焦胃热及食积之热；夜交藤、珍珠母养心安神，除烦定惊；少佐佩兰，芳香化湿，醒脾开胃，清口中异味。二诊去辛温香燥之砂仁、姜半夏，另加平补脾肾之山药，以健脾养胃，增进食欲；加入性甘味寒之蒲公英，清热利尿，引热归于小便中；加入芦根，甘寒泻火，降逆止呕。

郝万山认为："干姜黄芩黄连汤证和黄连汤都治上热下寒，但干姜黄芩黄连汤所治为上热下寒相格拒的呕逆证，其人胃热脾寒，而以上热剧吐为突出，故以"食入即吐"为主要临床表现。而黄连汤所治为上热下寒之腹中痛，欲呕吐证，其证因邪热在上，迫使胃气上逆，故欲呕吐；寒邪在腹，寒凝气滞故腹中痛"。

医案八

修某，女，28岁。初诊日期：2017年4月20日。

[主诉]上腹胀痛时作伴便溏2年余。

[病史]患者2年余前出现上腹胀痛时作，空腹及情志不畅时尤重，伴便溏，每日3~5次，纳少，时烧心，稍口干，偏瘦，时烦躁。舌淡，舌苔薄白，脉弦细。既往饮食不节。胃镜、肠镜检查未见异常。

[辨病辨证]胃痛（脾虚气滞）。

[治法]益气健脾，和胃消胀。

[方宗]厚朴生姜半夏甘草人参汤。

[处方]厚朴15g，姜半夏10g，党参15g，炙甘草10g，茯苓30g，炒白术10g，炒山药15g，炒扁豆15g，炙鸡内金15g，海螵蛸20g，煅瓦楞子（先煎）25g，木香10g，土茯苓25g，苏梗（后下）15g，连翘15g，蒲公英25g。7剂，水煎服。

二诊：2017年4月28日。诉腹胀痛减轻，烧心略缓，大便不成形，每日2次，稍感口苦，口干加重。上方加生地黄15g，泽泻10g，沙参15g，生薏苡仁35g。10剂，水煎服。

三诊：2017年5月12日。偶有上腹胀痛，大便每日1次，基本成形，无烧心，纳可，烦躁缓解。舌淡红，苔薄白，脉弦细。上方去煅瓦楞子、蒲公英，厚朴减量至10g，木香减量至5g，加生姜5g，大枣5g。10剂，水煎服。

按语 该患者既往饮食不节，日久伤脾，脾虚不运，中焦气滞湿阻，则上腹胀痛；胃失和降，郁而化虚热，则烧心、口干；脾不升清、水湿不运，则便溏；舌淡、脉弦细为脾胃亏虚之象。四诊和参，证属脾胃亏虚，中焦气滞，治宜益气健脾、和胃消胀。厚朴生姜半夏甘草人参汤化裁。方中厚朴行气消痞；姜半夏和胃降逆止呕；党参、茯苓、炒白术、甘草、炒山药、炒扁豆益气健脾止泻；鸡内金、海螵蛸、煅瓦楞子和胃制酸；木香、土茯苓行气除胀利湿；苏梗、连翘、蒲公英疏肝下气、清热散结。《注解伤寒论》言："吐后腹满与下后腹满皆为实，言邪气乘虚入里为实，汗后外已解也，腹胀满知非里实，由脾胃津液不足，气涩不通，壅而为满……《内经》曰：脾欲缓，急食甘以缓之，用苦泻之，厚朴之苦以泄腹满；人参、甘草之甘，以益脾胃；半夏、干姜之辛，以散滞气。"二诊口苦、口干加重，说明胃内郁热加重，故加生地黄、泽泻补肾利水，使邪热有出路，并有利小便实大便之意；加沙参补气、清胃热；加生薏苡仁清热利湿。三诊诸症缓解，故去煅瓦楞子，去蒲公英防苦寒伤胃，减量厚朴、木香，防温燥伤津，加生姜、大枣鼓舞胃气。

医案九

邹某，女，34 岁。初诊：2018 年 10 月 29 日。

[主诉] 胃脘部胀满伴食欲不振 1 个月。

[病史] 患者 1 个月前因进食寒凉后出现胃脘部胀满，食欲不振，伴四肢怕凉，偶有头晕，乏力，未系统治疗，逐渐加重，来诊我处。刻下：胃脘部胀满，食欲不振，口干，四肢怕冷，偶有头晕，易疲乏，烦躁，二便正常，夜眠欠佳。近日因外感出现鼻塞，流涕。舌淡，苔白腻，脉沉。平素经期小腹疼痛，月经量少色暗。2018 年 10 月 30 日外院胃镜未见明显异常。

[辨病辨证] 痞满（湿阻中焦）。

[治法] 苦辛淡渗，运脾除湿。

[方宗] 半苓汤。

[处方] 姜半夏 10g，茯苓 35g，黄连 5g，厚朴 10g，黄芪 50g，白术 10g，防风 15g，焦栀子 5g，陈皮 15g，益母草 20g，苏梗（后下）15g，连翘 15g，生麦芽 15g，炒麦芽 15g，炙甘草 10g，炙鸡内金 15g，肉桂 10g，珍珠母（先煎）30g，沙参 15g，神曲 10g，旱莲草 15g，女贞子 10g，蒲公英 25g，夜交藤 15g，广藿香（后下）5g，砂仁（后下）5g，土茯苓 35g，生姜 5g，大枣 5g。10 剂，水煎服。

二诊：2018 年 11 月 9 日。胃脘部胀满明显好转，仍有四肢怕冷，无鼻塞、流涕症状。效不更方，原方 10 剂，水煎服。

按语 该患者进食寒凉，而致寒湿之邪，侵犯足太阴脾，脾胃之阳郁结，湿阻中焦，痞结胸满，则出现胃脘部胀满痞闷，食欲不振，四肢怕凉，头晕，乏力，故用半苓汤为主方苦辛淡渗，运脾除湿。《温病条辨》言："足太阴寒湿，痞结胸满，不饥不食，半苓汤主之……以半夏、茯苓培阳土以吸阴土之湿，厚朴苦温以泻湿满，黄连苦以渗湿，重用通草以利水道，使邪有出路也。"半夏、茯苓合陈皮、甘草成二陈理气和中燥湿；黄芪、白术、防风成玉屏风散益气固表；苏梗、连翘解郁散结；蒲公英、土茯苓利湿；广藿香化湿；砂仁化湿醒脾；生麦芽、炒麦芽、神曲、炙鸡内金消食和胃；半夏、陈皮、连翘更是取保和丸消食化滞之意；焦栀子除烦；益母草活血祛瘀；夜交藤、珍珠母安神；旱莲草、女贞子成二至丸补益肝肾；肉桂温阳散寒；沙参益胃生津；生姜、大枣补脾益气，炙甘草调和诸药。寒湿邪气易伤脾阳，此案患者因寒湿困阻中焦，而成痞结胸满，正如吴鞠通所云："湿之入中焦，有寒湿，有热湿，有自表传来，有水谷内蕴，有内外相合。其中伤也，有伤脾阳，有伤脾阴，有伤胃阳，有伤胃阴，有两伤脾胃，伤脾胃之阳者十常八九。"又云："水谷内蕴，肺虚不能化气，脾虚不能散津，或形寒饮冷，或酒客中虚。内外相合，客邪既从表入，而伏邪又从内发也。伤脾阳，在中则不运痞满，传下则洞泄腹痛。伤胃阳，则呕逆不食，膈胀胸痛。两伤脾胃，既有脾证，又有胃证也。"

第八章 白虎汤类方临证思辨

第一节 《伤寒论》白虎汤类方

一、白虎汤

【白虎汤】

知母六两 石膏一斤,碎 甘草二两,炙 粳米六合

上四味,以水一斗,煮米熟,汤成去滓,温服一升,日三服。

【方解】 本方为辛寒清气分大热的代表方。石膏甘寒滋润,可解肌热,透邪外出,又可生津止渴,以制阳明之热,而重在清泻肺胃,除烦热。知母性苦寒,但质润,清肺胃之实热,养阴,助石膏以清热。甘草甘温、粳米甘平,两药和胃护阴,缓石膏、知母的苦寒重降之性。《神农本草经》云知母"主消渴,热中,除邪气,肢体浮肿。下水,补不足,益气"。

【方歌】

> 阳明白虎辨非难,难在阳邪背恶寒,
> 知六膏斤甘二两,米加六合服之安。

————————➤ 《伤寒论》相关条文 ◀————————

伤寒脉浮滑,此以表有热、里有寒,白虎汤主之。(176)(《伤寒论》)

三阳合病,腹满身重,难以转侧,口不仁、面垢,谵语遗尿,发汗则谵语,下之则额上生汗,手足逆冷。若自汗出者,白虎汤主之。(219)(《伤寒论》)

伤寒脉滑而厥者,里有热,白虎汤主之。(350)(《伤寒论》)

————————➤ 医家经典论述 ◀————————

成无己:"白虎西方金神也,应秋而归肺,热甚于内者,以寒下之;热

甚于外者，以凉解之；其有中外俱热，内不得泄，外不得发者，非此汤则不能解之也。夏热秋凉，暑暍之气，得秋而止，秋之令日处暑，是汤以白虎名之，谓能止热也。知母味苦寒，《内经》曰：热淫所胜，佐以苦甘。又曰：热淫于内，以苦发之。欲彻表热，必以苦为主，故以知母为君。石膏味甘微寒，热则伤气，寒胜之，甘以缓之。热胜其气，必以甘寒为助，是以石膏甘寒为臣。甘草味甘平，粳米味甘平。脾欲缓，急食甘以缓之。热气内蕴，消燥津液，则脾气燥，必以甘平之物缓其中，故以甘草粳米为之使。是太阳中暍，得此汤则顿除之，即热见白虎而尽矣。立秋后不可服，以秋则阴气平矣，白虎为大寒剂，秋王之时，若不能食，服之而气哕逆不能食，成虚羸者多矣。"（《伤寒明理方论》）

张志聪："病阳明之燥热而消渴者，白虎汤主之。此外因之渴也。胃气弱而津液不生者，人参汤主之。此内因之渴也。有脾不能为胃行其津液，肺不能通调水道，而为消渴者，人但知以凉润之药治渴，不知脾喜燥而肺恶寒。试观泄泻者必渴，此因水津不能上输，而惟下泄故尔。以燥脾之药治之，水液上升，即不渴矣。故以凉润治渴，人皆知之，以燥热治渴，人所不知也。"（《侣山堂类辨》）

徐大椿："三阳合病，腹满身重，难以转侧，口不仁而面垢，谵语遗尿，以上皆阳明热症之在经者，以三阳统于阳明也。但身重腹满，则似风湿，宜用术附：面垢谵语，则似胃实，宜用承气。此处一惑，生死立判，如何辨别，全在参观脉症，使有显据，方不误投。发汗则谵语；阳从此越。下之则额上生汗，手足逆冷。阴从此脱。若自汗出者，白虎汤主之。自汗则热气盛于经，非石膏不治。按：亡阳之症有二，下焦之阳虚飞越于外，而欲上脱，则用参附等药以回之；上焦之阳盛，逼阴于外，而欲上泄，则用石膏以收之，同一亡阳，而治法迥殊，细审之自明，否则死生立判。"（《伤寒论类方》）

强健："白虎加栀子汤，治老幼及虚人，伤寒五六日，昏冒谵妄，小便淋，或涩，起卧无度，或烦不得眠，并加栀子一钱。"（《伤寒直指》）

胡希恕："世人皆知石膏性寒，但石膏质量重，溶解于水的成分有限，若不大量用则无效。《神农本草经》谓为微寒即由于此。"（《经方传真：胡希恕经方理论与实践》修订版）

·········· → 医家临床应用 ← ··········

李梴："一切时气瘟疫，杂病胃热咳嗽、发斑，及小儿疮疱瘾疹伏热等证。"（《医学入门》）

胡希恕："本方证在临床较为多见，可用于一般常见热性病如感冒、肺炎、中暑等，也可用于急性传染病、瘟疫如疟疾、伤寒、斑疹伤寒、乙型脑炎等。本方用于热性淋巴结肿大有良效。"(《经方传真：胡希恕经方理论与实践》修订版)

唐祖宣："白虎汤证属阳明病热证，病机为无形燥热亢盛于里，充斥内外，气阴被伤，凡见此病者，不论内科杂病，或急性热病，如流感、流行性乙型脑炎、肺炎、麻疹、中暑、痢疾、夏季热、糖尿病、钩端螺旋体病、流行性出血热、皮肤瘙痒、天行赤眼等，均属其适应证方位。白虎汤还用于治疗风湿热、产后发热、偏头痛、精神病、自汗等多种病证。只要符合本方的病机或辨证要点，即可应用。"(《唐祖宣伤寒论类方解》)

李宇航："本方主要用于呼吸道感染之流行性感冒、急性扁桃体炎、大叶性肺炎、支原体肺炎、流行性乙型脑炎、流行性脑脊髓膜炎、物理性疾病夏季热等辨证属于热在阳明气分者。"(《伤寒论研读》)

二、白虎加人参汤

【白虎加人参汤】

知母六两　石膏一斤，碎　甘草二两，炙　人参二两　粳米六合

上五味，以水一斗，煮米熟，汤成去滓，温服一升，日三服。此方立夏后立秋前乃可服；立秋后不可服。正月二月三月尚凛冷，亦不可与服之，与之则呕利而腹痛。诸亡血虚家亦不可与，得之则腹痛。利者但可温之，当愈。

【方解】本方是清热与益气生津并用的方剂，盖壮火食气，热盛伤津，故以白虎汤辛寒清热，加人参益气生津，为治热盛津气两伤之良方。《神农本草经》言人参"主补五脏，安精神，定魂魄，止惊悸，除邪气，明目，开心益智。久服轻身，延年"。

【方歌】

服桂渴烦大汗倾。液亡肌腠涸阳明。

膏斤知六参三两。二草六粳米熟成。

·············→ 《伤寒论》相关条文 ←·············

服桂枝汤，大汗出后，大烦渴不解，脉洪大者，白虎加人参汤主之。(26)(《伤寒论》)

伤寒若吐若下后，七八日不解，热结在里，表里俱热，时时恶风，大渴，舌上干燥而烦，欲饮水数升者，白虎加人参汤主之。（168）（《伤寒论》）

伤寒无大热，口燥渴，心烦，背微恶寒者，白虎加人参汤主之。（169）（《伤寒论》）

伤寒脉浮、发热无汗，其表不解，不可与白虎汤。渴欲饮水，无表证者，白虎加人参汤主之。（170）（《伤寒论》）

若渴欲饮水，口干舌燥者，白虎加人参汤主之。（222）（《伤寒论》）

→《金匮要略》相关条文 ←

太阳中热者，暍是也。汗出恶寒，身热而渴，白虎加人参汤主之。（26）（《金匮要略·痉湿暍病脉证治》）

→ 医家经典论述 ←

陈修园："小便不利者，水病也。天水一气，金为水母，金气不行则水道不通，曰渴欲饮水口干燥者，火甚燥金，水源将竭也。治求其本，故用白虎加人参汤润燥金，补水源，使天气降而水气行，则渴燥自止矣。"（《金匮方歌括》）

柯琴："外邪初解，结热在里，表里俱热，脉洪大，汗大出，大烦大渴，欲饮水数升者，是阳明无形之热。此方乃清肃气分之剂也。盖胃中糟粕燥结，宜苦寒壮水以夺土。若胃口清气受伤，宜甘寒泻火而护金……更加人参者，以气为水母，邪之所凑，其气必虚，阴虚则无气，此大寒剂中，必得人参之力，以大补真阴，阴气复而津液自生也。若壮盛之人，元气未伤，津液未竭，不大渴者，只须滋阴以抑阳，不必加参而益气。若元气已亏者，但用纯阴之剂，火去而气无由生，惟加人参，则火泻而土不伤，又使金能得气，斯立法之尽善欤！"（《伤寒附翼》）

徐大椿："烦渴不解，因汗多而胃液干枯，邪虽去而阳明之火独炽、故用此以生津止汗，息火解烦。汗后诸变不同，总宜随症用药……壮火食气。此方泻火，即所以生气也。"（《伤寒论类方》）

胡希恕："本方即白虎汤再加人参，因原是白虎汤证，热盛津液耗损较甚，以至渴欲饮水，故加人参安中养胃以滋液。"（《经方传真：胡希恕经方理论与实践》修订版）

→ 医家临床应用 ←

唐祖宣："白虎加人参汤是辛寒清热、益气生津良方，现代临床常用于治疗：呼吸系统，如大叶性肺炎、小儿支气管肺炎、麻疹合并肺炎等；疫证，如流行性乙型脑炎、流行性脑脊髓膜炎、流行性出血热、流感等急性热病属阳明气分热盛、气阴两伤者；热证，如暑热、小儿夏季热及其他热病；其他，如糖尿病、慢性咽炎、甲状腺危象、尿崩症、癃闭等。对阳明热证且有气阴两伤者，均能取得满意疗效。"(《唐祖宣伤寒论类方解》)

李宇航："糖尿病消渴期、中暑、感染性疾病见高热汗出不退等属邪热炽盛、气津两伤者。"(《伤寒论研读》)

三、竹叶石膏汤

【竹叶石膏汤】

竹叶二把 石膏一斤 半夏半升，洗 麦门冬一升，去心 人参二两 甘草二两，炙 粳米半升

上七味，以水一斗，煮取六升，去滓，内粳米，煮米熟，汤成去米，温服一升，日三服。

【方解】 本方即麦门冬汤去大枣加竹叶、石膏。麦门冬能清心肺之热，生津液，降逆气；半夏降逆气，蠲饮气，又能行润药之滞；人参补气生津，甘草泻火益气；粳米能益胃，石膏能清热；竹叶清热利小便，引药下行。《神农本草经》云麦门冬"主心腹结气。伤中，伤饱，胃络脉绝，羸瘦，短气，久服轻身，不老，不饥"；竹叶"主咳逆上气，溢筋急，恶疡，杀小虫"。

【方歌】

> 竹叶石膏汤粳米，麦冬半夏草人参。
> 三阳合病关脉大，寐则盗汗此能任。
> 伤寒病后留余热，少气虚烦吐逆寻。
> 止呕或加姜更效，脉虚伤暑渴宜斟。

→ 《伤寒论》相关条文 ←

伤寒解后，虚羸少气，气逆欲吐，竹叶石膏汤主之。(397)(《伤寒论》)

→ 医家经典论述 ←

柯琴："此加减人参白虎汤也。三阳合病，脉浮大，在关上，但欲睡而不得眠，合目则汗出，宜此主之。若用于伤寒解后，虚羸少气，气逆欲吐者，则谬之甚矣。三阳合病者，头项痛而胃家实，口苦、咽干、目眩者是也。夫脉浮为阳，大为阳，是三阳合病之常脉。今在关上，病机在肝胃两部

矣。凡胃不和，则卧不安，如肝火旺则上走空窍，亦不得睡。夫肾主五液，入心为汗，血之与汗，异名同类，是汗即血也。心主血而肝藏血，人卧则血归于肝。目合即汗出者，肝有相火，窍闭则火无从泄，血不得归肝，心不得主血，故发而为汗。此汗不由心，故名之为盗汗耳。此为肝眚，故用竹叶为引导，以其秉东方之青色，入通于肝。大寒之气，足以泻肝家之火，用麦冬佐人参以通血脉，佐白虎以回津，所以止盗汗耳。半夏禀一阴之气，能通行阴之道，其味辛，能散阳蹻之满，用以引卫气从阳入阴，阴阳通，其卧立至，其汗自止矣。其去知母者何？三阳合病而遗尿，是肺气不收，致少阴之津不升，故藉知母以上滋手太阴，知母外皮毛而内白润，肺之润药也。此三阳合病而盗汗出，是肝火不宁，令少阴之精妄泄，既不可复濡少阴之津，又不可再泄皮毛之泽，故用麦冬以代之钦！"（《伤寒附翼》）

王子接："竹叶石膏汤，分走手足二经，而不悖于理者，以胃居中焦，分行津液于各脏，补胃泻肺，有补母泻子之义也。竹叶、石膏、麦冬泻肺之热，人参、半夏、炙草平胃之逆，复以粳米缓于中，使诸药得成清化之功，是亦白虎、越婢、麦冬三汤变方也。"（《绛雪园古方选注》）

徐大椿："伤寒解后，虚羸少气，人参、麦冬。气逆欲吐者，半夏、竹叶……此仲景先生治伤寒愈后调养之方也，其法专于滋养肺胃之阴气，以复津液。盖伤寒虽六经传遍，而汗、吐、下三者，皆肺胃当之。又《内经》云：人之伤于寒也，则为病热。故滋养肺胃，岐黄以至仲景不易之法也。后之庸医，则用温热之药，峻补脾肾，而千圣相传之精义，消亡尽矣。"（《伤寒论类方》）

➤ 医家临床应用 ◄

徐春甫："病后虚羸，微热不去者，竹叶石膏汤；有虚热少气，气逆欲吐，竹叶石膏汤；自汗头痛及风暑杂病，俱白虎汤，少加芎、荆尤妙，竹叶石膏汤；烦热而渴，竹叶石膏汤；瘥后渴热，竹叶石膏汤；衄烦而渴欲饮水，水入即吐者，先服五苓散，次服竹叶石膏汤；中暑发热不恶寒，竹叶石膏汤。"（《古今医统大全》）

胡希恕："急性热病、肺结核后期常现本方证，亦曾治验无名热。"（《经方传真：胡希恕经方理论与实践》修订版）

唐祖宣："竹叶石膏汤原治瘥后余热未清、津气两伤之虚羸少气，气逆欲吐，取其清虚热、益气阴、养胃止呕之功，现代多用于癌性发热、癌症放疗、化疗后呕吐、干咳；温（暑）病后期发热等证；津气两伤，虚火上炎之复发口腔溃疡、牙痛亦有用之者，其使用原理：一曰察证，盖癌之为病，多有虚赢、少气、乏力之象，再经放疗、化疗损伤，则吐逆、虚热、烦躁、干咳等，变证蜂起，诸证与原文之"虚赢少气、气逆欲吐"之描述相合。二曰审因，上述所治诸病，其类不同，变化多端，然皆不离其余热未清，津气两伤之病机，故可据病机相同而用。"（《唐祖宣伤寒论类方解》）

李宇航："本方主要用于多种感染性热病恢复期及不明原因的发热、癌性发热、小儿夏季热、肿瘤化疗后呕逆、胆道术后呕逆、复发性口腔溃疡、牙龈炎、唇炎、糖尿病、系统性红斑狼疮等符合本方病机者。"（《伤寒论研读》）

第二节 《金匮要略》白虎汤类

一、白虎加桂枝汤

【白虎加桂枝汤】

知母六两 甘草二两，炙 石膏一斤 粳米二合 桂枝去皮，三两

上剉，每五钱，水一盏半，煎至八分，去滓，温服，汗出愈。

【方解】本方即白虎汤加桂枝，实即桂枝甘草汤与白虎汤的合方，故治二方的合并证，即太阳阳明合病。

【方歌】

白虎加桂枝汤方，桂枝甘草白虎汤。

论中原本治温疟，表里痛热皆能掌。

> ·······→《金匮要略》相关条文 ←·······

温疟者，其脉如平，身无寒但热，骨节疼烦，时呕，白虎加桂枝汤主之。（4）（《金匮要略·疟病脉证并治》）

> ·······→ 医家经典论述 ←·······

王子接："《内经》论疟，以先热后寒，邪藏于骨髓者，为温瘅二疟。仲景以但热不寒，邪藏于心者，为温瘅二疟。《内经》所言，是邪之深者，仲景所言，是邪之浅者也，其殆补《内经》之未逮欤。治以白虎加桂枝汤，方义原在心营肺卫，白虎汤清营分热邪，加桂枝引领石膏、知母上行至肺，从

卫分泄热，使邪之郁于表者顷刻致和而疟已。至于《内经》，温疟疟虽未有方，然同是少阴之伏邪，在手经者为实邪，在足经者为虚邪。实邪尚不发表，而用清降，何况虚邪，有不顾虑其亡阴者耶。临证之生心化裁，是所望于用之者矣。"（《绛雪园古方选注》）

喻昌："仲景所名温疟，则但热不寒，有似瘅疟，而实不同也。瘅疟两阳合邪，上熏心肺。肺主气者，少气烦冤，则心主脉者，阳盛脉促，津亏脉代，从可推矣。温疟脉如平人，则邪未合，而津未伤，其所以但热而不寒者，则以其人素有痹气、荣卫不通，故疟之发于阳，不入于阴，即入而阴亦不受。所以骨节烦疼，时呕，邪气扞格之状，有如此者，惟用白虎汤以治阳邪，而加桂枝以通荣卫，斯阴阳和，血脉通，得汗而愈矣。在伤寒病，卫强营弱，卫气不共营气和谐者，用桂枝汤复发其汗，立愈。此疟邪偏著于阳，桂枝阳药，即不可用。但用白虎汤大清气分之热，少加桂枝，合阴阳而两和之，乃知仲景之法，丝丝入扣也。"（《医门法律》）

莫枚士："此白虎汤加桂枝也。桂枝用三两，取诸桂枝汤方。《外台·卷五》温疟门录《千金》此方，方下云，《伤寒论》云：用秕粳米，不熟稻米是也，《玉篇》秕恶米也，秕粳米谓粳米之青腰白脐者，故以恶米称之。据《外台》此文则论文白虎汤及此汤，皆当粳米，上有秕字，浅人不解删之耳！秕粳米与《千金》麦奴丸，麦奴同义，取消饮食之滞也。又青腰白脐，乃米之伤于风者，故于中风病为宜。"（《经方例释》）

································ ➤ **医家临床应用** ◄ ································

丹波元简："治温疟，骨节疼痛，时呕，朝发暮解，暮发朝解。"（《金匮玉函要略辑义》）

胡希恕："常见于急慢性关节炎、感冒、疟疾、温疫等病。"（《经方传真：胡希恕经方理论与实践》修订版）

李宇航："本方主要用于发热性疾病如热多寒少之温疟、急性风湿性关节炎属风湿热痹、外感热病等属邪热入里、表邪未解、热多寒少者。"（《伤寒论研读》）

二、竹皮大丸

【竹皮大丸】
生竹茹二分 石膏二分 桂枝一分 甘草七分 白薇一分

上五味，末之，枣肉和丸，弹子大，以饮服一丸，日三夜二服。有热者倍白薇。烦喘者，加柏实一分。

【方解】本方以桂枝甘草汤加大枣解太阳之表，降冲下气而平呕逆，而重用甘草以益气；又用竹茹，伍以石膏、白薇清阳明里热以解烦乱，故为两解表里之剂。

【方歌】

呕而烦乱乳中虚，二分石膏与竹茹，

薇桂一分草七分，枣丸饮服效徐徐。

→ 《金匮要略》相关条文 ←

妇人乳中虚，烦乱呕逆，安中益气，竹皮大丸主之。(10)(《金匮要略·妇人产后病脉证治》)

→ 医家经典论述 ←

陈修园："病本全由中虚，然而药止用竹茹桂甘石膏白薇者，盖中虚而至为呕为烦，则胆腑受邪，烦呕为主病。故以竹茹之除烦止呕者为君；胸中阳气不用，故以桂甘扶阳，而化其逆气者为臣；以石膏凉上焦气分之虚热为佐；以白薇去表间之浮热为使。要知烦乱呕逆，而无腹痛下利等证，虽虚，无寒可疑也。妙在加桂于凉剂中，尤妙在甘草独多，意谓散蕴蓄之邪，复清阳之气，中即自安，气即自益。故无一补剂，而反注其立汤之本意曰'安中益气。竹皮大丸'。神哉！喘加柏实，柏每西向，得西方之气最清，故能益金，润肝木而养心，则肺不受烁，喘自平也。有热倍白薇，盖白薇能去浮热，故小品桂枝加龙骨牡蛎汤云'汗多热浮者，去桂加白薇、附子各三分，名曰二加龙骨汤。'则白薇之能去浮热可知矣。"(《金匮要略浅注》)

武之望："中虚不可用石膏，烦乱不可用桂枝，此方以甘草七分，配众药六分，又以枣肉为丸，仍以一丸饮下，可想其立方之微，用药之难，审虚实之不易也。仍饮服者，尤虑夫虚虚之祸耳！用是方者，亦当深省。"(《济阴纲目》)

周扬俊："妇人以阴血上为乳汁，必藉谷气精微以成之。然乳房居胃上，阳明经脉之所过，乳汁去多，则阴血乏而胃中益虚，阴乏则火挠而神昏乱，胃虚则呕逆，用甘草泻心火安中益气，石膏疗烦乱，竹皮主呕逆，桂枝利荣气，通血脉，又宣导诸药，使无捍格之患，柏实，《本草》主恍惚虚烦，安五脏，益气。烦喘者，为心中虚火动肺，故以柏实两安之。"(《金匮玉函经二注》)

莫枚士："此乃竹叶石膏汤之变法。不用治呕药者，以因烦致呕，治烦而呕自止也。竹叶石膏症有气逆欲吐，与此相似，彼方亦治虚烦，亦与此相似，但彼用半夏者，逆自里来，此用桂枝者，逆自外寒来，且因逆而吐，与因呕而逆不同。此亦桂、石并用之分，与桂枝白虎相似。"（《经方例释》）

> ➤ **医家临床应用** ◄ ···········

胡希恕："产后血虚易生病，治疗要看具体证候表现，烦乱呕逆是阳明里热上逆，故用清降阳明里热的本方治疗。如是阳明里实或有痉发热者，则不能用本方。"（《经方传真：胡希恕经方理论与实践》修订版）

第三节 《伤寒论》白虎汤类方后世拓展

一、白虎加苍术汤

【白虎加苍术汤】

知母六两　甘草炙二两　石膏一斤　苍术三两　粳米三两

上锉如麻豆大，每服五钱，水一盏半，煎至八九分，去滓取六分，清汁，温服。

【方解】本方又名苍术白虎汤，主治湿温病，症见身热胸痞，汗多，舌红苔白腻；以及风湿热痹，身大热，关节肿痛等。方中石膏、知母清气分热；苍术解表化湿，粳米、甘草调和诸药。《本草正义》云："苍术，气味雄厚，较白术愈猛，为彻上彻下，燥湿而宣化痰饮。"

【方歌】

　　　　湿温身重汗出多，方加苍术湿热减。

> ➤ **《类证活人书》相关条文** ◄ ··········

湿温者，不可表也。两胫逆冷，胸腹满，头目痛苦妄言，必多汗者，湿温证也，不可发汗。发汗者，名曰重暍，如此死者医杀之耳。宜桂附汤、白虎加苍术汤。

秋应凉而反大热，抑之则责邪在肺。湿热相搏，民多病瘅，瘅者黄也，宜白虎加苍术汤。

治湿温多汗。

·········· → 医家经典论述 ← ··········

王肯堂："湿温证治在太阴，不可汗，汗则不能言，耳聋，不知病处，身青面色变，名曰重暍，白虎加苍术汤。"(《证治准绳》)

孙一奎："汗下之后热不退，不问有汗无汗，皆宜白虎加苍术汤解之。又加人参亦妙，仍服凉膈合解毒调之。发汗之后热不解，脉尚浮者，白虎加苍术汤。"(《赤水玄珠》)

陈念祖："暑症汗出身热而两足冷者，是暑而挟湿，宜白虎加苍术汤主之。"(《时方妙用》)

·········· → 医家临床应用 ← ··········

戴天章："时疫初起，胫痛酸者，太阳经脉之郁也，独活为主。兼挛者，治在筋，加秦艽、木瓜；兼肿者，治在肉，加木通、赤芍、槟榔；兼软者，属湿温，俗名软脚温，往往一、二日即死，宜白虎加苍术汤，或苍术、黄柏。此与膝痛颇同，未经汗、下，则解表之大势加一、二味胫痛专药。表证已解，惟留此证，当专治之。若屡经汗、下而见虚证，亦以补肾为主。"(《广瘟疫论》)

李宇航："本方现代主要用于流行性感冒、伤寒、副伤寒、流行性乙型脑炎、钩端螺旋体病、风湿热、夏季热、中暑等辨证属湿热交阻、热重湿轻者。"(《伤寒论研读》)

二、玉女煎

【玉女煎】

生石膏三、五钱　熟地三、五钱或一两　麦冬二钱　知母　牛膝各钱半

水一钟半，煎七分，温服或冷服。如火之盛极者，加栀子、地骨皮之属亦可；如多汗多渴者，加北五味十四粒；如小水不利，或火不能降者，加泽泻一钱五分，或茯苓亦可；如金水俱亏，因精损气者，加人参二、三钱尤妙。

【方解】胃热阴伤为本方主证。方中石膏清泻胃火，生津止渴为君。熟地黄补肾滋阴，壮水制火；知母苦寒质润，助石膏清胃止渴；麦冬助熟地黄滋阴润燥为臣。佐以牛膝补肝肾，强筋骨，导热引血下行为使。若为温热病气血两伤而有虚火上扰者，可去怀牛膝，熟地黄易为生地黄，增强清虚热之力。

【方歌】

玉女煎中地膝兼，石膏知母麦冬全，

阴虚胃火牙疼效，去膝地生温热痊。

→ 《景岳全书》相关条文 ←

阴虚水亏，血热发斑者，玉女煎。

凡阴虚水亏，阳明火盛，烦渴内热者宜此。

若火盛之甚，以致阴血涸燥者，不得不先去其火，宜清化饮、保阴煎、玉女煎之类主之。

若少阴水亏，阳明火盛，热渴失血，牙痛便结，脉空作喘，而邪不能解者，宜玉女煎。

肾虚兼胃火者，玉女煎。

若水亏于下，火炎于上，有不得不清者，宜玉女煎，或加减一阴煎之类主之。

若火在阴分，宜玉女煎主之，然惟夏月或有此证。

阴虚头痛，即血虚之属也，凡久病者多有之。其证多因水亏，所以虚火易动，火动则痛，必兼烦热、内热等证，治宜壮水为主，当用滋阴八味煎、加减一阴煎、玉女煎之类主之。

若肾阴本虚，胃火复盛，上实下虚，而为热渴肿痛者，玉女煎为最妙。

吐血全由火盛而逼血上行者，宜察火之微甚……若胃火炽盛而兼阴虚水亏者，宜玉女煎。

玉女煎治水亏火盛，六脉浮洪滑大，少阴不足，阳明有余，烦热干渴，头痛牙疼，失血等证，如神、如神。若大便溏泄者，乃非所宜。

→ 医家经典论述 ←

张秉成："夫人之真阴充足，水火均平，决不致有火盛之病。若肺肾真阴不足，不能濡润于胃，胃汁干枯，一受火邪，则燎原之势而为似白虎之证矣。方中熟地、牛膝以滋肾水，麦冬以保肺金。知母上益肺阴，下滋肾水，能治阳明独胜之火。石膏甘寒质重，独入阳明，清胃中有余之热。虽然理虽如此，而其中熟地一味，若胃火炽盛者，尤宜斟酌用之，即虚火一证，亦宜改用生地为是。在用方者神而明之，变而通之可也。"（《成方便读》）

→ 医家临床应用 ←

李经纬："牙宣、牙痛、风热牙疳、火头痛、阴虚头痛、齿衄、齿龋、

热甚发痉、善饥、鼻衄。"(《中医辞典》)

李宇航："临床上可用于治疗牙周炎、口腔溃疡、糖尿病等属胃火炽盛、肾阴不足者。"(《伤寒论研读》)

三、化斑汤

【化斑汤】

石膏一两 知母四钱 生甘草三钱 元参三钱 犀角二钱 白粳米一合

水八杯，煮取三杯，日三服，渣再煮一盅，夜一服。

【方解】
温毒入里，营血热炽为本方主证。方用石膏清阳明经热；犀角（现用水牛角代）清营解毒，凉血散瘀为君。臣以知母清热护阴；玄参滋阴凉血解毒。佐以甘草、粳米益胃护津。若再加金银花、大青叶泻心胃热毒，生地黄助玄参滋阴，牡丹皮助犀角凉血散瘀，效果更好。

【方歌】

化斑汤用石膏元，粳米甘犀知母存，

或入银丹大青地，温邪斑毒治神昏。

···········→ 《温病条辨》相关条文 ←···········

太阴温病，不可发汗，发汗而汗不出者，必发斑疹，汗出过多者，必神昏谵语。发斑者，化斑汤主之；发疹者，银翘散去豆豉，加细生地、丹皮、大青叶，倍元参主之。

此热淫于内，治以咸寒，佐以苦甘法也。前人悉用白虎汤作化斑汤者，以其为阳明证也。阳明主肌肉，斑家遍体皆赤，自内而外，故以石膏清肺胃之热，知母清金保肺而治阳明独胜之热，甘草清热解毒和中，粳米清胃热而保胃液，白粳米阳明燥金之岁谷也。本论独加元参、犀角者，以斑色正赤，木火太过，其变最速，但用白虎燥金之品，清肃上焦，恐不胜任，故加元参启肾经之气，上交于肺，庶水天一气，上下循环，不致泉源暴绝也，犀角咸寒，禀水木火相生之气，为灵异之兽，具阳刚之体，主治百毒蛊疰，邪鬼瘴气，取其咸寒，救肾水，以济心火，托斑外出，而又败毒辟瘟也；再病至发斑，不独在气分矣，故加二味凉血之品。

···········→ 医家经典论述 ←···········

朱肱："热病发斑者，与时气发斑同，或未汗下，或已汗下，热毒不散，表虚里实，热毒乘虚出于皮肤，遂发斑疮。瘾疹如锦纹，俗呼疮麸，素问谓之疹。大抵发斑不可用表药，表虚里实，若发汗开泄，更增斑烂也，皆当用化斑汤、玄参升麻汤、阿胶大青汤、猪胆栀子汤。"（《类证活人书》）

强健："舌见红色而有小黑星者，热毒乘虚入胃，畜热则发斑矣。宜元参升麻葛根汤、化斑汤解之。舌浑紫，而又满舌红斑，或身亦发赤斑者，化斑汤、解毒汤，加葛根、青黛、黄连。"（《伤寒直指》）

→　医家临床应用　←

张璐："衍化白虎化斑汤，治痘为火闷，不得发出。（生石膏、知母、生甘草、蝉蜕、麻黄、生大黄、黄芩、连翘、黑参、竹叶）"（《张氏医通》）

李宇航："本方主要用于黄褐斑、特发性血小板减少性紫癜、过敏性紫癜、紫癜性肾炎、玫瑰糠疹、炎性痤疮、系统性红斑狼疮等属热入营血者。"（《伤寒论研读》）

四、通变白虎加人参汤

【通变白虎加人参汤】

生石膏二两，捣细　生杭芍八钱　生山药六钱　人参五钱，用野党参按此分量，若辽东真野参宜减半，至高丽参则断不可用　甘草二钱

上五味，用水四盅，煎取清汤两盅，分二次温饮之。

【方解】本法即白虎加人参以山药代粳米汤去知母加生杭白芍。方中人参助石膏"使深陷之邪，徐徐上升外散，消解无余。加以芍药、甘草以理下重腹疼，山药以滋阴固下"，主治外感之热邪随痢深陷，痢疾身热不休，服清火药而热亦不休者。

→　《医学衷中参西录》相关条文　←

治下痢，或赤、或白、或赤白参半，下重腹疼，周身发热，服凉药而热不休，脉象确有实热者……此方，即《伤寒论》白虎加人参汤，以芍药代知母、山药代粳米也。痢疾身热不休，服清火药而热亦不休者，方书多诿为不治。夫治果对证，其热焉有不休之理？此乃因痢证夹杂外感，其外感之热邪，随痢深陷，永无出路，以致痢为热邪所助，日甚一日而永无愈期。惟治以此汤，以人参助石膏，能使深陷之邪，徐徐上升外散，消解无余。加以芍药、甘草以理下重腹疼，山药以滋阴固下，连服数剂，无不热退而痢愈者。

按：外感之热已入阳明胃腑，当治以苦寒，若白虎汤、承气汤是也。若治以甘寒，其病亦可暂愈，而恒将余邪锢留胃中，变为骨蒸劳热，永久不愈。石膏虽非苦寒，其性寒而能散，且无汁浆，迥与甘寒黏泥者不同。而白虎汤中，又必佐以苦寒之知母。即此汤中，亦必佐以芍药，芍药亦味苦微寒之品，且能通利小便。故以佐石膏，可以消解阳明之热而无余也。

→ 医家临床应用 ←

李宇航："本方主要用于细菌性痢疾、急性胃肠炎、糖尿病等属热入阳明、气阴不足者。"（《伤寒论研读》）

五、消风散

【消风散】

当归 生地 防风 蝉蜕 知母 苦参 胡麻 荆芥 苍术 牛蒡子 石膏各一钱
甘草 木通各五分

水二盅，煎八分，食远服。

【方解】本证系由风湿或风热之邪侵袭人体，浸淫血脉，内不得疏泄，外不得透达，郁于肌肤腠理之间所致，故见皮肤瘙痒、疹出色红、或抓破后渗溢津水。方中荆芥、防风疏风止痒，透邪外达为君药。蝉蜕、牛蒡子疏散风热；苍术、苦参、木通专治风湿相搏而致水液流溢为臣药。石膏、知母清热泻火；当归、生地养血活血，滋阴润燥；胡麻仁养血疏风止痒为佐药。生甘草清热解毒，调和诸药。合而用之，共奏疏风养血、清热除湿之功。

【方歌】

消风散内归生地，蝉脱荆防苍苦参，
胡麻知母牛蒡等，石膏甘草木通行。

→ 《外科正宗》相关条文 ←

消风散治风湿浸淫血脉，致生疮疥，搔痒不绝，及大人小儿风热瘾疹，遍身云片斑点，乍有乍无并效。

齿病者，有风、有火，亦有阳明湿热，俱能致之。风痛者，遇风发作浮肿，随后生痛，以消风散治之。

血风疮，乃风热、湿热、血热三者交感而生。发则搔痒无度，破流脂水，日渐沿开。甚者内服消风散加牛膝、黄柏，外搽解毒雄黄散或如意金黄散俱可敷之。

初起用消风散加浮萍一两，葱、鼓作引，取汗发散。久者服首乌丸、蜡矾丸，外擦土大黄膏，用槿皮散选而用之，亦可渐效。

白屑风多生于头、面、耳、项发中，初起微痒，久则渐生白屑，叠叠飞起，脱之又生，此皆起于热体当风，风热所化，治当消风散，面以玉肌散擦洗，次以当归膏润之。

-------→ 医家经典论述及临床应用 ←-------

陈实功："（原书案）一妇人肝经风湿下流阴器，浮肿痒甚，致抓出血不痛。以消风散加苦参、胆草、泽泻、木通、山栀，外以蛇床子汤熏洗，搽擦银杏散，十余日痒止肿消而愈。"（《外科正宗》）

李宇航："本方是治疗风疹、湿疹、荨麻疹、过敏性皮炎、稻田性皮炎、药物性皮炎、神经性皮炎等皮肤病，辨证属风湿为患的常用方剂。"（《伤寒论研读》）

六、三黄石膏汤

【三黄石膏汤】

石膏两半　黄芩　黄连　黄柏各七钱　豉二合　麻黄五分　栀子三十个

水二钟，姜三片，枣一枚，槌法。入细茶一撮，煎之热服。未中病再服，其效如神。

【方解】表证未解，三焦热盛为本方主证。方中麻黄发汗解表，石膏、黄芩清热除烦，为君药。黄连、黄柏、栀子助石膏、黄芩清三焦实火；香豉助麻黄祛除表邪，为臣药。生姜、大枣、细茶调和营卫，益气和中，为佐药。

【方歌】

三黄石膏芩柏连，栀子麻黄豆豉全，
姜枣细茶煎热服，表里三焦热盛宣。

-------→ 《伤寒六书》相关条文 ←-------

病八九日，已经汗下，脉尚洪数，两目如火，五心烦热，狂叫欲走，三黄石膏汤主之。

凡治伤寒，尺脉弱而无力者，切忌汗下，宜小柴胡汤和解之。阳毒伤寒, 服药不效, 斑烂皮肤, 手足皮俱脱, 身如涂朱, 眼珠如火, 燥渴欲死, 脉洪大而有力, 昏不知人, 宜三黄石膏汤主之。

有伤寒发热, 脉大, 如滑数, 表里皆实, 阳盛怫郁。医者不达, 已发其汗, 病势不退, 又复下之, 大便遂频, 小便不利, 五心烦热, 两目如火, 鼻干面赤, 舌燥齿黄, 大渴, 过经已成坏证。亦有错治诸温而成此证者。又八九日, 已经汗下, 脉洪数, 身体壮热, 拘急沉重, 欲治其内, 由表未解; 欲发其表, 则里证又急, 趑趄不能措手, 待毙而已。殊不知热在三焦, 闭涩经络, 津液枯涸, 荣卫不通, 遂成此证耳……伤寒已经汗、吐、下误治后三焦生热, 脉复洪数, 谵语不休, 昼夜喘息, 鼻加衄血, 病势不解, 身目俱黄, 狂叫欲走, 三黄石膏汤主之。阳毒伤寒, 皮肤斑烂, 身如凝血, 两目如火, 十指皮俱脱, 烦渴, 躁急不宁, 庸医不识, 莫能措手, 命在须臾, 三黄石膏汤主之。

→ 医家经典论述 ←

尤怡: "疫邪充斥内外, 为头痛身热, 为烦渴闷乱, 发狂不识人, 欲表之则里已急, 欲里之则表不退。此方清里解外, 合为一方, 譬之大军压境, 孤城四面受围, 虽欲不溃, 不可得矣。或《千金》雪煎, 或《古今录验》麦奴丸并佳。稍轻者, 大青消毒汤。"(《金匮翼》)

→ 医家临床应用 ←

武之望: "服芳草石药, 热气慓悍发狂者, 三黄石膏汤加黄连、甘草、青黛、板蓝根, 或紫金锭。"(《济阴纲目》)

尤怡: "治瘟疫大热无汗, 发狂不识人。"(《金匮翼》)

七、防风通圣散

【防风通圣散】

防风 川芎 当归 芍药 大黄 薄荷叶 麻黄 连翘 芒硝朴硝是者。以上各半两 石膏 黄芩 桔梗各一两 滑石三两 甘草二两 荆芥 白术 栀子各一分

上为末, 每服二钱, 水一大盏, 生姜三片, 煎至六分, 温服。涎嗽, 加半夏半两, 姜制。

【方解】外有风寒化热, 内有里热结实为本方主证。本方为表里双解剂, 方中防风、荆芥、麻黄发汗解表, 使邪从汗解; 石膏清泻肺胃; 大黄泄

热通便，共为君药。薄荷、连翘助君药疏风解表；黄芩、栀子助石膏清上焦热；芒硝助大黄破结通便，共为臣药。川芎、当归、白芍活血和营；白术健脾燥湿；桔梗载药上行，共为佐药。甘草益气和胃，调和诸药，为使药。诸药配合，汗不伤表，攻不伤里，内外分消，表里并治。

【方歌】

> 防风通圣大黄硝，荆芥麻黄栀芍翘，
> 甘桔芎归膏滑石，薄荷芩术为偏饶，
> 表里交攻阳热盛，外科疮毒总能消。

→ 《黄帝素问宣明论方》相关条文 ←

《素问》云：诸风掉眩强直，肢痛软戾，里急筋缩，皆足厥阴风木之位，肝胆之气也。（风者，动也。动者，摇也。所谓风气甚而主目眩运，由风木王，则是金衰不能制木，而木能生火，故风火多为热化，皆为阳热多也。）风为病者，或为寒热，或为热中，或为寒中，或为疠风，或为偏枯，或为腰脊强痛，或为耳鸣鼻塞诸证，皆不仁，其病各异，其名不同。

经云：风者善行而数变，腠理开则洒然寒，闭则热而闷。风气俱入，行于诸脉分肉之间，与卫气相干，其道不利，致使肌肉膹，而有疡也。卫气所凝而不行，故其肉有不仁也。分肉之间，卫气行处，风与卫气相转，俱行肉分，故气道涩而不利。气道不利，风热内郁，卫气相转，肉膹而疮出。卫气被风郁，不得传遍，升凝而不行，则肉不仁也。谓皮肉休而不知寒热痛痒，如木石也。

经曰：风者，百病之首也。其变化，乃为他病无常，皆风气所发也。以四时五运六气千变万化，冲荡推击无穷，安得失时而绝也。故春甲乙伤于风者为肝风，夏丙丁伤于风者为心风，季夏戊己伤于风者为脾风，秋庚辛伤于风者为肺风，冬壬癸伤于风者为肾风。

风中五脏六腑，自俞而入，为脏腑之风……或表之阳和正气（卫气是也。）与邪热相合，并入于里，阳极似阴，而战烦渴者。表气寒故战，里热甚则渴。或虚气久不已者。（经言：邪热与卫气并入于里，则寒战也，并出之于表，则发热。）合则病作，离则病已。或风热走注，疼痛麻痹者。或肾水真阴衰虚，心火邪热暴甚而僵仆。或卒中，久不语。或一切暴喑而不语，语不出声。或暗风痫者。或洗头风。或破伤、或中风，诸潮搐，并小儿诸疳积热。或惊风积热。伤寒、疫疠而能辨者。或热甚怫结，而反出不快者。或痘黑陷将死。或大人小儿风热疮疥，及久不愈者。或头生屑，遍身黑黧，紫白斑，或面鼻生紫赤风刺瘾疹，俗呼为肺风者。或成疠风，世传为大风疾者。或肠风痔漏。并解酒过热毒，兼解利诸邪所伤，及调理伤寒未发汗，头项身体疼痛者，并两感诸证。兼治产后血液损虚，以致阴气衰残，阳气郁甚，为诸热证，腹满涩痛，烦渴喘闷，谵妄惊狂。或热极生风，而热燥郁，舌强口禁，筋惕肉，一切风热燥证，郁而恶物不下，腹满撮痛而昏者。（恶物过多，而不吐者，不宜服之。）兼消除大小疮及恶毒。兼治堕马打扑伤损疼痛。或因而热结，大小便涩滞不通，或腰腹急痛，腹满喘闷者。

······ → **医家经典论述** ← ······

陈修园："防风通圣散表里俱病者宜之，即邪气初伤，未入于里，亦以此方通其里，而表自解，绝无禁忌。"（《医学实在易》）

吴谦："风热壅盛，表里三焦皆实者，此方主之……吴琨曰：防风、麻黄解表药也，风热之在皮肤者，得之由汗而泄。荆芥、薄荷清上药也，风热之在巅顶者，得之由鼻而泄。大黄、芒硝通利药也，风热之在肠胃者，得之由后而泄。滑石、栀子水道药也，风热之在决渎者，得之由尿而泄。风淫于肺，肺胃受邪，石膏、桔梗清肺胃也。而连翘、黄芩，又所以祛诸经之游火。风之为患，肝木主之，川芎、归、芍，和肝血也。而甘草、白术，所以和胃气而健脾。刘守真长于治火，此方之旨详且悉哉！亦治失下发斑，三焦火实。全方除硝、黄名双解散，解表有防风、麻黄、薄荷、荆芥、川芎，解里有石膏、滑石、黄芩、栀子、连翘，复有当归、芍药以和血，桔梗、白术、甘草以调气，营卫皆和，表里俱畅，故曰双解。本方名曰通圣，极言其用之妙耳。"（《删补名医方论》）

······ → **医家临床应用** ← ······

龚廷贤："治中风一切风热，大便闭结、小便赤涩、头面生疮、眼目赤痛，或热生风舌强口噤，或鼻生紫赤、风刺隐疹而为肺风，或成风厉而世呼为大风，或肠风而为痔漏，或肠郁而为诸热谵妄惊狂，并皆治之，神效。"（《万病回春》）

费伯雄："治诸风惊搐，手足瘛疭，小儿急惊风，大便急，邪热暴盛，肌肉蠕动，一切风症。"（《校注医醇賸义》）

林佩琴："有风入络为风聋者，必兼头痛，防风通圣散。"（《类证治裁》）

八、石膏知母汤

【石膏知母汤】

石膏 知母 桔梗 桑白皮 地骨皮 甘草

水煎服。

【方解】又名石膏泻白散，具有清热生津、泻肺止咳之功效。主治伤暑咳嗽，身热引饮，内热烦躁；或燥火身肿，有咳嗽者。方中石膏、知母清解气分之热；桔梗开宣肺气，化痰利气；桑白皮清肺热，泻肺气，平喘咳；地骨皮甘寒入肺，助桑白皮清降肺中伏火；甘草调和诸药，补脾益气，培土生金。

➤ 《症因脉治》相关条文 ◄

身热引饮，内热烦躁者，石膏知母汤……家秘治暑热伤肺。

伤燥咳嗽之治，石膏泻白散、清燥救肺汤、人参白虎汤。口渴，加门冬饮子……家秘治燥火伤肺喘咳之症。

食积咳嗽之治，脉沉滑，胸满闷者，二陈平胃散、三子养亲汤，若沉数而滑，加栀连。肺火上升，咳嗽汗出，石膏泻白散，加枳、桔。

内火喘逆之治，肾虚火旺，宜养阴制火，壮水之主，以镇阳光，门冬饮子、家秘肝肾丸。肝火上冲，宜柴胡清肝散。心火上炎，导赤各半汤。脾胃之火上冲，宜清胃汤。肺火煎熬，石膏泻白散。

燥火身肿之治，若时令秋燥，竹叶白虎汤。燥伤于血，清凉饮子。有咳嗽，石膏泻白散。

肺热瘅疟之治，古人有论无方，桢意用防风泻白散，以散舍于皮肤之风寒。用石膏泻白散，以治肺素有热。用凉八味丸，滋阴清肺，以治阴虚阳亢，消烁脱肉。

➤ 医家经典论述及临床应用 ◄

张从正："夫疟，犹酷疟之疟也。以夏伤酷暑而成痎疟也……余亲见泰和六年丙寅，征南师旅大举，至明年军回。是岁瘴疠杀人，莫知其数，昏瞀懊恹，十死八九，皆火之化也。次岁，疟病大作，侯王官吏，上下皆病，轻者旬月，甚者弥年。夫富贵之人，劳心役智，不可骤用砒石大毒之药，止宜先以白虎汤加人参小柴胡汤、五苓散之类，顿服立解。或不愈者，可服神佑丸减用神芎等。甚者可大、小承气汤下之，五、七行，或十余行，峻泄夏月积热暑毒之气。此药虽泄而无损于脏腑，乃所以安脏腑也。次以桂苓甘露散、石膏知母汤、大、小柴胡汤、人参柴胡饮子，量虚实加减而用之。此药皆能治寒热往来，日晡发作，与治伤寒，其法颇同。更不愈者。以常山散吐之，无不愈者。"（《儒门事亲》）

李经纬："石膏泻白散主治伤暑咳嗽，身热引饮，内热烦躁，脉虚或数等……（食咳）肺火痰热者，脉沉数而滑，宜兼清肺火，用石膏泻白散。"（《中医辞典》）

九、泻白散

【泻白散】

桑白皮一钱 地骨皮一钱 甘草五分 粳米百粒

水煎服。

【方解】肺有伏火，肺气壅塞为本方主证。方中桑白皮清肺化痰，泻肺平喘为君。臣以地骨皮清肺中伏火，并除虚热，与君药相合加强清肺平喘之功。佐以粳米、甘草和中益气，补土生金。

【方歌】

泻白桑皮地骨皮，甘草粳米四般宜，

参茯知芩皆可入，肺炎喘嗽此方施。

·········→ 《小儿药证直诀》相关条文 ←·········

手寻衣领及乱捻物，泻青丸主之。壮热饮水，喘闷，泻白散主之。

胸满短气，气急喘嗽上气。当先散肺，后发散风冷。散肺，泻白散、大青膏主之。肺不伤寒则不胸满。

有肺盛者，咳而后喘，面肿，欲饮水，有不饮水者，其身即热，以泻白散泻之。

东都张氏孙，九岁，病肺热。他医以犀、珠、龙、麝、生牛黄治之，一月不愈。其证：嗽喘，闷乱，饮水不止，全不能食。钱氏用使君子丸、益黄散。张曰：本有热，何以又行温药？他医用凉药攻之，一月尚无效。钱曰：凉药久则寒不能食。小儿虚不能食，当补脾，候饮食如故，即泻肺经，病必愈矣。服补脾药二日，其子欲饮食。钱以泻白散泻其肺，遂愈。张曰：何以不虚？钱曰：先实其脾，然后泻其肺，故不虚也。

医家经典论述

汪昂："治肺火皮肤蒸热，洒淅寒热，日晡尤甚，喘嗽气急（皮肤蒸热，肺主皮毛也；洒淅寒热，邪在肤腠也；日晡尤甚，金旺于酉也；肺苦气上逆，故咳嗽喘急；轻按即得，重按全无，是热在皮毛；日西尤甚，为肺热。）……此手太阴药也，桑白皮甘益元气之不足，辛泻肺气之有余，除痰止嗽（性善行水泻火，故能除痰，痰除则嗽止；）地骨皮寒泻肺中之伏火，淡泄肝肾之虚热，凉血退蒸（肝木盛能生火，火盛则克金。肾为肺子，实则泻其子；）甘草泻火而益脾，粳米清肺而补胃（土为金母，虚则补其母，）并能泻热从小便出。肺主西方，故曰泻白（李时珍曰：此泻肺诸方之准绳也。泻白散泻肺经气分之火，黄芩一物汤、丹溪青金丸，泻肺经血分之火。清金丸，即黄芩炒为末，水丸。）本方加人参、五味、茯苓、青皮、陈皮，名加减泻白散，（东垣）治咳嗽喘急呕吐。本方加知母、黄芩、桔梗、青皮、陈皮，亦名加减泻白散，《宝鉴》治咳而气喘，烦热口渴，胸膈不利。本方除甘草、粳米，加黄芩、知母、麦冬、五味、桔梗，亦名加减泻白散，（罗谦甫）治过饮伤肺，气出腥臭，唾涕稠粘，嗌喉不利，口苦干燥（原文云：桑皮、地骨味苦微寒，降肺中伏火而补气，为君；黄芩、知母苦寒，治气出腥臭，清肺利气，为臣；五味酸温，以收肺气，麦冬苦寒治唾涕稠粘，口苦干燥，为佐；桔梗辛温轻浮，治痰逆，利咽膈，为使也。）"（《医方集解》）

张秉成："夫肺为娇脏而属金，主皮毛，其性以下行为顺，上行为逆，一受火逼，则以上之证见矣。治此者，皆宜清之、降之，使复其清肃之令。桑白皮皮可行皮，白能归肺，其甘寒之性，能入肺而清热，固不待言，而根者入土最深，能清而复降，又可推想，地骨皮深入黄泉，无所底止，其甘淡而寒之性，虽能泻肺之伏火，然观其命名取意，能入肝肾，凉血退蒸。可知二皮之用，皆在降肺气，降则火自除也。甘草泻火而益脾，粳米清肺而养胃，泻中兼补，寓补于宣，虽清肺而仍固本耳。"（《成方便读》）

医家临床应用

吴谦："治喘嗽面肿，无痰身热，是为肺经火郁气分。若无汗，是为外寒郁遏肺火，加麻黄、杏仁以发之。若无外证惟面赤，是为肺经火郁血分，加黄芩。内热甚者，更加黄连以清之。咳急呕逆者，加青皮、橘红、半夏以降之。火郁甚而失音者，加诃子肉，桔梗以开之。若喘嗽面浮不得卧者，是为兼有停饮，加苦葶苈以泻之，名葶苈泻白散。"（《医宗金鉴》）

王肯堂："《韩氏医通》云，贵人鼻中肉赘，臭不可近，痛不可摇，束手待毙。予但以白矾末，加硇砂少许吹其上，顷之化水而消，与胜湿汤加泻白散二帖愈。"（《证治准绳》）

十、石膏粳米汤

【石膏粳米汤】

生石膏二两，轧细　生粳米二两半

上二味，用水三大碗，煎至米烂熟，约可得清汁两大碗。乘热尽量饮之，使周身皆汗出，病无不愈者。若阳明腑热已实，不必乘热顿饮之，徐徐温饮下，以消其热可也。

【方解】本方清热泻火，除烦止渴，主治阳明气分热盛证，适用于外感寒邪入里化热，或温热病邪在气分所致壮热头痛、面赤心烦、汗出口渴、脉洪大有力等证。

→ 《医学衷中参西录》相关条文 ←

治温病初得，其脉浮而有力，身体壮热。并治一切感冒初得，身不恶寒而心中发热者……此方妙在将石膏同粳米煎汤，乘热饮之。俾石膏寒凉之性，随热汤发散之力，化为汗液尽达于外也。西人谓，胃本无化水之能，亦无出水之路。而壮实之人，饮水满胃，须臾水气旁达，胃中即空。盖胃中原多微丝血管，能引水气以入回血管，由回血管过肝入心，以运行于周身，由肺升出为气，由皮肤渗出为汗，余透肾至膀胱为溺。石膏煎汤，毫无气味，毫无汁浆，直与清水无异，且又乘热饮之，则敷布愈速，不待其寒性发作，即被胃中微丝血管吸去，化为汗、为气，而其余为溺，则表里之热，亦随之俱化。此寒因热用，不使伤胃之法也。且与粳米同煮，其冲和之气，能助胃气之发达，则发汗自易。其稠润之汁，又能逗留石膏，不使其由胃下趋，致寒凉有碍下焦。不但此也，清水煎开后，变凉甚速，以其中无汁浆，不能留热力。此方粳米多至二两半，汤成之后，必然汁浆甚稠。饮至胃中，又善留蓄热力，以为作汗之助也。是以人之欲发汗者，饮热茶不如啜热粥也。

→ 医家经典论述及临床应用 ←

张锡纯："（原书案）季秋，敝处张氏之女得瘟病甚剧，服药无效，医言不治，病家以为无望。其母求人强仆往视，见其神昏如睡，高呼不觉；脉甚洪实。用先生所拟之石膏粳米汤，生石膏用三两，粳米用五钱。见者莫不惊讶诽笑。且有一老医扬言于人曰：'蔡某年仅二十，看书不过年余，竟大胆若此！石膏重用三两，纵煅透用之亦不可，况生者乎？此药下咽，人即死矣。'有人闻此言，急来相告，仆曰：'此方若用煅石膏，无须三两，即一两亦断送人命而有余。若用生者，即再多数两亦无碍，况仅三两乎。'遂急催病家购药，亲自监视，煎取清汤一大碗，徐徐温灌下。病人霍然顿醒。其家人惊喜异常，直以为死后重生矣。继而热疟流行，经仆重用生石膏治愈者不胜计。"（《医学衷中参西录》）

十一、仙露汤

【 仙露汤 】

生石膏三两, 捣细　玄参一两　连翘三钱　粳米五钱

上四味，用水五盅，煎至米熟，其汤即成。约可得清汁三盅，先温服一盅。若服完一剂，病犹在者，可仍煎一剂，服之如前。使药力昼夜相继，以病愈为度。然每次临服药，必详细问询病人，若腹中微觉凉，或欲大便者，即停药勿服。候两三点钟，若仍发热未大便者，可少少与服之。若已大便，即非溏泻而热犹在者，亦可少少与服。

【 方解 】本方清热解毒，养阴生津。治寒温阳明证，表里俱热，心中热，嗜凉水，脉象洪滑，舌苔白厚，或白而微黄，或有时背微恶寒者。方中玄参甘寒，连翘微寒，两者性质轻清，善走经络，可解阳明在经之热。

························→ 《医学衷中参西录》相关条文 ←························

治寒温阳明证，表里俱热，心中热，嗜凉水，而不至燥渴，脉象洪滑，而不至甚实，舌苔白厚，或白而微黄，或有时背微恶寒者……于白虎汤方中，以玄参之甘寒（《神农本草经》言苦寒，细嚼之实甘而微苦，古今药或有不同），易知母之苦寒，又去甘草，少加连翘。欲其轻清之性，善走经络，以解阳明在经之热也。方中粳米，不可误用糯米（俗名浆米）。粳米清和甘缓，能逗留金石之药于胃中，使之由胃输脾，由脾达肺，药力四布，经络贯通。糯米质粘性热，大能固闭药力，留中不散，若错用之，即能误事。

························→ 医家经典论述及临床应用 ←························

张锡纯："（原书案）丁卯仲夏，何某，身染温病。他医以香薷饮、藿香

正气散治之，不效。迎仆诊视，遵用清解汤，一剂而愈。时因温病盛行，以书中清解汤、凉解汤、寒解汤、仙露汤、从龙汤、馏水石膏饮，有呕者，兼用代赭石。本此数方，变通而用，救愈三千余人，共用生石膏一千余斤，并未偾事。"(《医学衷中参西录》)

十二、镇逆白虎汤

【镇逆白虎汤】

生石膏三两，捣细　知母两半　清半夏八钱　竹茹粉六钱

用水五盅，煎汁三盅，先温服一盅。病已愈者，停后服。若未全愈者，过两点钟，再温服一盅。

【方解】本方用于伤寒、温病邪传胃腑，燥渴身热，白虎证俱，其人胃气上逆，心下满闷者。方以半夏、竹茹代甘草、粳米，以半夏、竹茹善降逆气。

-------------→　《医学衷中参西录》相关条文　←-------------

治伤寒、温病邪传胃腑，燥渴身热，白虎证俱。其人胃气上逆，心下满闷者……《伤寒论》白虎汤，治阳明腑热之圣药也。盖外邪炽盛，势若燎原，胃中津液，立就枯涸，故用石膏之辛寒以祛外感之邪，知母之凉润以滋内耗之阴。特是石膏质重（虽煎作汤性亦下坠），知母味苦，苦降与重坠相并，下行之力速，胃腑之热或难尽消。且恐其直趋下焦而为泄泻也，故又借粳米之浓汁、甘草之甘味，缓其下趋之势。以待胃中微丝血管徐徐吸去，由肺升出为气，由皮肤渗出为汗，余入膀胱为溺，而内蕴之热邪随之俱清，此仲景制方之妙也。然病有兼证，即用药难拘成方。犹是白虎汤证也，因其人胃气上逆，心下胀满，粳米、甘草不可复用，而以半夏、竹茹代之，取二药之降逆，以参赞石膏、知母成功也。

-------------→　医家经典论述及临床应用　←-------------

张锡纯："（原书案）一妇人，年三十余，得温证。始则呕吐，五六日间，心下满闷，热而且渴。脉洪滑有力，舌苔黄厚。闻其未病之先，曾有郁怒未伸，因得斯证，俗名夹恼伤寒。然时当春杪，一得即不恶寒，乃温病，非伤寒也。为疏此方，有一医者在座，疑而问曰：此证因胃气上逆作胀满，始将白虎汤方，另为更定。何以方中不用开通气分之药，若承气汤之用厚朴、枳

实，而惟用半夏、竹茹乎？答曰：白虎汤用意，与承气迥异。盖承气汤，乃导邪下行之药，白虎汤乃托邪外出之药。故服白虎汤后，多有得汗而解者。间有服后未即得汗，而大热既消，其饮食之时，恒得微汗，余热亦由此尽解。若因气逆胀满，恣用破气之药，伤其气分，不能托邪外出，将邪陷愈深，胀满转不能消，或更增剧。试观《伤寒论》多有因误下伤其气分，成结胸，成心下痞硬证，不可不知也。再试观诸泻心，不轻用破气之品，却有半夏泻心汤。又仲景治"伤寒解后，气逆欲呕"有竹叶石膏汤，半夏与石膏并用；治"妇人乳、中虚、烦乱、呕逆"有竹皮大丸，竹茹与石膏并用，是半夏、竹茹善降逆气可知也。今师二方之意，用之以易白虎汤中之甘草、粳米，降逆气而不伤正气，服后仍可托邪外出，由汗而解，而胀满之证，亦即消解无余。此方愚用之屡矣，未有不随手奏效者。医者闻言省悟，听愚用药，服后，病人自觉胀满之处，如以手推排下行，病亦遂愈。"（《医学衷中参西录》）

十三、清解汤、凉解散

【清解汤】

薄荷叶四钱　蝉蜕三钱，去足土　生石膏六钱，捣细　甘草一钱五分

水煎服。

【凉解散】

薄荷叶三钱　蝉蜕二钱，去足土　生石膏一两，捣细　甘草一钱五分

水煎服。

【方解】

用于温病初得，头痛，周身骨节酸痛，肌肤壮热，背微恶寒、无汗、脉洪而兼浮者。两方药味相同，但药量有异，其蝉蜕、薄荷叶皆发汗透表。

·············· → 《医学衷中参西录》相关条文 ← ··············

（清解汤）治温病初得，头疼，周身骨节酸疼，肌肤壮热，背微恶寒无汗，脉浮滑者。

（凉解汤）治温病，表里俱觉发热，脉洪而兼浮者。

·············· → 医家经典论述及临床应用 ← ··············

张锡纯："（原书案）一九二五年春，一人来津学木工。因身体单薄，又兼天热，得温病，请为诊视。脉浮数而滑，舌苔白厚，时时昏睡。为开清

解汤，生石膏用一两，为其脉数，又加玄参五钱，一剂病愈。斯年仲春，俞××之三位女儿皆出瘟疹。生为诊视，皆投以清解汤，加连翘、生地、滑石而愈。同时之患此证者，势多危险。惟生投以此方，皆能随手奏效。"（《医学衷中参西录》）

十四、寒解散

【寒解散】

生石膏一两, 捣细　知母八钱　连翘一钱五分　蝉蜕一钱五分, 去足土

水煎服。

【方解】 本方清热解肌，方中重用石膏、知母以清胃腑之热；而复稍用连翘、蝉蜕之善达表者，引胃中化而欲散之热，仍还太阳作汗而解。全方之意，重在寒凉清热，兼以辛散透表，故可用于里热已盛而表未全解之证。

···········→ 《医学衷中参西录》相关条文 ←···········

治周身壮热，心中热而且渴，舌上苔白欲黄，其脉洪滑。或头犹觉疼，周身犹有拘束之意者……或问：此汤为发表之剂，而重用石膏、知母，微用连翘、蝉蜕，何以能得汗？答曰：用此方者，特恐其诊脉不真，审证不确耳。果如方下所注脉证，服之复杯可汗，勿庸虑此方之不效也。盖脉洪滑而渴，阳明府热已实，原是白虎汤证。特因头或微疼，外表犹似拘束，是犹有一分太阳流连未去。故方中重用石膏、知母以清胃府之热；而复少用连翘、蝉蜕之善达表者，引胃中化而欲散之热，仍还太阳作汗而解。斯乃调剂阴阳，听其自汗，非强发其汗也。况石膏性凉（《神农本草经》谓其微寒即凉也）味微辛，有实热者，单服之即能汗乎？

···········→ 医家经典论述及临床应用 ←···········

张锡纯："（原书案）天津××，得温病，先服他医清解之药数剂无效。弟诊其脉象，沉浮皆有力，表里壮热无汗。投以寒解汤原方，遍身得汗而愈。山斯知方中重用生石膏、知母以清热，少加连翘、蝉蜕以引热透表外出，制方之妙远胜于银翘散、桑菊饮诸方矣。且由此知石膏生用诚为妙药。从治愈此证之后，凡遇寒温实热诸证，莫不遵书中方论，重用生石膏治之。其热实脉虚者，亦莫不遵书中方论，用白虎加人参汤，或用白虎加人参以生山药代粳米汤，皆能随手奏效。"（《医学衷中参西录》）

十五、白虎加人参以山药代粳米汤

【白虎加人参以山药代粳米汤】

生石膏三两, 捣细　知母一两　人参六钱　生山药六钱　粉甘草三钱

上五味，用水五盅，煎取清汁三盅，先温服一盅。病愈者，停后服。若未全愈者，过两点钟，再服一盅。至其服法详细处，与仙露汤同。

【方解】 本方用于寒温实热已入阳明，燥渴饮凉，脉细数者。方中粳米和胃气，与山药兼固元气，滋脾阴，白虎汤得此，既清实火，又清虚热，内伤外感，须臾同愈。

······→ 《医学衷中参西录》相关条文 ←······

治寒温实热已入阳明之府，燥渴嗜饮凉水，脉象细数者……伤寒法，白虎汤用于汗、吐、下后当加人参。究之脉虚者，即宜加之，不必在汗、吐、下后也。愚自临证以来，遇阳明热炽，而其人素有内伤，或元气素弱，其脉或虚数，或细微者，皆投以白虎加人参汤。实验既久，知以生山药代粳米，则其方愈稳妥，见效亦愈速。盖粳米不过调和胃气，而山药兼能固摄下焦元气，使元气素虚者，不至因服石膏、知母而作滑泻。且山药多含有蛋白之汁，最善滋阴。白虎汤得此，既祛实火，又清虚热，内伤外感，须臾同愈。

······→ 医家经典论述及临床应用 ←······

张锡纯："（原书案）一叟，年六旬。素亦羸弱多病，得伤寒证，绵延十余日。舌苔黄厚而干，心中热渴，时觉烦躁。其不烦躁之时，即昏昏似睡，呼之，眼微开，精神之衰惫可知。脉象细数，按之无力。投以凉润之剂，因其脉虚，又加野台参佐之。大便忽滑泻，日下数次。因思此证，略用清火之药，即滑泻者，必其下焦之气化不固。先用药固其下焦，再清其上焦、中焦未晚也。遂用熟地黄二两，酸石榴一个，连皮捣烂，同煎汤一大碗。分三次温饮下，大便遂固。间日投以此方，将山药改用一两，以生地黄代知母，煎汤成，徐徐温饮下，一次只饮药一大口。阅八点钟，始尽剂，病愈强半。翌日，又按原方，如法煎服，病又愈强半。第三日，又按其方服之，尽剂而愈。"（《医学衷中参西录》）

十六、坎离互根汤

【坎离互根汤】

生石膏三两捣细　知母八钱　玄参八钱　野台参五钱　生怀山药五钱　甘草二钱　鸡子黄三枚　鲜茅根四两切碎

先将茅根煎数沸，视茅根皆沉水底，取其汤以之代水，煎方中前六味，取汤三盅，分三次温服下。每服一次，调入生鸡子黄一枚。此方比前方多鸡子黄，而又以茅根汤煎药者，因鸡子黄生用善滋肾润肺，而茅根禀少阳最初之气，其性凉而上升，能发起脉象之沉细也。

【方解】

本方实为白虎加人参汤与黄连阿胶汤之合方，又以玄参代阿胶、山药代粳米，方中有知、膏而省去芩、连而成。石膏、人参并用，不但能解少阴之实热，并能于邪热炽盛之时立复真阴，辅以茅根更能助肾气上升与心火相济。玄参，性凉多液，其质轻松，原善清浮游之热，可除心烦，其色黑入肾，又能协同鸡子黄以滋肾补阴，使少阴之气化壮旺，逐邪外出。

·············→ 《医学衷中参西录》相关条文 ←···········

少阴病初得无大热者，故治以黄连阿胶汤已足清其热也。若其为日既久，而热浸加增，或其肾经素有蕴热，因有伏气之热激发之，则其热益甚，以致心肾皆热，其壮热充实于上下，又非此汤所能胜任矣。愚遇此等证，则恒用白虎加人参汤，以玄参代知母、山药代粳米，又加鲜茅根，生鸡子黄，莫不随手奏效，用之救人多矣，因名之为坎离互根汤……上方（坎离互根汤）乃取《伤寒论》少阴篇黄连阿胶汤与太阳篇白虎加人参汤之义，而合为一方也。黄连阿胶汤原黄连、黄芩、芍药、阿胶、鸡子黄并用。为此时无真阿胶，故以玄参代之；为方中有石膏、知母，可以省去黄连、黄芩诸药。西人谓鸡子黄中含有副肾髓质之分泌素，故能大滋肾中真阴，实为黄连阿胶汤中之主药，而不以名汤者，以其宜生调入而不可煎汤也。是以单用此一味，而黄连阿胶汤之功用仍在。至于白虎加人参汤中去粳米，而以生山药代之，以山药之性既能和胃（原方用粳米亦取其和胃），又能助玄参、鸡子黄滋肾也。用白虎汤以解伏气之热，而更加人参者，取人参与石膏并用，最善生津止渴，以解寒温之燥热，而其补益之力，又能入于下焦，以助肾气之上达，俾其阴阳之气相接续，其脉之微细者可变为洪大，而邪可外透矣。继又服之，脉之洪大者渐臻于和平，而病即全愈矣。

→ 医家经典论述及临床应用 ←

张锡纯:"(原书案)刘××,二十五岁,于季春得温病。

病因 自正二月间,心中恒觉发热,懒于饮食,喜坐房阴乘凉,薄受外感,遂成温病。证候 初得病时,延近处医者诊治,阅七八日病势益剧,精神昏愦,闭目蜷卧,似睡非睡,懒于言语,咽喉微疼,口唇干裂,舌干而缩,薄有黄苔欲黑,频频饮水不少濡润,饮食懒进,一日之间,惟强饮米汤瓯许,自言心中热而且干,周身酸软无力,抚其肌肤不甚发热,体温37.8℃其脉六部皆微弱而沉,左部又兼细,至数如常,大便四日未行,小便短少赤涩。

诊断 此伏气触发于外,感而成温,因肾脏虚损而窜入少阴也。《内经》谓:"冬伤于寒,春必病温",此言冬时所受之寒甚轻,不能即时成为伤寒,恒伏于三焦脂膜之中,阻塞气化之升降,暗生内热,至春阳萌动之时,其所生之热恒激发于春阳而成温。然此等温病未必入少阴也。《内经》又谓:"冬不藏精,春必病温",此言冬不藏精之人,因阴虚多生内热,至春令阳回其内热必益加增,略为外感激发,即可成温病。而此等温病亦未必入少阴也。惟其人冬伤于寒又兼冬不藏精,其所伤之寒伏于三焦,随春阳而化热,恒因其素不藏精乘虚而窜入少阴,此等证若未至春令即化热窜入少阴,则为少阴伤寒,即伤寒少阴证二三日以上,宜用黄连阿胶汤者也。若已至春令始化热窜入少阴,当可名为少阴温病,即温病中内有实热,脉转微细者也。诚以脉生于心,必肾阴上潮与心阳相济,而后其跳动始有力。盖此证因温邪窜入少阴,俾心肾不能相济,是以内虽蕴有实热,而脉转微细,其咽喉疼者,因少阴之脉上通咽喉,其热邪循经上逆也。其唇裂舌干而缩者,肾中真阴为邪热遏抑不能上潮,而心中之亢阳益妄动上升以铄耗其津液也。至于心中发热且发干,以及大便燥结小便赤涩,亦无非阴亏阳亢之所致。为其肾阴心阳不能相济为功,是以精神昏愦,闭目蜷卧,烦人言语,此乃热邪深陷气化隔阂之候,在温病中最为险证。正不可因其脉象无火,身不甚热,而视为易治之证也。愚向拟有坎离互根汤可为治此病的方,今将其方略为加减俾与病候相宜。

处方 生石膏(三两轧细)野台参(四钱)生怀地黄(一两)生怀山药(八钱)玄参(五钱)辽沙参(五钱)甘草(三钱)鲜茅根(五钱)药共八味,先将前七味煎十余沸,再入鲜茅根煎七八沸其汤即成。取清汤三盅,分三次温服下,每服一次调入生鸡子黄一枚。此方若无鲜茅根,可用干茅根两半，水煮数沸，取其汤代水煎药。

方解　温病之实热，非生石膏莫解，辅以人参并能解邪实正虚之热，再辅以地黄、山药诸滋阴之品，更能解肾亏阴虚之热。且人参与滋阴之品同用，又能助肾阴上潮以解上焦之燥热。用鸡子黄者，化学家谓鸡子黄中含有副肾髓质之分泌素，为滋补肾脏最要之品也。用茅根者，其凉而能散，用之作引，能使深入下陷之邪热上出外散以消解无余也。

复诊　将药三次服完，周身之热度增高，脉象较前有力，似近洪滑，诸病皆见轻减，精神已振。惟心中仍觉有余热，大便犹未通下，宜再以大剂凉润之药清之，而少佐以补气之品。

处方　生石膏（一两轧细）大潞参（三钱）生怀地黄（一两）玄参（八钱）辽沙参（八钱）大甘枸杞（六钱）甘草（二钱）鲜茅根（四钱）药共八味，先将前七味煎十余沸，再入茅根煎七八沸其汤即成。取清汤两大盅，分两次温服下，每服一次调入生鸡子黄一枚。

效果　将药连服两剂，大便通下，病遂全愈。

帮助　此证之脉象沉细，是肾气不能上潮于心，而心肾不交也。迨服药之后，脉近洪滑，是肾气已能上潮于心而心肾相交也。为其心肾相交，是以诸病皆见轻减，非若寻常温病其脉洪大为增剧也。"（《医学衷中参西录》）

十七、白虎承气汤

【白虎承气汤】

生石膏八钱细研　生锦纹三钱　生甘草八分　白知母四钱　元明粉二钱　陈仓米二钱，荷叶包

水煎，去滓，兑元明粉服。

【方解】本方即白虎合调胃承气而成，具有清热泻火通便之功。方中石膏辛甘大寒，专清肺胃邪热。生锦纹即大黄，产川中者色如锦纹而润者良，可苦寒泄热，荡涤通便。甘草益胃护津，防止石膏、大黄大寒伤中。知母质润，清气分实热，并治已伤之阴。《神农本草经》云知母"主消渴，热中，除邪气，肢体浮肿，下水，补不足，益气"。元明粉可泄热，润燥，软坚。《证类本草》曰："陈仓米，味咸、酸，温，无毒。主下气，除烦渴，调胃，止泄。"

················→ 《重订通俗伤寒论》相关条文 ←················

白虎承气汤　清下胃腑结热法　俞氏经验方。

【秀按】胃之支脉，上络心脑，一有邪火壅闭，即堵其神明出入之窍，故昏不识人，谵语发狂，大热大烦，大渴大汗，大便燥结，小便赤涩等症俱见。是方白虎合调胃承气，一清胃经之燥热，一泻胃腑之实火，此为胃火炽盛，液燥便闭之良方。

厥阴阳明……重者热陷尤深，四肢虽厥，指甲紫赤，胸胁烦满，神昏谵语，消渴恶热，大汗心烦，大便燥结，溲赤涩痛，舌苔老黄，甚则芒刺黑点，脉右滑大躁甚，左弦坚搏数。此厥阴火元，合阳明热结而成下证，仲景所谓'脉滑而厥，厥深热亦深'也。法当清燥泻火，散结泄热，四逆散缓不济急，白虎承气汤加广郁金（三钱磨汁冲）润下之。

热证伤寒……如犹谵语发狂，烦渴大汗，大便燥结，小便赤涩，咽干腹满，昏不识人者，急与白虎承气汤，加至宝丹，开上攻下以峻逐之。

发痉伤寒……便闭者，白虎承气汤，加连翘牛蒡（各三钱），活水芦笋、鲜野菰根尖（各二两、煎汤代水），表里双解以逐热。

发狂伤寒……发狂便结者，白虎承气汤加芦笋、竹叶心，凉泻实火以通便。

➤ 医家经典论述 ◄

庆云阁："厥证者，四肢逆冷是也。其证不一，各有致病之由。如手足厥寒，脉微欲绝，为寒厥属表者，以当归四逆汤主之。如四肢厥冷，脉细欲绝，为寒厥属里者，以通脉四逆汤主之。如阴阳不相顺接，四肢厥冷，为热厥属表者，以四逆散主之，如内火炽盛，或大便结闭，热在脏腑，逼阴于外，而四肢逆冷，为热厥属里者，以白虎承气汤主之。如猝然暴死，名为大厥者，以半夏末方主之。如身脉皆动，而形无知，名为尸厥者，以还魂汤主之。如气血俱乱，相薄成厥，名为薄厥者，以蒲黄酒方主之，如因暴怒而得者，名为气厥，以七气汤主之。如因痰动而得者，名为痰厥，以二术二陈汤主之。如因过饱而得者，名为食厥，以平胃散主之。如因醉后而得者，名为酒厥，以五苓散主之。如妇人气厥、血厥如死人者，以白薇汤主之。"（《医学摘粹》）

➤ 医家临床应用 ◄

汪文绮："设外症壮热不退，口渴不饮，烦燥不宁，大便不解，舌黑如墨，小便如血，两脉虚数，或沉细而数，当此之时，莫不以白虎承气汤为治。"（《杂症会心录》）

何廉臣："瘅热兼寒案，何郑氏，年三十二岁，病瘅热兼寒，由伏热内发，新凉外搏所致。症见头痛背寒，身热无汗，口渴神烦，脘腹尤灼，便闭溺赤，两足独冷。脉右洪数，左浮弦，舌赤，苔白兼黄。此外寒束内热，热由伏气，即《灵枢》所谓冬伤于寒，春生瘅热是也。治仿叶氏辛凉重剂，故用荷、杏、石、甘发表解热为君，佐以栀、豉、蒡、翘之轻宣，芦笋、灯心之凉透。次诊见一剂而微微似汗，再剂而壮热大渴，大汗淋漓，神烦谵语，两足转温，频转矢气，脉右洪大搏数，左转数实，舌苔黄糙，此热结胃肠之实火证也。实则泻之，与白虎承气汤急下存津。三诊见一剂而腹中努胀，欲便不便，二剂而大便通畅，热渴顿除，谵止神静，惟小溲赤热涩痛，黄苔退而舌干，于不喜饮，脉转小数，按之无力，此伏热去而津液已亏也。议保津以清余热。连服三剂，溺利热净，胃纳稀粥。后用白茅根一两，鲜石斛三钱，煎汤代茶，调理旬日而瘳。瘅热多发于暮春，正立夏阳气升发之时，伏气自内而出，发于阳明者多，膏、知放胆可用。若挟新寒搏束，亦当兼发其表，表邪先解，然后辨其为燥热则用膏、知，为实热则用硝、黄，一意肃清伏热，其病自愈。只要认证清楚，确系热在于胃，则白虎承气依法投之，可以取效反掌，切勿固疑生怯，反致因循贻误也。无如不明医理者，见方中有大黄一味，即谓之承气，即谓之攻积，因而疑忌多端，当用不用，坐此贻误者多矣。"（《全国名医验案类编》）

第四节　白虎汤类方鉴别

┅┅┅┅┅┅ ➔ 《伤寒心法要诀·汇方》 ← ┅┅┅┅┅┅

猪苓二苓胶滑泽，白虎膏知甘草粳，

竹叶石膏除知母，加参半竹麦门冬。

注：该方歌包含了猪苓汤、白虎汤、竹叶石膏汤。猪苓汤，即猪苓、茯苓、阿胶、滑石、泽泻也。白虎汤，即石膏、知母、甘草、粳米也。竹叶石膏汤，即白虎汤除知母，加人参、竹叶、半夏、麦门冬也。

白虎汤类方鉴别见表8。

表8 白虎汤类方鉴别表

方名	组成	主症	脉象	辨证要点	治法	方源
《伤寒论》白虎汤类方						
白虎汤	知母、石膏、甘草、粳米	身热面赤，烦渴引饮，汗出恶热，或见腹满，身重难以转侧，口不仁，面垢，谵语，遗尿，自汗出；亦见身热、口渴、手足厥冷	脉浮滑，或脉大有力	阳明气分热盛，表里俱热证；热邪郁遏于里，阳气不达四肢的热厥证	辛寒清热	《伤寒论》（176、219、350）
白虎加人参汤	知母、石膏、甘草、粳米、人参	身热烦渴引饮，舌上干燥而烦，或大烦渴不解，喜冷饮，汗出，背微恶寒或时时恶风等	脉洪大	阳明气分热盛，气津两伤	清热益气生津	《伤寒论》（26、168、169、170、222），《金匮要略·痓湿暍病脉证治》（26）
竹叶石膏汤	竹叶、石膏、半夏、麦门冬、人参、甘草、粳米	身体虚弱消瘦，身热多汗或低热不退，心烦，口渴，少气乏力，气逆欲呕，小便短赤，舌红苔少	脉虚细数	伤寒热病后期，余热未清，气津两伤	清热生津，益气和胃	《伤寒论》（397）
《金匮要略》白虎汤类方						
白虎加桂枝汤	知母、甘草、石膏、粳米、桂枝	症见身热无寒，头痛，汗出不畅，骨节烦疼，口渴，时呕，舌红，苔黄；症见发热，汗出恶风，口渴，心烦，关节疼痛，局部灼热红肿，苔黄	脉滑数	温疟、风湿热痹	清热通络，祛风和营	《金匮要略·疟病脉证并治》（4）
竹皮大丸	生竹茹、石膏、桂枝、甘草、白薇	妇人产后虚热，心烦不安，恶心呕吐		产后虚热	清热止呕，安中益气	《金匮要略·疟病脉证并治》（10）

续表

方名	组成	主症	脉象	辨证要点	治法	方源
《伤寒论》白虎汤类方后世拓展						
白虎加苍术汤	知母、甘草、石膏、苍术、粳米	身热，汗多，面赤气粗，口渴欲饮，胸闷脘痞，身重，舌红苔黄微腻	脉滑数	湿温病热重于湿	清泄胃热，兼化脾湿	《类证活人书》卷第三、第六、第十八
玉女煎	生石膏、熟地、麦冬、知母、牛膝	烦热干渴，头痛，牙痛，牙龈出血，舌红苔黄而干，或消渴，消谷善饥	脉浮洪滑大	少阴不足，阳明有余之胃热阴虚	清胃滋阴	《景岳全书》
化斑汤	石膏、知母、生甘草、元参、犀角、白粳米	发热，或身热夜甚，口渴，头痛，烦躁，肌肤发斑，舌绛苔黄	脉数	温病热入营血之气血两燔轻证	清热凉血，解毒化斑	《温病条辨》
通变白虎加人参汤	生石膏、生杭芍、生山药、人参、甘草	身热，下痢赤白相兼，腹痛，下重，苔厚	脉洪长有力	痢疾邪热下迫	清热生津，益气止利	《医学衷中参西录·治痢方》
消风散	当归、生地、防风、蝉蜕、知母、苦参、胡麻、荆芥、苍术、牛蒡子、石膏、甘草、木通	皮肤疹出色红，或遍身云片斑点，瘙痒，抓破后渗出津水，苔白或黄	脉浮数	风疹、湿疹	疏风养血，清热除湿	《外科正宗·疥疮论第七十三》
三黄石膏汤	石膏、黄芩、黄连、黄柏、香豉、麻黄、栀子、生姜、大枣	壮热无汗，身体沉重拘急，鼻干口渴，烦躁不眠，神昏谵语或发斑	脉滑数	伤寒里热已炽，表证未解证	清热解毒，发汗解表	《伤寒六书》
防风通圣散	防风、川芎、当归、芍药、大黄、薄荷、麻黄、连翘、芒硝、石膏、黄芩、桔梗、滑石、甘草、荆芥、白术、栀子	憎寒壮热无汗，口苦咽干，二便秘涩，舌苔黄腻	脉数	外有风寒化热，内有里热结实	解表攻里，发汗达表，疏风退热	《黄帝素问宣明论方》

续表

方名	组成	主症	脉象	辨证要点	治法	方源
石膏知母汤	石膏、知母、桔梗、桑白皮、地骨皮、甘草	伤暑咳嗽，身热引饮，内热烦躁；或燥火身肿，有咳嗽者	脉虚数或脉沉数而滑	伤暑咳嗽或肺火痰热者	清热生津、泻肺止咳	《症因脉治》
泻白散	桑白皮、地骨皮、甘草、粳米	气喘咳嗽，皮肤蒸热，日晡尤甚，舌红苔黄	脉细数	肺有伏火，肺气壅塞	清脏腑热，清泻肺热，止咳平喘	《小儿药证直诀》
石膏粳米汤	生石膏、生粳米	外感寒邪入里化热，或温热病邪在气分所致壮热头痛、面赤心烦、汗出口渴	脉洪大有力	阳明气分热盛证	清热泻火、除烦止渴	《医学衷中参西录》
仙露汤	生石膏、玄参、连翘、粳米	心中热，嗜凉水，舌苔白厚，或白而微黄，或有时背微恶寒者	脉象洪滑	寒温阳明证，表里俱热	清热解毒，养阴生津	《医学衷中参西录》
镇逆白虎汤	生石膏、知母、清半夏、竹茹粉	燥渴身热，白虎证俱，其人胃气上逆，心下满闷者	脉洪滑有力	伤寒、温病邪传胃腑	清热降逆	《医学衷中参西录》
清解汤、凉解散	薄荷、蝉蜕、生石膏、甘草（仅药量不同）	头痛，周身骨节酸痛，肌肤壮热，背微恶寒、无汗	脉洪而兼浮	温病初得	清热发汗透表	《医学衷中参西录》
寒解散	生石膏、知母、连翘、蝉蜕	周身壮热，心中热而且渴，舌上苔白欲黄，或头犹觉疼，周身犹有拘束之意者	脉洪滑	里热已盛而表未全解之证	清热解肌，辛散透表	《医学衷中参西录》
白虎加人参以山药代粳米汤	生石膏、知母、人参、生山药、粉甘草	燥渴饮凉	脉细数	寒温实热已入阳明	清实火，又清虚热	《医学衷中参西录》
坎离互根汤	生石膏、知母、玄参、野台参、生怀山药、甘草、鸡子黄、鲜茅根	神识昏愦，谵语，四肢逆冷，小便短赤，大便数日未行，舌上无苔、干亮如镜	脉沉细而迟	心肾皆热，或鼠疫	滋肾补阴，心火相济	《医学衷中参西录》

续表

方名	组成	主症	脉象	辨证要点	治法	方源
白虎承气汤	生石膏、生锦纹、生甘草、白知母、元明粉、陈仓米	昏不识人，谵语发狂，大热大烦，大渴大汗，大便燥结，小便赤涩	脉右滑大躁甚，左弦坚搏数	胃火炽盛，液燥便闭	清下胃腑结热	《重订通俗伤寒论》

第五节　白虎汤类方临床应用

医案一

尹某，男，34 岁。初诊：2019 年 5 月 17 日。

[主诉] 反复低热 2 个月余。

[病史] 患者 2 个月前因外感发热，服用抗菌药物后至今仍反复低热，体温波动于 37.3～37.4℃，于外院行理化检查均未见异常，遂来诊。刻下见：晨起项背疼痛，手足心热，自汗、盗汗、恶风，体倦乏力，纳差，夜寐欠宁，大便不成形，易腹泻，小便色黄。舌胖，边有齿痕，舌质淡红，苔薄白略腻，脉细滑。

[辨病辨证] 虚劳（余热未清）。

[治法] 温补中气，清热生津。

[方宗] 竹叶石膏汤合补中益气汤。

[处方] 竹叶 10g，石膏 15g，党参 30g，沙参 15g，柴胡 10g，升麻 5g，防风 15g，炙鸡内金 20g，羌活 20g，独活 20g，炒白术 10g，茯神 15g，黄芪 30g，生麦芽 15g，炒麦芽 15g，陈皮 15g，连翘 15g，夜交藤 15g，生甘草 5g，酸枣仁 15g，浮小麦 35g，姜枣为引。10 剂，水煎服。

二诊：2019 年 5 月 28 日。低热缓解，仍易出汗，恶风好转，夜寐欠宁。舌淡红，边有齿痕，苔薄白，脉细滑。上方去竹叶、石膏，加生龙骨（先煎）30g、生牡蛎（先煎）30g、地骨皮 15g。10 剂，水煎服。诸证明显好转。

按语 该患者热邪伤阴，胃失津液，余热未清而发热。治以温补中气，清热生津，故用竹叶石膏汤合补中益气汤。方中竹叶甘凉除余热；石膏清肺泻胃火；党参、沙参清补气津；柴胡、升麻、防风升清散表热；鸡内金消食和胃；羌活、独活舒筋止痛；白术、茯神健运脾胃；大剂量黄芪升举元气；生麦芽、炒麦芽健脾和胃；陈皮疏肝理气；连翘清热解毒；夜交藤、酸枣仁安神促眠；生甘草调和诸药，与浮小麦合甘麦大枣汤固表止汗。二诊患者低热明显好转，故减竹叶、石膏以防寒凉损伤中阳，因仍有多汗故继续加强凉血除蒸、收敛固涩作用，加用生龙牡及地骨皮。

医案二

薛某，女，32岁。初诊：2020年6月24日。

[主诉]周身风团疹身痒1个月，加重1周。

[病史]1个月前无明显诱因出现皮肤瘙痒，随即出现风团，于当地医院诊断为"荨麻疹"，并予氯雷他定片口服后症状时有反复，四肢关节处尤甚。1周前，上述症状加重，就诊于我处。刻下：皮肤瘙痒，面疹，面色潮红，手心发热，心烦口渴，腹胀，嗳气，大便略干，小便短黄，舌边尖红苔薄黄，脉弦数。

[辨病辨证]瘾疹（血热妄行）。

[治法]清泄肺热，凉血祛风。

[方宗]泻白散。

[处方]地骨皮10g，桑白皮10g，丹皮10g，赤芍10g，生地黄20g，钩藤（后下）10g，威灵仙20g，银花藤20g，僵蚕10g，乌梅10g，炒蒺藜20g，茯苓30g，苍术10g，柴胡20g，龙胆草3g。7剂，水煎服。

二诊：2020年7月1日。荨麻疹好转，面疹时有反复，上腹部不适，余症同前，舌淡苔薄黄，脉弦细。上方加白芷10g，蝉蜕10g。7剂，水煎服。

三诊：2020年7月8日。荨麻疹反复，上腹部不适仍有，余症同前，舌暗苔薄白，脉弦细。上方加炒薏苡仁40g，生麦芽20g，炒麦芽20g，白鲜皮20g，7剂，水煎服。

四诊：2020年7月22日。荨麻疹好转，嗳气消失，余症同前，舌淡苔薄白，脉弦细。上方减柴胡、龙胆草。加紫草20g，荆芥10g。7剂，水煎服。

继服半年余，诸证明显好转。

按语　患者肺有伏火，蕴于皮腠而成为风，风盛则痒，发为瘾疹。《小儿药证直诀》云："有肺盛者，咳而后喘，面肿，欲饮水，有不饮水者，其身即热，以泻白散泻之。"故治以清泻肺热，凉血祛风，以泻白散为主方加减治疗。方中桑白皮配伍地骨皮有泻白散之意清泻肺热，地骨皮甘寒入肺，清降肺中伏火，配伍丹皮、赤芍、生地黄使凉血养阴清热之力愈佳；加钩藤、炒蒺藜祛风止痒；僵蚕、柴胡理气升清，透邪外出；威灵仙、银花藤祛风除湿，通经活络；乌梅生津止渴；茯苓、苍术健脾祛湿；龙胆草清肝肺之热。二诊荨麻疹好转，面疹时有反复，余症同前，故加蝉蜕疏风止痉，兼可清热；白芷祛风燥湿。三诊荨麻疹反复，上腹部不适仍有，故生、炒麦芽合用有饴糖之意缓急止痛；白鲜皮、炒薏苡仁清热燥湿、祛风解毒。四诊嗳气消失，减柴胡，龙胆草，加荆芥祛风解表；紫草解毒透疹、凉血活血。

医案三

裴某，男，22 岁。初诊：2018 年 10 月 15 日。

[主诉]上身多发痤疮 3 年。

[病史]患者 3 年前上大学后出现头面、前胸及后背多发痤疮，于皮肤病医院就诊口服及外用药物，使用期间好转，停药即作。为求中医调理来诊，刻下：上身痤疮暗红，呈丘疹型，少许脓疱，口干欲饮，偶有头昏沉，易出汗，纳可，寐宁，小便调，大便不畅，时黏时干。舌红，苔薄白，脉弦。

[辨病辨证]痤疮（肺胃蕴热）。

[治法]清泄肺胃。

[方宗]白虎汤合桑菊饮。

[处方]石膏 20g，知母 10g，桑叶 15g，菊花 10g，炙枇杷叶 25g，连翘 15g，蒲公英 25g，紫花地丁 15g，蜂房 15g，鸡血藤 15g，生地黄 15g，泽泻 10g，荷叶 15g，土茯苓 35g，薏苡仁 30g，桑寄生 10g，沙参 15g，地骨皮 15g，生甘草 10g。10 剂，水煎服。每日药汁点敷患部。

二诊：2018 年 10 月 26 日。口干缓解，面疹未见新出，原脓疱消退。舌红，苔薄白，脉弦。上方土茯苓增至 50g，加防风 15g，荆芥 15g，继服 10 剂。

按语 该患素体健壮，阳热偏盛，肺胃蕴热上蒸而成，故用白虎汤合桑菊饮清泄肺胃。方中石膏、知母清肺胃实热，除烦养阴；桑叶、菊花祛风清热，枇杷叶宣肺，枇杷清肺饮为肺风酒刺名方；连翘、蒲公英、紫花地丁、蜂房清热解毒，有极佳的凉血透热之功，有降低毛细血管通透性，减少炎性渗出的作用；妙用鸡血藤甘温通络，佐制苦寒通泄，损伤中阳；生地黄、泽泻、荷叶、土茯苓、薏苡仁利水渗湿，共奏清除湿热；桑寄生祛风湿，补肝肾，可治头晕目眩；沙参、地骨皮养阴除虚热；甘草调和诸药。二诊加强除湿解毒及祛风解表之力。

医案四

刘某，女，60岁。初诊：2018年10月23日。

[主诉]头皮瘙痒伴颜面潮红5年。

[病史]患者5年来不明原因始终自觉头皮瘙痒难耐，颜面喜潮红，易烘热汗出。患者已绝经10余年，然每逢家中女性亲属来潮亦自觉小腹作痛，心烦急躁。今欲求中医调理来诊，刻下：头皮瘙痒抓挠，面红赤，头汗多，烘热汗出，口干口苦，欲饮凉水，口腔溃疡，心烦易怒，纳可，寐宁，二便调。舌边红，苔白，脉弦数。高血压病史20余年。

[辨病辨证]脏躁（肺胃积热，肝旺乘脾）。

[治法]清泄肺胃，疏肝理气。

[方宗]白虎汤合小柴胡汤加味。

[处方]石膏20g，知母10g，柴胡10g，黄芩15g，牡丹皮10g，生地黄20g，地骨皮15g，浮小麦35g，龙骨（先煎）30g，牡蛎（先煎）30g，蝉蜕10g，连翘15g，山萸肉5g，怀牛膝10g，儿茶5g。10剂，水煎服。

二诊：2018年11月5日。面红赤消退，头皮仍有瘙痒，早醒，腹痛仍作。舌红，苔白，脉弦数。上方加酸枣仁15g，泽泻10g，泽兰10g，醋延胡索15g，蒺藜15g。继服10剂。

按语　头面乃诸阳之会，该患肺胃积热上蒸，故出现头皮瘙痒及颜面红赤；肝气郁结，疏泄失司，肝旺乘脾，腹痛作祟，现代医学一般认为与女性内分泌有一定关系。治以清泄肺胃，疏肝理气，方用白虎汤合小柴胡汤加味。方中石膏辛甘大寒，消阳明热；知母苦寒质润，清气泄热。小柴胡汤加丹皮、生地黄解郁清热凉血，柴胡透邪，黄芩清泄，凡气郁或热化皆给加减化裁；地骨皮、浮小麦除虚热，止汗益气；龙骨、牡蛎平肝潜阳安神，亦可收敛止汗；蝉蜕、连翘清在表之热邪；山萸肉、怀牛膝补肾滋水，滋水涵木；少佐儿茶活血止痛。二诊加酸枣仁宁心安神；泽泻与泽兰相配，增进活血行水之效；延胡索行气止痛；蒺藜祛风止痒。

医案五

于某，男，63岁。初诊：2019年1月15日。

[主诉]牙痛伴舌体灼烧样6个月。

[病史]患者6个月来时有牙痛伴舌体灼烧样，时口苦，口腔无溃疡，欲求中医调理来诊，刻下：牙痛，舌体灼热，口苦欲饮温水，头痛，目涩，

略烦躁，胆区隐痛，足膝凉，纳可，寐欠宁，眠浅易醒，醒后复睡难，二便调。患胆囊炎、肾囊肿多年。舌体胖大，舌质淡红，苔薄白，脉细数。

[辨病辨证] 口疮（肺胃蕴热，肝肾亏虚，脾阳不足）。

[治法] 清泄肺胃，补肝肾，温脾阳。

[方宗] 白虎汤合一贯煎。

[处方] 石膏 20g，知母 10g，沙参 15g，枸杞子 15g，菊花 10g，生地黄 20g，五味子 5g，生甘草 10g，黄连 5g，肉桂 10g，山萸肉 5g，菟丝子 10g，浮小麦 50g，防风 15g，百合 25g，郁金 20g，麦冬 15g，石斛 20g，龙骨（先煎）50g，牡蛎（先煎）50g，远志 10g，酸枣仁 15g，夜交藤 15g，炙鸡内金 15g，焦栀子 10g，藁本 15g，川芎 15g，柴胡 10g，当归 10g，干姜 5g。10 剂，水煎服。

二诊：2019 年 3 月 15 日。患者诉牙痛减轻，时有汗出，大便略干。舌红，苔薄白，脉弦数。上方以炮姜易干姜，加川牛膝 10g，黄芩 15g，枳实 15g。继服 10 剂。

按语 该患久病阴阳失调，上焦阳明经热，中焦脾阳不足，下焦肝肾亏虚，故而表现为"冰火两重天"。治以上焦清肺胃蕴热，中焦温煦脾阳，下焦滋水敛阴制木，方以白虎汤合一贯煎。方中另加交泰丸，交通阴阳；山萸肉、菟丝子阴阳同补；浮小麦、防风固表止汗；百合、郁金、石斛养阴清热生津；龙骨、牡蛎镇静安神，配远志益智宁心，酸枣仁、夜交藤安神促眠；鸡内金健脾消食；焦栀子配石膏，泄火除烦；藁本、川芎、柴胡为常用治头痛角药，清利头目；当归养血柔肝；干姜温煦脾阳。二诊舌痛减轻，加用川牛膝引火下行，黄芩、枳实调和肝脾。

第九章　五苓散类方临证思辨

第一节　《伤寒论》五苓散类方

一、五苓散

【五苓散】

猪苓十八铢，去皮　泽泻一两六铢　白术十八铢　茯苓十八铢　桂枝半两，去皮

上五味，捣为散，以白饮和服方寸匕，日三服，多饮暖水，汗出愈。如法将息。

【方解】本方中茯苓、猪苓、泽泻均为淡渗之品，引水下行，尤重在白术助脾散水，桂枝通阳化气，使水内外分消。方后注"多饮暖水，汗出愈"，说明本方是解表兼利水的方剂。《神农本草经》云泽泻"主风寒湿痹，乳难，消水，养五脏，益气力，肥健"。

【方歌】

猪术茯苓十八铢，泽宜一两六铢符，

桂枝半两磨调服，暖水频吞汗出苏。

──────────→《伤寒论》相关条文←──────────

太阳病，发汗后，大汗出，胃中干，烦躁不得眠，欲得饮水者，少少与饮之，令胃气和则愈。若脉浮，小便不利，微热消渴者，五苓散主之。（71）（《伤寒论》）

发汗已，脉浮数烦渴者，五苓散主之。（72）（《伤寒论》）

伤寒，汗出而渴者，五苓散主之；不渴者，茯苓甘草汤主之。（73）（《伤寒论》）

中风发热，六七日不解而烦，有表里证，渴欲饮水，水入则吐者，名曰

水逆,五苓散主之。(74)(《伤寒论》)

病在阳,应以汗解之,反以冷水潠之若灌之,其热被劫不得去,弥更益烦,肉上粟起,意欲饮水,反不渴者,服文蛤散;若不差者,与五苓散;寒实结胸,无热证者,与三物小陷胸汤,白散亦可服。(141)(《伤寒论》)

本以下之,故心下痞,与泻心汤。痞不解,其人渴而口燥烦,小便不利者,五苓散主之。一方云,忍之一日乃愈。(156)(《伤寒论》)

太阳病,寸缓关浮尺弱,其人发热汗出,复恶寒,不呕,但心下痞者,此以医下之也。如其不下者,病人不恶寒而渴者,此转属阳明也。小便数者,大便必硬,不更衣十日,无所苦也。渴欲饮水,少少与之,但以法救之。渴者,宜五苓散。(244)(《伤寒论》)

霍乱,头痛发热,身疼痛,热多欲饮水者,五苓散主之;寒多不用水者,理中丸主之。(386)(《伤寒论》)

················· → **《金匮要略》相关条文** ← ·················

假令瘦人,脐下有悸,吐涎沫而癫眩,此水也,五苓散主之。(31)(《金匮要略·痰饮咳嗽病脉证并治》)

脉浮,小便不利,微热,消渴者,宜利小便,发汗,五苓散主之。(4)(《金匮要略·消渴小便不利淋病脉证并治》)

渴欲饮水,水入则吐者,名曰水逆,五苓散主之。(5)(《金匮要略·消渴小便不利淋病脉证并治》)

黄疸病,茵陈五苓散主之。一本云茵陈汤及五苓散并主之。(18)(《金匮要略·黄疸病脉证并治》)

················· → **医家经典论述** ← ·················

成无己:"五苓之中,茯苓为主,故曰五苓散。茯苓味甘平,猪苓味甘平,甘虽甘也,终归甘淡。《内经》曰:淡味渗泄为阳。利大便曰攻下,利小便曰渗泄。水饮内蓄,须当渗泄之,必以甘淡为主,是以茯苓为君,猪苓为臣。白术味甘温,脾恶湿,水饮内蓄,则脾气不治,益脾胜湿,必以甘为助,故以白术为佐。泽泻味咸寒。《内经》曰:咸味下泄为阴,泄饮导溺,必以咸为助,故以泽泻为使。桂味辛热,肾恶燥,水蓄不行,则肾气燥。《内经》曰:肾恶燥,急食辛以润之,散湿润燥,故以桂枝为使。多饮暖水,令汗出愈者,以辛散水气外泄,是以汗润而解也。"(《伤寒明理方论》)

柯琴:"凡中风、伤寒,结热在里,热伤气分,必烦渴饮水,治之有二法：表证已罢，而脉洪大，是热邪在阳明之半表里，用白虎加人参清火以益气；表症未罢，而脉仍浮数，是寒邪在太阳之半表里，用五苓散，饮暖水，利水而发汗。此因表邪不解，心下之水气亦不散，既不能为溺，更不能生津，故渴；及与之水，非上焦不受，即下焦不通，所以名为水逆。水者肾所司也，泽泻味咸入肾，而培水之本；猪苓黑色入肾，以利水之用；白术味甘归脾，制水之逆流；茯苓色白入肺，清水之源委，而水气顺矣。然表里之邪，谅不因水利而顿解，故必少加桂枝，多服暖水，使水精四布，上滋心肺，外达皮毛，溱溱汗出，表里之烦热两除也。白饮和服，亦啜稀粥之微义，又复方之轻剂矣。"(《伤寒附翼》)

尤在泾："伤寒之邪，有离太阳之经而入阳明之腑者，有离太阳之标，而入太阳之本者。发汗后，汗出胃干，烦躁饮水者，病去表入里也，为阳明腑热证也。脉浮，小便不利，微热消渴者，病去标而之本，为膀胱腑热证也。在阳明者，热能消水，与水即所以和胃；在膀胱者，水与热结，利水即所以去热。多饮暖水汗出者，以其脉浮而身有微热，故以此兼散其表，昔人谓五苓散为表里双解之剂，非以此耶。"(《伤寒贯珠集》)

徐大椿："胃中干而欲饮，此无水也，与水则愈；小便不利而欲饮，此蓄水也，利水则愈。同一渴，而治法不同，盖由同一渴，而渴之象及渴之余症，亦各不同也。"(《伤寒论类方》)

吴谦："是方也，乃太阳邪热入腑，水气不化，膀胱表里药也。一治水逆，水入则吐；一治消渴，水入则消。夫膀胱者，津液之腑，气化则能出矣。邪热入之，若水盛则水壅不化而水蓄于上，膀胱之气化不行，致小便不利也。若热盛则水为热耗，而水消于上，膀胱之津液告竭，致小便不利也。二证皆小便不利，故均得而主之。小便利者不可用，恐重伤津液。由此可知五苓散非治水热之专剂，乃治水热小便不利之主方也。君泽泻之咸寒，咸走水腑，寒胜热邪。佐二苓之淡渗，通调水道，下输膀胱，并泻水热也。用白术之燥湿，健脾助土，为之堤防以制水也；用桂之辛温，宜通阳气，蒸化三焦以行水也。泽泻得二苓下降，利水之功倍，小便利而水不蓄矣。白术须桂上升，通阳之效捷，气腾津化渴自止也。若发热表不解，以桂易桂枝，服后多服暖水，令汗出愈。是此方不止治停水小便不利之里，而犹解停水发热之表也。加人参名春泽汤，其意专在助气化以生津。加茵陈名茵陈五苓散，治湿热发黄，表里不实，小便不利者，无不克也。"(《医宗金鉴》)

刘渡舟："五苓散证实际上就是太阳的表里证，或者说是太阳的经腑证，外有太阳经证，内有膀胱气化不利的腑证，治当发汗利小便，以五苓散主

之。"(《刘渡舟伤寒论讲稿》)

·······→ **医家临床应用** ←·······

朱肱:"本方治不服水土,黄疸如橘子色,以茵陈煎汤下。中酒恶心,心下痞闷,小便赤,大便利。"(《伤寒百问》)

陈言:"本方治伏暑饮热,暑气流入经络,壅溢发衄,或胃气虚,血渗入胃,停饮不散,吐出一二升许也。"(《三因极一病证方论》)

强健:"治湿证小便不利。经曰:治湿之法,不利小便则非其治。又治尿血便毒。"(《伤寒直指》)

刘渡舟:"五苓散的临床应用主要有三个方面。第一,利水以行津液;第二,利湿邪;第三,治风湿疫气。利水,体现在五苓散治疗太阳蓄水证。利湿,体现在《金匮要略》茵陈五苓散治疗湿重于热的黄疸。治风湿疫气……曾治河北晋县一王姓男青年,患癫痫,虽屡用苯妥英钠等抗癫痫药物,不能控制发作。自述发病前感觉有气从下往上冲逆,至胃则呕,至心胸则烦乱不堪,至头则晕厥,人事不知,少顷则苏醒。小便频数,但排尿不畅,尿量甚少。脉沉滑,舌质淡嫩,苔白。我辨为太阳膀胱蓄水,水气上逆,冒蔽清阳之证,以利水通阳,温养心肾之法治疗。方用泽泻18g、茯苓12g、猪苓10g、白术10g、肉桂3g、桂枝10g。连服九剂,癫痫发作竟得以控制。临床实践证明,对于阳虚水泛型的癫痫病,还可用真武汤治疗,或以五苓散与真武汤合方使用,皆有良好的疗效。"(《刘渡舟伤寒论讲稿》)

陈慎吾:"凡肾脏炎症,糖尿病等兼见表证者多可用本方。"(《陈慎吾伤寒论讲义》)

胡希恕:"五苓散能利尿,祛水,少加桂枝既能清热,又能利尿,又解渴,还能治头晕。"(《胡希恕伤寒论讲座》)

李宇航:"现代临床本方使用非常广泛,泌尿系统疾病如尿潴留、肾炎、尿崩症等;癫痫,脑积水,周围性水肿,风湿性心脏病心功能不全,妊娠恶阻,白带,湿疹,黄疸等病机相符者。"(《伤寒论研读》)

郑卫平:"唐祖宣常以本方加减治疗胃炎、幽门痉挛、幽门梗阻、急性胃肠炎之水入即吐病机属饮邪停聚之症;胃炎者加砂仁、藿香;急性胃肠炎者加川黄连、砂仁;本方加茵陈、车前子、金钱草等治疗黄疸证属湿热内蕴。"(《唐祖宣伤寒论解读》)

二、猪苓汤

【**猪苓汤**】

猪苓去皮　茯苓　泽泻　阿胶　滑石碎，各一两

上五味，以水四升，先煮四味，取二升，去滓，内阿胶烊消，温服七合，日三服。

【**方解**】本方中茯苓、猪苓、泽泻淡渗利水，滑石利窍清热，阿胶滋阴润燥。本方虽以利水为主，但是加入阿胶，有利水而不伤阴的优点。《神农本草经》云猪苓"主痎疟，解毒，蛊疰不祥，利水道"。

【**方歌**】

泽胶猪茯滑相连，咳呕心烦渴不眠，

煮好去滓胶后入，育阴利水法兼全。

━━━━━━━━━━ ➔《伤寒论》相关条文 ← ━━━━━━━━━━

若脉浮发热，渴欲饮水，小便不利者，猪苓汤主之。（223）（《伤寒论》）

阳明病，汗出多而渴者，不可与猪苓汤，以汗多胃中燥，猪苓汤复利其小便故也。（224）（《伤寒论》）

少阴病，下利六七日，咳而呕渴，心烦不得眠者，猪苓汤主之。（319）（《伤寒论》）

━━━━━━━━━━ ➔《金匮要略》相关条文 ← ━━━━━━━━━━

夫诸病在藏欲攻之，当随其所得而攻之，如渴者，与猪苓汤。余皆仿此。（17）（《金匮要略·脏腑经络先后病脉证》）

脉浮，发热，渴欲饮水，小便不利者，猪苓汤主之。（13）（《金匮要略·消渴小便不利淋病脉证并治》）

━━━━━━━━━━ ➔　医家经典论述 ← ━━━━━━━━━━

成无己："此下后，客热客于下焦者也。邪气自表入里，客于下焦，三焦俱带热也。脉浮发热者，上焦热也；渴欲饮水者，中焦热也；小便不利者，邪客下焦，津液不得下通也。与猪苓汤利小便，以泻下焦之热也……甘甚而反淡，淡味渗泄为阳，猪苓、茯苓之甘，以行小便；咸味涌泄为阴，泽泻之咸，以泄伏水；滑利窍，阿胶、滑石之滑，以利水道。"（《注解伤寒论》）

柯琴："少阴病，但欲寐，心烦而反不得卧，是黄连阿胶证也。然二三

日心烦是实热，六七日心烦是虚烦矣。且下利而渴，是下焦虚，不能制水之故，非苓、连、芍药所宜。咳呕烦渴者，是肾水不升；下利不眠者，是心火不降耳。凡利水之剂必先上升而后下降，故制猪苓汤主之，以滋阴利水而升津液。斯上焦如雾而咳渴除，中焦如沤而烦呕静，下焦如渎而利自止矣。五味皆润下之品，为少阴枢机之剂。猪苓、阿胶，黑色通肾，理少阴之本；茯苓、滑石白色通肺，滋少阴之源；泽泻、阿胶咸先入肾，壮少阴之体；二苓、滑石淡渗膀胱，利少阴之用。故能升水降火，有治阴和阳，通理三焦之妙。"（《伤寒来苏集》）

徐大椿："此阳明之渴，故与五苓相近，而独去桂枝，恐助阳也。《论》中又云：阳明汗多而渴，不可与猪苓汤，以胃中燥不可更利其小便也……热邪传少阴之症，盖少阴口燥口干，有大承气急下之法。今只呕渴，则热邪尚轻，故用此方，使热邪从小便出，其路尤近也。"（《伤寒论类方》）

刘渡舟："茯苓、猪苓、泽泻三个利水药，作用同中有异。茯苓、猪苓淡渗利水，泽泻也是利水的，此为共性。但茯苓、猪苓在利水时可以交通心肾，茯苓宁心，猪苓入肾，使心肾相交；泽泻在利水时可以养阴，使阴水上行。滑石利水同时使阳气下降，也有调和阴阳的作用，阿胶为血肉之品，可以滋阴。"（《刘渡舟伤寒论讲稿》）

郑卫平等："猪苓汤证与五苓散证均属病邪与水气互结，三焦气化失司，均见小便不利、口渴、发热、脉浮等症。然五苓散证为寒邪寒证，可兼表未解，由于一部分寒邪入里，影响膀胱气化，水气内停，故五苓散证口渴是因气化失司，津不伤承所致，表现为口渴或渴不欲饮，或水入则吐。猪苓汤证为热邪热证，且有伤阴，多见于外感病后期，一般不兼表证。"（《唐祖宣伤寒论解读》）

⟶ 医家临床应用 ⟵

胡希恕："猪苓汤这几味药都是寒性利尿药，一方面利小便，一方面解热，它不是气上冲，它水不在上头，没有在上头，所以我们用猪苓汤是在由于小便不利而下腹膀胱有炎症时，尤其泌尿系感染，用猪苓汤加生薏仁，如果大便也稍干一点，少加大黄，大黄不要重，搁一钱，现在说就是3克，因为大黄重用它通大便，少用它就走前阴，它不泻的。猪苓汤还能治淋病、急性肾盂肾炎，可得加味，加薏苡、赤小豆，薏苡仁最好，小便一利，热也解了，渴也不渴了。"（《胡希恕伤寒论讲座》）

刘渡舟："猪苓汤临床用途广，如肾盂肾炎会出现尿血，如果出现脉弦

而细，心烦失眠，舌红少苔，尿血，腰痛，应用此方很有效。可以加两味
药：旱莲草 20～30g，三七粉 1g 冲服，服后有明显疗效。此方还可以治疗
肾结核，妇女泌尿系感染如尿频、尿急、尿痛、小便灼热。"（《刘渡舟伤寒
论讲座》）

李宇航："本方常用治疗慢性肾炎、泌尿系感染、肾盂积水等，具有阴
虚水热互结辨证的特点。"（《伤寒论研读》）

三、文蛤散

【文蛤散】

文蛤五两

上一味为散，以沸汤和一方寸匕服。汤用五合。

【方解】本方中文蛤味苦，性咸寒，能清肺化痰，软坚散结，又可利
小便而治水气浮肿。

【方歌】

水渍原踰汗法门，肉中粟起更增烦，

意中思水还无渴，文蛤磨调药不繁。

-------------------- → 《伤寒论》相关条文 ← --------------------

病在阳，应以汗解之，反以冷水潠之若灌之，其热被劫不得去，弥更
益烦，肉上粟起，意欲饮水，反不渴者，服文蛤散；若不差者，与五苓散。
（141）（《伤寒论》）

-------------------- → 《金匮要略》相关条文 ← --------------------

渴欲饮水不止者，文蛤散主之。（6）（《金匮要略·消渴小便不利淋病脉
证并治》）

-------------------- → 医家经典论述 ← --------------------

成无己："病在阳，为邪在表也，法当汗出而解，反以冷水潠之、灌洗，
热被寒水，外不得出，则反攻其里。弥更益烦，肉上粟起者，水寒之气客于
皮肤也；意欲饮水者，里有热也；反不渴者，寒在表也。与文蛤散以散表中
水寒之气。若不瘥，是水热相搏，欲传于里，与五苓散发汗以和之。"（《注
解伤寒论》）

柯琴："文蛤生于海中而不畏水，其能制水可知。咸能补心，寒能胜热，其壳能利皮 肤之水，其肉能止胸中之烦……按本论以文蛤一味为散，以沸汤和方寸匕，服满五合。 此等轻剂，恐难散湿热之重邪。"（《伤寒附翼》）

尤在泾："病在阳者，邪在表也，当以药取汗，而反以冷水潠之，或灌濯之，其热得寒被劫而又不得竟去，于是热伏水内，而弥更益烦，水居热外，而肉上粟起。而其所以为热，亦非甚深而极盛也，故意欲饮水，而口反不渴。文蛤咸寒而性燥，能去表间水热互结之气。若服之而不瘥者，其热渐深，而内传入本也。"（《伤寒贯珠集》）

徐大椿："此热结在皮肤肌肉之中，不在胃中，故欲饮而不渴，文蛤取其软坚逐水。"（《伤寒论类方》）

→   医家临床应用   ←

刘渡舟："文蛤咸寒，主要有两个作用，一个是能够运肺经，治咳逆上气、喘急烦闷，有利肺祛痰的作用；第二个，就是有利小便，治浮肿、行水气的作用，实际上就一个作用，一个是治肺，一个是利水，一个是开水之上源，祛痰，治肺气上逆，下边就利小便、利三焦，所以能治水肿。"（《刘渡舟伤寒论讲稿》）

四、茯苓甘草汤（苓桂姜甘汤）

【茯苓甘草汤】

茯苓二两（一本二两）桂枝二两，去皮 甘草一两，炙 生姜三两，切

上四味，以水四升，煮取二升，去滓，分温三服。

【方解】本方中茯苓利水去心下结气，桂枝、甘草助心阳化水，生姜温胃散水。本方为水停胃中之专方。

【方歌】

汗多不渴此方求，久治伤寒悸优，

二桂一甘三姜茯，须知水汗共源流。

→   《伤寒论》相关条文   ←

伤寒，汗出而渴者，五苓散主之；不渴者，茯苓甘草汤主之。(73)（《伤寒论》）

伤寒厥而心下悸，宜先治水，当服茯苓甘草汤。却治其厥；不尔，水渍

入胃。必作利也。（356）（《伤寒论》）

━━━━━━━━━━━━━━➤ **医家经典论述** ➤━━━━━━━━━━━━━━

成无己："茯苓、甘草之甘，益津液而和卫；桂枝、生姜之辛，助阳气而解表。"（《注解伤寒论》）

柯琴："此厥明伤寒发散内邪之汗剂，凡伤寒厥而心下悸者，宜先治水，后治其厥，不尔，水渍入胃，必作利也。此方本欲利水，反取表药为里症用，故虽重用姜、桂，而以里药名方耳。厥明伤寒，先热者后必厥，先热时必消渴。今厥而心下悸，是下利之源，斯时不热不渴可知矣。因消渴时饮水多，心下之水气不能入心为汗，蓄而不消，故四肢逆冷而心下悸也。肺为水母，肺气不化，则水气不行。茯苓为化气之品，故能清水之源；然得猪苓、泽泻则行西方收降之令，下输膀胱而为溺。桂枝、生姜，则从辛入肺，使水气通于肺，以行营卫阴阳，则外走肌表而为汗矣；佐甘草以缓之，汗出周身，而厥自止，水精四布，而悸自安。以之治水者，即所以治厥也。凡厥阴之渴在未汗时，太阳之渴在发汗后。如伤寒心悸，汗出而渴者，是水气不行，而津液又不足，须小发汗以散水气，故用五苓。伤寒心悸无汗而不渴者，津液未亏，故也用此方大发其汗。五苓因小发汗故少佐桂枝，不用生姜用白术者，恐渍水入脾也。此用姜、桂与茯苓等分，而不用芍药、大枣，是大发其汗。佐甘草者，一以协辛发汗，且恐水渍入胃也。"（《伤寒附翼》）

尤在泾："渴者，热盛思水，水与热得，故宜五苓散导水泄热；不渴者，热虽入里，不与水结，则与茯苓甘草汤行阳化气。"（《伤寒贯珠集》）

徐大椿："此方之义，从未有能诠释者。盖汗出之后而渴不止，与五苓，人所易知也。乃汗出之后，并无渴症，又未指明别有何症，忽无端而与茯苓甘草汤。此意何居？要知此处"汗出"二字，乃发汗后，汗出不止也。汗出不止，则亡阳在即，当以真武汤，其稍轻者，当以茯苓桂枝白术甘草汤，更轻者，则以此汤。何以知之？以三方同用茯苓知之。盖汗大泄，必引肾水上泛，非茯苓不能填之，故真武则佐以附子回阳。此二方，则以桂枝、甘草敛汗，而茯苓则皆以为主药。此方之义，不了然乎！观下条心悸，治法益明。"（《伤寒论类方》）

刘渡舟："与前述苓桂术甘汤仅白术一药之差，但其主治却有所不同。茯苓甘草汤证为水渍入胃，阻遏清阳不伸，故以脘痞，厥而心下悸为主证；苓桂术甘汤证为心脾两虚，不能镇水于下，水气上冲，故以心下逆满、气上冲胸、头眩、心悸为主证。"（《刘渡舟伤寒论讲稿》）

郑卫平等："五苓散证为下焦蓄水，故多有小便不利等证，茯苓甘草汤证为水停中焦，水饮最易上逆为患，故可出现肢厥，心下悸，小便不利等。"（《唐祖宣伤寒论解读》）

→ **医家临床应用** ←

陈慎吾："本方证为上冲心悸而呕，小便不利者。"（《陈慎吾伤寒论讲义》）

刘渡舟："本方用生姜意在温胃通阳以散水邪，用时应注意生姜剂量，一般以12g至15g为宜。由于胃脘停水不易速消，故可连续多服几剂，或与健脾方药交替服用，才可使疗效提高并得以巩固。"（《刘渡舟伤寒论讲稿》）

李宇航："治疗肺胀、心下悸、慢性胃炎及特发性水肿等病证。"（《伤寒论研读》）

第二节 《金匮要略》五苓散类方

一、桂苓五味甘草汤

【桂苓五味甘草汤】

茯苓四两　桂枝四两，去皮　甘草三两，炙　五味子半升

上四味，以水八升，煮取三升，去滓，分温三服。

【方解】本方中桂枝辛温通阳，平冲降逆；茯苓淡渗利水，导饮下行，桂苓配伍，通阳蠲饮；炙甘草甘温益气，合桂枝辛甘可振奋上焦之阳，配伍茯苓又可补土制水；五味子收敛浮阳以归元。诸药合用，使冲气得平，阳气得助，水饮下走。

【方歌】

青龙却碍肾元亏，上逆下流又冒时，

味用半升苓桂四，甘三扶土镇冲宜。

→ 《金匮要略》相关条文 ←

青龙汤下已，多唾口燥，寸脉沉，尺脉微，手足厥逆，气从小腹上冲胸咽，手足痹，其面翕热如醉状，因复下流阴股，小便难，时复冒者，与茯苓桂枝五味子甘草汤，治其气冲。（36）（《金匮要略·痰饮咳嗽病脉证并治》）

·· ➜ **医家经典论述** ✦ ··

赵以德："此篇首支饮之病也。以饮水，水性寒，下应于肾，肾气上逆于肺，肺为之不利，肺主行营卫，肺不利则营卫受病，犹外感风寒．心中有水饮也，故亦用小青龙汤治。服后未已，为水停未散，故多唾；津液未行，故口燥；水在膈上，则阳气衰，寸口脉沉；麻黄发阳，则阴血虚，故尺脉微；尺脉微则肾气不固守于下，冲、任二脉相挟，从小腹冲逆而起矣。夫冲、任二脉与肾之大络同起于肾下，出胞中，主血海；冲脉卜行者至胸，下行者并足少阴入阴股，下抵足跗上，是动则厥逆；任脉至咽喉，上颐循面，故气冲胸咽；荣卫之行涩，经络时疏不通，手足不仁而痹，其面翕热如醉状，因复下流阴股，小便难；水在膈间，饮火冲逆，削气不得输上，故时复冒也。《内经》曰：诸逆冲上皆属于火。又曰：冲脉为病气逆里急。故用桂苓五味甘草汤先治冲气与肾燥。"(《金匮方论衍义》)

尤在泾："服青龙汤已，设其人下实不虚，则邪解而病除；若虚则麻黄、细辛辛甘温散之品，虽能发越外邪，亦易动人冲气。冲气，冲脉之气也。冲脉起于下焦，挟肾脉上行至喉咙。多唾口燥，气冲胸咽，面热如醉，皆冲气上入之候也。寸沉尺微，手足厥而痹者，厥气上行，而阳气不治也。下流阴股，小便难，时复冒者，冲气不归，而仍上逆也。茯苓、桂枝能抑冲气使之下行，然逆气非敛不降，故以五味之酸收敛其气，土厚则阴火自伏，故以甘草之甘补其中也。"(《金匮要略心典》)

·· ➜ **医家临床应用** ✦ ··

陈慎吾："本方主治心下悸，咳而上冲急迫者，或手足冷，睏惕者。"(《金匮要略讲义》)

李宇航："临床上，慢性支气管炎喘咳，低血压所致的眩晕，心功能衰竭等证属肾阳不足，冲气上逆者，可用本方化裁治疗。"(《伤寒论研读》)

二、茯苓泽泻汤

【茯苓泽泻汤】

茯苓半斤 泽泻四两 甘草二两 桂枝二两 白术三两 生姜四两

上六味，以水一斗，煮取三升，内泽泻，再煮取二升半，温服八合，日三服。

【方解】本方即五苓散去猪苓加生姜、甘草组成，方中茯苓、泽泻淡渗利水为君；协以桂枝通阳；生姜和胃；佐以白术、甘草健脾补中。诸药合用，使气化水行，则呕渴可止。

【方歌】

吐方未已渴频加，苓八生姜四两誇，

二两桂甘三两术，泽须四两后煎嘉。

························→ 《金匮要略》相关条文 ←························

胃反，吐而渴欲饮水者，茯苓泽泻汤主之。（18）（《金匮要略·呕吐哕下利病脉证治》）

························→ 医家经典论述 ←························

尤在泾："治吐后饮水者，所以崇土气，胜水气也。茯苓泽泻汤治吐未已，而渴欲饮水者，以吐未已知邪未去，则宜桂、甘、姜散邪气，苓、术、泽泻消水气也。"（《金匮要略心典》）

吴谦："胃反吐而不渴者，寒也；渴欲饮水者，饮也，故以茯苓泽泻汤，补阳利水也。"（《医宗金鉴》）

刘渡舟："本条是论述胃中停水呕吐的证治。由于胃虚停水，水气上逆故呕吐。脾虚不能运化，津液不能蒸腾上达，故渴欲饮水。因渴复饮，更助饮邪，以致停水愈多，呕吐愈甚。治宜茯苓泽泻汤，利水行津，以治渴呕。方中茯苓淡渗利水行津；桂枝通阳以布津液；泽泻利水湿之滞，能行水上；白术、甘草健脾扶中，以制水湿之邪；生姜辛散水饮，健胃和中。"（《金匮要略诠解》）

························→ 医家临床应用 ←························

李宇航："临床上本方用以辨证治疗胃反，胃下垂，妊娠恶阻，原发性低血压，高脂蛋白血症者。"（《伤寒论研读》）

三、茯苓饮

【茯苓饮】

茯苓 人参 白术各三两 枳实二两 橘皮二两半 生姜四两

上六味，水六升，煮取一升八合，分温三服，如人行八九里，进之。

【**方解**】本方中人参、白术益气健脾，令人能食；茯苓、生姜淡渗利湿，温通化饮，消痰气；陈皮、枳实行气运化水湿，则痰饮愈。

【**方歌**】

中虚不运聚成痰，枳二参苓术各三，

姜四橘皮二两半，补虚消满此中探。

→《金匮要略》相关条文←

《外台》茯苓饮　治心胸中有停痰宿水，自吐出水后，心胸间虚气，满不能食，消痰气，令能食。（《金匮要略·痰饮咳嗽病脉证并治》）

→ 医家经典论述 ←

吴谦："上、中二焦气弱，水饮入胃，脾不能输归于肺，肺不能通调水道，以致停积为痰，为宿水。吐之则下气因而上逆，虚与气结，满不能食，当补益中气。以人参、白术为君，茯苓逐宿水，枳实破诸气为臣。开脾胃，宣扬上焦，发散凝滞，则陈皮、生姜为使也。其积饮既去，而虚气塞满其中，不能进食，此证最多。"（《医宗金鉴》）

刘渡舟："本方示痰饮有治本之法，胃气与水邪相搏，胃气拒水于外，故自吐水液。水邪虽去，而心胸间虚弱，不能行气化水，故气满不能食。本证治法，必须补脾消饮，攻补兼施。若不消痰气，令能食同时治疗，则旧饮去而新饮又聚，呕吐又发，循环往复，病久不愈。治以茯苓饮，健脾益胃，行水化饮。"（《金匮要略诠解》）

→ 医家临床应用 ←

胡希恕："这个方子能健胃进食祛水。临床上治一般的不能吃东西，有胃病，甚至打嗝、嗳气，可以把橘皮加量。如果真胀的厉害，发闭塞，再打嗝、嗳气等，橘皮可以加量，同时要是恶心的厉害，还要搁小半夏汤，加上半夏。茯苓饮这个方子，我们一般治胃病，胃虚停食停饮而造成的胃不舒服甚至疼痛都好使。"（《胡希恕金匮要略讲座》）

第三节 《伤寒论》五苓散类方后世拓展

一、桂苓神术汤

【桂苓神术汤】

桂枝八分 茯苓三钱 白术一钱 茅术一钱 苡仁八钱 广皮一钱 半夏一钱五分 厚朴一钱
砂仁一钱 生姜三片

【方解】本方中茯苓、白术健脾利湿；陈皮、厚朴、砂仁理气燥湿；桂枝通阳化气，助苍术（茅术）、薏苡仁逐肌表之水湿；生姜、半夏化饮和中。

························· → 《医醇賸义》相关论述 ← ·························

溢饮者，水气旁流于四肢也。脾受水邪，溢入四末，故肢节作肿，身重无力，桂苓神术汤主之。

························· → 医家经典论述及临床应用 ← ·························

费伯雄："此方合苓桂术甘、二陈、平胃，去甘草加苡仁、砂仁，纯用温运胃脾，而水饮自化。"（《医醇賸义》）

二、苓桂杏甘汤

【苓桂杏甘汤】

茯苓 桂枝 杏仁 炙甘草

【方解】本方由苓桂术甘汤去白术加杏仁而成，方中茯苓淡渗利水；桂枝通阳化气；炙甘草健脾以制水；杏仁宣肺平喘。诸药合用，温阳下气，宣肺利水。

························· → 医家经典论述及临床应用 ← ·························

刘渡舟："此方治水气上冲，迫使肺气不利，不能通调水道，而见小便困难，面目浮肿以及咳喘等证。"（《伤寒论临证指要》）

刘渡舟："治一老年妇女，咳嗽而微喘，面目浮肿，小便较短。曾服药不下百余剂而面肿迄未消退。切其脉弦，舌略胖，苔水滑。辨证：水气乘肺，则咳而微喘，肺气不能通调水道，则小便不利而面肿。治法：通阳下气，利肺消肿。处方：茯苓 12 克，桂枝 10 克，杏仁 10 克，炙甘草 6 克。患者见方仅四味，又皆普通药物，甚疑其效。然服五剂，则小便畅利，面肿消退，咳喘皆平而愈。"（《伤寒论十四讲》）

李宇航："本方临床用于水气上逆迫肺，肺气不利，水道失于通调所致的面目水肿，咳喘，小便不利等。"（《伤寒论研读》）

三、苓桂杏苡汤

【苓桂杏苡汤】
茯苓　桂枝　杏仁　薏苡仁

【方解】本方即苓桂术甘汤减白术、甘草加杏仁、苡米而成。方中茯苓淡渗利水；桂枝通阳化气；杏仁宣肺平喘；薏苡仁利水渗湿。诸药合用，温阳利水，宣气化湿。

················· → 医家经典论述及临床应用 ← ·················

刘渡舟："本方治水邪上逆，兼挟湿浊，水湿相因而为病。症见咳嗽多痰，头重如裹，胸满似塞，小便不利，周身痠楚，不欲饮食等证。"（《伤寒论十四讲》）

刘渡舟："曾治一李姓患者，年已八旬开外，然身体犹健，生活尚能自理。入冬以来，即时觉胸满、气短、咳嗽吐白痰，周身痠懒，不欲行动。不喜肥甘，喜欲素食。切其脉弦缓无力，视其舌质淡而苔白腻。辨证：心胸阳虚，阴霾用事，是以胸满而气短，水湿皆盛，化而为痰，阻于肺则咳而吐痰，滞于胃湿浊不利，故不欲食肥甘而欲素食。治法：通阳化饮，渗利水湿。方药：茯苓 12 克，桂枝 10 克，杏仁 6 克，焦苡米 12 克。此方服六剂，则诸证皆减。转方用五味异功散巩固疗效，以善其后。"（《伤寒论十四讲》）

李宇航："'水心病'兼挟湿浊所致的咳嗽痰多，头重如裹，胸满，小便不利，周身酸楚，饮食不振等。"（《伤寒论研读》）

四、苓桂茜红汤

【苓桂茜红汤】
茯苓　桂枝　茜草　红花

【**方解**】本方即苓桂术甘汤减去白术、甘草，加红花，茜草而成。方中用苓桂通阳化饮，红花、茜草活血脉而行瘀滞。诸药合用，温阳利水，活血通络。

················→ **医家经典论述及临床应用** ←················

刘渡舟："此方为余手制，常用于某些冠心病患者，他们既有水气上冲的症候，复有心前区疼痛连背及手指发麻等气血瘀阻的证候……曾治太原曹某，自称患有冠心病。最近头晕、胸满且疼、痛及后背。切其脉弦，视其舌边有瘀血斑，而苔则水滑欲滴。余辨为水气上冲，挟有血脉瘀滞，而思出此方，姑且试之。病人连服五剂，竟觉症状大减，喜出望外。从此，余又在临床用过几次，也同样的有效。并且，如遇患者血压偏高的，可加用牛膝10克，有很好的降压作用。"（《伤寒论十四讲》）

李宇航："用于治疗"水心病"兼瘀血阻滞所致的头晕心悸，胸满痛牵及后背、手指麻木等证。"（《伤寒论研读》）

五、苓桂龙牡汤

【**苓桂龙牡汤**】

茯苓 桂枝 龙骨 牡蛎 炙甘草

【**方解**】本方即苓桂术甘汤减白术，加龙骨、牡蛎而成。方中用苓桂通阳下气利水，龙骨、牡蛎镇水邪安心神。诸药合用，通阳下气，利水宁心。

················→ **医家经典论述及临床应用** ←················

刘渡舟："此方治疗水气上冲，兼见心中惊悸、睡卧不安、头晕耳噪、夜不成寐等症……陆某，男，42岁，因患冠心病住院。经治两月余，病情未解。其症为心前区疼痛、憋气、心悸、恐怖欲死。每当心痛发作，自觉有气上冲于喉，则气窒殊甚、周身出冷汗。脉弦而结，舌淡、苔白。辨证：此系心阳虚衰，坐镇无权，水气上冲，阴来搏阳，而使胸阳痹塞，则心胸作痛；水气凌心，则心悸而动；心律失调，则脉弦而结。阴霾密布，胸阳不振，故胸中憋气而喉中窒塞，水邪发动，肾阳失于约束（肾志为恐），则其人恐怖欲死。治法：通阳下气、利水宁心。处方：茯苓18克，桂枝10克，炙甘草6克，龙骨、牡蛎各12克，服三剂。心神得安，气逆得平，但脉仍结，并伴有明显的畏寒肢冷的现象。转方用真武汤加桂枝、甘草而逐渐恢

复，因而出院。"(《伤寒论十四讲》)

李宇航："临床用于水气上冲，兼见心悸，恐惧，睡卧不安，头晕耳鸣，夜不能寐等证。"(《伤寒论研读》)

六、苓桂芥甘汤

【苓桂芥甘汤】

茯苓　桂枝　白芥子　炙甘草

【方解】本方即苓桂术甘汤减白术，加白芥子而成。方中茯苓淡渗利水；桂枝通阳化气；炙甘草健脾以制水；白芥子疏肝利气。诸药合用，温阳化饮，疏肝下气。

···············→　医家经典论述及临床应用　←···············

刘渡舟："水为阴邪，性本就下。若发为上冲，亦有因于肝气激扬使然。清人张令韶、陈修园等人注释苓桂术甘汤证有"脾虚而肝乘之，故逆满"的说法，是有一定道理，可供参考。据此，余在临床治疗水气上冲，而又有肝气作噫、头晕目胀，又以夜晚为甚、脉沉弦等症时，则于苓桂术甘汤减白术、又加白芥子3克，使其疏肝下气，开阴凝之邪，每收功效……曾治一曹姓妇女、年43岁。胸胁发满、入夜为甚，头目眩晕、心悸气短、时时作噫、而易发怒。问其月事，则经来过期，而且小腹作胀。脉沉弦、舌苔水滑，面色黧青。辨证：水气上冲，兼挟肝气，是以气血不和而噫气腹胀、月经后期也。治法：温阳化饮、疏肝理气。处方：茯苓12克，桂枝10克，白芥子3克，香附6克，炙甘草6克，此方续服六剂，诸症皆减，尤以噫气不作，而胸胁敞快。转方以小剂桂枝茯苓丸为汤，另加郁金、香附等解郁之药而获全绩。"(《伤寒论十四讲》)

李宇航："临床用于水气内停兼肝气郁结所致的头目眩晕，心悸气短，胸胁满闷，噫气易怒，小腹作胀，月经后期等证。"(《伤寒论研读》)

第四节　五苓散类方鉴别

五苓散类方鉴别见表9。

表9　五苓散类方鉴别表

方名	组成	主症	脉象	辨证要点	治法	方源
				《伤寒论》五苓散类方		
五苓散	猪苓、泽泻、白术、茯苓、桂枝	小便不利，微热，消渴烦渴汗出而渴 发热，烦，渴欲饮水，水入则吐 弥更益烦，肉上粟起，意欲饮水心下痞，渴而口燥烦，小便不利 发热，汗出，恶寒，心下痞，渴 头痛发热，身疼痛，热多欲饮水 脐下悸，吐涎沫而癫眩 小便不利，微热消渴	脉浮 脉浮数 脉寸缓关浮尺弱	消渴，小便不利（太阳蓄水证） 烦渴者（蓄水证） 伤寒汗出而渴（太阳蓄水证） 水逆 表证不解，阳郁于里，水停不化 水蓄作痞，津液不布（水痞） 霍乱，热多欲饮水（湿霍乱） 水逆于中兼于下，与肾阳虚欲作奔豚不同	利肾以行里水 解表散水，以清里热 利水以布津液 除胃水，气化运行内外，郁闭自解表里湿热 利水除痞 化气利水散湿热，以行津液直利小便，发汗法	《伤寒论》（71、72、73、74、141、156、244、386），《金匮要略·消渴小便不利淋病脉证并治》（4、5），《金匮要略·痰饮咳嗽病脉证并治》（31）
猪苓汤	猪苓、茯苓、泽泻、阿胶、滑石	发热、渴欲饮水、小便不利 下利六七日，咳而呕、渴，心烦、不得眠	脉浮	三阳合病，热在下焦，脉浮热渴，小便不利（汗多而渴不可与） 少阴病，阴虚有热蓄水证	育阴兼下膀胱之水清热利水，滋阴润燥	《伤寒论》（223、224、319），《金匮要略·消渴小便不利淋病脉证并治》（13）
文蛤散	文蛤	烦，肉上粟起，意欲饮水，反不渴者 渴欲饮水不止者		表热被水寒所遏	清热散水	《伤寒论》（141），《金匮要略·消渴小便不利淋病脉证并治》（6）

续表

方名	组成	主症	脉象	辨证要点	治法	方源
茯苓甘草汤	茯苓、桂枝、生姜、炙甘草	汗出,不渴厥而心下悸		水饮在中焦,汗出不渴者心下水气致厥	散水兼降胃逆行水回阳	《伤寒论》(73、356)
《金匮要略》五苓散类方						
桂苓五味甘草汤	茯苓、桂枝、炙甘草、五味子	多唾口燥,手足厥逆,气从小腹上冲胸咽,手足痹,面翕热如醉状,气复下流阴股,小便难,时复冒者	寸脉沉,尺脉微	饮隔于胸,下焦逆气上冲而致冒者	止冲敛肺,和脾除湿	《金匮要略·痰饮咳嗽病脉证并治》(36)
茯苓泽泻汤	茯苓、泽泻、甘草、桂枝、白术、生姜	吐而渴,欲饮水		胃反吐而渴(胃有停饮)	健脾利水,通阳散饮	《金匮要略·呕吐哕下利脉证治》(18)
茯苓饮	茯苓、人参、白术、枳实、橘皮、生姜	心胸间虚,气满,不能食		心胸饮停,气满不能食	健脾祛饮,消痰开胃	《金匮要略·痰饮咳嗽病脉证并治》(附方)
《伤寒论》五苓散类方后世拓展						
桂苓神术汤	桂枝、茯苓、白术、茅术、苡仁、广皮、半夏、厚朴、砂仁、生姜	肢节作肿,身重无力		溢饮,脾受水邪,水气旁流于四肢	健脾渗湿,化气行水	《医醇賸义》
苓桂杏甘汤	茯苓、桂枝、杏仁、炙甘草	小便不利,面目浮肿,咳喘		水气上冲,迫使肺气不利,不能通调水道	温阳下气,宣肺利水	《伤寒论临证指要》
苓桂杏苡汤	茯苓、桂枝、杏仁、薏苡仁	咳嗽多痰,头重如裹,胸满似塞,小便不利,周身酸楚,不欲饮食		水邪上逆,兼挟湿浊,水湿相因而为病	温阳利水,宣气化湿	《伤寒论十四讲》
苓桂茜红汤	茯苓、桂枝、茜草、红花	水气上冲的症候,心前区疼痛连背及手指发麻等气血瘀阻的证候		痰饮病兼瘀血阻滞之证	温阳利水,活血通络	《伤寒论十四讲》

续表

方名	组成	主症	脉象	辨证要点	治法	方源
苓桂龙牡汤	茯苓、桂枝、龙骨、牡蛎、炙甘草	心中惊悸、睡卧不安、头晕耳噪、夜不成寐		水气上冲兼心神不安之证	通阳下气利水宁心	《伤寒论十四讲》
苓桂芥甘汤	茯苓、桂枝、白芥子、炙甘草	水气上冲，又有肝气作嗳、头晕目胀，夜晚为甚	脉沉弦	水气内停兼挟肝气上逆证	温阳化饮疏肝下气	《伤寒论十四讲》

第五节　五苓散类方临床应用

医案一

王某，女，56 岁。初诊：2020 年 7 月 15 日。

[主诉] 头晕伴口渴 1 周。

[病史] 患者 1 周前因饮食不当出现头晕，口渴欲饮，休息后无明显缓解，近日生气后，头晕加重，伴口渴，遂就诊于我处。刻下：头晕，口渴欲饮水，偶心悸、恶心、呕吐，双下肢水肿，纳可，小便不利，大便黏，寐宁，舌淡苔白，脉弦滑。

[辨病辨证] 眩晕（膀胱气化不利，痰饮上犯蒙窍）。

[治法] 化气利水开窍。

[方宗] 五苓散合半夏白术天麻汤。

[处方] 泽泻 30g，茯苓 15g，猪苓 10g，白术 10g，姜半夏 10g，天麻 10g，陈皮 10g，钩藤（后下）10g，牡蛎（先煎）20g，白蒺藜 20g，生地黄 20g，杜仲 20g，木瓜 10g，炒薏苡仁 40g。7 剂，水煎服。

二诊：2020 年 7 月 22 日。患者上述症状均明显缓解，偶有胸闷，反酸，舌淡苔薄白，脉滑。加瓜蒌 20g，薤白 15g，浙贝母 20g，海螵蛸 20g。7 剂，水煎服。

三诊：2020 年 7 月 29 日。上述症状均明显缓解，效不更方，10 剂，水煎服。

随诊，服药 1 个月后上症明显好转。

按语 患者因饮食不节致膀胱气化失司，故小便不利；水蓄不化，阻碍气机，气不化津，津液不得上承于口，故口渴欲饮水；湿邪日久化痰，痰随气升，蒙蔽清窍故头晕；水气凌心，故心悸；痰气交阻于中焦则出现恶心、呕吐；水湿内盛，泛滥肌肤，故双下肢水肿；水湿之邪下注大肠，故大便黏。《伤寒论》云："太阳病，发汗后，大汗出，胃中干，烦躁不得眠，欲得饮水者，少少与饮之，令胃气和则愈。若脉浮，小便不利，微热消渴者，五苓散主之。"故治以化气利水开窍，以五苓散为主方加减治疗。方中泽泻为君，配伍茯苓、猪苓、白术利水健脾渗湿，因无外感表证未加桂枝；另加半夏、天麻合白术、茯苓、陈皮成半夏白术天麻汤以健脾祛湿，化痰息风，为治眩晕头痛常用方；炒薏苡仁、木瓜增强利水渗湿之力；钩藤、白蒺藜、牡蛎平肝潜阳息风止头晕；生地黄、杜仲补肾利水，给水饮邪气以出路。二诊痰盛瘀阻于胸，故出现胸闷；痰气交阻，使气机不得降，故出现反酸。另加瓜蒌、薤白合半夏成瓜蒌薤白半夏汤以行气解郁，祛痰宽胸；浙贝母化痰散结；海螵蛸制酸保护胃黏膜。三诊症状均明显缓解，效不更方，续服前方。

医案二

旁某，男，47岁。初诊：2020年5月18日。

[主诉] 上腹部胀满半年，加重伴心悸，气短1周。

[病史] 患者半年前因饮食过量后出现上腹部胀满，自服消食药物后好转，此后饮食不当则加重。1周前上腹部胀满加重，并伴心悸，气短，自服药物未见明显好转，渐加重，就诊于我处。刻下：上腹部胀满，伴心悸，气短，胃中有振水声，烦躁，食欲差，纳少，口不渴，寐欠安，便不调，时溏，舌淡红苔白，脉弦细。

[辨病辨证] 痞满（脾虚气滞，水停胃中）。

[治法] 健脾消食，行气利水。

[方宗] 茯苓甘草汤。

[处方] 茯苓20g，桂枝10g，生姜10g，炙甘草10g，炒白术15g，党参15g，山药15g，鸡内金20g，海螵蛸20g，厚朴15g，木香5g，砂仁（后下）5g，生、炒麦芽各15g，苏梗（后下）15g，连翘15g，神曲15g，焦山楂5g，大枣5g。10剂，水煎服。

二诊：2020年6月1日。患者上腹部胀满好转，心悸，气短，胃中振水声明显减轻，右胁部堵闷，食欲见好，纳可，寐安，便调，舌淡红苔白，脉细。上方茯苓加至30g，党参加至20g，另加姜半夏5g，陈皮15g。10剂，水煎服。

随诊，服药后上症明显好转。

按语 患者既往暴饮暴食，损伤脾胃，脾虚气滞，纳运无力，食滞内停则出现上腹部胀满，食欲差，纳少，便不调，时溏；水停胃中，水邪上犯，则出现胃中有振水声，口不渴，心悸，气短，烦躁，寐欠安，舌淡红苔白，脉弦细。《伤寒论》云："伤寒厥而心下悸，宜先治水，当服茯苓甘草汤。"故以茯苓甘草汤为主方加减健脾消食，行气利水。方中茯苓利水去心下结气；桂枝、甘草助心阳化水；生姜温胃散水；加白术既可成苓桂术甘汤以温阳化饮，健脾利水，又可配伍党参、木香、砂仁有香砂六君子之意，合山药、大枣以健脾益气和胃；厚朴、苏梗行气消积宽中；麦芽、神曲、焦山楂、连翘取保和丸消食导滞之功；内金、海螵蛸运脾消食，保护胃黏膜。二诊增加茯苓、党参用量以增强健脾利水之力，另加姜半夏、陈皮以消痞散结，理气调中。

医案三

张某，男，50岁。初诊：2019年7月15日。

[主诉]上腹部胀满反复发作1年，加重伴口渴欲吐1周。

[病史]患者1年前过食寒凉后出现上腹部胀满，嗳气，时腹痛，自服药物后好转，此后饮食不当则反复发作。1周前喝冷饮后上腹部胀满加重，并伴口渴欲饮，饮水则欲吐，渐加重，来诊我处。刻下：上腹部胀满，嗳气，口苦，口干欲饮，饮后欲吐，胸闷，易紧张，头出汗，双下肢及腰背部恶寒怕冷，纳差，寐欠安，大便溏，舌暗苔白腻，脉沉弦。

[辨病辨证]痞满（水饮内停，阳虚寒凝）

[治法]温阳散寒化饮。

[方宗]茯苓泽泻汤。

[处方]茯苓15g，泽泻10g，桂枝10g，炒白术15g，生姜5g，甘草5g，炮姜10g，党参15g，炮附子15g，细辛5g，菟丝子15g，仙茅10g，炒山药15g，生地黄15g，独活20g，桑寄生15g，陈皮15g，木香5g，郁金15g，生、炒麦芽各15g，内金20g，夜交藤15g，茯神15g，龙骨（先煎）35g、牡蛎（先煎）35g，柴胡10g，浮小麦35g，藿香（后下）5g，大枣5g。10剂，水煎服。

二诊：2019年7月26日。患者上腹部胀满明显好转，无口渴欲饮及饮后欲吐，腰背部怕冷，胸中烦闷，口干，口苦，便溏，寐欠安，舌暗舌尖红苔白，脉弦。上方炮附子、生地黄加至20g，龙骨、牡蛎加至50g，去桂枝、泽泻，另加黄芩 15g，肉桂 10g，黄连 5g。10 剂，水煎服。

随诊，服药 1 个月余后上症明显好转。

按语 患者既往过食寒凉生冷，伤及脾胃，纳运无力，食滞水饮内停，清阳不升，浊阴不降，中焦气机阻滞，升降失司则出现上腹部胀满，嗳气，口苦，纳差，大便溏；水饮停胃，失其和降则上逆而欲吐；中阳不运，饮停不化，津不上承则口渴欲饮；水饮日久易伤阳气，阳虚寒凝则胸闷，易紧张，头出汗，双下肢及腰背部恶寒怕冷，寐欠安，舌暗苔白腻，脉沉弦。《金匮要略·呕吐哕下利病脉证治》云："胃反，吐而渴欲饮水者，茯苓泽泻汤主之。"故以茯苓泽泻汤为主方温阳散寒化饮；另加党参、炮姜合白术、甘草成理中汤以温中散寒；《金匮要略》又云："病痰饮者，当以温药和之。"故加炮附子、细辛、菟丝子、仙茅温阳散寒以化水饮；炒山药、生地黄、独活、桑寄生补肾以利水；陈皮、木香、郁金行气解郁以利水行；炒麦芽、鸡内金消食和胃；夜交藤、茯神养心安神；《伤寒论》云："胸满烦惊，小便不利……柴胡加龙骨牡蛎汤主之。"故加柴胡、龙骨、牡蛎镇静安神；浮小麦敛汗；藿香化湿止呕；大枣补中安神，缓和药性。二诊增加炮附子、生地黄、龙骨、牡蛎用量以增强温阳补肾，镇静安神之力；饮去吐止故去泽泻；有口干，口苦，心烦之症，加黄芩合柴胡以和解少阳；去桂枝加肉桂配伍黄连成交泰丸以交通心肾，养心安神。

本证"吐而渴欲饮水"与五苓散之消渴水逆有相似之处，区别在于本方重在胃，以呕渴为主症，如徐大椿云："此治蓄饮之吐。"而五苓散重在膀胱，以小便不利为主症。

医案四

林某，女，59 岁。初诊：2019 年 5 月 17 日。

[**主诉**] 胃脘部胀满伴食欲不振 1 个月。

[**病史**] 患者 1 个月前因饮食过量后出现胃脘部胀满，时有疼痛，反酸，食欲不振，大便不成形，未治疗，渐加重，遂就诊我处。刻下：胃脘部胀满，时有疼痛，嗳气，口干，腹胀怕凉，肠鸣，偶腹泻，食欲差，纳少，寐可，大便不成形，舌淡苔白，脉滑。

[**辨病辨证**] 痞满（脾虚气滞，痰饮内停）。

[**治法**] 健脾益胃，行气化饮。

[**方宗**] 茯苓饮。

[**处方**] 茯苓 15g，党参 15g，白术 15g，枳实 15g，陈皮 15g，生姜 5g，

酒白芍 20g，厚朴 15g，香附 15g，乌药 15g，木香 5g，砂仁（后下）5g，防风 15g，小茴香 10g，延胡索 15g，炙甘草 10g，大枣 5g。7 剂，水煎服。

随诊，服药半月余后上症明显好转。

按语 患者既往暴饮暴食，损及脾胃，脾虚运化失职，食滞内停，痰饮停滞，气机被阻，则出现胃脘部痞满，疼痛，嗳气，腹胀，肠鸣，偶腹泻，食欲不振，纳少，大便不成形，舌淡苔白，脉滑。《金匮要略·痰饮咳嗽病脉证并治》云："《外台》茯苓饮治心胸中有停痰宿水，自吐出水后，心胸间虚，气满，不能食，消痰气，令能食。"故以茯苓饮为主方健脾益胃，行气化饮；另加厚朴、香附、乌药、酒白芍行气除满，缓急止痛；木香、砂仁配伍党参、茯苓、白术、炙甘草、陈皮取香砂六君子汤益气健脾，行气化痰之意；小茴香、延胡索祛寒止痛，理气和胃；防风合白术、陈皮、白芍成痛泻要方补脾祛湿止泻；大枣补中缓和药性。

医案五

丁某，女，59 岁。初诊：2019 年 4 月 22 日。

[主诉]心悸伴胃脘部胀满不舒 1 个月。

[病史]患者 1 个月前食凉后出现心悸，胃脘部胀满不舒，得温则缓，食怕凉，口苦，反酸，夜眠欠安，未治疗，近日加重，就诊我处。刻下：心悸，胃脘部胀满不舒连及两胁，反酸，心烦，口干，口苦，头晕，腹痛，怕凉喜温，纳差，夜眠欠安，时腹泻，大便不成形，舌淡苔白，脉弦。既往有丙肝病史。

[辨病辨证]心悸（水饮上犯，心阳不振）；痞满（肝胃不和）。

[治法]温阳化饮，宁心定悸，疏肝和胃。

[方宗]苓桂龙牡汤合小柴胡汤。

[处方]茯苓 30g，桂枝 10g，炙甘草 10g，龙骨（先煎）30g，牡蛎（先煎）30g，柴胡 10g，黄芩 15g，姜半夏 10g，党参 15g，生姜 10g，大枣 5g，干姜 10g，白术 15g，陈皮 15g，防风 15g，酒白芍 20g，炒山药 20g，海螵蛸 20g，煅瓦楞子（先煎）25g，连翘 15g，苏梗（后下）15g，夜交藤 15g，吴茱萸 5g，小茴香 10g，延胡索 15g，鸡内金 15g。10 剂，水煎服。

随诊，服药半月后上症明显好转。

按语 患者既往过食寒凉，损及脾阳，致中焦运化失职，水饮内停，上犯心胸，心阳不振而出现心悸，胃脘部胀满不舒，反酸，头晕，腹痛，怕凉喜温，夜眠欠安，时腹泻，大便不成形，舌淡苔白，脉弦。刘渡舟以苓桂龙牡汤治疗水气上冲，兼见心中惊悸、睡卧不安、头晕耳噪、夜不成寐等症。故以苓桂龙牡汤为主方温阳化饮，宁心定悸。《伤寒论》云："伤寒五六日中风，往来寒热，胸胁苦满，嘿嘿不欲饮食，心烦喜呕，或胸中烦而不呕，或渴，或腹中痛，或胁下痞硬，或心下悸，小便不利，或不渴，身有微热，或咳者，小柴胡汤主之。"患者口苦，口干，心烦，反酸，两胁胀满，心悸等症亦符合小柴胡汤证，故合小柴胡汤疏肝和胃；另加干姜、白术取理中汤温中散寒之意；陈皮、防风、酒白芍、白术成痛泻要方补脾柔肝，祛湿止泻；炒山药补脾益气；海螵蛸、煅瓦楞子、连翘制酸，保护胃黏膜；苏梗行气宽中；夜交藤养心安神；吴茱萸散寒疏肝下气；小茴香、延胡索散寒理气止痛；鸡内金运脾以助消化，防药物滞涩脾胃。

第十章 四逆汤类方临证思辨

第一节 《伤寒论》四逆汤类方

一、四逆汤

【四逆汤】

甘草二两，炙 干姜一两半 附子一枚，生用，去皮，破八片

上三味，以水三升，煮取一升二合，去滓，分温再服。强人可大附子一枚，干姜三两。

【方解】 本方为甘草干姜汤与干姜附子汤的合方，故治二方的合并证。本方主用生附子温中回阳，振兴沉衰。复用甘草缓急养液，佐以干姜温中逐饮。故治疗里寒甚见四逆、脉微弱者。《神农本草经》谓附子"主风寒，咳逆，邪气，温中，金疮，破癥坚，积聚，血瘕，寒湿踒躄，拘挛，膝痛，不能行步"。

【方歌】

生附一枚两半姜，草须二两少阴方，

建功姜附如良将，将将从容藉草匡。

→ 《伤寒论》相关条文 ←

伤寒脉浮，自汗出，小便数，心烦，微恶寒，脚挛急，反与桂枝，欲攻其表，此误也，得之便厥。咽中干，烦躁吐逆者，作甘草干姜汤与之，以复其阳。若厥愈足温者，更作芍药甘草汤与之，其脚即伸。若胃气不和谵语者，少与调胃承气汤。若重发汗，复加烧针者，四逆汤主之。(29)（《伤寒论》）

病发热头痛，脉反沉，若不瘥，身体疼痛，当救其里。四逆汤方。(92)（《伤寒论》）

脉浮而迟，表热里寒，下利清谷者，四逆汤主之。(225)(《伤寒论》)

少阴病，脉沉者，急温之，宜四逆汤。(323)(《伤寒论》)

少阴病，饮食入口则吐，心中温温欲吐，复不能吐。始得之，手足寒、脉弦迟者，此胸中实，不可下也，当吐之。若膈上有寒饮，干呕者，不可吐也，当温之，宜四逆汤。(324)(《伤寒论》)

大汗出，热不去，内拘急，四肢疼，又下利厥逆而恶寒者，四逆汤主之。(353)(《伤寒论》)

大汗，若大下利，而厥冷者，四逆汤主之。(354)(《伤寒论》)

下利腹胀满，身体疼痛者，先温其里，乃攻其表。温里宜四逆汤，攻表宜桂枝汤。(372)(《伤寒论》)

呕而脉弱，小便复利，身有微热，见厥者难治，四逆汤主之。(377)(《伤寒论》)

吐利汗出，发热恶寒，四肢拘急，手足厥冷者，四逆汤主之。(388)(《伤寒论》)

既吐且利，小便复利，而大汗出，下利清谷，内寒外热，脉微欲绝者，四逆汤主之。(389)(《伤寒论》)

➤ 《金匮要略》相关条文 ◄

呕而脉弱，小便复利，身有微热，见厥者难治，四逆汤主之。(《金匮要略·呕吐哕下利病脉证治》)(14)

➤ 医家经典论述 ◄

成无己："四逆者，四肢逆而不温也。四肢者，诸阳之本，阳气不足，阴寒加之，阳气不相顺接，是致手足不温，而成四逆也。此汤申发阳气，却散阴寒，温经暖肌，是以四逆名之。甘草味甘平，《内经》曰'寒淫于内，治以甘热'，却阴扶阳，必以甘为主，是以甘草为君。干姜味辛热，《内经》曰'寒淫所胜，平以辛热'，逐寒正气，必先辛热，是以干姜为臣。附子味辛大热，《内经》曰'辛以润之'，开发腠理，致津液通气也，暖肌温经，必凭大热，是以附子为使。此奇制之大剂也，四逆属少阴，少阴者肾也，肾肝位远，非大剂则不能达。《内经》曰'远而奇偶，制大其服'，此之谓也。"(《伤寒明理方论》)

徐大椿："四逆、理中，皆温热之剂，而四逆一类，总不离干姜，以通阳也，治宜下焦；理中一类，总不离白术，以守中也，治宜中焦。余药皆相

同，而功用迥别。"(《伤寒论类方》)

柯琴："脉浮而迟，表热里寒二句，是立方之大旨。脉浮为在表，迟为在脏，浮中见迟，是浮为表虚，迟为脏寒矣。腹满吐利，四肢厥逆，为太阴症。姜、附、甘草，本太阴药，诸条不冠以太阴者，以此方为太阳并病立法也。按四逆诸条，皆是太阳坏病转属太阴之证。太阳之虚阳留于表而不罢，太阴之阴寒，与外来之寒邪相得而益深。故外证则恶寒发热，或大汗出，身体痛，四肢疼，手足冷，或脉浮而迟，或脉微欲绝。内证则腹满腹胀，下利清谷，小便自利，或吐利交作。此阴邪猖獗，真阳不归，故云逆也。本方是用四物以救逆之谓，非专治四肢厥冷而为名。盖仲景凡治虚症，以补中为主，观协热下利，脉微弱者用人参，汗后身疼，脉沉迟者加人参。此脉微欲绝，下利清谷，且不烦不咳，中气大虚，元气已虚，若但温不补，何以救逆乎！观茯苓四逆之治烦躁，且用人参，其冠以茯苓而不及参，则本方有参可知。夫人参通血脉者也，通脉四逆，岂得无参！是必因本方之脱落而仍之耳。薛新甫用三生饮，加人参两许，而驾驭其邪，则仲景用生附，安得不用人参以固其元气耶？叔和以太阴之吐利四逆，混入厥阴，不知厥阴之厥利，是木邪克土为实热，太阴之厥利，是脾土自病属虚寒，径庭自异。若以姜、附治相火，岂不逆哉！按理中、四逆二方，在白术、附子之别。白术为中宫培土益气之品，附子为坎宫扶阳生气之剂。故理中只理中州脾胃之虚寒，四逆能佐理三焦阴阳之厥逆也。后人加附子于理中，名曰附子理中汤，不知理中不须附子，而附子之功不专在理中矣。盖脾为后天，肾为先天，少阴之火所以生太阴之土。脾为五脏之母，少阴更太阴之母，与四逆之为剂，重于理中也。不知其义者，谓生附配干姜，补中有发。附子得生姜而能发散，附子非干姜则不热，得甘草则性缓。是只知以药性上论寒热攻补，而不知于病机上分上下浅深也，所以不入仲景之门也哉！"(《伤寒附翼》)

→ 医家临床应用 ←

胡希恕："常用于霍乱、吐泻等急性传染病、瘟疫出现的津液虚里寒甚证，也用于一般急性病，因津液大伤出现里虚寒甚四肢厥逆，而呈现心脏循环衰竭，在古代是常用的急救方药，在现代仍有其在急救上的优越性。本方也用于慢性病，还可适证治疗疑难病。"(《经方传真：胡希恕经方理论与实践》修订版)

唐祖宣："本证系少阴阳衰而阴寒内盛，以恶寒蜷卧，四肢厥冷，呕吐，下利清谷，渴欲引水自救，且喜热饮，小便色白等为主要见证。本方现代多用于急、慢性胃肠炎，胃下垂；阳虚寒盛，吐利厥逆；低血压或高血压阳虚阴盛证；多汗或误治亡阳虚脱证；阳虚阴盛之肢端青紫及阴性疮疡等证。心肌梗死并发心源性休克，本方可与生脉散同用；慢性肾炎，阳虚水肿者，可合五苓散。凡具心肾阳衰病理特点者，均可用本方治疗。"（《唐祖宣伤寒论类方解》）

李宇航："本方临床应用广泛，常用于治疗循环系统疾病，如心力衰竭、休克、心肌梗死、右束支传导阻滞、病态窦房结综合征等；也可用于治疗呼吸系统疾病和消化系统疾病，如肺气肿、肺源性心脏病、支气管哮喘、急慢性肠胃炎、胃下垂等，辨证属于阳气大虚，阴寒内盛者。"（《伤寒论研读》）

二、四逆加人参汤

【四逆加人参汤】

甘草二两,炙 附子一枚,生,去皮,破八片 干姜一两半 人参一两

上四味，以水三升，煮取一升二合，去滓，分温再服。

【方解】 本方用四逆汤回阳救逆，加人参益气固脱，生津养血，治疗霍乱吐利之阳虚液脱证。方中人参与附子同用以回阳固脱，后世医家将其演绎出来，名为参附汤。

【方歌】

四逆原方主救阳，加参一两救阴方，
利虽已止知亡血，须取中焦变化乡。

→ 《伤寒论》相关条文 ←

恶寒，脉微而复利，利止亡血也，四逆加人参汤主之。(385)（《伤寒论》）

→ 医家经典论述 ←

成无己："恶寒脉微而利者，阳虚阴胜也，利止则津液内竭，故云亡血。《金匮玉函》曰：水竭则无血。与四逆汤温经助阳，加人参生津液益血。"（《注解伤寒论》）

王子接："四逆加人参，治亡阴利止之方。盖阴亡则阳气亦与之俱去，故不当独治其阴，而以干姜、附子温经助阳，人参、甘草生津和阴。"（《绛雪园古方选注》）

钱潢："此又承上文脉微转入阴经必利而言也。言如前证而不发热，但

恶寒，脉微而复下利，则阴寒在里，阳气微弱甚矣，而忽得利止，此非阳回利止，乃亡血也。亡血二字，以仲景词义推之，皆无阳之意，不知是何深义，殊不能解，如太阳中篇云：假令尺中迟者，不可发汗，盖尺中迟，则为下焦虚冷，真阳衰少，恐更亡其阳，故云不可发汗。不意下文即曰何以知之，然以营气不足，血少故也。以阳虚而云血少，因有营气不足四字，此段犹为易解。既云营气不足，则知夺血者无汗，夺汗者无血。天地以阳蒸阴而为雨，人身以阳蒸阴而为汗，故曰阳之汗，以天地之雨名之。若发其汗，则阳气随汗而泄，汗泄则营血去而阳随之以亡矣，故以尺中虚为血少耳。又如厥阴篇中云：伤寒五六日，不结胸，腹软脉虚，复厥者不可下，此为无血，下之死。既曰腹软脉虚，复至四肢厥冷，是以阳虚阴盛而不可下也，亦谓之无血，岂非以无阳为无血乎？此所谓殊不可解者也，此条以恶寒脉微之下利，宁非虚寒所致？而以利止为亡血。而又以四逆加人参汤主之，岂非亦以无阳为亡血乎？此又一殊不能解者也。不得已而强解之，除是阴无阳不生，阳气虚衰，则阴血亦亡，故以四逆汤挽救真阳，而加人参汤以扶补其气血之虚也。未知然否，姑妄议之，以俟后之君子。"《伤寒溯源集》

徐大椿："亡阴即为亡血，不必真脱血也。成无己注引《金匮玉函》曰：水竭则无血。谓：利止则津液内竭。四逆加人参汤主之。加参以生津液。"（《伤寒论类方》）

→ 医家临床应用 ←

胡希恕："霍乱吐利剧烈，虚人至甚，吐利虽止，胃气未复，津液、血液亡失过多，因而又出现本方证，即论中所谓'昔是霍乱，今是伤寒者是也'。《医宗金鉴》谓：'利止亡血，如何用大热补药？利止当时利不止，亡血当是亡阳。'这不但未识透文义，而且不知温中滋液之理。试看四逆汤和通脉四逆汤各条证治，亦多属胃气沉衰、津血欲竭重证，舍大热补药如四逆汤辈，又何足以振兴其沉衰，而能生津液益血？亡阳即由亡津液所致，不能一见'阳'字，一律简单作热看。"（《经方传真：胡希恕经方理论与实践》修订版）

唐祖宣："本方仲景于霍乱篇中运用乃为抢救阳亡之证而设，论述虽简，从其药物的协同分析，治症尤为广泛。药味虽少，实为回阳复阴之峻剂，临床中救治现代医学诊断的急性心力衰竭、心源性休克、吐利失水之危证多能获效，对于外周血管疾病，可使肢体缺血体征改变，温度增高，疼痛缓解或消失，脉搏恢复。我们对于纠正心源性休克病人附子干姜常用 9～15g 为

宜，若对外周血管疾病，用 15～30g，大剂复方，取其回阳救逆、益气通脉
之功。"（《唐祖宣伤寒论类方解》）

李宇航："本方主要用于治疗循环系统疾病，如心肌缺血、冠心病、心
力衰竭、心源性休克等辨证属阳亡液脱者。"（《伤寒论研读》）

三、通脉四逆汤

【通脉四逆汤】

甘草二两，炙　附子大者一枚，生用，去皮，破八片　干姜三两，强人可四两

上三味，以水三升，煮取一升二合，去滓，分温再服，其脉即出者愈。
面色赤者，加葱九茎；腹中痛者，去葱，加芍药二两；呕者，加生姜二两；
咽痛者，去芍药，加桔梗一两；利止脉不出者，去桔梗，加人参二两。病皆
与方相应者，乃服之。

【方解】通脉四逆汤即四逆汤倍干姜，重用附子而成。因而加强了破阴
回阳的作用，使温阳祛寒的力量更强，能治脉微欲绝，故方名通脉四逆汤。

【方歌】

一枚生附草姜三，招纳亡阳此指南，

外热里寒面赤厥，脉微通脉法中探。

————→ 《伤寒论》相关条文 ←————

少阴病，下利清谷，里寒外热，手足厥逆，脉微欲绝，身反不恶寒，其
人面色赤，或腹痛，或干呕，或咽痛，或利止脉不出者，通脉四逆汤主之。
（317）（《伤寒论》）

下利清谷，里寒外热，汗出而厥者，通脉四逆汤主之。（370）（《伤寒论》）

————→ 《金匮要略》相关条文 ←————

下利清谷，里寒外热，汗出而厥者，通脉四逆汤主之。（45）（《金匮要
略·呕吐哕下利病脉证治》）

————→ 医家经典论述 ←————

罗美："王又原曰：仲景真武汤一方，于水中补火。四逆与通脉四逆二
方，是于水中温土。二方用药无异，分两不同，主治又别。所以然者，前方
脉沉为阳气不鼓，四逆为阳微不周，然真阳未尽亡也。君以炙草之甘温，温

养微阳。臣以干姜，附子之辛温，通关节，走四肢。此因内阳微而外寒甚，故制为阳气外达之剂。后方里寒外热，浑是肾中阴寒逼阳于外，故君以干姜，树帜中宫。臣以国老，主持中外。更以附子，大壮元阳。共招外热返之于内。盖此时生气已离，存亡俄顷，若以柔缓之甘草为君，何能疾呼外阳！故易以干姜，然必加甘草与干姜等分者，恐丧亡之余，姜、附子之猛，不能安养夫元气，所谓有制之师也。阳微于里，主以四逆。阳格于外，主以通脉。脉若内外俱寒，则又为附子汤证，而非二方所主矣。其加减法内，面色赤者加葱，后人遂以葱白为通脉四逆，不知阳亡于外，更用葱以助其散，则气从汗出，而阳无由内返也，岂不误耶？盖白通立名，因下利脉微，用葱白以通上下之阳。此里寒外热，用通脉以通内外之阳，故主方不用葱也。宜详辨之。"（《古今名医方论》）

王子接："通脉四逆，少阴格阳，面赤，阳越欲亡，急用干姜、生附夺门而入，驱散阴霾，甘草监制姜附烈性，留顿中宫，扶持太和元气，藉葱白入营通脉，庶可迎阳内返。推仲景之心，只取其脉通阳返，了无余义矣。至于腹痛加芍药，呕加生姜，咽痛加桔梗，利不止加人参，或涉太阴，或干阳明，或阴火僭上，或谷气不得，非格阳证中所必有者也。故仲景不列药品于主方之内，学者所当详审。"（《绛雪园古方选注》）

徐大椿："少阴病，下利清谷，里寒外热，寒逼阳于外。手足厥逆，外症。脉微欲绝，内症。身反不恶寒，寒邪已入里。其人面色赤，阳越。或腹痛；或干呕；或咽痛；阳升。或利止、脉不出者，通脉四逆汤主之。其脉即出者愈。诸症或阳或阴，乃闭塞不通之故，用辛温通阳之品以治之。其兼症不同，详加减法。"（《伤寒论类方》）

➤ 医家临床应用 ➤

胡希恕："急性传染病吐泻后、或慢性病下利，出现四逆、脉微弱时，当考虑以本方救治。"（《经方传真：胡希恕经方理论与实践》修订版）

唐祖宣："此与白通汤同类，为少阴心肾阳虚，真寒假热之代表方，然可视四逆汤之重剂。故凡四逆重证，每可投予本方。其所主证候阴阳格拒之势，与白通汤证不同，为虚阳被盛阴格拒于外，此身反不恶寒，甚或发热为特点。"（《唐祖宣伤寒论类方解》）

李宇航："本方常用于治疗冠心病、心力衰竭、休克、无名热、急慢性肠胃炎等辨证属于阳虚阴盛，格阳于外者。"（《伤寒论研读》）

四、通脉四逆加猪胆汁汤

【通脉四逆加猪胆汁汤】

甘草二两, 炙　干姜三两, 强人可四两　附子大者一枚, 生, 去皮, 破八片　猪胆汁半合

上四味, 以水三升, 煮取一升二合, 去滓, 内猪胆汁, 分温再服, 其脉即来, 无猪胆, 以羊胆代之。

【方解】本方以通脉四逆汤为主, 回阳救逆祛寒通脉, 加猪胆汁的作用有四: 一是益阴, 由于吐下后阴液已竭, 猪胆汁有益阴之功; 二是猪胆汁性味苦寒, 能抑制姜、附辛热劫阴之弊; 三是猪胆汁不唯益阴, 且有用阴和阳之妙; 四是以其咸苦反佐, 引热药入阴, 以防止寒邪对辛热药物格拒不受。

【方歌】

生附一枚三两姜, 炙甘二两玉函方,

脉微内竭资真汁, 猪胆还加四合襄。

> ·········· →《伤寒论》相关条文 ← ··········

吐已下断, 汗出而厥, 四肢拘急不解, 脉微欲绝者, 通脉四逆加猪胆汁汤主之。(390) (《伤寒论》)

> ·········· → 医家经典论述 ← ··········

钱潢: "此合上文两条之脉证而言, 吐利之时, 所以有此脉证, 今吐既已而下利又断, 当邪解而愈矣。仍汗出而厥四肢拘急而不解, 脉仍微而欲绝者, 此寒邪固结而不解, 阳气虚尽而欲竭, 所以吐亦无气以出而自已; 利亦津液不行而自断, 此非欲愈之吐下得止, 乃无阳气以流行, 肠胃不通, 脏气不行之征也。当急救真阳, 无奈寒邪太盛, 又恐拒格而不受, 非前方可治, 故以热因寒用之通脉四逆加猪胆汁汤主之。"(《伤寒溯源集》)

尤在泾: "吐下已止, 阳气当复, 阴邪当解, 乃汗出而厥, 四肢拘急, 而又脉微欲绝, 则阴无退散之期, 阳有散亡之象, 于法为较危矣。故于四逆加干姜一倍, 以救欲绝之阳, 而又虑温热之过, 反为阴气所拒而不入, 故加猪胆汁之苦寒, 以为向导之用。《内经》'盛者从之'之意也。"(《伤寒贯珠集》)

徐大椿: "猪胆汁苦滑之极, 引药直达下焦。吐已下断, 利止也。汗出而厥, 四肢拘急不解, 脉微欲绝者, 通脉四逆加猪胆汁汤主之。"(《伤寒论类方》)

···················· ➜ 医家临床应用 ← ····················

胡希恕："用于各种病处于病重、病危时，心衰严重，甚则脉微欲绝者。"（《经方传真：胡希恕经方理论与实践》修订版）

唐祖宣："临床以吐下之后，阳亡阴脱，吐无可吐，利无可利，更见汗出而厥，四肢拘急不解，脉微欲绝者。"（《唐祖宣伤寒论类方解》）

李宇航："本方临床应用与通脉四逆汤相似，用于治疗四逆汤证而吐利厥冷较甚者。"（《伤寒论研读》）

五、干姜附子汤

【干姜附子汤】

干姜一两　附子一枚，生用，去皮，切八片

上二味，以水三升，煮取一升，去滓，顿服。

【方解】本方由四逆汤去炙甘草而成。干姜辛温补中土之阳，生附子辛热，急复少阴之阳，是火与土俱暖，以复阳气之根基。两者为伍，急救回阳之力最著。凡阳气骤虚，阴寒气盛者宜之，故有附子无姜不热之说。不用甘草者，是不欲其缓，此为急救回阳法，与四逆汤法有所不同。服法尤有妙义，此汤"顿服"，即一次服尽，是取药力集中，以复阳气于顷刻，驱阴寒为乌有。

【方歌】

生附一枚一两姜，昼间烦躁夜安常，

脉微无表身无热，幸藉残阳未尽亡。

···················· ➜ 《伤寒论》相关条文 ← ····················

下之后，复发汗，昼日烦躁不得眠，夜而安静，不呕，不渴，无表证，脉沉微，身无大热者，干姜附子汤主之。（61）（《伤寒论》）

···················· ➜ 医家经典论述 ← ····················

王子接："干姜附子汤，救太阳坏病转属少阴者，由于下后复汗，一误再误，而亡其阳，致阴躁而见于昼日，是阳亡在顷刻矣。当急用生干姜助生附子，纯用辛热走窜，透入阴经，比四逆之势力尤峻，方能驱散阴霾，复涣散真阳，若犹豫未决，必致阳亡而后已。"（《绛雪园古方选注》）

柯琴："烦躁虽六经俱有，而兼见于太阳、少阴者，太阳为真阴之标，少阴为真阴之本也。阴阳之标本，皆从烦躁见。烦躁之虚实，又从阴阳而分。如未经汗下而烦躁，属太阳，是烦为阳盛，躁为阴虚矣。汗下后烦躁属少阴，是烦为阳虚，躁为阴竭矣。阴阳不相附，故烦躁。其亡阳亡阴，又当以汗之先后，表证之解不解为之详辨，则阴阳之差多差少，不致混淆，而用方始不误矣。先汗后下，于法为顺，而表仍不解，是妄下亡阴，阴阳俱虚而烦躁也，故制茯苓四逆，固阴以收阳。先下后汗，于法为逆，而表证反解，内不呕渴，似于阴阳自和，而实妄汗亡阳，所以虚阳扰于阳分，昼则烦躁也，故专用干姜、附子，固阳以配阴。二方皆从四逆加减，而有救阳救阴之异。茯苓感天地太和之气化，不假根而成，能补先天无形之气，安虚阳外脱之烦，故以为君。人参配茯苓，补下焦之元气。干姜配生附，回下焦之元阳。调以甘草之甘，比四逆为缓，固里宜缓也。姜、附者，阳中之阳也，用生附而去甘草，则势力更猛，比四逆为峻，回阳当急也。一去甘草，一加茯苓，而缓急自别，加减之妙，见用方之神乎！"（《伤寒附翼》）

徐大椿："昼日烦躁不得眠，夜而安静，阳虚有二症，有喜阳者；有畏阳者。大抵阴亦虚者畏阳；阴不虚者喜阳。此因下后阴亦虚，故反畏阳也。不呕不渴，无表证，脉沉微，身无大热者，此邪已退，而阳气衰弱，故止用姜附回阳。"（《伤寒论类方》）

> ⟶ 医家临床应用 ⟵

孙思邈："姜附汤，治痰冷癖气，胸满短气，呕沫，头痛，饮食不化，用生姜代干姜。"（《备急千金要方》）

陈言："干姜附子汤，治中寒卒然晕倒，或吐逆涎沫，状如暗风，手脚挛搐，口噤，四肢厥冷，或复躁热。"（《三因极一病证方论》）

胡希恕："用于太阴里虚寒、里阴证。里阴证而烦躁不宁，多属极虚寒的险恶证候，若待至呕吐、下利、四肢厥逆则往往不治。三阳证亦均有烦躁，一一详审后予以除外，此乃从侧面辨证的方法。"（《经方传真：胡希恕经方理论与实践》修订版）

唐祖宣："现代应用见于心衰水肿、肝硬化腹水、胃炎水肿等，肾阳虚衰者；感染性休克、低血糖眩晕、低血压眩晕、眩晕病偏于阳虚者，与生脉饮合用治疗休克及低血压，效果更好；对胃绞痛、腹痛、腹泻属虚寒型者，亦有较好的疗效。"（《唐祖宣伤寒论类方解》）

李宇航："本方主要用于治疗各种疾病后期的虚脱者，也可用于心力衰

竭水肿、肝硬化腹水、肾炎水肿、感染性休克等辨证属于肾阳虚者。"(《伤寒论研读》)

六、白通汤

【白通汤】

葱白四茎　干姜一两　附子一枚,生,去皮,破八片

上三味,以水三升,煮取一升,去滓,分温再服。

【方解】 本方为四逆汤去甘草,加葱白而成,方中葱白通上焦之阳下交于肾,附子启下焦之阳上交于心,干姜温中焦之阳宣通上下,三药合奏,具有破阴回阳、宣通上下之功。

【方歌】

> 葱白四茎一两姜,全枚生附白通汤,
> 脉微下利肢兼厥,干呕心烦胆尿襄。

-----→ 《伤寒论》相关条文 ←-----

少阴病,下利脉微者,白通汤主之。(314)(《伤寒论》)

-----→ 医家经典论述 ←-----

王子接:"白通者,姜附性燥,肾之所苦,须藉葱白之润,以通于肾,故名。若夫《金匮》云,面赤者加葱白,则是葱白通上焦之阳,下交于肾,附子启下焦之阳,上承于心,干姜温中土之阳,以通上下,上下交,水火济,利自止矣。按脉之生,原下起于肾,由肾而中归于胃,由胃而上出于心,由心而大会于肺,外出于经脉。三者能变通于上下,亦由是也。"(《绛雪园古方选注》)

柯琴:"白通者,通下焦之阴气,以达于上焦也。少阴病,自利而渴,小便色白者,是下焦之阳虚,而阴不生少火。不能蒸动其水气而上输于肺,故渴。不能生土,故自利耳。法当用姜、附以振元阳,而不得升腾之品,则利止而渴不能止,故佐葱白以通之。葱白禀西方之色味入通于肺,则水出高源而渴自止矣。凡阴虚则小便难,下利而渴者,小便必不利,或出涩而难,是厥阴火旺,宜猪苓、白头翁辈。此小便色白,属少阴火虚,故曰下焦虚。又曰:虚,故引水自救。自救者,自病人之意,非医家之正法也。若厥阴病欲饮水者,少少与之矣。"(《伤寒附翼》)

徐大椿:"此专治少阴之利,用葱白所以通少阴之阳气。"(《伤寒论类方》)

························→　医家临床应用　←························

葛洪:"白通汤,疗伤寒泄利不已,口渴不得下食,虚而烦方。"(《肘后备急方》)

姚秀琴:"现代临床多用于阳虚阴盛之泻利、阳虚之高血压、雷诺病、眼科前房积脓(黄膜上冲)等病证。"(《伤寒论临床辨略》)

胡希恕:"体质虚寒每于外感见下利者,胃肠感冒、急性传染病多见本方证。"(《经方传真:胡希恕经方理论与实践》修订版)

唐祖宣:"白通汤能破阴回阳,宣通上下,临床运用以少阴阳气虚衰、盛阴格拒虚阳于上为基本依据。因此,凡病属四逆汤证心肾阳虚者,均可酌情施用,而于兼有真寒假热、虚阳上浮,如面赤头晕等,尤显其妙。然须留意者,此等戴阳之象,绝非上热下寒证可比。是以肾阳不足而兼痰热壅肺等病症,不得妄用本方。盖白通汤所主之证为真寒假热,纯虚无实是也。而上热下寒诸证,每多虚实互见。"(《唐祖宣伤寒论类方解》)

李宇航:"主要应用于心力衰竭、尿毒症、肝性脑病、霍乱、肠伤寒以及雷诺综合征等辨证属于阴盛戴阳证者。"(《伤寒论研读》)

七、白通加猪胆汁汤

【白通加猪胆汁汤】

葱白四茎　干姜一两　附子一枚,生,去皮,破八片　人尿五合　猪胆汁一合

上五味,以水三升,煮取一升,去滓,内胆汁、人尿,和令相得,分温再服。若无胆,亦可用。

【方解】本方即由白通汤加人尿、猪胆汁组成。以白通汤破阴回阳,通达上下;加人尿、猪胆汁咸寒苦降以反佐,引阳药入阴,使热药不被寒邪格拒,以利于发挥回阳救逆作用。

【方歌】同白通汤。

························→　《伤寒论》相关条文　←························

少阴病,下利脉微者,与白通汤。利不止,厥逆无脉,干呕烦者,白通加猪胆汁汤主之。服汤脉暴出者死,微续者生。(315)(《伤寒论》)

······· → **医家经典论述** ← ·······

汪昂："此足少阴药也。葱白之辛以通阳气，姜、附之热以散阴寒，此白通汤也；服而不应者，乃阴盛格拒乎阳，药不能达于少阴，故加人尿、猪胆汁为引，取其与阴同类，苦入心而通脉，寒补肝而和阴，下咽之后，冷体既消，热性便发，性且不违，而致大益。"(《医方集解》)

钱潢："下利而脉微，足见阳气愈微，故与白通汤以恢复真阳，消除寒气。不谓服汤之后，利仍不止，反见四肢厥逆而无脉，阴邪上逆而干呕，虚阳受迫而作烦闷者，此非药之误也。以阴寒太盛，热药不得骤入，阴邪纵肆猖獗，扞格而不入耳。故用素问至真要大论中'热因寒用'之法，从而逆之，反佐以取之，所谓寒热温凉，反从其病义也。故用咸寒下走之人尿，苦寒滑下之猪胆，以反从其阴寒之性，导姜附之辛热下行，为反佐入门之导引。王启玄所谓下嗌之后，冷体既消，热性便发，使其气相从，而无拒格之患也。服汤后，其脉忽暴出者，是将绝之阳，得热药之助，勉强回焰，一照而熄，故死。若得汤而其脉微续渐出者，为阳气复回，故为生也。阴寒至此，真阳或几乎熄矣，危哉。"(《伤寒溯源集》)

徐大椿："阴阳相格，故加猪胆、人尿，引阳药达于至阴而通之。《内经》所云：'反佐以取之'是也。"(《伤寒论类方》)

胡希恕："白通汤是一发汗剂，少阴病下利，白通汤主之，当然是脉不微者。今少阴病下利，而脉微，则不可与白通汤汗以解之……与白通畅利不止、厥逆无脉、干呕烦者，显系误与白通汤治成的坏病，最后更有脉暴出者死，微续者生的说明，这是何等严重的虚脱险证？猪胆汁虽有较强的亢奋作用，但加于白通汤的发汗剂中反攻其表，势必益其虚脱，而速其死亡。厥逆无脉，只有通脉四逆的一法，加猪胆汁亦只能加于通脉四逆汤中才较合理，故谓'白通加猪胆汁汤'主之，当是'通脉四逆加猪胆汁汤'主之。原文可能传抄有误。"(《经方传真：胡希恕经方理论与实践》修订版)

·········· → **医家临床应用** ← ··········

姚国鑫："病人咽喉疼痛及关节痛，下肢发现结节性红斑，反复发作，缠绵不已，曾5次住院治疗，用过7种抗生素，服过大量中药清热解毒、凉血滋阴（如生地、玄参、甘草、连翘、薄荷、马勃等）未效的病例，根据其形寒特甚，身如水洒，鼻涕淋漓，咽喉热辣刺痛，大便溏薄，每日4～5次，矢气多，下肢发冷而麻，舌苔边白根黑腻，体温仅35.5℃，认为是少阴寒邪，包含其火，阳气被寒气闭郁不宣之象，是属少阴咽痛范围。乃用甘辛合化，半夏散合白通加猪胆汁人尿汤，连进 4 剂而诸证缓解，随访半年。咽痛未复发。"（《遵〈内经〉"甚者从之""从者反治"法治愈咽颊炎及皮肤结节性红斑 1 例》）

唐祖宣："本方所治为白通汤重证，其阴阳格拒之势更甚。虽面赤咽痛，呕逆烦躁，颇类阳热实证，毕竟肢厥如冰，下利清谷，脉微至绝，显然真阳亏极，元气飞越。其治必急，而格拒须除。如此，则反佐之法势在必行。"（《唐祖宣伤寒论类方解》）

李宇航："本方可用于治疗虚寒性腹泻、烦躁症、顽固性心力衰竭、咽炎及皮肤结节性红斑等辨证属阴寒内盛，戴阳服药格拒者。"（《伤寒论研读》）

八、茯苓四逆汤

【茯苓四逆汤】

茯苓四两　人参一两　附子一枚，生用，去皮，破八片　甘草二两，炙　干姜一两半

上五味，以水五升，煮取三升，去滓，温服七合，日二服。

【方解】本方是四逆加人参汤又加茯苓，故治四逆加人参汤证，心下悸、烦躁而小便不利者。干姜、生附子辛热，破阴寒而壮元阳。炙甘草甘温补中，与干姜、生附子配伍，既为辛甘化阳之用，亦有甘守于内之意。人参大补元气，益津气，补五脏，安精神，定魂魄，与四逆汤合用，于回阳之中有益阴之效，益阴之中有助阳之功。阳虚而阴液不继者，多取此法，乃仲景用药之妙也。重用茯苓者，一则助姜、附通阳利水以消阴翳，再者能协人参壮元阳以安精神。诸药共奏以达阴平阳秘，水火互济，烦躁可愈。《神农本草经》曰茯苓"主胸胁逆气，忧恚，惊邪，恐悸，心下结痛，寒热，烦满，咳逆。口焦，舌干，利小便。久服安魂养神，不饥，延年"。

【方歌】

生附一枚两半姜，二甘六茯一参当，
汗伤心液下伤肾，肾躁心烦得媾昌。

-------------------→ 《伤寒论》相关条文 ←-------------------

发汗，若下之，病仍不解，烦躁者，茯苓四逆汤主之。(69)（《伤寒论》）

-------------------→ 医家经典论述 ←-------------------

成无己："发汗若下，病宜解也，若病仍不解，则发汗外虚阳气，下之

内虚阴气，阴阳俱虚，邪独不解，故生烦躁。与茯苓四逆汤，以复阴阳之气。"（《注解伤寒论》）

徐大椿："阳气不摄而烦，所谓阴烦也。然亦必参以他症，方不误认为栀子汤症。"（《伤寒论类方》）

汪昂："过汗则亡阳而表虚，误下则亡阴而里虚，阴阳表里俱虚，乃生烦躁，故用茯苓、人参入心以除烦，附子、干姜入肾以解躁。"（《医方集解》）

········· → **医家临床应用** ← ·········

胡希恕："临证应依照四逆加人参汤证和茯苓所生而活用之，急性病常见本方证，一些慢性病亦可见本方证。"（《经方传真：胡希恕经方理论与实践》修订版）

唐祖宣："本方为三方（四逆汤、四逆加人参汤、干姜附子汤）的复合剂，实有温肾燥湿、补虚回阳之功，包括上三方的功能，并加茯苓为君，用以宁心安神、健脾利水，临床应用范围较上三方广泛。所治疗疾病如眩晕证、风湿性心脏病、肺源性心脏病、冠心病、心肌梗死、虚寒泄泻、癫狂等。"（《唐祖宣伤寒论类方解》）

李宇航："本方临床应用广泛，可用于治疗心力衰竭、冠心病、雷诺综合征、血栓闭塞性脉管炎、急性单纯性胃炎、肠易激综合征、慢性腹泻等辨证属阴阳两虚者。"（《伤寒论研读》）

九、当归四逆汤、当归四逆加吴茱萸生姜汤

【当归四逆汤】

当归三两 桂枝三两，去皮 芍药三两 细辛三两 甘草二两，炙 通草二两 大枣二十五枚，擘。一法，十二枚

上七味，以水八升，煮取三升，去滓，温服一升，日三服。

【当归四逆加吴茱萸生姜汤】

当归三两 芍药三两 甘草二两，炙 通草二两 桂枝三两，去皮 细辛三两 生姜半斤，切 吴茱萸二升 大枣二十五枚，擘

上九味，以水六升，清酒六升，和煮取五升，去滓，温分五服。（一方，酒水各四升。）

【方解】当归四逆汤即桂枝汤以细辛易生姜，增量大枣，而加当归、通草也，故治血气虚滞于内，而荣卫不利于外，致脉细欲绝而手足厥冷者。

但本方以当归为主，且有芍药、甘草，当治血郁结之腹急痛。当归四逆加吴茱萸生姜汤为桂枝汤原方增量生姜，再加当归、细辛、吴茱萸，为治当归四逆汤证里有寒而呕吐者。《神农本草经》曰吴茱萸"主温中，下气，止痛，咳逆，寒热，除湿，血痹，逐风邪，开腠理"。

【方歌】

三两辛归桂芍行，枣须廿五脉重生，

甘通二两能回厥，寒入吴萸姜酒烹。

·······················→ 《伤寒论》相关条文 ←·······················

手足厥寒，脉细欲绝者，当归四逆汤主之。（351）（《伤寒论》）

若其人内有久寒者，宜当归四逆加吴茱萸生姜汤。（352）（《伤寒论》）

→ 医家经典论述 ←

成无己："手足厥寒者，阳气外虚，不温四末；脉细欲绝者，阴血内弱，脉行不利。与当归四逆汤，助阳生阴也。"（《注解伤寒论》）

方有执："当归、芍药，养血而收阴；通草、细辛，行脉而通闭；桂枝辛甘，助阳而固表；甘草、大枣，健脾以补胃。夫心主血，当归补其心，而芍药以收之；肝纳血，甘草缓其肝，而细辛以润之；脾统血，大枣益其脾，而甘草以和之。然血随气行，桂枝卫阳，气固则血和也。"（《伤寒论条辨》）

尤在泾："手足厥寒，脉微欲绝者，阳之虚也，宜四逆辈。脉细欲绝者，血虚不能温于四末，并不能荣于脉中也。夫脉为血之府，而阳为阴之先。故欲续其脉，必益其血；欲益其血，必温其经。方用当归、芍药之润以滋之，甘草、大枣之甘以养之，桂枝、细辛之辛以温之，而尤借通草之入经通脉，以续其绝而止其厥。若其人内有久寒者，必加吴茱萸、生姜之辛以散之，而尤借清酒之濡经决脉，以散其久伏之寒也。"（《伤寒贯珠集》）

徐大椿："手足厥寒，脉细欲绝者，当归四逆汤主之。此四逆乃太阳传经之邪，而表症犹未罢，因阳气已虚，故用桂枝汤加当归和血；细辛温散，以和表里之阳也。若其人内有久寒者，宜当归四逆加吴茱萸生姜汤主之。内有久寒，指平素言。必从问而得之，或另有现症，乃为可据。吴茱萸温中散寒，其性更烈。前四逆诸法，皆主于温，此二方则温中兼通阳和阴之法。下利脉大者，虚也。凡症虚而脉反大者，皆元气不固也。以其强下之故也。惟求所以致虚之故。设脉浮革，《辨脉法》篇云：脉弦而大。弦则为减，大则

为芤，减则为寒；芤则为虚，虚寒相搏，此名为革。因而肠鸣者，肠鸣亦气不通和之故。属当归四逆汤主之。"（《伤寒论类方》）

陆渊雷："本方方意，实为肌表活血之剂，血被外寒凝束，令手足厥寒，脉细欲绝，初非阳虚所致。日本医以本方治冻疮，大得效验，可以见其活血之功焉。"（《伤寒论今释》）

〉 医家临床应用 〈

陈慎吾："纯血痢，五更泻，休息痢未自疝者，黑便与血交下者。本方证以手按腹则蛙鸣。又病人自觉腹中或左或右有冷虚，或自腰至股，或一体一足觉冷者，用本方之标准也。本证有多年不愈者，妇女血气病，腰腹拘挛者，经水不调，腹中挛急，四肢酸痛，或一身如虫行，每日头痛者。"（《陈慎吾伤寒论讲义》）

胡希恕："当归四逆汤为桂枝汤的加减方，故主荣卫不利的外寒。与四逆汤、通脉四逆汤专以里寒为治者大异。此所谓厥寒，亦为伤寒之寒，以示寒之外在，血脉不通，与厥冷不同。本方治冻疮、脉管炎，所谓"死肌"有验，亦由于寒重在肢体。所加吴茱萸、生姜观之，当属外内皆寒的心腹剧痛、呕吐、头痛等症。"（《经方传真：胡希恕经方理论与实践》修订版）

刘渡舟："用于现代医学的雷诺病，冻疮病，年轻妇女月经期的时候感受风寒，治痹证，血虚有寒的关节疼痛、全身疼痛。"（《刘渡舟伤寒论讲稿》）

唐祖宣："当归四逆汤的临床应用表现在两方面：①由该方化裁衍生出许多著名的新方，如唐代孙思邈的《备急千金要方》，以本方为基础加减化裁成独活寄生汤，治肾气虚弱、寒湿外袭、致寒凝筋骨、关节，而为偏枯麻痹疼痛，或腰痛而重，脚挛急，再如《千金翼方》之竹沥汤，即本方合四逆汤而成，治疗两脚痹弱，或转筋，或皮肉胀起如肿而按之不陷，心中恶不欲食；②极大地扩展了该方的临床应用范围，当归四逆汤应为桂枝汤类方，功能温经散寒，养血通脉，外可助卫固表，内可温脏散寒、通调血脉，主要用于血虚寒凝、阳虚脏冷、经脉不利之证，其辨证要点是"手足厥寒，脉细欲绝"。临床上只要掌握这一内涵，灵活变通，就能做到异病同治，几乎遍及内、外、妇、儿、五官、皮肤各科。"（《唐祖宣伤寒论类方解》）

李宇航："本方可用于雷诺病，红斑性肢痛，血栓闭塞性脉管炎，冻疮，风湿性关节炎，关节僵硬症，寒冷性脂膜炎，老年性冬季皮肤瘙痒症属于寒湿凝滞，脉络不和者；痛经，闭经，不孕症，盆腔炎，子宫下垂，妊娠腹痛，月经周期性水肿，产后腰腿痛，产后腹痛等属于寒凝胞宫，血虚受寒者。本方加吴茱萸、生姜为当归四逆加吴茱萸生姜汤，治血虚寒凝，兼见脘腹冷痛、呕吐涎沫、寒疝囊缩等肝胃沉寒证。"（《伤寒论研读》）

第二节 《金匮要略》四逆汤类方

一、乌头赤石脂丸

【乌头赤石脂丸】

蜀椒一两，一法二分　乌头一分，炮　附子半两，炮，一法一分　干姜一两，一法一分　赤石脂一两，一法二分

上五味，末之，蜜丸如梧子大，先食服一丸，日三服。不知，稍加服。

【方解】 乌头、干姜、附子、蜀椒温中祛寒而止痛。赤石脂敛气血而养心，故本方治心痛剧甚而陷于阴寒虚证者。《神农本草经》谓乌头"主中风、恶风洒洒，出汗，除寒湿痹，咳逆上气，破积聚，寒热"，赤石脂"主黄疸，泄痢，肠澼脓血，阴蚀，下血赤白，邪气痈肿，疽痔，恶疮，头疡，疥瘙。久服补髓，益气，肥健，不饥，轻身，延年"。

【方歌】

彻背彻胸痛不休，阳光欲熄实堪忧，
乌头一分五钱附，赤石椒姜一两求。

➔ 《金匮要略》相关条文 ◀

心痛彻背，背痛彻心，乌头赤石脂丸主之。（9）（《金匮要略·胸痹心痛短气病脉证治》）

➔ 医家经典论述 ◀

丹波元简："心痛彻背，尚有休止之时，故以瓜蒌薤白白酒加半夏汤平剂治之，此条心痛彻背，背痛彻心，是连连痛而不休，则为阴寒邪甚，浸浸乎阳光欲熄，非薤白白酒之所能治也，故以乌头赤石脂丸主之。方中乌、附、椒、姜，一派大辛大热，别无他顾，峻逐阴邪而已。李彣曰：'心痛在内而彻背，则内而达于外矣；背痛在外而彻心，则外而入于内矣。'故既有附子之温，而复用乌头之迅，佐干姜行阳，大散其寒，佐蜀椒下气，大开其郁。恐过于大散大开，故复佐赤石脂入心以固涩而收阳气也。"（《金匮玉函要略辑义》）

李彣："附子温中，而复用乌头走表，干姜行阳散寒，蜀椒下气开郁。然心主血，不可无入血分之药以和之，赤石脂入心经血分，性温体重，性温则能生阳气于阴血之中，体重则能降痹气于胸膈之下矣。"(《金匮要略广注》)

陈修园："喻嘉言曰：'前后牵连痛楚，气血疆界俱乱，若用气分诸药，转益其痛，势必危殆。'仲景用蜀椒、乌头一派辛辣，以温散其阴邪，然恐胸背既乱之气难安，而即于温药队中，取用干姜之守，赤石脂之涩，以填塞厥气所横冲之新队俾胸之气自行于胸，背之气自行于背，各不相犯，其患乃除，此炼石补天之精义也。今人知有温气、补气、行气、散气诸法，亦知有堵塞邪气攻冲之诀，令胸背阴阳二气并行不悖也哉。"(《金匮方歌括》)

·········· → **医家临床应用** ← ··········

胡希恕："可见于胃、胆、胰、心等病而呈明显寒证者，急性心肌梗死更为多见，但有实热和虚寒不同表现，本方是很明显的虚寒证。"(《经方传真：胡希恕经方理论与实践》修订版)

二、附子粳米汤

【附子粳米汤】

附子一枚,炮 半夏半升 甘草一两 大枣十枚 粳米半升

上五味，以水八升，煮米熟，汤成，去滓，温服一升，日三服。

【方解】附子温中祛寒，半夏逐饮止呕，粳米、大枣、甘草安中止痛，故治里有寒饮、呕吐、胸胁逆满而腹中痛甚者。

【方歌】

腹中切痛作雷鸣。胸胁皆膨呕吐成，
附子一枚枣十个。半升粳夏一甘烹。

·········· → **《金匮要略》相关条文** ← ··········

腹中寒气，雷鸣切痛，胸胁逆满，呕吐，附子粳米汤主之。(10)(《金匮要略·腹满寒疝宿食病脉证治》)

·········· → **医家经典论述** ← ··········

王子接："附子粳米汤，温胃通阳于肾之剂。本论云：腹中寒气，雷鸣

切痛，胸胁逆满，呕吐，是邪高痛下矣，岂非肾虚寒动于下，胃阳为寒凝窒乎。即首节所云：跌阳脉微弦，虚寒从下上也。治以附子之温，半夏之辛，佐以粳米之甘，使以甘草、大枣缓而行之，上可去寒止呕，下可温经定痛。细续胸满寒疝宿食全篇，始论正虚邪实，继论邪正俱衰，此论上实下虚之治法也。"（《绛雪园古方选注》）

黄元御："腹中寒气，雷鸣切痛者，水寒木郁，肝气梗涩，而悱怒冲突，必欲强行，气转肠鸣，声如雷引，排触击撞，是以痛切。胸胁逆满，呕吐者，胆胃上逆，经络壅塞，浊气熏冲，则生呕吐。附子粳米汤，粳米、甘、枣，补土而缓中，半夏、附子，降逆而驱寒也。"（《金匮悬解》）

周扬俊："嘉言云，腹中阴寒，奔迫上攻胸胁，以及于胃而增呕逆，顷之胃气空虚，邪无所隔，彻入阳位则殆矣，是其除患之机，所重全在胃气，乘其邪初犯胃，尚自能食，而用附子粳米之法，温饱其胃，胃气温饱，则土厚而邪难上越，胸胁逆满之浊阴，得温无敢留恋，必还从下窍而出，旷然无余，此持危扶颠之手眼也。"（《金匮玉函经二注》）

━━━━━━━━━━ ➤ 医家临床应用 ← ━━━━━━━━━━

张介宾："附子粳米汤，治霍乱四逆，多呕少吐者。"（《景岳全书》）

戴原礼："若胃寒甚服药而翻者，宜附子粳米汤，加丁香十粒砂仁半钱，大便秘者，更加枳壳半钱。"（《秘传证治要诀及类方》）

李宇航："本方主要用于治疗胃肠道疾病，如顽固性久泄、胃脘痛、腹痛呕吐、寒疝腹痛、习惯性便秘，也可用于治疗术后腹痛、产后腹痛、妊娠恶阻、滑胎等病机相符者。"（《伤寒论研读》）

三、大黄附子汤

【大黄附子汤】

大黄三两　附子三枚,炮　细辛二两

上三味，以水五升，煮取二升，分温三服，若强人煮取二升半，分温三服，服后如人行四、五里，进一服。

【方解】大黄附子汤用以治疗虚寒积滞相并，既用苦寒的大黄泻结，又用辛热的附子、细辛散寒，用温药配合寒药，此即所谓温下法而治寒于里而宜下者。

【方歌】

胁下偏疼脉紧弦，若非温下恐迁延，
大黄三两三枚附，二两细辛可补天。

→ 《金匮要略》相关条文 ←

胁下偏痛，发热，其脉紧弦，此寒也，以温药下之，宜大黄附子汤。（15）（《金匮要略·腹满寒疝宿食病脉证治》）

→ 医家经典论述 ←

汪昂："《金匮》有大黄附子汤，亦同此意，大黄、细辛各二两，附子一枚炮，治胁下偏痛，发热，脉弦紧。此寒也，以温药下之，阳中有阴，当以温药下其寒，后人罕识其指。有用寒药而治热痞，大黄黄连之类也；有阴阳不和而痞，用寒热药者，大黄黄连加附子之类也；有阴盛阳虚而痞，用辛热多而寒药少者，半夏、生姜、甘草泻心之类也。"（《医方集解》）

张璐："三承气汤，为寒下之柔剂；白散、备急丸，为热下之刚剂。附子泻心汤、大黄附子汤，为寒热互结，刚柔并济之和剂。近世但知寒下一途，绝不知有温下一法。盖暴感之热结，可以寒下。久积之寒结，亦可寒下乎！是以备急等法所由设也。然此仅可治寒实之结，设其人禀质素虚，虽有实邪固结，敢用刚猛峻剂攻击之乎！故仲景又立附子泻心汤，用芩、连佐大黄，以祛膈上之热痞，即兼附子之温以散之。大黄附子汤，用细辛佐附子，以攻胁下寒结，即兼大黄之寒导而下之。发明得妙！此圣法昭然，不可思议者也。"（《张氏医通》）

莫枚上："此麻黄附子细辛汤去麻黄加大黄也。此偏痛是风湿痹着，故用细辛；紧弦为寒实，故用大黄以下闭，附子炮以温中。凡发热者，为邪气散漫不结，不应紧弦，且痛反如是者，寒结于是而抑其卫气也，与发痈之脉数，身热有痛处法同，胁下为半表里之分，寒结于是，不能全发于表，故以炮附拓之，与薏苡附子败酱散同法，其用大黄，又与大柴胡同法。"（《经方例释》）

→ 医家临床应用 ←

丹波元简："寒积在胁下偏痛，用大黄附子汤之法……腹痛连胁痛，脉弦紧，恶寒甚，大便秘者，大黄附子汤主之。"（《杂病广要》）

黄凯钧："大黄附子汤治腰痛，胁肋痛，不大便，脉紧，因疝者。"（《证

治摘要》）

大冢敬节："疫痢初起，发热恶寒，脉数者，先用葛根汤温覆发汗。若呕者，葛根加半夏汤。发汗后用大柴胡汤、厚朴七物汤、大小承气汤、调胃承气汤、桃核承气汤、大黄牡丹皮汤、大黄附子汤之类，各视症别而与之，以荡涤里热宿毒。"（《中国儿科医鉴》）

胡希恕："本方不仅治胁下偏痛，无论哪一体部，凡偏于一侧痛者，大多属于久寒挟瘀所致，用之均验。寒疝腹痛，有宜下者，本方亦有效。"（《经方传真：胡希恕经方理论与实践》修订版）

李宇航："本方常用于急性阑尾炎、急性肠梗阻、睾丸肿痛、胆绞痛、胆囊术后综合征、慢性痢疾、尿毒症等属寒积里实者。"（《伤寒论研读》）

第三节　《伤寒论》四逆汤类方后世拓展

一、茵陈四逆汤

【茵陈四逆汤】

干姜一两半　甘草炙，二两　附子炮，一枚，去皮，破八片　茵陈六两

上锉，每服酌量多少，水煎，凉服。

【方解】本方主治阴黄，症见黄色晦暗，皮肤冷，背恶寒，手足不温，身体沉重，神倦食少，口不渴或渴喜热饮，大便稀溏，舌淡苔白，脉紧细或沉细无力。方中茵陈利湿退黄；附子入心、脾、肾经，温壮元阳、破散阴寒；干姜入心、脾、肺经，温中散寒、回阳救逆，附子与干姜相须为用，相得益彰，助阳通脉。炙甘草之用有三：一则益气补中，使全方温补结合，以治虚寒之本；二则甘缓干姜、附子峻烈之性；三则调和药性，并使药力作用持久。四药合用，利湿与散寒并进，湿邪得除，阴寒得散，黄疸自退。

【方歌】

四逆汤内茵陈入，黄疸阴证法在兹。

---------------- ➤ 《卫生宝鉴》相关条文 ← ----------------

皮肤凉又烦热，欲卧水中，喘呕，脉沉细迟无力而发黄者，治用茵陈四逆汤。

皮肤冷，心下硬，按之痛，身体重，背恶寒，目不欲开，懒言语，自

汗，小便利，大便了而不了，脉紧细而发黄者，治用茵陈四逆汤。

遍身冷，面如桃李枝色，腹满，小便涩，关尺脉沉迟细而发黄者，治法先用茵陈茯苓汤以利其小便，次用茵陈四逆汤，更加当归、木通。

······························· → 医家经典论述 ← ·······························

梁廉夫："茵陈四逆汤，大热峻剂，治阴黄，温肾去湿。"（《不知医必要》）

张璐："茵陈四逆汤，治阴黄，脉沉细，肢体逆冷，腰以上自汗。"（《医通祖方》）

沈金鳌："有阴黄，乃伤寒兼症，四肢重，自汗，背寒身冷，心下痞硬泻利，小便白，脉紧细空虚，此由寒凉过度，变阳为阴，或太阳太阴司天之岁寒湿太过，亦变此症，宜茵陈四逆汤。"（《杂病源流犀烛》）

······························· → 医家临床应用 ← ·······························

李宇航："本方临床可用于治疗胆道感染、药物性肝损害、慢性胆囊炎、急性肝炎等病机相符者。"（《伤寒论研读》）

二、六味回阳饮

【六味回阳饮】

人参一、二两或数钱 制附子二、三钱 炮干姜二、三钱 炙甘草一钱 熟地五钱，或一两 当归身三钱，如泄泻者，或血动者，以冬术易之，多多益善

水二盅，武火煎七、八分，温服。如肉振汗多者，加炙黄芪四、五钱或一两，或冬白术三、五钱；如泄泻者，加乌梅二枚，或北五味二十粒亦可；如虚阳上浮者，加茯苓二钱；如肝经郁滞者，加肉桂二、三钱。

【方解】 本方益气回阳，养血救脱，主治阴阳将脱证，是温补法代表方之一。方用四逆汤回阳救逆，佐以人参、当归、熟地黄补益气血。

【方歌】

> 六味回阳饮地归，人参四逆阴阳回，
> 补气滋阴以固脱，阴阳将脱此方对。

······························· → 《景岳全书》相关条文 ← ·······························

若诸虚泄泻，阳脱头汗者，宜速用独参汤，或大补元煎、六味回阳饮

等，作急救之，庶可保全……凡患伤寒，有阴阳大虚，元气将败，而邪不能解者，非六味回阳饮不可……禀赋素弱，多有阳衰阴胜者，此先天之阳气不足也。或斫丧太过，以致命门火衰者，此后天之阳气失守也……其甚者，宜大补元煎、右归饮、右归丸、四味回阳饮、六味回阳饮、海藏八味地黄丸之类主之……三焦阳气大虚者，六味回阳饮……大泻如倾，元气渐脱者，宜速用四味回阳饮，或六味回阳饮主之……忧思过度，损伤心脾以致吐血咯血者，其病多非火证……若素多劳倦思虑，或善呕吐，或善泄泻，而忽致吐血下血者，此脾虚不能摄血，非火证也，宜六味回阳饮大加白术主之，切不可用清寒等药……甚至手足厥冷，或呕恶不止而汗不收者，速宜人参理阴煎，或六味回阳饮，迟则恐致不救。

➤ 医家经典论述 ◄

丹波元简："凡真元已败，气血既亡，阴阳将脱，非此莫能挽回，诚回天赞化，第一之功，此景岳新方。"（《救急选方》）

鲍相璈："此方大补元阳，专治小儿气血本虚，痘疮白塌，或误服凉药，呕吐泄泻，将成慢惊，危在顷刻，速宜服此方，倘有转头，即加入大补元煎之内，同煎叠进，名返魂丹，真仙方也。附子二钱，炮姜一钱，当归三钱，肉桂二钱，党参三钱，炙草一钱，加胡椒细末三分，灶心土水澄清煎药。或减去附子，亦名六味回阳饮。以多进为好。"（《验方新编》）

➤ 医家临床应用 ◄

张介宾："（原书案）余尝治一衰翁，年逾七旬，陡患伤寒，初起即用温补，调理至十日之外，正气将复，忽尔作战，自旦至辰，不能得汗，寒栗危甚，告急于余。余用六味回阳饮，入人参一两，姜附各三钱，使之煎服。下咽少顷，即大汗如浴，时将及午，而浸汗不收，身冷如脱，鼻息几无，复以告余。余令以前药复煎与之。告者曰：先服此药，已大汗不堪，今又服此，尚堪再汗乎？余笑谓曰：此中有神，非尔所知也。急令再进，遂汗收神复，不旬日而起矣。呜呼！发汗用此，而收汗复用此，无怪乎人之疑之也。而不知汗之出与汗之收，皆元气为之枢机耳。故余纪此，欲人知合辟之权，不在乎能放能收，而在乎所以主之者。"（《景岳全书》）

李宇航："本方可用于治疗冠心病心绞痛、萎缩性胃炎、功能性子宫出血、体虚感冒、肺源性心脏病等病机相符者。"（《伤寒论研读》）

三、茵陈术附汤

【茵陈术附汤】

茵陈一钱　白术二钱　附子五分　干姜五分　甘草炙，一钱　肉桂去皮，三分

水煎服。

【方解】 本方可温中健脾，除湿退黄，主治阴黄之症。方中茵陈、附子为君药，茵陈苦泄下降，功专清热利湿而退黄疸，是治黄疸之要药，以大辛大热之附子以制其寒，益增温化寒湿退黄之效。白术、干姜温中健脾，肉桂益火补土，共为臣药。甘草健脾和中，调和诸药，为佐使之剂。

【方歌】

医学心悟茵术附，干姜甘草肉桂辅，

健脾和胃温寒湿，阴黄此方病可除。

······→ 《医学心悟》相关条文 ←······

阴黄之症，身冷，脉沉细，乃太阴经中寒湿，身如熏黄，不若阳黄之明如橘子色也。当问其小便利与不利……小便自利，茵陈术附汤主之。

→　医家经典论述　←

费伯雄："面目发黄，身冷不渴，小便微黄而利，此为阴黄，茵陈术附汤主之。"（《校注医醇賸义》）

······→ 医家临床应用 ←······

丁甘仁："周左　思虑过度，劳伤乎脾，房劳不节，劳伤乎肾，脾肾两亏，肝木来侮，水谷之湿内生，湿从寒化，阳不营运，胆液为湿所阻，渍之于脾，浸淫肌肉，溢于皮肤，遂致一身尽黄，面目黧黑，小溲淡黄，大便灰黑，纳少泛恶，神疲乏力，苔薄腻，脉沉细。阳虚则阴盛，气滞则血瘀，瘀湿下流大肠，故腑行灰黑而艰也。阴疸重症，缠绵之至。拟茵陈术附汤加味，助阳运脾为主，化湿祛瘀佐之，俾得离照当空，则阴霾始得解散。然乎否乎？质之高明。（方）：熟附子块（一钱五分）、连皮苓（四钱）、紫丹参（二钱）、大砂仁（研，一钱）、生白术（三钱）、陈广皮（一钱）、藏红花（八分）、炒麦芽（三钱）、西茵陈（二钱五分）、制半夏（二钱）、福泽泻（一钱五分）、炒苡仁（四钱）、淡姜皮（八分）。"（《丁甘仁医案》）

李宇航："本方临床多用于治疗慢性重型肝炎、急性无黄疸型肝炎、淤胆型

肝炎、慢性活动性肝炎等表现为阴黄或病机为寒湿内阻者。"(《伤寒论研读》)

四、回阳救急汤

【回阳救急汤】

熟附子　干姜　人参　甘草　白术　肉桂　陈皮　五味子　茯苓　半夏

或呕吐涎沫，或有小腹痛，加盐炒茱萸。无脉者，加猪胆汁一匙。泄泻不止，加升麻、黄芪。呕吐不止，加姜汁。水二盅，姜三片，煎之。临服入麝香三厘调服。中病以手足温和即止，不得多服，多则反加别病矣。如后止可用前理中饮加减治之无妨。

【方解】

三阴寒邪内盛，真阳衰微为本方的主证。方中用熟附子峻补元阳，祛寒救逆，为君药。肉桂、干姜助君药温壮元阳，祛寒救逆，为臣药。人参、白术、茯苓、炙甘草、陈皮、半夏合为六君子汤，补气健脾，固守中州，兼能除阳虚水湿不化所生之痰饮。五味子收敛微阳，以免发生虚阳散越的危候，五味子与人参相合，还能益气生脉之功。生姜温中散寒，助半夏和胃降逆止呕。麝香通十二经血脉，能引导阳气迅速布达周身，与酸收的五味子相伍，则发中有收，不会造成阳气耗越，共为佐药。炙甘草又能调和诸药，兼有使药之用。诸药合用，共奏回阳救急，益气生脉之功。

【方歌】

回阳救急用六君，桂附干姜五味群，

加麝三厘或胆汁，三阴寒厥见奇勋章。

→ 《伤寒六书》相关条文 ←

治寒邪直中阴经真寒证，初病起，无身热，无头疼，只恶寒，四肢厥冷，战栗腹疼，吐泻不渴，引衣自盖，蜷卧沉重，或手指甲唇青，或口吐涎沫，或至无脉，或脉来沉迟而无力者，宜用……腹满咽干，手足温，腹痛者，桂枝大黄汤（即加减桂枝汤）。身目黄者，茵陈大黄汤（即加减茵陈汤）。自利不渴，或呕吐者，加味理中饮（即加减理中汤）。重则回阳救急汤（即加减四逆汤）。

→ 医家经典论述 ←

龚廷贤："真中寒，真厥症，回阳救急汤连进。"(《鲁府禁方》)

孙一奎："回阳救急汤，即四逆汤附加减法。治寒邪直中阴经，真寒证。初病起，无身热，无头疼，止则恶寒，四肢厥冷，战栗腹疼，吐泻不渴，引

衣自盖，踡卧沉重，或手指甲唇青，或口吐涎沫，或至无脉，或脉来沉迟无力。"(《赤水玄珠》)

·················· → 医家临床应用 ← ··················

蒋示吉："若阴证成痓难治，回阳救急汤加桂枝白术。"(《医宗说约》)

李宇航："本方常用于治疗急性胃肠炎、食物中毒等吐泻剧烈所致的虚脱，血压下降者。"(《伤寒论研读》)

五、实脾散

【实脾散】

厚朴去皮，姜制，炒 白术 木瓜去瓤 木香不见火 草果仁 大腹子 附子炮，去皮脐 白茯苓去皮 干姜炮，各一两 甘草炙，半两

上㕮咀，每服四钱，水一盏半，生姜五片，枣子一枚，煎至七分，去滓，温服，不拘时候。

【方解】虚寒阴水为本方主证。方中以干姜温补脾阳，助脾运化水湿；附子温肾暖脾，助气化以行水，共为君药。白术健脾燥湿；茯苓健脾渗湿，使水湿从小便而去；木瓜芳香醒脾化湿；大腹皮下气宽中，行水消肿，共为臣药。木香、厚朴行气散满，使气行则水行；草豆蔻燥湿健脾，温中散寒；加生姜、大枣意在调补脾胃，助脾运化，俱为佐药。甘草调和诸药，且又补脾气，为使药。诸药相合，共奏温阳健脾，行气利水之效。

【方歌】

实脾苓术与木瓜，甘草木香大腹加，
草蔻附姜兼厚朴，虚寒阴水效堪夸。

·················· → 《重订严氏济生方》相关条文 ← ··················

治阴水，先实脾土……肿满最慎于下，当辨其阴阳。阴水为病，脉来沉迟，色多青白，不烦不渴，小便涩少而清，大腑多泄，此阴水也，则宜用温暖之剂，如实脾散、复元丹是也；阳水为病，脉来沉数，色多黄赤，或烦或渴，小便赤涩，大腑多闭，此阳水也，则宜用清平之药，如疏凿饮子，鸭头丸是也。

·················· → 医家经典论述 ← ··················

吴昆："水气肢体浮肿，口不渴，大便不秘，小便不涩者，阴水也，此

方主之。脾胃虚寒，不能制水，则水妄行，故肢体浮肿。以无郁热，故口不渴而大小皆利。是方也，用白术、茯苓、甘草之甘温者补其虚，用干姜、附子之辛热者温其寒，用木香、草果之辛温者行其滞，用厚朴、腹子之下气者攻其邪，用木瓜之酸温者抑其所不胜。名曰实脾散者，实土以防水也。虽其药味不皆实土，然能去其邪，乃所以使脾气之自实也。"（《医方考》）

张璐："治水以实脾为先务，不但阴水为然。方下所云，治阴水发肿，宜此先实脾土，俨然阴水当温散，阳水当寒泻之旨横于胸中。夫阴水因肾中真阳衰微，北方之水不能蛰藏，而泛溢无制，倘肾气不温，则真阳有灭顶之凶矣，实土堤水，宁不为第二义乎？何方中不用肉桂辛温散结，反用木瓜、厚朴、大腹子耶？即有滞气当散，厚朴尚可暂投，若大腹子之开泄大便，断乎不可妄用也。"（《张氏医通》）

→ 医家临床应用 ←

丹波元坚："阴水宜温暖之剂，如实脾散、复元丹。"（《药治通义》）

李宇航："本方常用于治疗慢性肾小球肾炎、心源性水肿、肝硬化腹水等证属阴水者。"（《伤寒论研读》）

第四节　四逆汤类方鉴别

→ 《伤寒心法要诀·汇方》 ←

姜附加葱白通剂，更加尿胆治格阳，
加草四逆葱通脉，加参茯苓四逆方。
附子术附参苓芍，真武无参有姜生。

注：该方歌包含了干姜附子汤、白通汤、白通加人尿猪胆汁汤、四逆汤、通脉四逆汤、茯苓四逆汤、附子汤、真武汤。干姜、附子，名曰干姜附子汤。依本方加葱，名曰白通汤，更加人尿、猪胆汁，名白通加人尿猪胆汁汤。依本方加甘草，名四逆汤，更加葱白，名通脉四逆汤。依四逆汤方，加人参、茯苓，名茯苓四逆汤，温中利水。附子汤，白术、附子、人参、茯苓、白芍也。真武汤，即附子汤除去人参加生姜也。

四逆汤类方鉴别见表10。

表10　四逆汤类方鉴别表

方名	组成	主症	脉象	辨证要点	治法	方源
《伤寒论》四逆汤类						
四逆汤	甘草、干姜、附子	四肢厥逆，身蹡恶寒，呕吐不渴，腹痛下利，神衰欲寐，舌苔白滑；或四肢厥逆，面色苍白	脉微细	少阴病或太阳病误汗亡阳	回阳救逆	《伤寒论》（29、92、225、323、324、353、354、372、377、388、389），《金匮要略·呕吐哕下利病脉证治》（14）
四逆加人参汤	甘草、附子、干姜、人参	四肢厥逆，恶寒蹡卧，脉微而复自下利，利虽止而余证仍在者	脉微	真阳衰微，元气亦虚之证	回阳益气，救逆固脱	《伤寒论》（385）
通脉四逆汤	甘草、附子、干姜	下利清谷，手足厥逆，脉微欲绝，身反不恶寒，其人面色赤，或利止脉不出	脉微欲绝	少阴病，阴盛格阳证	破阴回阳，通达内外	《伤寒论》（317、370），《金匮要略·呕吐哕下利病脉证治》（45）
通脉四逆加猪胆汁汤	甘草、干姜、附子、猪胆汁	频繁吐利后，无物可吐且无物可下，并伴见汗出肢厥，四肢拘急	脉微欲绝	吐利过重，阳亡阴竭证	回阳救逆，益阴和阳	《伤寒论》（390）
干姜附子汤	干姜、附子	昼日烦躁不得眠，夜而安静，身无大热	脉沉微	阳气暴虚，阴寒内盛	急救回阳	《伤寒论》（61）
白通汤	葱白、干姜、附子	见下利，面赤，恶寒蹡卧，脉微细，但欲寐	脉微细	少阴病阴寒内盛	破阴回阳，宣通上下	《伤寒论》（314）
白通加猪胆汁汤	葱白、干姜、附子、人尿、猪胆汁	下利不止，厥逆无脉，面赤，干呕，心烦	脉微细	白通汤证兼见寒盛格拒热药之证	破阴回阳，宣通上下，兼咸苦反佐	《伤寒论》（315）

续表

方名	组成	主症	脉象	辨证要点	治法	方源
茯苓四逆汤	茯苓、人参、附子、甘草、干姜	烦躁，肢厥，恶寒	脉微细	阴阳两虚证	回阳益阴	《伤寒论》（69）
当归四逆汤、当归四逆加吴茱萸生姜汤	当归、桂枝、芍药、细辛、甘草、通草、大枣；当归四逆加吴茱萸生姜汤，上方加生姜、吴茱萸	手足厥寒，脉细欲绝；或见四肢关节疼痛，身痛，寒痛；或月经衍期，量少色暗，少腹冷痛等	脉细欲绝	血虚寒凝，经脉不畅	养血散寒，温经通脉	《伤寒论》（351、352）
		《金匮要略》四逆汤类				
乌头赤石脂丸	蜀椒、乌头、附子、干姜、赤石脂	心痛彻背，背痛彻心	脉疾数无力，或脉微欲绝	心痛剧甚而陷于阴寒虚证	振阳气，逐寒邪，安心气	《金匮要略·胸痹心痛短气病脉证治》（9）
附子粳米汤	附子、半夏、甘草、大枣、粳米	腹中雷鸣切痛，胸胁逆满，呕吐，四肢冷，舌淡苔白	脉沉迟	脾胃虚寒，寒气上逆	温阳止痛，化湿降逆	《金匮要略·腹满寒疝宿食病脉证治》（10）
大黄附子汤	大黄、附子、细辛	腹痛便秘，胁下偏痛，发热，手足厥逆	脉紧弦	寒积实证	温里散寒，通便止痛	《金匮要略·腹满寒疝宿食病脉证治》（15）
		《伤寒论》四逆汤类方后世拓展				
茵陈四逆汤	干姜、甘草、附子、茵陈	黄色晦暗无华，四肢逆冷，皮肤冷，身体沉重，神疲食少，舌淡，苔白腻	脉沉细涩	阴黄	温里助阳，利湿退黄	《卫生宝鉴》
六味回阳饮	人参、制附子、炮干姜、炙甘草、熟地、当归身	吐衄崩漏，亡阳暴脱，或素体气血不足，又见亡阳暴脱之证	脉微欲绝，或脉数无力	阴阳将脱证	回阳救逆，益阴固脱，补气养血	《景岳全书》

续表

方名	组成	主症	脉象	辨证要点	治法	方源
茵陈术附汤	茵陈、白术、附子、干姜、甘草、肉桂	身目熏黄，身冷不渴，小便自利	脉沉细	寒湿阻滞而致的阴黄	温阳利湿	《医学心悟》
回阳救急汤	熟附子、干姜、人参、甘草、白术、肉桂、陈皮、五味子、茯苓、半夏	无身热，无头痛，恶寒，四肢厥冷，腹痛吐泻，口不渴，引衣自盖，蜷卧沉重，神衰欲寐，口唇指甲青紫，口吐涎沫，身寒战栗，舌淡苔白	脉沉迟无力，或无脉	寒邪直中三阴，真阳衰微证	回阳救逆，益气生脉	《伤寒六书》
实脾散	厚朴、白术、木瓜、木香、草果仁、大腹子、附子、白茯苓、干姜、甘草	腰以下肿甚，胸腹胀满，身重食少，手足不温，口中不渴，小便少，大便溏薄，舌苔厚腻	脉沉迟或沉细	阳虚水肿证	温阳健脾，行气利水	《重订严氏济生方》

第五节　四逆汤类方临床应用

孙某，女，30岁。初诊：2019年6月20日。

[主诉]腹泻反复发作10余年，闭经10余年。

[病史]患者10年来每于饮食不当（辛辣、油腻及寒凉食物）或饱食后出现腹泻，大便呈絮状，每日4~5次，晨起即便，便前腹中拘急疼痛，无后重感，伴夜间肠鸣，偶有腹胀。患者自10余年前出现月经量逐渐减少直至闭经，于外院行激素六项及妇科彩超等相关检查（具体不详），诊断为"卵巢早衰"，曾行人工补充激素替代治疗，效果不明显。就诊于我处。刻下：面色暗黄褐斑，手足不温，情绪易紧张，纳一般，寐可，腹胀、腹泻，夜间肠鸣，大便每日4~5次，呈絮状，晨起即便，便前腹中拘急疼痛，无

后重感，小便可，至今未行经。2016 年 12 月 25 日胃镜示：慢性萎缩性胃炎；Barrett 食管。病理示：（中度）肠上皮化生。舌淡苔白略腻，脉弱。

[辨病辨证]泄泻（脾肾不足）。

[治法]健脾温肾，益气养血。

[方宗]四逆汤。

[处方]炮附子 15g，炮姜 10g，炒白术 10g，桂枝 10g，益母草 20g，防风 15g，焦栀子 10g，川芎 15g，珍珠母（先煎）30g，怀牛膝 15g，菟丝子 10g，木香 5g，砂仁（后下）5g，炙鸡内金 15g，海螵蛸 20g，沙参 15g，姜枣为引。10 剂，水煎服。

二诊：2019 年 6 月 27 日。仍便溏，腹部发凉，未行经，夜眠尚可，纳可，体力欠佳。舌质淡暗，舌苔薄白，舌下络脉微青，脉沉。上方加炒山药 15g，仙茅 10g，桑寄生 15g，减焦栀子至 5g，增砂仁至 10g。10 剂，水煎服。

三诊：2019 年 7 月 5 日。易疲劳，腰膝酸软，时有心悸，自觉食管灼热感，夜眠尚可，纳一般，大便次数较前减少，便质细软。未行经。舌质淡暗，舌苔薄白，舌下络脉微青，脉沉。上方去桂枝、炮附子，加炙甘草 10g，桑椹子 15g，薄荷 15g，生地黄 15g，熟地黄 15g。10 剂，水煎服。

四诊：2019 年 7 月 18 日。患者诉近日患胃肠感冒，便溏，呈水样便，可见食物残渣。自觉胃脘连及后背畏寒，饱食则痞满不适，略烧心，无口干、口苦，体倦乏力，烦躁轻。未行经。查体：舌质淡暗，苔薄白，舌下络脉微青，脉沉。上方加沙参 15g，煅瓦楞子（先煎）25g，柴胡 10g，炒扁豆 10g，增川芎至 20g，增菟丝子至 15g。10 剂，水煎服。

五诊：2019 年 8 月 1 日。大便日 1 次，基本成形，自觉小腹冷坠，未行经，体力尚可，余症尚可。舌淡暗，苔薄白，脉沉。上方易炮姜为干姜 10g，加红花 15g，增炒山药至 20g，增仙茅至 15g。10 剂，水煎服。

继服半年余，大便正常，月经复来，余症好转。

按语 该患者脾肾俱虚，阳气衰微，阴寒内盛，督任失养，日久发为本病。治以健脾温肾，益气养血，故用四逆汤以温补脾肾，固补督任，温宫祛寒。方中炮附子大辛大热，温壮脾阳肾阳；炮姜较干姜辛热，鼓舞脾胃之阳，温手足。二药相合，能"彻上彻下，开辟群阴"。白术健脾燥湿，桂枝温通达末，二药与附子合用温煦经脉、除寒湿；益母草、川芎活血调经；防风一味承痛泻，升散疏郁，伍白术以鼓舞脾之清阳；焦栀子除微烦，佐附子辛热；珍珠母安神定惊；怀牛膝引药下行，强壮督任；菟丝子温煦肾阳；木香、砂仁行气止痛，除脾滞；鸡内金、海螵蛸抑酸护胃，健脾消食；沙参益胃生津，佐大辛大热之药。二诊继续加强健脾除湿止泻之力，加炒山药补脾止泻，仙茅、桑寄生补肾阳强筋骨；三诊见食管灼热，虑火逆上炎，故减桂枝、炮附子，加薄荷、生地黄散郁热、滋肾水，加炙甘草益气健脾，熟地、桑椹子补肾填精；四诊见痞满、烧心，当抑酸益胃，疏泄滞气，故加柴胡、瓦楞子，继续加强通经络作用；五诊大便成形，防辛热伤津，故改炮姜为干姜，继续活血通经加红花。

医案二

郭某，女，41岁。初诊：2020年7月14日。

[主诉]畏寒怕风2年余，加重伴后背冷汗出2个月。

[病史]患者2年前因贪凉赶海后出现畏寒怕风，四肢发凉，自行口服对乙酰氨基酚治疗后，症状缓解。2个月前受风后上述症状加重，口服阿莫西林、布洛芬颗粒无效，渐加重，就诊于我处。刻下：头部昏沉，昏昏欲睡，畏寒怕风，时有咳喘，四肢发凉，如置冰中，后背易冷汗出，饮食欲差，胃有下坠感，寐差，大便稀溏，小便色白无力。舌淡苔白，脉沉细。既往有子宫下垂、胃下垂病史。

[辨病辨证]自汗（少阴寒化）。

[治法]扶阳祛寒，益气固表。

[方宗]四逆汤合玉屏风散。

[处方]炮附子30g，干姜10g，炙甘草10g，桂枝10g，酒白芍10g，黄芪30g，白术15g，防风15g，浮小麦60g，柴胡10g，升麻5g，生山药15g，细辛5g，五味子15g，姜枣为引。7剂，水煎服。

二诊：2020年7月21日。畏寒怕风明显好转，后背自汗明显改善，不时心中烦闷，小便清白无力，夜卧不宁。上方加淫羊藿10g，菟丝子15g，仙茅10g，郁金15g，淡豆豉10g，煅龙骨（先煎）35g，煅牡蛎（先煎）35g。10剂，水煎服。

继服半年余，诸证明显好转。

按语

该患肾气渐衰，肾阳内虚不能镇纳阴邪，复感外邪，风寒乘袭而发病。治以扶阳祛寒，益气固表，方用四逆汤合玉屏风散。程钟龄有云："气虚无火之人阳气素微，一旦客寒乘之，则温剂宜重，且多服亦无伤。"故君药炮附子以30g为首量，通行十二经，补益命门真火；干姜温补中焦，佐助附子生发阳气；少入甘草解毒缓急；另加桂枝、白芍调和营卫，疏通腠理；黄芪、白术、防风取方玉屏风散，益气固表，御风止汗；另加柴胡、升麻升托阳气，使气上达；浮小麦固表止汗，以防大量辛温助阳药化火伤正；肺肾同调，用山药健脾养胃；细辛、五味子散收结合，开阖有度，止咳平喘力倍。二诊畏寒怕风缓解，后背自汗改善，不时心中烦闷，小便清白无力，夜卧不宁。效不更方，上方加仙茅、淫羊藿调补命门，壮肾助阳；新加菟丝子阴阳同补；另加豆豉、郁金清火除烦，散发郁热，反佐以防辛温太过化火伤正；另加龙骨、牡蛎镇静安神，敛阴潜阳。

医案三

戴某，男，60岁。初诊：2016年5月27日。

[主诉]泄泻伴畏寒肢冷1个月。

[病史]患者1个月前因受凉后出现腹泻，完谷不化伴畏寒肢冷，自服附子理中丸有所好转但易反复，遂就诊于我处。刻下：大便每日1~2次、谷不化、质黏，厌食生冷，受凉则腹痛不适，伴有周身麻木、胀感，胃脘胀，恶寒明显，时打嗝，加覆衣被，睡眠不佳，周身恶寒，易疲乏，时烦躁。舌淡有齿痕，苔白腻。

[辨病辨证]泄泻（脾肾阳虚）。

[治法]温补脾肾，涩肠止泻。

[方宗]四逆汤合黄芪建中汤。

[处方]炮附子15g，干姜10g，生黄芪35g，桂枝10g，炒白芍15g，炙甘草10g，防风15g，吴茱萸5g，生麦芽15g，炒麦芽15g，生龙骨（先煎）35g，生牡蛎（先煎）35g，茯神15g，白术10g，炒山药20g，五味子5g，补骨脂10g，陈皮15g，鸡内金15g，海螵蛸15g，生姜5g，大枣5g。7剂。10剂，水煎服。

二诊：2016年6月20日。上述症状明显好转，舌淡胖，苔稍白腻。上方附子加至30g。10剂，水煎服。

随诊，服药1个月后上症明显好转。

按语 患者素体阳虚，受凉后寒邪损伤肾阳，则出现腹泻、完谷不化伴周身恶寒、麻木、胀感；寒邪损伤脾阳，则出现胃脘胀，恶寒明显，时打嗝，加覆衣被。治以温补脾肾、涩肠止泻，予四逆汤合黄芪建中汤为主方加减治疗。方中附子补先天命门真火，温壮肾阳，兼通行十二经脉；干姜温补中焦，助阳通脉；黄芪甘温补气，化生阴阳气血；生麦芽、炒麦芽合用有饴糖之意温中补虚，缓急止痛；防风、炒白芍有痛泻要方之义，防风燥湿止泻；白芍养血柔肝，缓中止痛，炒则减少寒性；炙甘草缓急止痛；龙骨、牡蛎收涩固肠兼，配伍茯神安神助眠；吴茱萸、补骨脂助阳除湿止泻；炙鸡内金、海螵蛸健胃消食，并防止服药日久碍胃；白术、茯神益气健脾渗湿；炒山药健脾益气，兼能止泻；陈皮理气燥湿，醒脾和胃；生姜加强助阳走表；大枣调和诸药。二诊增加附子用量，温壮肾阳、温通经脉之力愈强。

医案四

赵某，女，55岁。初诊：2016年3月07日。

[主诉]下肢冷痛、恶风3个月。

[病史]患者3个月来明显恶风，双下肢肌肉、膝关节冷痛，外用膏药短暂缓解，遇凉、遇风即作。欲求中医调理来诊，刻下：头痛易作，枕后连及颈项恶风明显，纳可，胃脘易饱胀，反酸，寐宁，二便调，无烦躁，舌淡红，苔中根部淡黄略厚腻，脉缓。

[辨病辨证]痹证（寒客经脉）。

[治法]扶阳通络祛寒。

[方宗]四逆汤。

[处方]炮附子10g，干姜5g，炙甘草10g，羌活、独活各20g，补骨脂15g，菟丝子10g，丹参15g，防风15g，鸡内金20g，海螵蛸15g，吴茱萸5g，煅瓦楞子（先煎）25g，青皮、陈皮各20g，柴胡10g，香附15g，木香10g，厚朴10g，茯苓25g，白术10g，炒扁豆15g，山药15g，苏梗（后下）15g，连翘15g，土茯苓25g。7剂，水煎服。

按语 该患素体阳虚不足，风寒之邪乘袭关节腠理，发为痹证。治以四逆汤扶阳祛寒，合以温通经络、补肾强筋骨之羌活、独活、补骨脂、菟丝子等而治愈。方中另加丹参活血通络，防风固表祛风；鸡内金、海螵蛸健脾消食，配伍吴茱萸、瓦楞子制酸降逆，青皮、陈皮疏肝理气，共治功能性消化不良；柴胡、香附、木香、厚朴理气解郁，通达三焦之气；茯苓、白术、炒扁豆、山药健脾益气补虚，使气血生化有源；苏梗、连翘清热疏肝行气，配伍土茯苓清热除湿。程钟龄有云："气虚无火之人阳气素微，一旦客寒乘之，则温剂宜重，且多服亦无伤。"徐大椿亦云："四逆乃温下焦、中焦之法。"故本案以四逆汤加味助卫阳，祛寒除痹。

第十一章　理中汤类方临证思辨

第一节　《伤寒论》理中汤类方

一、理中丸

【理中丸】

人参　干姜　甘草炙　白术各三两

上四味，捣筛，蜜和为丸，如鸡子黄许大。以沸汤数合，和一丸，研碎，温服之，日三四，夜二服，腹中未热，益至三四丸，然不及汤。汤法，以四物依两数切，用水八升，煮取三升，去滓，温服一升，日三服。若脐上筑者，肾气动也，去术，加桂四两。吐多者，去术，加生姜三两。下多者，还用术。悸者，加茯苓二两。渴欲得水者，加术，足前成四两半。腹中痛者，加人参，足前成四两半。寒者，加干姜，足前成四两半。腹满者，去术，加附子一枚。服汤后如食顷，饮热粥一升许，微自温，勿发揭衣被。

【方解】本方是甘草干姜汤加人参、白术而成，又名人参汤（丸）。主治中焦虚寒证，寒客中焦为本方主证，中气虚为本方兼证。方中人参、炙甘草益气补中，干姜温中散寒，白术健脾燥湿，共奏温中健脾、燥湿祛寒功效。本方为一方两法，既可作丸，亦可作汤。一般说来，凡病后需久服者，可用丸剂；若病急或服丸疗效不显著者，又当服用汤剂。由于霍乱病势急剧，故丸不及汤的疗效，而常用理中汤治疗。

【方歌】

　　　　吐利腹疼用理中，丸汤分两各三同，

　　　　术姜参草刚柔济，服后还余啜粥功。

　　　（加减）脐上筑者白术忌，去术加桂四两治。

　　　　吐多白术亦须除，再加生姜三两试。

若还下多术仍留，输转之功君须记。

悸者心下水气凌，茯苓二两堪为使。

渴欲饮水术多加，共投四两五钱饵。

腹中痛者加人参，四两半兮足前备。

寒者方内加干姜，其数亦与加参类。

腹满应将白术删，加附一枚无剩义。

服如食顷热粥尝，戒勿贪凉衣被置。

→ 《伤寒论》相关条文 ←

伤寒服汤药，下利不止，心下痞硬，服泻心汤已，复以他药下之，利不止，医以理中与之，利益甚。理中者，理中焦，此利在下焦，赤石脂禹余粮汤主之。复不止者，当利其小便。（159）（《伤寒论》）

霍乱，头痛发热，身疼痛，热多欲饮水者，五苓散主之；寒多不用水者，理中丸主之。（386）（《伤寒论》）

大病瘥后，喜唾，久不了了，胸上有寒，当以丸药温之，宜理中丸。（396）（《伤寒论》）

→ 《金匮要略》相关条文 ←

胸痹心中痞，留气结在胸，胸满，胁下逆抢心，枳实薤白桂枝汤主之。人参汤亦主之。（5）（《金匮要略·胸痹心痛短气病脉证治》）

→ 医家经典论述 ←

成无己："心肺在膈上为阳，肾肝在膈下为阴，此上下脏也。脾胃应土，处在中州，在五脏曰孤脏，属三焦曰中焦，自三焦独治在中，一有不调，此丸专治，故名曰理中丸。人参味甘温，《内经》曰'脾欲缓，急食甘以缓之'，缓中益脾，必以甘为主，是以人参为君。白术味甘温，《内经》曰'脾恶湿，甘胜湿'，温中胜湿，必以甘为助，是以白术为臣。甘草味甘平，《内经》曰'五味所入，甘先入脾，脾不足者，以甘补之'，补中助脾，必先甘剂，是以甘草为佐。干姜味辛热，喜温而恶寒者胃也，胃寒则中焦不治，《内经》曰'寒湿所胜，平以辛热'，散寒温胃，必先辛剂，是以干姜为使。脾胃居中，病则邪气上下左右无所不至，故又有诸加减焉。若脐下筑者，肾气动也，去白术加桂，气壅而不泄，则筑然动，白术味甘补气，去白术则气易散，桂辛热，肾气动者，欲作奔豚也，必服辛味以散之，故加桂以散肾气，经曰'以辛入肾，能泄奔豚气故也'；吐多者去白术，加生姜，气上逆者则吐多，术甘而壅，非气逆者之所宜也，《千金方》曰'呕家多服生姜'，此是呕家圣药，生姜辛散，是于吐多者加之；下多者还用术，气泄而不收，则下多，术甘壅补，使正气收而不泄也，或曰湿胜则濡泄，术专除湿，是于下多者加之；悸者加茯苓，饮聚则悸，茯苓味甘，渗泄伏水，是所宜也；渴欲得水者加术，津液不足则渴，术甘以补津液；腹中痛者加人参，虚则痛，《本草》曰'补可去弱'，即人参、羊肉之属是也；寒多者加干姜，辛能散也；腹满者去白术，加附子，《内经》曰'甘者令人中满'，术甘壅补，于腹满者则去之，附子味辛热，寒气壅郁，腹为之满，以热胜寒，以辛散满，故加附子。《内经》曰'热者寒之，寒者热之'，此之谓也。"（《伤寒明理方论》）

徐大椿："霍乱头痛发热，身疼痛，《论》中又云：呕吐而利，名曰霍乱。又云：头痛则身疼，恶寒吐利，名曰霍乱。合观之，则霍乱之症始备，盖亦伤寒之类。后人以暑月之吐利当之，而亦用理中，更造为大顺散者，皆无稽之论也。热多欲饮水者，五苓散主之；此热胜寒之霍乱。寒多不用水者，理中汤主之。此寒胜热之霍乱。霍乱之症，皆由寒热之气不和，阴阳拒格，上下不通，水火不济之所致。五苓所以分其清浊；理中所以壮其阳气，皆中焦之治法也。"（《伤寒论类方》）

⟶ 医家临床应用 ⟵

朱丹溪："口疮，服凉药不愈者，因中焦土虚，且不能食，相火冲上无制，用理中汤。"（《丹溪心法》）

薛立斋："治阳气虚弱，小腹作痛，或脾胃虚弱，饮食少思，或去后无度，或呕吐腹痛，或饮食难化，胸膈不利。"（《校注妇人良方》）

胡希恕："本方在临床应用较广，可见于慢性肝炎、胃肠炎、肠功能紊乱等病，主要证候是心下痞、口不渴……喜唾为胃虚有饮，此证多有，不必限于大病瘥后，本方有良验。"（《经方传真：胡希恕经方理论与实践》修订版）

唐祖宣："现代应用主要有以下几个方面：其一，中焦脾阳虚弱、运化无力，可致腹胀不欲食、吐泻等症。因此慢性胃炎、萎缩性胃炎及肠易激综合征等，凡属脾阳虚弱者，恒可用之。其二，脾开窍于口，脾阳素虚之人，可因温养不足，而患口疮，复发性口腔溃疡，故可以理中丸缓而补之。其三，小儿脾常不足，可因此而患外感，又可以本方为糊剂等加以防治。其四，肺居胸中，为贮痰之器，脾主运化，为生痰之源，脾肺虚弱，则喜唾、多涎等症可随之而生。慢性支气管炎等病，属此种情况者，可酌选此方而治之。此则取手足太阴双补之义。"(《唐祖宣伤寒论类方解》)

李宇航："临床主要用于治疗消化系统疾病，如胃炎、慢性肠炎、溃疡性结肠炎、肠易激综合征、小儿腹泻等，也可治疗小儿多涎、小儿慢惊风、复发性口疮等辨证属中焦阳虚，寒湿内阻者。"(《伤寒论研读》)

二、真武汤

【真武汤】

茯苓三两　芍药三两　白术二两　生姜三两，切　附子一枚，炮，去皮，破八片

上五味，以水八升，煮取三升，去滓，温服七合，日三服。若咳者，加五味子半升，细辛一两，干姜一两；若小便利者，去茯苓；若下利者，去芍药，加干姜二两；若呕者，去附子，加生姜，足前为半斤。

【方解】本方是附子汤去人参而加生姜而成。肾阳衰微，水气内停为本方主证。既有茯苓、白术以利水，复用附子温中，又用生姜温中兼解表。中寒有水，转入太阴则下利，用芍药治腹痛下利。此本表不解，心下有水气，少阴与太阴合病的治剂。本条所述，为表不解，心下有水气，误用汗法，而陷入少阴太阴合病。

【方歌】

生姜芍茯数皆三，二两白术一附探，
便短咳频兼腹痛，驱寒镇水与君谈。
(加减)咳加五味要半升，干姜细辛一两具，
小便若利恐耗津，须去茯苓肾始固。
下利去芍加干姜，二两温中能守住。
若呕去附加生姜，足前须到半斤数。

··········➤《伤寒论》相关条文◀··········

太阳病发汗，汗出不解，其人仍发热，心下悸，头眩，身瞤动，振振欲擗地者，真武汤主之。(82)(《伤寒论》)

少阴病，二三日不已，至四五日，腹痛，小便不利，四肢沉重疼痛，自下利者，此为有水气，其人或咳，或小便利，或下利，或呕者，真武汤主之。(316)(《伤寒论》)

→ 医家经典论述 ←

成无己："真武，北方水神也，而属肾，用以治水焉。水气在心下，外带表而属阳，必应发散，故治以真武汤。青龙汤主太阳病，真武汤主少阴病，少阴肾水也，此汤可以和之，真武之名得矣。茯苓味甘平，白术味甘温，脾脾恶，腹有水气，则脾不治，脾欲缓，急食甘以缓之，渗水缓脾，必以甘为主，故以茯苓为君，白术为臣。芍药味酸微寒，生姜味辛温，《内经》曰'湿淫所胜'，佐以酸辛，除湿正气，是用芍药、生姜酸辛为佐也。附子味辛热，《内经》曰'寒淫所胜，平以辛热'，温经散温，是以附子为使也。水气内渍，至于散则所行不一，故有加减之方焉。若咳者加五味子、细辛、干姜，咳者水寒射肺也，肺气逆者，以酸收之，五味子酸而收也。肺恶寒，以辛润之，细辛、干姜辛而润也；若小便利者，去茯苓，茯苓专渗泄者也；若下利者去芍药，加干姜。酸之性泄，去芍药以酸泄也，辛之性散，加干姜以散寒也；呕者去附子，加生姜，气上逆则呕，附子补气，生姜散气，两不相损，气则顺矣。增损之功，非大智孰能贯之。"（《伤寒明理方论》）

方有执："腹痛，小便不利，阴寒内甚，湿甚而水不行也。四肢沉重疼痛，寒湿内渗，又复外薄也。自下利者，湿既甚而水不行，则与谷不分清，故曰此为有水气也。或为诸证，大约水性泛滥，无所不之之故也。真武者，北方阴精之宿，职专司水之神，以之名汤，义取之水，然阴寒甚而水泛滥，由阳困弱而土不能制伏也，是故术与茯苓燥土胜湿，芍药附子利气助阳，生姜健脾以燠土，则水有制而阴寒退，药与病宜，理至必愈。"（《伤寒论条辨》）

柯琴："要知真武加减，与小柴胡不同。小柴胡为少阳半表之剂，只不去柴胡一味，便可名柴胡汤。真武以五物成方，为少阴治本之剂，去一味便不成真武。故去姜加参，即名附子汤，于此见制方有阴阳动静之别也。"（《伤寒附翼》）

徐大椿："此方镇伏肾水，挽回阳气……此方因发汗不合法，上焦之津液干枯，肾水上救，以此镇肾气，治逆水，不专为汗多亡阳而设，治亡阳之方、诸四逆汤乃正法也。"（《伤寒论类方》）

→ 医家临床应用 ←

王子接："小青龙汤，治动而逆上之水。五苓散，治静而不行之水。十枣汤，治弥漫之水。大陷胸，治痞满之水。真武汤，治沉着之水。小青龙，治寒邪未解之水，故温以汗之。十枣汤，治阳邪未解之水，故引而竭之。

小青龙，入太阳治阳水，功兼外散。真武汤，入少阴治阴水，功专下渗。"（《绛雪园古方选注》）

胡希恕："本方为少阴太阴合病的治剂，上条之心下悸、头眩、身动、振振欲擗地和下条之四肢沉重疼痛、小便不利、腹痛下利或呕者，都是应用本方的重要依据。参照以上证候，可适证用于痿躄、麻痹、浮肿、心衰等病。用于肺心病浮肿的机会较多，但应注意，必是少阴太阴合病方可用，如是太阳阳明合病，则不可用本方，应依证宜选越婢加术汤等方剂。"（《经方传真：胡希恕经方理论与实践》修订版）

唐祖宣："真武汤为少阴心肾阳虚而兼水饮泛滥的主方，临床运用非常广泛，无论内、外、妇、儿各种疾病，只要具有阳虚饮停的病理特点，如恶寒肢冷、心悸怔忡、小便不利、水肿、舌淡脉沉等，即可相机选用。就其组方特点而言，尤其适宜于慢性心肾衰竭所致的各种病证。本方用于救治慢性充血性心力衰竭效果确切，但应注意选加部分活血药物，尤其是具有活血利水双重功效之品，如蒲黄、益母草、泽兰、水蛭等，以收水血并治之功。从理论上讲，加入活血之品，更能切合少阴'心主血，肾主水'的病理生理特点。临床运用时，亦常与生脉散合用治疗各型心力衰竭，尤其是对强心苷类药物中毒病人，具有明显疗效。本方用治水邪较盛的各类病证如慢性肾炎、慢性肠炎、湿性胸膜炎时，常合用五苓散，以收'脏腑同治'之功。而用治各类眩晕病人，若兼血瘀或血虚，则常配合四物汤运用，对耳源性眩晕、眼源性眩晕、椎基底动脉供血不足眩晕、胃源性眩晕等，颇具良效。"（《唐祖宣伤寒论类方解》）

李宇航："真武汤为温阳利水之名方，现代临床应用广泛，包括循环系统疾病，如高血压、心力衰竭等；消化系统疾病，如萎缩性胃炎、胃下垂等；呼吸系统疾病，如慢性支气管炎、肺气肿等；泌尿系统疾病，如肾衰竭、尿潴留等；妇科疾病如妇女白带过多，证属阳虚水泛者。"（《伤寒论研读》）

三、附子汤

【附子汤】

附子二枚，炮，去皮，破八片　茯苓三两　人参二两　白术四两　芍药三两

上五味，以水八升，煮取三升，去滓，温服一升，日三服。

【方解】方中重用炮附子扶先天之阳，人参补后天之本，人参、附子合用既助附子温经散寒，又可扶阳固本。白术甘温，茯苓淡渗，两药合用一

则助人参健中脾土，一则助附子利水以消阴浊。佐以芍药以和营血而通血痹，可加强温经止痛的效果，又可制附子之辛燥大热伤阴之弊。本方以附子、人参为主药，故其治在于补益脾肾而固根本。

【方歌】

生附二枚附子汤，术宜四两主斯方，

芍苓三两人参二，背冷脉沉身痛详。

→ 《伤寒论》相关条文 ←

少阴病，得之一二日，口中和，其背恶寒者，当灸之，附子汤主之。（304）（《伤寒论》）

→ 医家经典论述 ←

钱潢："身体骨节痛，乃太阳寒伤营之表证也，然在太阳，则脉紧而无手足寒之证，故有麻黄汤发汗之治；此以脉沉而手足寒，则知寒邪过盛，阳气不流，营阴滞涩，故身体骨节皆痛耳，且四肢为诸阳之本，阳虚不能充实于四肢，所以手足寒，此皆沉脉之见证也，故谓之少阴病，而以附子汤主之，以温补其虚寒也。"（《伤寒溯源集》）

徐大椿："白虎加人参汤，亦有背微恶寒之症，乃彼用寒凉，此用温热，何也？盖恶寒既有微甚之不同，而其相反处，全在口中和，与口燥渴之迥别。故欲知里症之寒热，全在渴不渴辨之，此伤寒之要诀也。附子汤主之。此乃病已向愈，正气虚，而余寒尚存之证也。"（《伤寒论类方》）

→ 医家临床应用 ←

胡希恕："虚寒痹痛，多有用本方的机会，依据经验，下肢拘急痛，屈伸不利而脉沉者，更有良效。"（《经方传真：胡希恕经方理论与实践》修订版）

唐祖宣："本方所治之证由阳气虚衰，寒湿凝滞所致，症见：身痛，骨节痛，手足冷等。现代多用于风寒湿痹、眩晕、腹痛、外周血管病、妊娠腹痛、水肿等病证。"（《唐祖宣伤寒论类方解》）

李宇航："本方临床可用于治疗风湿性关节炎、类风湿关节炎、习惯性流产、妊娠腹痛、妊娠中毒症、慢性盆腔炎、慢性附件炎等辨证属于阳虚寒湿盛者。"（《伤寒论研读》）

四、甘草附子汤

【甘草附子汤】

甘草二两，炙　附子二枚，炮，去皮，破　白术二两　桂枝四两，去皮

上四味，以水六升，煮取三升，去滓，温服一升，日三服。初服得微汗则解，能食，汗止复烦者，将服五合，恐一升多者，宜服六七合为始。

【方解】

本方是桂枝附子汤去生姜、大枣，加白术而成，没有了生姜则不治呕，无大枣则缓中力差，但白术和附子同用，则温中利湿作用强，而桂枝附术相配，既能扶阳温经，又能通阳化气，逐除风寒湿邪，故本方用于寒湿痹痛疗效佳。

【方歌】

术附甘分二两平，桂枝四两亦须明，

方中主药推甘草，风湿同驱要缓行。

→《伤寒论》相关条文 ←

风湿相抟，骨节疼烦，掣痛不得屈伸，近之则痛剧，汗出短气，小便不利，恶风不欲去衣，或身微肿者，甘草附子汤主之。（175）（《伤寒论》）

→ 医家经典论述 ←

柯琴："此即桂枝附子汤加白术去姜、枣者也。前症得之伤寒，有表无里。此症因于中风，故兼见汗出身肿之表，短气小便不利之里。此《内经》所谓风气胜者，为行痹之症也。然上焦之化源不清，总因在表之风湿相搏，故于前方仍重用桂枝，而少减术、附。去姜枣者，以其短气，而辛散湿泥之品，非所宜耳。"（《伤寒附翼》）

徐大椿："《论》中所云：风湿发汗，汗大出者，但风气去，湿气在，是故不愈也。治风湿者发其汗，但微微似欲出汗者，风湿俱去也，能食汗出，复烦者，尚有余邪郁而未尽。"（《伤寒论类方》）

唐祖宣："本方与桂枝附子汤，均为治疗风湿之主方，但彼方主治风湿留着肌表，其效欲速，故用附子3枚；本方主治邪留关节，是病位较深，凝结难除，故用附子2枚，缓而图功，使邪祛正安，方为上乘。方后云"恐一升多者，宜服六七合为始"意在于此。"（《唐祖宣伤寒论类方解》）

·········→ **医家临床应用** ←·········

汪机："治寒热相搏，汗出骨痛。"(《医学原理》)

胡希恕："白术（或苍术）、附子合用为治寒湿痹痛的要药，加入适证的解表剂中，用来治疗风湿关节痛，均有捷效。本方证常见于风湿、类风湿、强直性脊柱炎、老年性关节炎、骨质疏松症等病。临床痹证多长期不愈，往往有血虚血瘀，故加芍药补血活血，以利于通痹活络，临床桂枝汤加茯苓白术附子更为常用。"(《经方传真：胡希恕经方理论与实践》修订版)

唐祖宣："本方应用之重点，在于阳虚与风寒湿邪相搏于关节筋骨之证。此外凡病机与此相合诸证，皆可酌情使用，如腹痛、腹泻、胃脘痛、虚秘、心力衰竭、心悸、心痛、阳虚多汗等。"(《唐祖宣伤寒论类方解》)

李宇航："桂枝附子汤去生姜、大枣加白术为甘草附子汤，治风寒湿邪，痹着于关节。"(《伤寒论研读》)

五、桂枝附子汤、桂枝附子去桂加白术汤

【桂枝附子汤】

桂枝四两，去皮 附子三枚，炮，去皮，破 生姜三两，切 大枣十二枚，擘 甘草二两，炙

上五味，以水六升，煮取二升，去滓，分温三服。

【桂枝附子去桂加白术汤】

附子三枚，炮，去皮，破 白术四两 生姜三两，切 甘草二两，炙 大枣十二枚，擘

上五味，以水六升，煮取二升，去滓，分温三服。初一服，其人身如痹，半日许复服之，三服都尽，其人如冒状，勿怪，此以附子、术，并走皮内，逐水气未得除，故使之耳。法当加桂四两。此本一方二法，以大便硬，小便自利，去桂也；以大便不硬，小便不利，当加桂。附子三枚恐多也，虚弱家及产妇，宜减服之。

【方解】桂枝附子汤为桂枝去芍药加附子汤的变方，药味没变，只不过增加桂枝、附子用量而已。由于附子擅长除湿痹，桂枝尤善利关节，增加二味用量，更专于治疗风湿关节痛，改名为桂枝附子汤，以标明与桂枝去芍药加附子汤方主治有别。桂枝附子去桂加白术汤又名白术附子汤，方中白术与附子相配，不但逐湿解痹，而且治小便频数，故桂枝附子去桂加白术汤治桂枝附子汤证兼见大便硬而小便数、气上冲不明显者。桂枝附子汤为少阴太阴合病而表证明显者，因用桂枝、生姜解表；去桂加白术汤亦为少阴太阴合

病而表证轻里证重者，故但用生姜解表，此是两方证的异同。

【方歌】

（桂枝附子汤）

三姜二草附枚三，四桂同投是指南，

大枣方中十二粒，痛难转侧此方探。

（桂枝附子去桂加白术汤）

大便若硬小便通，脉涩虚浮湿胜风，

即用前方须去桂，术加四两有神功。

→ 《伤寒论》相关条文 ←

伤寒八九日，风湿相抟，身体疼烦，不能自转侧，不呕，不渴，脉浮虚而涩者，桂枝附子汤主之。若其人大便硬，一云脐下心下硬，小便自利者，去桂加白术汤主之。（174）（《伤寒论》）

→ 《金匮要略》相关条文 ←

伤寒八九日，风湿相搏，身体疼烦，不能自转侧，不呕不渴，脉浮虚而涩者，桂枝附子汤主之。若大便坚，小便自利者，去桂加白术汤主之。（23）（《金匮要略·痉湿暍病脉证》）

→ 医家经典论述 ←

成无己："伤寒与中风家，至七八日再经之时，则邪气多在里，身必不苦疼痛，今日数多，复身体疼烦，不能自转侧者，风湿相搏也。烦者风也；身疼不能自转侧者湿也。经曰：风则浮虚。《脉经》曰：脉来涩者，为病寒湿也。不呕不渴，里无邪也；脉得浮虚而涩，身有疼烦，知风湿但在经也，与桂枝附子汤，以散表中风湿……桂，发汗走津液。此小便利，大便硬为津液不足，去桂加术。"（《注解伤寒论》）

吴谦："程知曰：（桂枝附子汤）湿与风相搏，流入关节，身疼极重，而无头痛、呕、渴等证，脉浮虚者风也，涩者寒湿也。风在表者，散以桂、甘之辛甘。湿在经者，逐以附子之辛热。姜、枣辛甘，行营卫通津液以和表。盖阳虚则湿不行，温经助阳散湿，多藉附子之大力也。"（《删补名医方论》）

王子接："桂枝附子汤，两见篇中，一治亡阳，一治风湿。治风湿者，以风为天之阳邪，桂枝、甘草辛甘，可以化风，湿为地之阴邪，熟附可以温经去湿。治亡阳者，心阳虚而汗脱，桂枝能固心经漏泄之汗，太阳虚而津液

不藏，熟附能固亡阳之汗。佐以姜枣者，凡表里有邪，皆用之。此风胜于湿之主方。"（《绛雪园古方选注》）

徐大椿："此即桂枝去芍药加附子汤，但彼桂枝用三两，附子用一枚，以治下后脉促胸满之症。此桂枝加一两，附子加二枚，以治风湿身疼脉浮涩之症，一方而治病迥殊，方名亦异，彼编入桂枝汤类，此编入理中汤类，细思之，各当其理，分两之不可忽如此，义亦精矣。后人何得以古方轻于加减也……若其人大便硬，小便自利者，去桂加白术汤主之。白术生肠胃之津液。"（《伤寒论类方》）

·····················➤ **医家临床应用** ◄·····················

丹波元坚："一者栀子柏皮汤，两者麻黄连翘赤小豆汤，皆治身黄，小便利而身不疼者，海藏所谓干黄是也。三者桂枝附子汤去桂加白术汤，皆治身黄小便利而一身尽痛者，《活人》所谓中湿是也。"（《杂病广要》）

唐祖宣："桂枝附子汤加茯苓、白术、干姜、车前子、党参、黄芪可治脾肾阳虚之泄泻；重用炙甘草，加茯苓，可治心阳不振之心悸、脉结代，以及冠心病等。兼气滞痰瘀，出现心痛、胸闷、四肢不温，可用桂枝附子汤干姜代生姜，加入黄芪、人参与行气化痰、活瘀宣痹之品。总之，只要符合阳虚而寒湿内阻的病机，均可酌情用之。"（《唐祖宣伤寒论类方解》）

李宇航："桂枝附子汤由桂枝汤去芍药复加桂一两，炮附子三枚而成。本方可用于类风湿性关节炎、坐骨神经痛、产后痹痛、多发性神经炎、糖尿病性神经病变等病因风寒湿邪而成者。本方去桂枝加白术为白术附子汤，治风寒湿痹，风邪虽去，湿气犹存。"（《伤寒论研读》）

六、茯苓桂枝白术甘草汤

【茯苓桂枝白术甘草汤】

茯苓四两　桂枝三两，去皮　白术　甘草各二两，炙

上四味，以水六升，煮取三升，去滓，分温三服。

【方解】 方中白术健脾土，燥湿散水；桂枝、甘草通阳化气行水；茯苓淡渗利水。本方不但能治心下逆满等症，同时因白术助脾输精，桂枝能入心通脉，故发汗后身为振振摇者，亦能治之。

【方歌】

病因吐下气冲胸，起则头眩身振从，

茯四桂三术草二，温中降逆效从容。

→ 《伤寒论》相关条文 ←

伤寒若吐、若下后，心下逆满，气上冲胸，起则头眩，脉沉紧，发汗则动经，身为振振摇者，茯苓桂枝白术甘草汤主之。(67)(《伤寒论》)

→ 《金匮要略》相关条文 ←

心下有痰饮，胸胁支满，目眩，茯苓桂枝白术甘草汤主之。(16)(《金匮要略·痰饮咳嗽病脉证并治》)

夫短气，有微饮，当从小便去之，茯苓桂枝白术甘草汤主之；肾气丸亦主之。(17)(《金匮要略·痰饮咳嗽病脉证并治》)

→ 医家经典论述 ←

成无己："吐下后，里虚气上逆者，心下逆满，气上冲胸；表虚阳不足，起则头眩；脉浮紧，为邪在表，当发汗；脉沉紧，为邪在里，则不可发汗。发汗则外动经络，损伤阳气，阳气外虚，则不能主持诸脉，身为振振摇也，与此汤以和经益阳。"(《注解伤寒论》)

柯琴："君以茯苓，以清胸中之肺气，则治节出而逆气自降；用桂枝以补心血，则营气复而经络自和；白术培既伤之元气，而胃气可复；甘草调和气血，而营卫以和，则头目不眩而身不振摇矣。"(《伤寒附翼》)

尤在泾："此伤寒邪解而饮发之证。饮停于中则满，逆于上则气冲而头眩，入于经则身振振而动摇。《金匮》云：膈间支饮，其人喘满，心下痞坚，其脉沉紧。又云：心下有痰饮，胸胁支满，目眩。又云：其人振振身剧，必有伏饮是也。发汗则动经者，无邪可发，而反动其经气。故与茯苓、白术以蠲饮气，桂枝、甘草以生阳气。所谓"病痰饮者，当以温药和之"也。"(《伤寒贯珠集》)

徐大椿："此亦阳虚而动肾水之症，即真武症之轻者，故其法亦仿真武之意。"(《伤寒论类方》)

→ 医家临床应用 ←

吉益东洞："治目翳疼痛，上冲头眩，睑肿泪多者，加车前子奇效。雀目证，乱视证，晴劳证，兼苓黄散皆效。又，一女患头疮，愈后失明，与本方愈。"(《类聚方》)

陈慎吾："本方应用至广，如痰饮水走肠间，沥沥有声；短气；经不行于四肢痿废；心下留饮，背冷如掌大；留饮之四肢历节痛，脉沉者；喘满咳唾，背痛，腰痛，目泣身动。凡属胃水之冲气皆验，又适用于神经衰弱之病而见本方之证者。"（《陈慎吾伤寒论讲义》）

刘渡舟："苓桂术甘汤是苓桂剂群的代表，擅长治水气上冲，又能治痰饮内留等证。方中茯苓、白术健脾利水，桂枝、甘草补心阳之虚。同时，桂枝又善降冲逆之气。临床如果对苓桂术甘汤灵活加减，效果十分好：痰湿特盛者，可与二陈汤合方使用；眩晕重者，可加泽泻；兼见面热、心烦者，是阳气与水气相搏而有虚热的表现，可加白薇；兼血压高者，可加牛膝、红花、茜草；兼见脉结代者，去白术，加五味子；兼咳喘、面目浮肿、小便不利者，去白术，加杏仁或薏苡仁；兼夜寐、惊悸不安者，加龙骨、牡蛎等等。"（《刘渡舟伤寒论讲稿》）

胡希恕："临床上一般的头晕，多属这个方子，尤其有心跳。心跳，头晕，小便不利不明显，可以这个方子再加上泽泻。如果女同志头眩晕，有些贫血的现象，经血不利，可以用苓桂术甘汤合当归芍药散。"（《胡希恕伤寒论讲座》）

唐祖宣："苓桂术甘汤为温阳健脾、利水化饮名方，仲景用以治疗脾阳虚弱，水饮内停、痰饮及微饮等证。现代医家活用本方之妙，亦常见诸报道：如脾虚无制，水气凌心之循环系统疾病；痰饮犯肺之呼吸系统疾病；脾虚水停而为肿满之泌尿系统疾病；痰饮上逆、蒙蔽清阳之眩晕、目疾，又本怪病多痰之说，而用以治疗多种疑难杂症。由是观之，本方临床运用范围甚广，涉及循环、呼吸、泌尿等系统，赅含上、中、下三焦。"（《唐祖宣伤寒论类方解》）

李宇航："本方临床运用广泛，如美尼尔氏病，内耳眩晕症，高血压、椎基底动脉供血不足所致的眩晕；脾虚水饮凌心之风湿性心脏病、肺源性心脏病等；脾虚水饮犯肺之急慢性支气管炎；脾虚水停之肾病综合征、肾小球肾炎、尿潴留等。"（《伤寒论研读》）

七、芍药甘草附子汤

【芍药甘草附子汤】

芍药 甘草各三两, 炙 附子一枚, 炮, 去皮, 破八片

上三味，以水五升，煮取一升五合，去滓，分温三服。

【方解】本方由芍药甘草汤加附子，故治芍药甘草汤证而更里虚寒者。方中附子温经扶阳，芍药补血敛阴，炙甘草补中益气，调和脾胃。从配伍来看，芍药配炙甘草，有酸甘化阴之妙。在芍药甘草汤中，其剂量为各四两，乃针对阴伤脚挛急而设；在本方中则各为三两，仍取酸甘化阴之用，其量略小者，以证兼阳虚故也。三味相伍，酸甘化阴，辛甘化阳，为阴阳双补，扶阳益阴之佳方。

【方歌】

> 一枚附子胜灵丹，甘芍平行三两看，
> 汗后恶寒虚故也，经方秘旨孰能攒。

·······→ 《伤寒论》相关条文 ←·······

发汗，病不解，反恶寒者，虚故也，芍药甘草附子汤主之。（68）（《伤寒论》）

·······→ 医家经典论述 ←·······

成无己："发汗病解，则不恶寒；发汗病不解，表实者，亦不恶寒。今发汗病且不解，又反恶寒者，荣卫俱虚也。汗出则荣虚，恶寒则卫虚，与芍药甘草附子汤，以补荣卫。"（《注解伤寒论》）

王子接："芍药甘草附子汤，太阳少阴方也。太阳致亡阳，本由少阴不内守，少阴表恶寒，实由太阳不外卫。故取芍药安内，熟附攘外，尤必藉甘草调和，缓芍附，从中敛戢真阳，则附子可招散失之阳，芍药可收浮越之阴。"（《绛雪园古方选注》）

柯琴："少阴亡阳之症，未曾立方，本方恰与此症相合。芍药止汗，收肌表之余津；甘草和中，除咽痛而止吐利；附子固少阴而招失散之阳，温经络而缓脉中之紧。此又仲景隐而未发之旨欤！作芍药甘草汤治脚挛急，因其阴虚。此阴阳俱虚，故加附子，皆治里不治表之义。"（《伤寒附翼》）

徐大椿："甘草附子加芍药，即有和阴之意，亦邪之甚轻者。"（《伤寒论类方》）

胡希恕："本宜桂枝汤以解肌，而反用麻黄汤以发汗，或本宜小发汗而反大发其汗等，均属发汗不合法，易使津液大量亡失而陷于阴证，现芍药甘草汤证而更恶寒者，宜本方主之。"（《经方传真：胡希恕经方理论与实践》修订版）

汪机："治发汗后，病不解，反恶寒，或作渴。"(《医学原理》)

唐祖宣："用于芍药甘草汤证又见恶寒，阳虚寒冷明显，脉微弱而沉者。如坐骨神经痛、类风湿关节炎、腓肠肌痉挛等。"(《唐祖宣伤寒论类方解》)

李宇航："芍药甘草汤加附子即为芍药甘草附子汤，可两补阴阳，治阴阳皆虚，恶寒者。"(《伤寒论研读》)

八、桂枝人参汤

【桂枝人参汤】

桂枝四两, 别切 甘草四两, 炙 白术三两 人参三两 干姜三两

上五味，以水九升，先煮四味，取五升，内桂，更煮取三升，去滓，温服一升，日再，夜一服。

【方解】 本方是桂枝甘草汤与理中汤（人参汤）的合方，故其适应证是两方的合并证，即太阳太阴合病。桂枝加芍药生姜人参汤适应太阳证重，本方适应太阴证重。本方煎服，应注意以下两点：其一，先煎理中汤四味，后入桂枝。煎药一般遵循治里药先煎，解表药后下的原则。本证中焦虚寒较甚，故理中汤先煎，使之更好地发挥温中补虚之力。桂枝后下，专为解表而设。其二，方后注云："日再夜一服"，即白天服药2次，使药效分布较为均匀，有利于中焦虚寒，而下利较重者，类似理中汤服法。

【方歌】

> 人参汤即理中汤，加桂后煎痞利尝，
>
> 桂草方中皆四两，同行三两术参姜。

太阳病，外证未除，而数下之，遂协热而利，利下不止，心下痞硬，表里不解者，桂枝人参汤主之。(163)(《伤寒论》)

成无己："外证未除而数下之，为重虚其里，邪热乘虚而入，里虚协热，遂利不止而心下痞。若表解而下利，心下痞者，可与泻心汤，若不下利，表不解而心下痞者，可先解表而后攻痞。以表里不解，故与桂枝人参汤和里解

表。"(《注解伤寒论》)

王子接:"理中加人参,桂枝去芍药,不曰理中,而曰桂枝人参者,言桂枝与理中表里分头建功也。故桂枝加一两,甘草加二两。其治外胁热而里虚寒,则所重仍在理中,故先煮四味,而后内桂枝。非但人参不佐桂枝实表,并不与桂枝相忤,宜乎直书人参而不讳也。"(《绛雪园古方选注》)

徐大椿:"桂独后煮,欲其于治里症药中,越出于表,以散其邪也。"(《伤寒论类方》)

胡希恕:"太阳病发热、身痛等外证未解,治疗应用桂枝汤解外,医生不知解外而多次错误地用下法,大伤中气,遂使表热内陷并与里虚相协,造成腹泻不止,心下痞硬,形成胃气虚于里、表虚邪不解的表里不解的太阳太阴合病证,这即是桂枝人参汤的适应证。"(《经方传真:胡希恕经方理论与实践》修订版)

→ **医家临床应用** ←

唐祖宣:"因桂枝人参汤既可以温补脾阳,又可以温通心阳,是振奋心脾阳气的方剂,循环系统疾病凡见面色苍白无华,食少纳呆,倦怠乏力,大便稀溏,又兼心悸怔忡,眩晕失眠、舌淡苔白,脉弱或结代的心脾阳虚者,均可用桂枝人参汤治疗……桂枝人参汤为表里双解之剂,主治太阴虚下利兼表不解之证,为虚寒性协热利,临证以下利不止,心下痞硬,腹胀不适,腹痛绵绵,寒热头痛,舌淡苔白,脉缓而弱为其辨证要点。若水泻严重者,可与五苓散合方;腹痛者,可加白芍;气虚甚者,可入黄芪;脾肾阳虚,五更泻者,可与四神丸合方;夹食者又辅以山楂、麦芽之属,随证加减,可获良效。"(《唐祖宣伤寒论类方解》)

李宇航:"本方主要应用于消化系统疾病,如小儿秋季腹泻、消化性溃疡、慢性萎缩性胃炎、胃食管反流、慢性阑尾炎、慢性胃肠炎、胃肠型感冒、食管癌术后呕吐等病机相符者。"(《伤寒论研读》)

第二节 《金匮要略》理中汤类方

一、大建中汤

【**大建中汤**】

蜀椒二合,去汗 干姜四两 人参二两

上三味，以水四升，煮取二升，去滓，内胶饴一升，微火煎取一升半，分温再服；如一炊顷，可饮粥二升，后更服，当一日食糜，温复之。

【方解】大建中汤是针对小建中汤而言的。小建中用桂枝、大枣、甘草缓中祛寒，而大建中汤用大量干姜、蜀椒，并用人参补胃，比小建中温中作用大，故名为大建中汤。方中蜀椒、干姜祛寒止呕，人参、胶饴补中缓痛，故此治胃虚有寒，腹痛呃逆不能食者。《神农本草经》言蜀椒"主邪气，咳逆，温中，逐骨节皮肤死肌，寒湿痹痛，下气，久服之头不白，轻身，增年"。

【方歌】

痛呕食艰属大寒，腹冲头足触之难，

干姜四两椒二合，参二饴升食粥安。

→ 《金匮要略》相关条文 ←

心胸中大寒痛，呕不能饮食，腹中寒，上冲皮起，出见有头足，上下痛而不可触近，大建中汤主之。（14）（《金匮要略·腹满寒疝宿食病脉证治》）

→ 医家经典论述 ←

陈修园："受业林礼丰按：'胸为阳气出入之位，师云心胸中大寒者，胸中之阳不宣，阴寒之气从下而上也。痛者，阴寒结聚也。呕者，阴寒犯胃也。不能食腹中满者，阴寒犯脾也。上冲皮起出见有头足者，阴寒横逆于中也。上下痛而不可触近者，是寒从下上，彻上彻下，充满于胸腹之间，无分界限，阳气几乎绝灭矣，扼要以图，其权在于奠安中土，中焦之阳四布，上下可以交泰无虞，故主以大建中汤。方中重用干姜温中土之寒，人参、饴糖建中焦之气，佐以椒性纯阳下达，镇阴邪之逆，助干姜以振中土之阳。服后一炊顷饮粥者，亦温养中焦之气以行药力也。'"（《金匮方歌括》）

汪昂："阴证发斑，元气大虚，寒伏于下，逼其无根失守之火，上腾熏肺，传于皮肤，淡红而稀少也，宜大建中汤，误投寒剂则殆矣。"（《医方集解》）

→ 医家临床应用 ←

治蛊病，少腹急痛，便溺失精。（《圣济总录》）

胡希恕："本方应用于腹痛较重者。小建中汤侧重于腹肌拘挛，大建中汤则重在温里驱寒凝。凡心腹痛剧、呕逆不能食，确知其里之虚寒者，即可用之。肠道蛔虫多者，常见本方证，蜀椒不但温中祛寒，而且有驱蛔作

用。"(《经方传真：胡希恕经方理论与实践》修订版）

李宇航："本方主要用于消化系统疾病如十二指肠球部溃疡、单纯性肠梗阻、蛔虫性腹痛、胆囊炎急性发作等证属寒气上冲者。"(《伤寒论研读》）

二、甘姜苓术汤

【甘姜苓术汤】

甘草 白术各二两 干姜 茯苓各四两

上四味，以水五升，煮取三升，分温三服，腰中即温。

【方解】本方是有甘草干姜汤加味而成，苓、术并用，温中祛寒，故反治小便自利。干姜重用，伍苓、术更治寒湿，因此本方治肾着而腰以下冷痛者，故又名肾着汤。

【方歌】

> 腰冷溶溶坐水泉，腹中如带五千钱，
> 术甘二两姜苓四，寒湿同驱岂偶然。

⟶ 《金匮要略》相关条文 ⟵

肾着之病，其人身体重，腰中冷，如坐水中，形如水状，反不渴，小便自利，饮食如故，病属下焦，身劳汗出，衣里冷湿，久久得之，腰以下冷痛，腹重如带五千钱，甘姜苓术汤主之。（16）（《金匮要略·五脏风寒积聚病脉证并治》）

⟶ 医家经典论述 ⟵

张璐："治腰以下重著而痛。理中汤去人参，加茯苓。肾著汤者，肾受湿著而重痛，故以燥湿为务，非肾虚腰痛可浑用也。"(《医通祖方》）

莫枚士："此干姜甘草汤倍干姜，加苓、术也。但仲景于苓、术并用者，俱系脾虚肾侮之小便不利。今肾着小便自利，而亦用此法者，以水之着于外，与着于内症虽不同，其为水着则一，正如太阳病有汗，太阴病无汗，皆得用桂之例。又以肾病多，故苓倍于术。"(《经方例释》）

喻昌："腰冷如坐水中，非肾之精气冷也，故饮食如故，便利不渴，且与肠胃之腑无预，况肾脏乎？故但用甘温从阳淡渗行水之药足矣。"(《医方集解》）

吴仪洛："治伤湿，身重腹痛，腰冷不渴，小便自利，饮食如故，病属下焦。宣明用治胞痹，膀胱热痛，涩于小便，上为清涕。"（《成方切用》）

胡希恕："以腰冷痛为本方的主证，用于腰痛水肿以及遗尿等证均有验。本方尤善治遗尿。"（《经方传真：胡希恕经方理论与实践》修订版）

李宇航："本方可用于腰痛，泄泻，水肿，眩晕，带下等病，证属寒湿阻滞者。"（《伤寒论研读》）

第三节 《伤寒论》理中汤类方后世拓展

一、附子理中丸（汤）

【附子理中丸（汤）】

人参去芦 白术 附子炮去皮脐 干姜炮 甘草炙各等分

为锉散，每服四大钱，水一盏半，煎七分去滓，不以时服，口噤则斡开灌之。

【方解】 附子理中丸（汤）即理中汤加附子而成。辛热的附子能温肾散寒，回阳救逆，故本方比理中汤的温中散寒之力更强，故适用于脾胃阳虚寒盛的重证。

【方歌】

> 理中丸主理中乡，甘草人参术黑姜，
> 呕利腹痛阴寒盛，或加附子总回阳。

治脾胃冷弱，心腹绞痛，呕吐泄利，霍乱转筋，体冷微汗，手足厥寒，心下逆满，腹中雷鸣，呕哕不止，饮食不进，及一切沉寒痼冷，并皆主之。

薛立斋："治脾胃虚寒，手足厥冷，饮食不入，或腹鸣切痛，呕逆吐泻。"（《校注妇人良方》）

徐用诚："治中焦有寒，腹痛或感寒头痛，发热恶寒，腹痛不饮水。"

（《玉机微义》）

楼英："面寒案：真定维摩院尼长老六十一岁，身体瘦弱，己酉十月间病头面不耐寒，气弱不敢当风行，诸治不效。予诊之，其脉皆弦细而微。且其人年高素食茶果而已，阳明之经本虚，《脉经》云：气不足则身以前皆寒栗。又加看诵损气，由此胃气虚，经络之气亦虚，不能上荣头面，故恶风寒。先以附子理中丸温其中气，次以升麻汤加附子主之。"（《医学纲目》）

李宇航："本方临床应用广泛，可用于治疗溃疡性结肠炎、久泻型慢性结肠炎、腹泻型肠易激综合征、慢性胃炎、慢性荨麻疹、肿瘤化疗后白细胞减少症等病机相符者。"（《伤寒论研读》）

二、枳实理中丸

【枳实理中丸】

枳实麸炒，一两　白术　人参去芦　甘草炙　白茯苓去皮　干姜炮，各二两

上捣，罗为细末，炼蜜为丸，如鸡子黄大。每服一丸，热汤化下。连进二、三服，胸中豁然，不拘时候。

【方解】本方为理中丸加枳实、茯苓。方中枳实破滞气以消痞，白术健脾元以运化，炙甘草、人参益气缓中，茯苓渗湿以和脾，炮姜温中逐冷。本方补中散寒，涤痰蠲饮兼具，故治脾胃虚寒，痰饮并结于胸，胸膈满痛者。

【方歌】

> 枳实理中丸茯苓，参甘姜术互调停，
> 寒痰凝结胸中痛，破结通阳此法灵。

------ ➔ 《太平惠民和剂局方》相关条文 ← ------

理中焦，除痞满，逐痰饮，止腹痛。大治伤寒结胸欲绝，心膈高起，实满作痛，手不得近。

------ ➔ 医家经典论述及临床应用 ← ------

朱肱："伤寒本无痞，应身冷，医反下之，遂成痞，枳实理中丸最良。"（《类证活人书》）

危亦林："治虚气痞塞，胸膈留饮，聚水腹胁，或加胀满，手不可近。四君子汤加枳实去穰麸炒、干姜炮为末，炼蜜丸，绿豆大，热汤化下。渴，加瓜蒌根。下利，加牡蛎粉各等分。"（《世医得效方》）

李宇航："本方可用于治疗胃下垂、肾下垂等辨证属中焦脾胃虚寒气滞者。"（《伤寒论研读》）

三、理中化痰丸

【理中化痰丸】

人参　白术炒　干姜　甘草炙　茯苓　半夏姜制

上为末，丸桐子大。每服四、五十丸，白滚汤下。

【方解】脾胃虚寒，痰饮内停为本方病机，主治宜理中化痰，方中人参、白术、干姜、甘草温中健脾，健运中焦；半夏、茯苓祛痰除湿。既杜生痰之源，又治已聚之痰，具标本兼治的特点。

【方歌】

理中化痰重苓半，参术干姜炙草全，

脾胃虚寒痰内停，呕吐清水嗽唾痰。

→ 《明医杂著》相关条文 ←

痰者，脾胃之津液，或为饮食所伤，或因七情、六淫所扰，故气壅痰聚……若因脾胃虚寒而痰凝滞者，宜用理中化痰丸。

治脾胃虚寒，痰涎内停，呕吐少食，或大便不实，饮食难化，咳唾痰涎。此属中气虚弱，不能统涎归源也。

→ 医家经典论述及临床应用 ←

李宇航："现代临床用本方加减治疗糖尿病胃轻瘫、呕吐、胃食管反流病、咳嗽等，证属脾胃虚寒而痰饮内停者。"（《伤寒论研读》）

四、连理汤

【连理汤】

人参　白术　干姜　炙甘草　黄连

水煎服。

【方解】方中人参扶元补胃虚，干姜温胃散寒滞，白术健脾强胃，黄连清热凉膈，炙甘草缓中以益胃。水煎温服，使胃气内充，则清阳敷布，而寒滞自化，升降如常。

·········· → 《症因脉治》相关条文 ← ··········

呕吐酸水之治 脉弦迟者，以大辛热之味治之，草蔻丸、姜桂大顺饮、连理汤，或用风药以宣扬之。

·········· → 医家经典论述及临床应用 ← ··········

李用粹："'诸腹胀大，皆属于热'，喻嘉言云，因湿热之气，不得施化，壅滞于中而成胀满者，宜以苦寒药治之，若脾气不宣，郁而成火，吞酸吐酸，渐成胀满者，用药宜刚中带柔，连理汤主之。"（《证治汇补》）

张璐："厥阴病，消渴气上撞心，饥不欲食，食即吐蛔，盖中焦寒极，而无根失守之火浮于上焦，故能消水，宜连理汤用乌梅肉糊丸，川椒汤服。若大便难者，加酒制大黄、蜂蜜微利之。"（《伤寒绪论》）

许克昌："满口糜烂，色红作痛，口干舌燥，甚者腮舌俱肿。初宜服导赤汤加麦冬、五味子、薄荷；如斑烂延及咽喉，不能饮食，日轻夜重者，用苏子利喉汤；如口臭泄泻，脾虚湿热者，用连理汤；如口燥、大便溏，属虚热，用补中益气汤加麦冬、五味最善，或兼服六味地黄丸以滋化源，外俱用珍珠散搽之。"（《外科证治全书》）

李宇航："本方临床多用于治疗消化系统疾病，如溃疡性结肠炎、腹泻型肠易激综合征、慢性肠炎等，也可用于治疗复发性口腔溃疡、过敏性鼻炎、耳鸣、牙周萎缩、口腔黏膜扁平苔藓等五官科疾病，证属脾胃虚寒，湿热内蕴者。"（《伤寒论研读》）

五、治中汤

【治中汤】

人参 干姜炮 白术 甘草炙 陈橘皮汤洗 青橘皮

上各等分为细末，每服三钱，水一中盏，煎数沸热服，寻常入盐点之。

【方解】 本方为理中汤加青、陈皮，主治脾胃不和，饮食减少，短气虚羸而复呕逆，霍乱吐泻，胸痹心痛，逆气短气，中满虚痞，膈塞不通，或大病瘥后，胸中有寒，时加咳唾。青皮疏肝破气，消积化滞；陈皮理气健脾，燥湿化痰。两者相配，升降调和，共奏疏肝和胃、理气止痛之功，为肝脾同治之常用组合。

【方歌】

治中汤制自东垣，郁结能舒痞满宽，

大法理中汤作主，青陈破滞带疏肝。

→ 《类证活人书》相关条文 ←

问头疼脉数，发热恶寒，而身不痛，左手脉平和……此名食积也。伤食亦令人头痛，脉数发热，但验左手人迎脉平和，身不疼痛者是也。甲乙经云，人迎紧盛伤于寒，气口紧盛伤于食，左手关前一分者，人迎之位也，右手关前一分者，气口之位也。盖人迎主外，气口主中，以此别之，伤食之证，由脾胃伏热，因食不消，发热似伤寒，却身不疼痛，此为异耳，若膈实呕吐者，食在上脘，宜吐之。若心腹满痛者，宜下之，治中汤、五积散、黑神丸可选而用也……治脾胃伤冷物，胸膈不快，腹疼气不和。

→ 医家经典论述及临床应用 ←

朱丹溪："治脾胃不和，呕逆霍乱，中满虚痞，或泄泻……伤食泻，因饮食过多，有伤脾气，遂成泄泻，其人必噫气，如败卵臭，宜治中汤加砂仁半钱，或吞感应丸尤当……伤食之证，右手气口必紧盛，胸膈痞塞，噫气如败卵臭，亦有头痛发热，但身不痛为异耳，用治中汤加砂仁一钱，或用红丸子。"（《丹溪心法》）

徐春甫："治脾胃虚寒呕逆，霍乱痞满。治胃中虚，过伤生冷腥脍，吐逆不止。"（《古今医统大全》）

龚信："产后脾胃虚弱，饮食少，难克化，以致停滞发热，必有噫气作酸，恶闻食臭而口出无味，胸膈饱闷，气口脉必紧盛，发热恶寒头痛，必用治中汤加神曲、山楂、砂仁、炒黄连、川芎、当归佐之，或用理脾散更效。"（《古今医鉴》）

李中梓："食不得入，到口即吐，有邪在上膈、火气冲逆者，黄连、木香、桔梗、橘红、茯苓、菖蒲。有胃虚呕逆者，治中汤。"（《医宗必读》）

李宇航："现代临床用本方加味治疗慢性胃炎、消化性溃疡等消化系统疾病，病机属脾胃虚寒，气机阻滞者。"（《伤寒论研读》）

六、理苓汤

【理苓汤】

人参 白术 干姜 炙甘草 茯苓 猪苓 泽泻 桂枝

水煎服。

【方解】本方温中补虚，利水渗湿，主治胃虚食滞，喘胀浮肿，小便不利。方中人参补胃气之虚，白术助脾气之运，干姜温中逐冷，猪苓、泽泻利水泻湿，茯苓渗脾肺之湿，炙甘草缓中和胃，桂枝补火散寒。

→ 《张氏医通》相关条文 ←

水肿有阴阳之辨……误用峻利，小便不通者，理苓汤和之……日间无事，将晡腹膨，一夜肠鸣不得宽泰，次早洞泄，此名顿泻，是脾虚湿盛也，胃苓汤加木香、砂仁。虚者，理苓汤加木香……目黄曰黄瘅，亦有目黄而身不黄者……病久属虚者，理苓汤倍用桂、苓……泻利黄赤黑，皆热也，泻利清白，米谷不化，皆冷也……手足指热，饮冷者为实热，香连丸；手足指冷，饮热者为虚寒，理苓汤……理苓汤 治胃虚食滞，喘胀浮肿，小便不利。理中汤合五苓散。

→ 医家经典论述及临床应用 ←

强健："泻多，小便不利，倍人参、白术，合五苓散为理苓汤。"(《伤寒直指》)

李宇航："本方加味可用于治疗小儿轮状病毒性肠炎、肝硬化顽固性腹泻等消化系统疾病，病机属脾胃虚寒，水湿内停者。"(《伤寒论研读》)

七、理中安蛔汤

【理中安蛔汤】

参三钱 术 苓 姜各一钱半 川椒炒，十四粒 乌梅三个

不用甘草，忌甜。

【方解】本方温中安蛔，主治蛔虫腹痛，或吐蛔，便蛔，便溏，溲清，四肢不温，舌苔薄白，脉虚缓者。本方急用理中，温理中脏，复其健运之职，而杜其生虫之源，加入川椒、乌梅大辛大酸之品以杀之。治蛔不可用甘草甜物，因蛔得甘则动于上，得酸则静，见苦则安，得辛辣则头伏于下。

→ 《类证治裁》相关条文 ←

（伏蛔）理中安蛔汤。

·········· ➤ **医家经典论述及临床应用** ◄ ··········

吴又可："疫邪传里，胃热如沸，蛔动不安，下既不通，必反于上，蛔因呕出，此常事也。但治其胃，蛔厥自愈。每见医家，妄引经论，以为脏寒，蛔上入膈，其人当吐蛔，又云：'胃中冷必吐蛔'之句。便用乌梅丸，或理中安蛔汤，方中乃细辛、附子、干姜、桂枝、川椒皆辛热之品，投之如火上添油，殊不知疫证表里上下皆热，始终从无寒证者，不思现前事理，徒记纸上文辞，以为依经傍注，坦然用之无疑，因此误人甚众。"（《温疫论》）

浅田宗伯："心中时烦唇红，发作有时，时呕恶，闻食臭颧骨红者，属蛔虫，理中安蛔汤加甘草、附子。"（《先哲医话》）

俞根初："蛔厥者，其人素有食蛔在胃，又犯寒伤胃，或饥不得食，蛔求食而上攻。或外感证，不应发汗，而妄发其汗，以致胃气虚寒，虫上入膈，舌干口燥，漱水不欲咽，烦躁昏乱，手足逆冷，不省人事，甚至吐蛔，宜理中安蛔汤治之，勿用甘草，勿食甜物。盖蛔虫得甘则动，得苦则安，得酸则静，得辛则伏故也。亦有食填太阴，脘腹痛而吐蛔者，温中化滞为宜。厥证身温汗出，入脐者生，身冷唇青，入脏者凶。如手冷过肘，足冷过膝者死。指甲红赤者生，青黑者死。或醒或未醒，或初病，或久病，忽吐出紫红色痰涎者死。如口开手撒，五脏绝症已见一二，惟大剂参芪，兼灸气海丹田，间有得生者。"（《重订通俗伤寒论》）

李宇航："主要用于治疗虚寒型胆道蛔虫症。"（《伤寒论研读》）

八、胡椒理中丸

【**胡椒理中丸**】

胡椒一两　荜茇一两　干姜一两炮裂锉　款冬花一两　甘草一两炙微赤锉　陈橘皮一两汤浸去白瓤焙　高良姜一两锉　细辛一两　白术一两

上件药，捣罗为末，炼蜜和捣三二百杵，丸如梧桐子大，不计时候，以粥饮下二十丸。

【**方解**】本方温中散寒，温肺化痰，主治咳逆喘息，胸膈噎闷，逆气虚痞，腹胁满痛，畏寒气短，呕吐痰涎，不能饮食。方中胡椒、荜茇温中散寒，下气，消痰，止痛；款冬花润肺下气，止咳化痰；高良姜温胃散寒，消食止痛；细辛祛风散寒，通窍止痛，温肺化饮；陈皮理气健脾，燥湿化痰。《本草经疏》云："胡椒，其味辛，气大温，性虽无毒，然辛温太甚，过服未免有害，气味俱厚，阳中之阳也。其主下气、温中、去痰，除脏腑中风冷。"

························· → 《太平圣惠方》相关条文 ← ·························

治咳嗽短气，不能饮食，胡椒理中丸方。

························· → 医家经典论述及临床应用 ← ·························

治三焦咳，肺胃虚寒，咳逆呕吐，腹胁胀满，不能饮食……治上焦虚寒，气不宣通，咳嗽喘急，逆气虚痞，胸膈噎闷，腹胁满痛，迫塞短气，不能饮食，呕吐痰水。(《圣济总录》)

李中梓："治虚寒痰多食少。"(《医宗必读》)

李宇航："本方临床应用与理中丸类似，用于治疗理中丸证兼气滞痰阻者。"(《伤寒论研读》)

九、香砂理中汤（藿香）

【香砂理中汤】
人参 白术 干姜 炙甘草 藿香 砂仁
水煎服。

【方解】 本方即理中汤加藿香、砂仁，具有温中祛寒、行气化湿功效，主治肢冷便溏，中寒腹痛，呕吐脘满，苔白腻，脉沉弦者。方中藿香祛暑解表，化湿和胃；砂仁化湿开胃，温脾止泻，理气安胎。

························· → 《证治准绳》相关条文 ← ·························

绵绵痛而无增减，欲得热手按，及喜热食，其脉迟者，寒也。当用香砂理中汤，或治中汤、小建中汤、五积散等药。

························· → 医家经典论述及临床应用 ← ·························

孙一奎："痛而欲得热手按及热物熨者，是寒，宜香砂理中汤，或五积散。"(《赤水玄珠》)

武之望："治绵绵痛而无增减，欲得热手按，及喜热食者是寒。"(《济阴纲目》)

李宇航："本方临床应用与理中汤类似，用于治疗理中汤证而兼气滞湿阻者。"(《伤寒论研读》)

十、香砂理中汤（木香）

【香砂理中汤】

人参　白术　干姜　炙甘草　木香　砂仁

水煎服。

【方解】 本方即理中汤加木香、砂仁，具有温中祛寒，理气止痛功效，主治脾胃虚寒气滞，肠鸣泄泻，腹痛喜温喜按，或见呕吐，腹中雷鸣，胸膈满闷。方中木香行气止痛，健脾消食；砂仁化湿开胃，温脾止泻，理气安胎。

➤ 《医灯续焰》相关条文 ◄

香砂理中汤治脾虚气滞，或受外寒，泄泻腹痛喜温，或呕吐，胸膈满闷，肠腹雷鸣等证。

➤ 医家经典论述 ◄

何廉臣："脾为阴脏，宜温宜健，如夏月饮冷过多，寒湿内留，上吐下泻，肢冷脉微，脾阳愈甚，中气不支者，则以理中汤为正治。故君以参、术、草，守补中气；即臣以干姜，温健中阳；此佐以香、砂者，取其芳香悦脾，俾脾阳勃发也。合而为提补温运，暖培中阳之良方……邪传太阴脏证，口淡胃钝，呕吐清水，大腹痞满，满而时痛，自利不渴，渴不喜饮，小便短少色白，甚则肢厥自汗，神倦气怯。舌苔黑滑，黏腻浮胖，或白带黑纹而黏腻，脉沉濡无力，甚则沉微似伏。此太阳寒邪，直入足太阴脏证也。法当温健脾阳，香砂理中汤主之；重则热壮脾肾，附子理中汤主之……，若痞满虽解，而胃脘胀痛者，则用香砂理中汤加炒猬皮、蜜炙延胡，疏畅中气以除痛。"（《增订通俗伤寒论》）

何廉臣："温热诸证，经开泄下夺后，恶候虽平，而正亦大伤，见证多气液两虚，元神大亏之象，故宜清补。若用腻滞阴药，反伤胃气。如其症中虚泄泻，则宜香砂理中汤，守补温运。"（《重订广温热论》）

➤ 医家临床应用 ◄

江涵暾："腹痛者，绵绵不减，香砂理中汤主之。"（《笔花医镜》）

李宇航："本方临床应用与理中汤类似，用于治疗理中汤证兼气滞腹痛明显者。"（《伤寒论研读》）

十一、加味理中汤

【加味理中汤】

人参 白术 茯苓 炙甘草 陈皮 半夏 干姜 细辛 北五味_{等分}

上咀，每服三钱，姜三片，枣一枚，煎七分，食远服。

【方解】本方由理中汤合二陈汤加细辛、五味子而成，具有温中散寒、温肺化饮功效，主治咳嗽不已。方中理中汤温中散寒，补气健脾以治其本；二陈汤燥湿健脾化痰以治其标。细辛温肺化饮，配伍五味子酸收敛肺，一开一合，开无耗散肺气之弊，合无敛遏邪气之虞，为开合理肺之妙剂。

·········· ➜ 《景岳全书》相关条文 ⬅ ··········

治脾肺俱虚，咳嗽不已。

·········· ➜ 医家经典论述 ⬅ ··········

何英："中寒身体僵直，口噤不语，四肢战掉，洒洒恶寒，脉浮紧，无汗，用热酒、姜汁各半盏，灌下即醒。或用生葱二斤，截去其根叶，用绳缚作两束，先用一束，入空锅内顿热，不可用水，乘热，置病人脐上熨之，再将次束置锅内，候前束冷则易之，如此数换，病患鼻中闻葱气即醒，此法最善。或用豆大艾丸，隔大蒜片，灸脐下一寸五分气海穴，不拘壮数，以手暖为度，醒后，次服干姜、附子，佐以麻黄五分，水煎服。或服加味理中汤加减，水煎服。"(《文堂集验方》)

喻昌："内伤之咳，治各不同。火盛壮水，金虚崇土，郁甚舒肝，气逆理肺，食积和中，房劳补下，用热远热，用寒远寒。内已先伤，药不宜峻。至于上焦虚寒，呕唾涎沫，则用温肺肠，上中二焦俱虚，则用加味理中汤。三焦俱虚，则用加味三才汤。"(《医门法律》)

·········· ➜ 医家临床应用 ⬅ ··········

李宇航："本方临床主要用于虚寒型感冒后咳嗽。"(《伤寒论研读》)

十二、丁萸理中汤

【丁萸理中汤】

人参 白术 干姜 炙甘草 丁香 吴茱萸

水煎服。

【方解】本方即理中加丁香、吴萸，主治腹痛喜温喜按，畏寒肢冷，暮食朝吐，朝食暮吐，精神不振。方中丁香温中理气降浊，吴茱萸疏肝下气解郁，温中止呕，兼能制酸止痛。二药与理中汤合用，共奏温中祛寒，降逆止呕之效。

【方歌】

寒吐丁萸理中汤，丁萸参术草干姜。

·············· → 《医宗金鉴》相关条文 ← ··············

呃逆今名嗝古名，不似哕哕胃里声，嗝声格格连声作，原夫脐下气来冲，颇类暖噫情自异，均属气逆治能同。虚热橘皮竹茹治，二便不利利之宁，气不归原宜都气，寒虚丁萸附理中，痞硬下利生姜泻，痞硬噫气代赭功。

·············· → 医家经典论述及临床应用 ← ··············

周震："寒吐，此因小儿过食生冷，或乳母当风取凉，使寒气入乳，小儿饮之，则成冷吐。其候朝食而暮吐，乳食不化，吐出之物，不臭不酸，四肢厥冷，面唇色白。治当温中定吐，胃微寒者，姜橘散主之，寒甚者，丁萸理中汤煎服。"（《幼科指南》）

李宇航："本方主要用于治疗中焦虚寒之呕吐。"（《伤寒论研读》）

十三、理中降痰汤

【理中降痰汤】

人参 白术 茯苓 甘草 半夏 干姜 苏子

水煎服。

【方解】本方由理中汤加味而成，主治脾胃虚寒，喘息咳唾，自汗。津液调控失司，停于内则为痰涎，渗于外则为自汗。方用理中温运中焦，补益脾胃为主；佐以茯苓健脾利水，半夏降逆化痰，苏子降气平喘。诸药合用，共奏温中补虚，降气化痰之功。

·············· → 《杂病源流犀烛》相关条文 ← ··············

痰盛者汗自流，宜理中降痰汤。

·············· → 医家经典论述及临床应用 ← ··············

李中梓："痰多汗自出，痰消汗自止，理中降痰汤。"(《病机沙篆》)

李宇航："本方临床应用与理中汤类似，用于治疗理中汤证而兼痰涎壅盛者。"(《伤寒论研读》)

十四、理中加丁香汤

【理中加丁香汤】

人参 白术 干姜 炙甘草 丁香

水煎服。

【方解】本方由理中汤加丁香而成，主治中脘停寒，喜食辛辣，入口即吐。方中人参、白术、炙甘草诸甘温以补中；干姜、丁香诸辛热以散寒。

·············· → 《景岳全书》相关条文 ← ··············

中焦脾胃虚寒，气逆为呃者，宜理中加丁香汤……治中脘停寒，喜辛物，入口即吐即哕。

·············· → 医家经典论述及临床应用 ← ··············

李宇航："本方用于治疗理中汤证兼顽固呕逆者。"(《伤寒论研读》)

十五、桂附理中汤

【桂附理中汤】

人参 白术炒 干姜炒 肉桂 附子各等分 甘草炙减半

每服七钱，以水四合，煮取二合，去滓温服。

【方解】本方为理中汤加桂、附，功可补命火，暖脾土，温中阳，健脾气。全方以温为主，温中寓补，兼以燥湿。方中干姜为温中之专药，温助脾阳，驱散寒邪，扶阳抑阴；炒白术健脾益气，燥湿利水；人参益气补脾；附子回阳救逆，肉桂散寒止痛，两者相须为用共奏补火助阳之功。

·············· → 《产科发蒙》相关条文 ← ··············

凡妊娠痢疾，三四十行已上者，已六七日而不差，动辄致堕胎，非救之于早，则不啻殒胎，母命亦殆矣。世医拘有胎，直用和平之剂迟缓延日，疾势转剧，往往致子母两毙，岂不悼哉……或病日夕淹延见虚候者，育肠煎、益荣荡滞饮、桂附理中汤、大断下圆、如神丸之类，随证择用。

➤ 医家经典论述 ◄

陈修园："有再加肉桂，名桂附理中汤，则立方不能无弊矣！盖以吐泻，阴阳两脱，若用肉桂，宣太阳之腑气，动少阴之脏气，恐致大汗，为亡阳之坏症也。"（《时方歌括》）

陈修园："（心痛）冷痛，脉迟而微细，手足俱冷，其痛绵绵不休，喜用热手按者，宜桂附理中汤加当归二钱，以济其刚，木通一钱，以通其络。"（《医学从众录》）

➤ 医家临床应用 ◄

魏之琇："马元仪治陆济臣，患症甚笃。诊之，两脉虚微，自汗厥逆，面青唇青，呃逆不止。此少阴真阳素亏，寒邪直中之候也。阴寒横发，上干清道，旁逆四末，甚为危厉，兼以自汗不止，虚阳将脱，法当用桂附理中汤，以消阴摄阳。阳既安位，则群阴毕散矣。是夜连进二剂，脉渐起，汗渐收。五六剂，症始霍然。"（《续名医类案》）

李宇航："本方可用于治疗糖尿病周围神经病变、慢性非特异性结肠炎、慢性盆腔炎、婴幼儿秋季腹泻等辨证属于脾肾阳虚，阴寒内盛者。"（《伤寒论研读》）

十六、四君子汤

【四君子汤】

人参 去芦　白术　茯苓 去皮　甘草 炙 各等分。

上为细末，每服二钱，水一盏，煎至七分，通口服，不拘时；入盐少许，白汤点亦得。

【方解】本方为补气之基础方，重在补益脾胃之虚，兼以苦燥淡渗以祛湿浊。方中人参为君，甘温益气，健补脾胃；白术为臣助人参补益脾胃之气，更以苦温之性健脾燥湿，助脾运化；茯苓补利皆优，配白术健运脾气，又以甘淡之性，渗利湿浊，且使参、术补而不滞；炙甘草甘温益气，助参、术补中益气之力，并调和诸药，司佐使之职。四药皆为甘温和缓之品，而呈君子中和之气，故以"君子"为名。

【方歌】

> 四君子汤中和义，参术茯苓甘草比，
>
> 益以夏陈名六君，祛痰补气阳虚饵。

―――――――→ 《太平惠民和剂局方》相关条文 ←―――――――

论伤寒重证 或手足冷，吐泻，不可与小柴胡汤，只服参苓白术散、四君子汤之属。如调理通后，恐虚、老人须用平补药，可与嘉禾散、四君子汤、参苓白术散。

论伤寒吐逆 伤寒吐逆者，胃寒。吐而身冷，或服冷药太多，而不渴，大便如常，或自利，或吐蛔虫者，此胃中寒也，可与人参丁香散、参苓白术散、四君子汤、理中丸、人参丸、嘉禾散。

――――――――――→ 医家经典论述 ←

张璐："四君子乃胃家气分之专药，胃气虚而用之，功效立见，即血虚用四物，亦必兼此。故八珍之主治，不独气血两虚也，即血虚者亦须兼用。但补气则偏于四君，补血则偏于四物，若纯用血药，不得阳生之力。阴无由以化也。方中白术，若治脾胃虚衰，大便不实，或呕恶不食，合用炒焦，方有健运之力。如肺胃虚燥，咳嗽失血，须用陈米饭上蒸过十余次者，则转浊为清。转燥为润，是以异功散、八珍汤及归脾、逍遥等方内，并宜蒸者，即阴虚干咳，咳吐白血，总无妨碍，更加白蜜拌蒸，犹为合宜。其于轻重炮制之间，全在用者之活法权变，举此可以类推三隅矣"(《张氏医通》)

费伯雄："四君子汤中正和平，为补方中之金科玉律。至加减有法者，如异功散之理气，橘半六君之去痰，香砂六君之温胃，加竹沥、姜汁之治半身不遂，七味白术散之去热治泻，均极妥善。三白汤治内伤尚可，若谓治外感亦为奇方，则吾不信也。至于合四物为八珍，增黄芪、肉桂为十全大补，用各有当，皆不可磨灭之良方也。"(《医方论》)

吴谦："吴琨曰：'夫面色痿白，则望之而知其气虚矣。言语轻微，则闻之而知其气虚矣。四肢无力，则问之而知其气虚矣。脉来虚弱，则切之而知其气虚矣，如是则宜补气。是方也，四药皆甘温，甘得中之味，温得中之气，犹之不偏不倚之人，故名君子。本方加木香、藿香、葛根名七味白术散，治小儿脾虚肌热，泄泻作渴。以木藿之芳香、佐四君入脾，其功更捷；以葛根甘寒，直走阳明，解肌热而除渴也。'"(《删补名医方论》)

---- **医家临床应用** ----

陈自明："产后喑，心肾虚不能发声，七珍散；脾气郁结，归脾汤；脾伤食少，四君子汤；气血俱虚，八珍汤，不应，独参汤；更不宜急加附子，盖补其血以生血；若单用佛手散等破血药，误矣。"（《妇人大全良方》）

王肯堂："一产妇月经年余不通，内热晡热，服分气丸，经行不止，恶寒作渴，食少倦怠，胸满气壅。朝用加味逍遥散，夕用四君子汤，月许，诸证稍愈。佐以八珍汤，兼服两月而愈。"（《证治准绳》）

薛立斋："治脾胃虚损，饮食少思，或大便不实，肢体消瘦，或胸膈虚痞，痰嗽吞酸，或脾胃虚弱，停食而患疟痢，或疟痢因脾胃虚而不能愈。"（《女科撮要》）

武之望："哀伤胞络者，四君子汤加柴胡、升麻、山栀。"（《济阴纲目》）

十七、六君子汤

【六君子汤】

陈皮一钱　半夏一钱五分　茯苓一钱　甘草一钱　人参一钱　白术一钱五分

上细切，作一服，加大枣二枚，生姜三片，新汲水煎服。

【方解】 本方即四君子汤加陈皮、半夏，具有益气健脾，燥湿化痰功效，主治不思饮食，恶心呕吐，胸脘痞闷，大便不实，或咳嗽痰多稀白者。方中以四君子汤益气补虚，健脾助运以复脾虚之本，杜生痰之源，且重用白术，较四君子四药等量健脾助运，燥湿化痰之力更胜；半夏辛温燥湿，为化湿痰之要药，并善和胃降逆止呕，陈皮辛温苦燥，可调理气机除胸脘之痞，两药相合燥湿化痰，和胃降逆之效相得益彰。本方以益气健脾之品配伍燥湿化痰之药，补泻兼施，标本并治。

【方歌】 见于四君子汤。

---- **《医学正传》相关条文** ----

六君子汤，治痰挟气虚发呃……六君子汤，治气虚挟痰。

---- **医家经典论述** ----

薛己："六君子即四君子加半夏、陈皮，治脾胃虚弱，饮食少思，或久患疟、痢，若见内热，或饮食难化作酸，乃属虚火，须加炮姜，其功甚

速。"(《内科摘要》)

吴仪洛:"六君子汤。治脾胃气虚,饮食不进,致成痰癖,不时咳唾,或胃气虚寒,动成呕恶。凡虚疟及诸病后,惟真阴亏损者,大忌用此培土之剂以伐肾水……治虚热潮热,身体倦怠。加黄芪山药,亦名六君子汤。为病后调理,助脾进食之剂。"(《成方切用》)

················→ **医家临床应用** ←················

虞抟:"加味六君子汤(陈皮、半夏、茯苓、炙甘草、荆芥穗)治气虚痰盛,兼挟风邪,眩运不休者。"(《医学正传》)

王肯堂:"食入则困倦,精神昏冒而欲睡者,脾虚弱也,六君子汤加神曲、麦芽、山楂之属。"(《证治准绳》)

吴澄:"凡肺受邪,不能输化,小便短少,皮肤渐肿,咳嗽日增者,宜用六君子汤以补脾肺,六味丸以滋肾水。"(《不居集》)

丹波元坚:"不因饮食而嗳者虚也,盖胃有浊气,膈有湿痰,俱能发嗳,六君子汤加沉香为君,厚朴、苏子为臣,吴萸为佐,甚者灵砂以镇坠之。"(《杂病广要》)

第四节　理中汤类方鉴别

理中汤类方鉴别见表11。

表11　理中汤类方鉴别表

方名	组成	主症	脉象	辨证要点	治法	方源
《伤寒论》理中汤类方						
理中汤(人参汤方)	人参、干姜、甘草、白术	呕吐下利,脘腹疼痛,喜温喜按,不欲饮食,畏寒肢冷,舌淡苔白,脉沉细,并治"霍乱寒多不用水者"	脉沉细	脾胃虚寒证	温中祛寒,补气健脾	《伤寒论》(159、386、396),《金匮要略·胸痹心痛短气病脉证治》(5)
真武汤	茯苓、芍药、生姜、白术、附子	腹痛,小便不利,四肢肿重疼痛,或利,或咳,或下利,或呕		肾阳虚衰,水气泛滥	温阳利水	《伤寒论》(82、316)

续表

方名	组成	主症	脉象	辨证要点	治法	方源
附子汤	附子、茯苓、人参、白术、芍药	背恶寒，口中和，身体痛，骨节痛，手足寒，舌淡，苔白滑，脉沉无力	脉沉无力	阳虚寒湿身痛证	温经助阳，祛寒除湿	《伤寒论》（304）
甘草附子汤	甘草、附子、白术、桂枝	骨节疼烦，掣痛不得屈伸，汗出短气，小便不利，恶风不欲去衣，或身微肿		寒湿痹痛	扶阳温经，散寒除湿	《伤寒论》（175）
桂枝附子汤	桂枝、炮附子、生姜、大枣、炙甘草	身体疼烦，难以转侧		风寒湿邪，痹着于肌表	祛风散寒，除湿止痛	《伤寒论》174、《金匮要略·痉湿暍病脉证治》（23）
桂枝附子去桂加白术汤	炮附子、白术、生姜、炙甘草、大枣	桂枝附子汤证兼见大便硬而小便数、气上冲不明显者		风寒湿邪，风邪虽去，湿气犹存	温经助阳，祛寒化湿	《伤寒论》174、《金匮要略·痉湿暍病脉证治》（23）
茯苓桂枝白术甘草汤	茯苓、桂枝、白术、炙甘草	心下逆满，气上冲胸，起则头眩，身为振振摇 心下有痰饮，胸胁支满，目眩短气微饮	脉沉紧	伤寒若吐若下后，损伤脾胃之阳，中虚水气上冲 心下痰饮，胸满目眩短气有微饮	温阳降冲，化饮利水（温药和之之法） 温脾，消饮，止冲培土行水，湿从小便去	《伤寒论》（67）、《金匮要略·痰饮咳嗽病脉证并治》（16、17）
芍药甘草附子汤	芍药、甘草、附子	发汗病不解，反恶寒者，或四肢挛拘而微厥	脉微弱而沉	芍药甘草汤证而更里虚寒	扶阳益阴	《伤寒论》（68）
桂枝人参汤	桂枝、甘草、白术、人参、干姜	利下不止，心下痞硬，兼发热恶寒		太阳病误下伤脾，脾虚下利而表邪不解	温中解表	《伤寒论》（163）

续表

方名	组成	主症	脉象	辨证要点	治法	方源
《金匮要略》理中汤类方						
大建中汤	蜀椒、干姜、人参、胶饴	腹痛连及胸脘，痛势剧烈，其痛上下走窜无定处，或腹部时见块状物上下攻撑作痛，呕吐剧烈，不能饮食，手足厥冷，舌质淡，苔白滑	脉沉伏而迟	中阳衰弱，阴寒内盛之脘腹剧痛证	温中补虚，降逆止痛	《金匮要略·腹满寒疝宿食病脉证治》（14）
甘姜苓术汤	甘草、白术、干姜、茯苓	身劳汗出，衣里冷湿，致患肾着，身重，腰及腰以下冷痛，如坐水中，腹重，口不渴，小便自利，饮食如故		肾着而腰以下冷痛	温脾胜湿	《金匮要略·五脏风寒积聚病脉证并治》（16）
《伤寒论》理中汤类方后世拓展						
附子理中丸	人参、白术、附子、干姜、甘草	腹痛吐利，脉微肢厥，心下逆满，手足厥寒，腹中雷鸣，纳呆，霍乱转筋，感寒头痛以及一切沉寒痼冷	脉微	脾胃虚寒	温阳祛寒，益气健脾	《太平惠民和剂局方》
枳实理中丸	枳实、白术、人参、甘草、白茯苓、干姜	伤寒结胸欲绝，心膈高起，实满作痛，手不得近		伤寒结胸	理中焦，除痞满，逐痰饮，止腹痛	《太平惠民和剂局方》
理中化痰丸	人参、白术、干姜、甘草、茯苓、半夏	呕吐少食，或大便不实，饮食难化，咳唾痰涎		脾胃虚寒，痰饮内停	益气健脾，温化痰涎	《明医杂著》
连理汤	人参、白术、干姜、炙甘草、黄连	泻痢烦渴，吞酸腹胀，小便赤涩，心痛口糜		脾胃虚寒，湿热内蕴	温中祛寒，清化湿热	《症因脉治》

续表

方名	组成	主症	脉象	辨证要点	治法	方源
治中汤	人参、干姜、白术、甘草、陈橘皮、青橘皮	胸胁疼痛，中脘胀满，腹痛，嗳气呃逆		脾胃伤冷物	温中散寒，行气和胃	《类证活人书》
理苓汤	人参、白术、干姜、炙甘草、茯苓、猪苓、泽泻、桂枝	喘胀水肿，小便不利		胃虚食滞	温中补虚，利水渗湿	《张氏医通》
理中安蛔汤	人参、白术、茯苓、干姜、川椒、乌梅	蛔虫腹痛，或吐蛔，便蛔，便溏，溲清，四肢不温，舌苔薄白	脉虚缓	伏蛔	温中安蛔	《类证治裁》
胡椒理中丸	胡椒、荜茇、干姜、款冬花、甘草、陈橘皮、高良姜、细辛、白术	咳逆喘息，胸膈噎闷，逆气虚痞，腹协满痛，畏寒气短，呕吐痰涎，不能饮食		肺胃虚寒，气不宣通	温中散寒，温肺化痰	《太平圣惠方》
香砂理中汤（藿香）	人参、白术、干姜、甘草、藿香、砂仁	肢冷便溏，中寒腹痛，呕吐脘满，苔白腻	脉沉弦	理中汤证而兼气滞湿阻	温中祛寒，行气化湿	《证治准绳》
香砂理中汤（木香）	人参、白术、干姜、甘草、木香、砂仁	肠鸣泄泻，腹痛喜温喜按，或见呕吐，腹中雷鸣，胸膈满闷等症		脾胃虚寒气滞	温中祛寒，理气止痛	《医灯续焰》
加味理中汤	人参、白术、茯苓、炙甘草、陈皮、半夏、干姜、细辛、北五味	咳嗽不已		脾肺俱虚	温中散寒，温肺化饮	《景岳全书》

续表

方名	组成	主症	脉象	辨证要点	治法	方源
丁萸理中汤	人参、白术、干姜、炙甘草、丁香、吴茱萸	腹痛喜温喜按，畏寒肢冷，暮食朝吐，朝食暮吐，精神不振		脾胃虚寒	温中健脾，降逆止呕	《医宗金鉴》
理中降痰汤	人参、白术、干姜、炙甘草、半夏、茯苓、苏子	痰多汗自出，痰消汗自止		痰盛自汗	温中健脾，降气化痰	《杂病源流犀烛》
理中加丁香汤	人参、白术、干姜、炙甘草、丁香	喜辛物，入口即吐，哕		中脘停寒	温中祛寒，降逆止呕	《景岳全书》
桂附理中汤	人参、白术、干姜、炙甘草、肉桂、附子	脘腹冷痛，呕吐泄泻，四肢厥冷		脾肾阳虚，阴寒重症	补命火，暖脾土，温中阳，健脾气	《产科发蒙》
四君子汤	人参、白术、茯苓、炙甘草	气短乏力，语声低微，面色萎白，食少便溏，舌淡苔白	脉虚缓	脾胃气虚证	补气健脾	《太平惠民和剂局方》
六君子汤	人参、白术、茯苓、炙甘草、陈皮、半夏	不思饮食，恶心呕吐，胸脘痞闷，大便不实，或咳嗽痰多稀白		脾胃气虚兼痰湿证	益气健脾，燥湿化痰	《医学正传》

第五节　理中汤类方临床应用

梁某，女，56岁。初诊日期：2019年6月18日。

[主诉]大便不成形伴体倦乏力20日。

[病史]20日前因食生冷后导致腹痛泄泻，急性肠炎，服用药物后腹痛好转，但至今腹泻，遂来诊。刻下见：形体消瘦，语低声微，体倦乏力，大

便每日 3 次，泻下清稀，纳差，口不仁，肠鸣辘辘，善太息，夜眠易醒，情绪易紧张。舌胖，淡红，苔薄白，脉细。

[辨病辨证] 泄泻（脾胃虚寒）。

[治法] 温中散寒，理脾祛湿。

[方宗] 附子理中汤。

[处方] 炮附子（先煎）10g，炮姜 10g，炒白术 10g，炙甘草 10g，党参 15g，沙参 10g，茯神 15g，防风 15g，炙鸡内金 15g，生麦芽 15g，炒麦芽 15g，神曲 10g，陈皮 20g，五味子 5g，炒山药 20g，炒扁豆 10g，酸枣仁 15g，夜交藤 15g，姜枣为引。10 剂，水煎服。

二诊：2019 年 6 月 28 日。大便每日 1 次，较前成形，吃凉易腹泻，喜热饮，纳呆，寐宁。舌胖，淡红，苔薄白，脉细。上方增炒白术至 15g，增炮附子至 15g，增炒扁豆至 15g，增炙鸡内金至 20g，加焦山楂 5g。10 剂，水煎服。

三诊：2019 年 7 月 10 日。大便日 1 次，成形，继服 10 剂巩固，诸证缓解。

按语 该患者因食生冷，伤及脾阳，以致中焦虚寒下利。治以温中散寒，理脾祛湿，故用附子理中汤加减化裁。方中炮附子温里助阳，炮姜辛以温中，参术炙甘守中州，茯神健脾宁心安神，防风升散脾气，炙鸡内金、生炒麦芽、神曲消食导滞和胃，陈皮疏肝理气，五味子收敛固涩、益气生津兼补肾宁心，炒山药、炒扁豆健脾止泻，酸枣仁、夜交藤安神促眠。二诊患者大便次数、形状明显好转，然仍有食凉腹泻，纳呆，故继续加强健脾除湿温里的作用，增加炒白术、炒扁豆、炮附子的剂量，同时增加鸡内金、焦山楂改善食欲。方证合一，故见良效，三诊即缓。

医案二

刘某，女，48 岁。初诊：2020 年 7 月 15 日。

[主诉] 腹痛反复发作 1 年，加重 1 周。

[病史] 患者 1 年前因贪凉饮冷后出现下腹部冷痛，时腹泻，间断口服左氧氟沙星、蒙脱石散治疗后好转，此后反复发作。近 1 周因赶海游泳感冒后上述症状加重，自服感冒药、四神丸、蒙脱石散治疗无效，就诊于我处。刻下：腹部冷痛，喜温喜按，时腹泻，面色无华，倦怠乏力，食少纳呆，腰酸怕冷，肛周不适，大便稀溏，舌质淡苔薄白，脉沉。

[辨病辨证] 腹痛（脾虚湿盛，表邪不解）。

[治法] 温中解表，益气健脾。

[方宗] 桂枝人参汤合补中益气汤。

[处方] 桂枝 10g，炒白术 15g，干姜 15g，党参 10g，炙甘草 5g，柴胡 10g，黄芪 20g，陈皮 10g，升麻 10g，当归 15g，苍术 10g，黄柏 15g。7 剂，水煎服。

二诊：2020 年 7 月 22 日。患者腹部冷痛好转，时腹泻，大便稀溏，仍腰酸怕冷，余症缓解，舌淡苔薄白，脉弦细。上方升麻减至 5g，当归减至 10g，另加菟丝子 10g，仙茅 10g，杜仲 10g，覆盆子 10g。7 剂，水煎服。

继服 1 个月余，诸症明显好转。

按语 该患者既往过食寒凉，致脾胃虚弱，中阳不足，寒湿内盛，一周前又外感风寒，内外合邪，表里不解，合而为病而见诸症。《伤寒论》云："太阳病，外证未除，而数下之，遂邪热而利，利下不止，心下痞硬，表里不解者，桂枝人参汤主之。"治以桂枝人参汤为主方温中解表，另加黄芪、柴胡、陈皮、升麻、当归取补中益气汤以行补中益气，升阳举陷之力；另加苍术燥湿健脾，合黄柏成二妙丸以清热燥湿，治湿热下注引起肛周不适。二诊升麻减量恐耗气及升浮太过；当归减量恐润燥滑肠；上方另加杜仲、仙茅、菟丝子、覆盆子补肾阳，强腰膝，祛寒止痛，收敛止泻。

医案三

尹某，男，35 岁。初诊：2019 年 7 月 17 日。

[主诉] 腹泻 2 年，加重 1 个月。

[病史] 患者 2 年前于聚餐饮酒后出现腹痛，伴随腹泻，在当地医院诊断为"急性肠胃炎"，予抗菌消炎对症治疗。症状反复，每于情绪激动或着凉时发作。1 个月前，因工作压力原因出现腹泻，每日 3~5 次，经当地医院诊治无效，前来我院门诊求诊。刻下：面色淡白，情绪紧张，口苦，便溏每日 3~5 次，饭后明显，每于烦躁及情绪紧张时加重，饮食欲差，睡眠可。舌质暗红，苔薄白，脉弦细。

[辨病辨证] 泄泻（脾阳不足，肝旺乘脾）。

[治法] 温补脾阳，补脾泻肝。

[方宗] 理中汤合痛泻要方。

[处方] 炮姜 10g，炒白术 20，太子参 15g，炙甘草 10g，生山药 15g，陈皮 10g，防风 15g，五味子 5g，补骨脂 15g，炙鸡内金 15g，生麦芽 15g，神曲 10g，木香 5g。10 剂，水煎服。

继服 1 个月余，诸证明显好转。

按语 该患久食肥甘厚味，暴饮暴食，损伤脾胃气机，导致脾胃运化失司，久病气损及阳，以致脾胃中阳不足，水谷津液代谢失衡，脾虚湿盛发为泄泻，肝旺乘脾，情绪激动易作。故以理中汤合痛泻要方温中止泻，补脾泻肝。方中以太子参易人参，其温补中焦、健脾益气之力愈佳，又避免夏季人参甘温生热之弊；以炮姜易干姜，其温补中焦，健脾止痛之力愈优，兼可止利止血；陈皮、防风取痛泻要方方义，旨在疏肝健脾，行气止泄。另加补骨脂、五味子方取四神丸方义，温补脾肾，固肠止泻；生山药补脾养胃，脾肾同补，涩精止泻；鸡内金、麦芽、神曲健脾消食，增进食欲；木香健脾和胃，行气消食止痛。

医案四

张某，女，48岁。初诊：2019年8月12日。

[**主诉**]腹泻20年，加重伴便溏1周。

[**病史**]患者20年前无明显诱因下出现大便不畅，无便感，曾于当地医院就诊，对症服用泻药后出现便溏，症状时轻时重。1周前因情志不遂，上述症状加重，就诊于我处。刻下：大便每日1~2次，便溏，脘腹冷痛，自觉胃脘不舒，纳差，身黄，烘热，烦躁，小便可，寐宁。舌淡苔薄黄，脉弦细。

[**辨病辨证**]泄泻（中阳不足兼气机不畅）。

[**治法**]温中祛寒，调畅气机。

[**方宗**]理中丸合半夏泻心汤。

[**处方**]干姜3g，炮姜5g，党参10g，炒白术10g，生甘草5g，姜半夏10g，黄连3g，黄芩10g，乌梅10g，菟丝子15g，杜仲15g，夏枯草10g。7剂，水煎服。

继服1个月余，诸证明显好转。

按语 患者既往因便秘误用泻药，损伤脾阳后出现长期间断腹泻，脾胃阳虚则见脘腹冷痛，自觉胃脘不舒，纳差等症。1周前因情志不遂，肝气郁结，且素体脾虚，则肝气乘脾，影响脾胃气机升降，叶天士在《临证指南医案》中提出："脾宜升则健，胃宜降则和。"脾气当升不升则出现便溏、胃脘不舒、纳差、身黄等症。肝气当降不降，郁滞化火则出现烘热、烦躁、舌淡苔薄黄、脉弦细等症。《伤寒论》云："霍乱，头痛发热，身疼痛，热多欲饮水者，五苓散主之；寒多不用水者，理中丸主之。"故治以理中丸温中祛寒，合半夏泻心汤辛开苦降，寒热平调，恢复脾胃气机升降。另加乌梅涩肠止泻；因患者久泻，久病损伤肾阳，加菟丝子、杜仲温补肾阳止泻；夏枯草清泻肝火。

医案五

张某，男，45 岁。初诊：2014 年 11 月 10 日。

[主诉] 头晕伴颈部胀闷感 1 个月。

[病史] 患者 1 个月无明显诱因出现头晕伴颈部胀闷感，低头时加剧，行头部 CT、颈部 CT、甲状腺彩超等检查均无异常，西医无较好治疗方法，遂就诊于我处。刻下：头晕，目眩，颈部胀闷感，低头时加剧，无恶心、呕吐，无心悸，纳差，寐可，大便溏，舌淡胖苔白滑，脉弦滑。

[辨病辨证] 痰饮（中阳不足，痰饮上犯）。

[治法] 温阳化饮，健脾利湿。

[方宗] 苓桂术甘汤合泽泻汤。

[处方] 茯苓 15g，桂枝 10g，炒白术 15g，炙甘草 5g，泽泻 20g。10 剂，水煎服。

二诊：2014 年 11 月 22 日。上述情况明显缓解，泽泻加至 30g。10 剂，水煎服。

随诊，服药 1 个月后上症明显好转。

按语 患者饮食不节，日久损及脾胃，以致脾虚失运，则见纳差，大便溏；脾失健运，水湿内停，聚而生痰，痰饮随气机升降，阻滞中焦，清阳不升，则见头晕，目眩。《伤寒论》云："伤寒，若吐若下后，心下逆满，气上冲胸，起则头眩，脉沉紧，发汗则动经，身为振振摇者，茯苓桂枝白术甘草汤主之。"故以苓桂术甘汤温阳化饮，健脾利湿。方中茯苓健脾利水，渗湿化饮；桂枝温阳化饮，以祛水饮；白术健脾燥湿，有治生痰之源之意；炙甘草用意有三：一合桂枝以增强温补中阳之力；二合白术益气健脾；三调和诸药，功兼佐使之用。《金匮要略》云："心下有支饮，其人苦冒眩，泽泻汤主之。"故加泽泻利水渗湿，配伍白术有泽泻汤之意，增强健脾利水除饮之功。二诊增加泽泻用量，利水渗湿祛痰饮。

医案六

夏某，女，49 岁。初诊：2012 年 5 月 20 日。

[主诉] 胃脘部胀痛 2 个月，加重 1 周。

[病史] 患者 2 个月前饱食后胃脘部胀痛，口服"保和丸"后好转。之

后上述症状因生气、饱食后时有反复，口服多潘立酮、保和丸时有好转。1周前生气后上述症状加重，口服药物无效，为进一步诊治，就诊于我门诊。刻下：空腹时胃脘部胀痛加重，伴反酸、烧心、嗳气，纳差，二便正常。舌淡边有齿痕，苔白略腻，脉滑。胃镜示：十二指肠球部溃疡。

[辨病辨证] 胃痛（脾虚湿盛）。

[治法] 健脾益气，燥湿化痰，行气和胃。

[方宗] 六君子汤。

[处方] 姜半夏15g，陈皮20g，党参15g，炒白术15g，茯苓20g，苍术15g，土茯苓25g，炙鸡内金30g，海螵蛸15g，煅瓦楞子（先煎）25g，儿茶5g，丹参15g，延胡索10g，苏梗（后下）15g，木香5g，厚朴10g。7剂，水煎服。

二诊：2012年5月28日。偶有胃脘部胀痛，烧心，胃纳好转。上方去延胡索，再进7剂。服药后，诸症皆缓解，继续前方14剂水煎服以巩固疗效。

治疗后复查胃镜，溃疡愈合。

按语　患者脾虚运化无权，则见胃脘部胀痛、纳差；脾失健运，气机升降失常，胃气上逆，则见反酸、烧心、嗳气等症；脾为生痰之源，脾虚日久易生湿，气滞夹杂湿邪阻滞中焦，故见舌淡边有齿痕，苔白略腻，脉滑。如《医学正传》云："六君子汤，治痰挟气虚发呃……六君子汤，治气虚挟痰。"，故治以健脾益气，燥湿化痰，行气和胃，以六君子汤加减治疗。方中以白术、茯苓益气补虚，健脾助运以复脾虚之本；半夏、陈皮合用燥湿化痰，和胃降逆。另加苍术，增强燥湿健脾作用；海螵蛸、瓦楞子制酸止痛；厚朴、木香、苏梗理气健脾、燥湿消食；土茯苓祛湿毒；鸡内金健胃消食，保护胃黏膜；延胡索、丹参活血散瘀，理气止痛；儿茶针对十二指肠球部溃疡起到活血止痛，止血生肌，收湿敛疮。二诊患者胃脘部疼痛消失，故不用延胡索。

医案七

洪某，女，69岁。初诊：2018年5月19日。

[主诉] 大便干燥，排出不畅1年余。

[病史] 近1年无明显诱因出现大便干燥，大便3~4日一行，曾服用导泻药（具体用药不详），未见显效。为求中医治疗，遂来诊。刻下：大便干燥，便黏，排出不畅，排便无力，胃脘不适，纳可，食后腹胀，疲劳乏力，

时觉畏寒，肩背发热，偶有烘热，夜卧早醒。舌质淡红，苔白，舌中有裂纹，脉虚弱。既往有慢性胃炎病史20余年。结肠镜示：结肠息肉。

[辨病辨证] 便秘（脾虚失运）。

[治法] 运脾行气，润肠通便。

[方宗] 四君子汤。

[处方] 北沙参15g，党参20g，生白术30g，茯神15g，炙甘草10g，当归15g，莱菔子30g，连翘15g，鸡内金20g，海螵蛸15g，陈皮15g，青皮15g，苏梗（后下）15g，厚朴15g，地骨皮15g，山茱萸5g，生地黄15g，牡丹皮10g。14剂，水煎服。

二诊：2018年6月16日。大便仍干燥，排出不畅，排便无力，便黏，2～3日一行，胃脘不适，纳差，食后脘胀较著，夜卧早醒，时有疲劳乏力，畏寒减轻，肩背不适，偶有烘热。舌质淡红，苔白略厚腻，有裂纹，脉虚无力。上方加炒扁豆15g，生麦芽15g，炒麦芽15g，生白术加量为40g。14剂，水煎服。

三诊：2018年6月30日。纳可，大便不甚干燥，便黏不畅，排便无力，1～2日一行，偶有疲劳乏力，时有烘热，口干，心悸，夜卧早醒。舌质淡，尖红，苔薄，有裂纹，脉虚略细。上方去厚朴、苏梗，加炒白芍15g，麦门冬15g。14剂，水煎服。

随诊，服药1个月后上症明显好转。

按语 本案患者久病致脾气虚弱，无力传送糟粕，滞留肠道，故发为便秘；脾虚生化无权，运化失司，则疲劳乏力，食后腹胀；气失温煦，阴寒内生，故时觉畏寒；气不布津，则肩背发热，偶有烘热，夜寐早醒，舌质淡红，苔薄白，有裂纹，脉沉等皆为气血不足之失润失荣之象。如《删补名医方论》云："夫面色痿白，则望之而知其气虚矣。言语轻微，则闻之而知其气虚矣。四肢无力，则问之而知其气虚矣。脉来虚弱，则切之而知其气虚矣，如是则宜补气。"故治以运脾行气，润肠通便，以四君子汤为主方加减治疗。故方中用党参、北沙参益气补中；生白术补气健脾，一则增强党参、北沙参益气之功效，使元气旺盛，清阳得升，二则运脾阳而通大便；茯神健脾渗湿安神；甘草益气和中；当归养血润肠，莱菔子、连翘运脾通便，消导行气，取保和丸之意；牡丹皮、地骨皮凉血活血化瘀；青皮、陈皮理气和胃，厚朴、苏梗行气降气除满；鸡内金、海螵蛸消食化滞，保护胃黏膜；舌质淡红，舌中有裂纹考虑气不布津，失于濡润，用北沙参、生地黄、山茱萸益气养阴生津。二诊大便仍干燥，便黏难排，虽多症得解，但胃脘不适，纳差，食后脘胀较著，且苔白略厚腻，脉虚无力。考虑脾虚未复，运化无力，必夹湿邪，守上方，故加大炒白术用量，并加炒扁豆、生麦芽、炒麦芽，以增强健脾祛湿之力。三诊大便不甚干燥，便黏不畅，排便无力，便1～2日一行，偶有疲劳乏力，时有烘热，口干，心悸，纳可，夜寐早醒，舌质淡，尖红，苔薄，有裂纹，脉虚略细。守上方，去厚朴、苏梗，防止厚朴、苏梗久用耗伤气阴，加炒白芍、麦门冬以助养阴生津之力。

医案八

秦某，女，26岁。初诊：2016年10月27日。

[主诉]周身风团疹伴瘙痒1个月。

[病史]患者1年前开始减肥，近1个月自感体力下降，疲劳。1个月前出现周身风团疹，瘙痒，严重时出现胸闷气短，于2016年9月23日就诊于大连市皮肤病医院，以"急性荨麻疹"收入院，予地塞米松、苯海拉明、氯雷他定等对症治疗1周，症状明显缓解，风团疹消失出院，出院后仍口服甲泼尼龙控制病情，但患者仍是有瘙痒，胸闷，睡眠不好。近1周上述症状加重来诊。刻下：周身皮肤瘙痒、胸闷气短、寐差，口干欲饮，纳可，二便调。舌质暗红少苔，脉弦细。平素性格急躁，月经量少，有血块，无痛经。

[辨病辨证]瘾疹（脾虚湿盛）。

[治法]健脾除湿，祛风泄热，宣透肌肤。

[方宗]四君子汤。

[处方]党参20g，炒白术10g，茯苓20g，甘草10g，生黄芪35g，防风15g，生地黄15g，泽泻10g，沙参15g，益母草15g，牛膝10g，地肤子10g，炒蒺藜15g，蝉衣10g，苏梗（后下）15g，连翘15g，荷叶15g，土茯苓35g，炒薏苡仁30g，白鲜皮15g。7剂，1剂水煎服。

二诊：2016年11月4日。诸症缓解，无胸闷，睡眠好转，寒温不适皮肤仍有瘙痒，周身汗出，偶有烦躁。舌质暗红少苔，脉弦细。上方生黄芪增至50g，土茯苓增至50g，加焦栀子10g。14剂，水煎服。

三诊：2016年11月22日。症状平稳，自诉尿频，偶有瘙痒。上方加萹蓄10g，瞿麦10g，桑叶10g。

四诊：2016年12月5日。经前头痛，烦躁，皮疹加重，周身红斑，寐欠安。上方加柴胡10g，僵蚕10g，菟丝子10g，珍珠母（先煎）30g。

随诊，服药1个月后上症明显好转。

[按语]患者脾胃虚弱，腠理肌肤不固，风邪侵袭入里，脾虚生湿，湿久不

去蕴热，致湿热阻滞气机，则出现周身皮肤瘙痒、胸闷气短，口干欲饮，舌质暗红少苔，脉弦细等症。故治以健脾除湿，祛风泄热，宣透肌肤，以四君子汤为主方加减治疗。久病多虚、多瘀，另加黄芪、防风取玉屏风散之益气固表防外邪侵袭入里；土茯苓、炒薏苡仁除湿健脾；炒蒺藜、地肤子祛风止痒；蝉衣、僵蚕升清透疹外出；生地黄、泽泻、荷叶透邪使邪气从下焦而出；苏梗、连翘疏风清热，调达气机；《医宗必读》云："治风先止血，血行风自灭。"故方中加牛膝活血、引血下行而共奏健脾除湿，透邪外出之功，效如桴鼓。二诊生黄芪增量以益气升阳，固表止汗；土茯苓增量以加强除湿之力；加焦栀清心除烦。三诊尿频，偶有瘙痒，加萹蓄、瞿麦利尿通淋，桑叶疏散风热，使邪透达。四诊经前头痛，烦躁，湿疹加重，周身红斑，寐欠安，乃经前肝旺，加柴胡、僵蚕、菟丝子、珍珠母疏肝、止痒、镇静安神升清阳。

医案九

陆某，男，55岁。初诊：2020年7月17日。

[主诉]头晕头胀伴出冷汗3年，加重1周。

[病史]患者3年前因久在矿下从事维修水管工作出现恶寒怕冷、头晕头胀、出冷汗等症状，相继于锦州、沈阳多地辗转对症治疗，具体治疗方式不详，治疗效果不明显，近来症状加重，为求进一步诊疗，前来门诊求治。现症见：疲乏无力，畏寒怕凉，头晕头胀，振振欲擗地，四肢沉重，冷汗出，饮食欲可，大便偏稀，寐可。舌质白暗，根部少许黄腻，夹有裂纹。脉左沉濡，右弦细。

[辨病辨证]眩晕（阳虚水泛）。

[治法]温阳利水。

[方宗]真武汤。

[处方]炮附子（先煎）30g，茯苓20g，炒白术15g，炒白芍15g，防风15g，浮小麦50g，生姜15g，仙茅10g，淫羊藿15g，泽泻15g，生黄芪15g，桑寄生15g，炙甘草10g。10剂，水煎服。

继服1个月，诸证明显好转，偶有畏寒怕冷。

按语 患者因工作原因常年在阴冷潮湿环境中工作，外感风寒湿邪，气血津液集中于表抵御寒邪，而内里气虚、津液相对亏虚，此时水饮趁虚而上泛为患，"外寒牵动内饮"，水气上犯则头重振振欲擗地。故该患本在脾肾阳虚气化无力，标在水气上犯。方以真武汤加减，治以温阳利水。君以大辛大热之附子，上助心阳，中温脾阳，下壮肾阳，补命门之火，使水有所主；臣以茯苓，甘淡渗利，健脾渗湿，以利水邪；佐以白术，苦温燥湿，以扶脾治运化，使水有制；生姜辛温宣散水邪，既助附子温阳散寒，又伍茯苓以温散水气；芍药利水而不伤阴，既可行水利小便，又可缓急止痛；佐以仙茅、淫羊藿散寒祛湿、补肾以强筋骨；佐以防风，一方面风类药能升，能助脾阳；另一方面风类药能散，能助脾散精，又能助肺宣发，调节了水液代谢的升降，宣发水气；泽泻味甘寒，长于行水，淡而能渗，主利膀胱三焦之水，配伍白术两者相合，泽泻主开决口以利水邪，白术培土筑堤，健脾以绝生饮之源，是为攻补兼施之法。浮小麦味甘性凉，走行心经，配伍黄芪，甘缓以治阳虚冷汗出。《伤寒论》六经之中多见水饮之证，针对不同的病机，治以相应的消散行水之法：小青龙证之辛而散水法；五苓散证之化而行水法；真武汤证之温而利水法；生姜泻心汤证及茯苓甘草汤证之和胃消水法；十枣汤证、大陷胸汤证及牡蛎泽泻散证之泻而逐水法；茯苓桂枝甘草大枣汤证及茯苓桂枝白术甘草汤证之平冲降水法。真武汤与苓桂术甘汤证皆属于阳虚有水，但两者又有区别，真武汤适用于病在下焦，在于肾，病势较重，伴有少阴肾阳虚衰；苓桂术甘汤病变在于中上焦，在于心、脾，脾虚不运，心阳不足，水饮停聚。本证与小青龙汤皆用于兼有水气的患者，但小青龙汤是治疗表未解而有水气，内外皆实之证；真武汤则主治表以解有水气，内外皆虚之证。

第十二章　杂法方类方临证思辨

第一节　《伤寒论》杂法方类方

一、赤石脂禹余粮汤

【赤石脂禹余粮汤】

赤石脂—斤，碎　太一禹余粮—斤，碎

以上二味，以水六升，煮取二升，去滓，分温三服。

【方解】本方中赤石脂性温味酸，禹余粮性温味甘，两者皆是石类药物，重坠之质，能直达下焦，收敛之性，能固肠止泻，适用于下焦滑脱，大肠不固的病人。为治下焦虚寒久利滑脱之良方。

【方歌】

> 赤石余粮各一斤，下焦下利此汤欣，
> 理中不应宜斯法，炉底填来得所闻。

·········→《伤寒论》相关条文 ←·········

伤寒服汤药，下利不止，心下痞硬，服泻心汤已，复以他药下之，利不止，医以理中与之，利益甚。理中者，理中焦，此利在下焦，赤石脂禹余粮汤主之。复不止者，当利其小便。(159)(《伤寒论》)

·········→ 医家经典论述 ←·········

成无己："伤寒服汤药下后，利不止，而心下痞硬者，气虚而客气上逆也，与泻心汤攻之则痞已，医复以他药下之，又虚其里，致利不止也。理中丸，脾胃虚寒下利者，服之愈。此以下焦虚，故与之，其利益甚。《圣济经》曰：滑则气脱，欲其收也。如开肠洞泄、便溺遗失，涩剂所以收之。此利由下焦不约，与赤石脂禹余粮以涩固泄。下焦主分清浊，下利者，水谷不分也。若服涩剂，而利不止，当利小便，以分其气。"（《注解伤寒论》）

尤在泾："汤药，亦下药也。下后，下利痞硬，泻心汤是已。而复以他药下之，以虚益虚，邪气虽去，下焦不约，利无止期，故不宜参、术、姜、草之安中，而宜赤脂、禹粮之固下也。乃服之而利犹不止，则是下焦分注之所清浊不别故也，故当利其小便。"（《伤寒贯珠集》）

柯琴："服汤药而利不止，是病在胃，复以他药下之，而利不止，则病在大肠矣。理中非不善，但迟一着耳。石脂、余粮，助燥金之令，涩以固脱。庚金之气收；则戊土之湿化。若复利不止者，以肾主下焦，为胃之关也。关门不利，再利小便，以分消其湿。盖谷道既塞，水道宜通，使有出路。此理下焦之二法也……利在下焦，水气为患也。唯土能制水。石者，土之刚也。石脂、禹粮，皆土之精气所结。石脂色赤入丙，助火以生土；余粮色黄入戊，实胃而涩肠。虽理下焦，实中宫之剂也。且二味皆甘，甘先入脾，能坚固堤防而平水气之亢，故功胜于甘、术耳。"（《伤寒来苏集》）

徐大椿："一误再误，下药太过，则大肠受伤，以涩治脱，分其清浊，则便自坚。"（《伤寒论类方》）

刘渡舟："既然是下焦下利，大肠不固，就要填补下焦，收涩固脱。赤石脂禹余粮汤主之，得用收涩之药，其方石剂，涩以固脱，用收涩的药才能够固脱。赤石脂、禹余粮这两味药都有收涩止利的作用，也有填补下焦的作用，能够固涩大肠，治下焦的下利。"（《刘渡舟伤寒论讲稿》）

胡希恕："由于误下，而造成利不止的病，在下焦有二种不同的问题，一个是大肠滑而不收，用赤石脂禹余粮，另一个是水谷不别小便不利造成的，就利尿。"（《胡希恕伤寒论讲座》）

→ 医家临床应用 ←

陈慎吾："各家医案：大肠不聚之下利，下皆酸臭，或咳而遗尿，小腹痛，小便不利而下来者，肠澼滑脱，脉弱，大便黏稠如脓者，宜本方兼桃花汤合用。"（《陈慎吾伤寒论讲义》）

刘渡舟："临床上认为光吃汤也不行，研点儿赤石脂的面，越细越好的细面，拌一拌，用药汤给送下去，固肠止泻效果更好。"（《刘渡舟伤寒论讲稿》）

李宇航："用于慢性肠炎或慢性痢疾、消化不良等久泻滑脱者；亦可用于崩中漏下、带下、脱肛属滑脱不固者。"（《伤寒论研读》）

二、炙甘草汤

【炙甘草汤】

甘草四两，炙　生姜三两，切　人参二两　生地黄一斤　桂枝三两，去皮　阿胶二两　麦门冬半升，去心　麻子仁半升　大枣三十枚，擘

上九味，以清酒七升，水八升，先煮八味，取三升，去滓，内胶，烊消尽，温服一升，日三服。一名复脉汤。

【方解】
本方以炙甘草大补中州为君；人参补元气；桂枝壮心阳；麦冬、生地、麻仁、阿胶养阴益血；生姜、大枣调和荣卫；又加清酒通行脉道。使气足血畅，脉行正常，则动悸自止，故本方又名复脉汤。《神农本草经》云甘草"主五脏六腑寒热邪气。坚筋骨，长肌肉。倍力"。

【方歌】

结代脉须四两甘，枣枚三十桂姜三，

半升麻麦一斤地，二两参胶酒水涵。

→《伤寒论》相关条文←

伤寒脉结代，心动悸，炙甘草汤主之。（177）（《伤寒论》）

→《金匮要略》相关条文←

附方《千金翼》炙甘草汤—云复脉汤。治虚劳不足，汗出而闷，脉结悸，行动如常，不出百日，危急者，十一日死。（《金匮要略·血痹虚劳病脉证并治》）

《外台》炙甘草汤　治肺痿涎唾多，心中温温液液者。（《金匮要略·肺痿肺痈咳嗽上气病脉证治》）

→ 医家经典论述 ←

成无己："结代之脉，动而中止能自还者，名曰结；不能自还者，名曰代。由血气虚衰，不能相续也。心中悸动，知真气内虚也。与炙甘草汤。益虚补血气而复脉。"（《注解伤寒论》）

尤在泾："脉结代者，邪气阻滞而营卫涩少也。心动悸者，神气不振而都城震惊也。是虽有邪气，而攻取之法，无所施矣。故宜人参、姜、桂以益卫气；胶、麦、麻、地、甘、枣以益营气。营卫既充，脉复神完，而后从而取之，则无有不服者矣。此又扩建中之制，为阴阳并调之法如此。今人治

病，不问虚实，概与攻发，岂知真气不立，病虽去，亦必不生，况病未必去耶。"(《伤寒贯珠集》)

柯琴："厥阴伤寒，则相火内郁，肝气不舒，血室干涸，以致营气不调，脉道涩滞而见代结之象。如程郊倩所云：'此结者不能前而代替，非阴盛也。'凡厥阴病，则气上冲心，故心动悸。此悸动因于脉代结，而手足不厥，非水气为患矣。不得甘寒多液之品以滋阴而和阳，则肝气不息，而心血不生，心不安其位，则悸动不止，脉不复其常，则代结何以调？故用生地为君，麦冬为臣，炙甘草为佐，大剂以峻补真阴，开来学滋阴之一路也。反以甘草名方者，藉其载药人心，补离中之虚以安神明耳。然大寒之剂，无以奉发陈蕃秀之机，必须人参、桂枝，佐麦冬以通脉，姜、枣佐甘草以和营，胶、麻佐地黄以补血，甘草不使速下，清酒引之上行，且生地、麦冬，得酒力而更优也。"(《伤寒附翼》)

徐大椿："脉来缓而时一止，复来，曰结；脉来动而中止，不能自还，因而复动，曰代，几动一息亦曰代。皆气血两虚而经隧不通，阴阳不交之故，心主脉，脉之止息，皆心气不宁之故。此治伤寒邪尽之后，气血两虚之主方也。"(《伤寒论类方》)

.... ➤ **医家临床应用** ◄ ....

尾台榕堂："骨蒸劳嗽，抬肩喘息，多梦不寐，自汗盗汗，痰中血丝，寒热交发，两颊红赤，虚里动甚，恶心愦愦而欲吐者。"(《类聚方广义》)

曹颖甫："月经淋漓不止者，足肿脊脊酸痛者，失眠者，两臂筋挛者。"(《经方实验录》)

陈慎吾："各家医案：此治伤寒脉结代，心动悸之圣方也。孙真人用之以治虚劳，王刺史用之以治肺痿，故不论何病，但脉结代先用此方。此脉在大病后见之难治，气逆见之无忧，后世之调气血，补劳虚不足等方多出于此。"(《陈慎吾伤寒论讲义》)

刘渡舟："炙甘草汤应当注意几个问题，一是这个方子吃多了腿和脸上容易发肿，二是吃多了大便要作泄。根据我个人体会，'脉结代，心动悸'，加上些五味子效果还会好。加人参、麦冬、五味子就孙思邈《千金要方》里的生脉散。柯琴的意见是去掉麻子仁，加上酸枣仁。"(《刘渡舟伤寒论讲稿》)

郑卫平："本方临证多用于杂病，心脏疾患，或外感引发心之宿疾者，只要审得心之气血不足，阴阳两虚，不论外感有无，均可运用。"(《唐祖宣伤寒论解读》)

李宇航："本方主要用于心血管疾病，如冠心病、不稳定性心绞痛、心肌梗死、功能性室性早搏、陈发性室上性心动过速、期前收缩、病态窦房结综合征、陈发性心房颤动、交界性早搏、肺源性心脏病、慢性充血性心力衰竭、扩张型心肌病、心脏骤停等证属心阴阳两虚者。"(《伤寒论研读》)

三、甘草干姜汤

【甘草干姜汤】

甘草四两，炙　干姜二两

上二味，以水三升，煮取一升五合，去滓，分温再服。

【方解】本方为辛甘温中复阳方。炙甘草补中益气，干姜温中复阳，两药配伍，辛甘合化为阳，得理中汤之精要，重在复中焦之阳气。且甘草倍于干姜，是甘胜于辛，故能守中复阳，中阳得复，则厥回足温。《神农本草经》言甘草"主五脏六腑寒热邪气。坚筋骨，长肌肉。倍力，金疮，肿，解毒。久服轻身，延年"；干姜"主胸满，咳逆上气。温中，止血，出汗，逐风湿痹，肠澼下利。生者尤良。久服去臭气、通神明"。

【方歌】

> 心烦脚急理须明，攻表误行厥便成，
> 二两炮姜甘草四，热因寒用奏功宏。

·········→ 《伤寒论》相关条文 ←·········

伤寒脉浮，自汗出，小便数，心烦，微恶寒，脚挛急，反与桂枝，欲攻其表，此误也，得之便厥。咽中干，烦躁，吐逆者，作甘草干姜汤与之，以复其阳。若厥愈足温者，更作芍药甘草汤与之，其脚即伸。若胃气不和谵语者，少与调胃承气汤。若重发汗，复加烧针者，四逆汤主之。(29)(《伤寒论》)

·········→ 《金匮要略》相关条文 ←·········

肺痿吐涎沫而不咳者，其人不渴，必遗尿，小便数，所以然者，以上虚不能制下故也。此为肺中冷，必眩，多涎唾，甘草干姜汤以温之。若服汤已渴者，属消渴。(5)(《金匮要略·肺痿肺痈咳嗽上气病脉证治》)

·········→ 医家经典论述 ←·········

成无己："《内经》曰：辛甘发散为阳，甘草干姜相合，以复阳气。"

(《注解伤寒论》)

钱潢："误攻其表，使阳气愈虚，阴邪上逆，以致厥逆咽中干烦躁，又兼阳邪内陷，致阳明内结，谵语烦乱者，且勿治其谵语，以虚阳恐其易脱，胃实可以暂缓，故更当饮甘草干姜汤，以平其上逆之阴邪，复其虚竭之阳气。"(《伤寒溯源集》)

王子接："甘草干姜汤，桂枝甘草汤，同为辛甘化阳，而有分头异治之道。桂枝走表，治太阳表虚，干姜守中，治少阴里虚。病虽在太阳，而见少阴里虚证，当温中土，制水寒以复其阳。至于二方分两，亦各有别，彼用桂枝四两，甘草二两，是辛胜于甘。此用甘草四两，干姜二两，为甘胜于辛。辛胜则能走表护阳，甘胜则能守中复阳，分两之间，其义精切如此。"(《绛雪园古方选注》)

汪昂："《玉机微义》曰：肺痿如咳久，声哑声嘶，咯血，此属阴虚火热甚也；吐涎沫而不咳，不渴，必遗尿小便数，以上虚不能制下，此肺中冷也，必眩，多涎唾，用炙甘草干姜汤以温之。肺痿涎唾多、心中温温液液者，用炙甘草汤，此补虚劳也，亦与补阴虚火热不同，故肺痿有寒热之异。"(《医方集解》)

·············· ➤ 医家临床应用 ◄ ··············

唐容川："吐血之证，属实证者十居六七……然亦有属虚属寒者，在吐血家，十中一二。为之医者不可不知也。虚证去血太多，其证喘促昏愦，神气不续，六脉细微虚浮散数，此如刀伤出血，血尽而气亦尽，危脱之证也，独参汤救护其气，使气不脱，则血不奔矣。寒证者，阳不摄阴，阴血因而走溢，其证必见手足清冷，便溏遗溺，脉细微迟涩，面色惨白，唇口淡和，或内寒外热，必实见有虚寒假热之真情，甘草干姜汤主之。"(《血证论》)

胡希恕："临床常见慢性气管炎、支气管扩张等病，亦见于急慢性病，由于里虚寒而出现咽干，吐涎沫者。"(《经方传真：胡希恕经方理论与实践》修订版)

唐祖宣："甘草干姜汤得理中汤之精要，为辛甘化阳之温补剂，实乃太阴病方。辨证关键是脾肺阳虚，手足冷，咽干不渴，烦躁吐逆，尿多，甚则遗尿咳嗽，痰稀白，舌淡苔润，脉弱，主治脾虚肺寒之咳嗽，脾阳虚不统血之吐、衄、下血、胃阳虚寒之胃脘痛及肺脾两虚不能制水之遗尿，劳淋及阴寒证之咽痛，因组方简洁，临床应注意随证加味。"(《唐祖宣伤寒论类方解》)

四、芍药甘草汤

【芍药甘草汤】

白芍药　甘草_炙 各四两

上二味，以水三升，煮取一升五合，去滓，分温再服。

【方解】 本方中芍药益阴，止挛急；甘草缓急补中，和药性，两者合用，为苦甘化阴法，是治筋脉肌肉挛急之名方。《神农本草经》云芍药"主邪气腹痛，除血痹，破坚积，寒热，疝瘕，止痛，利小便，益气"。

【方歌】

> 芍甘四两各相均，两脚拘挛病在筋，
> 阳旦误投热气灼，苦甘相济即时伸。

→《伤寒论》相关条文 ←

伤寒脉浮，自汗出，小便数，心烦，微恶寒，脚挛急，反与桂枝，欲攻其表，此误也，得之便厥。咽中干，烦躁，吐逆者，作甘草干姜汤与之，以复其阳。若厥愈足温者，更作芍药甘草汤与之，其脚即伸。若胃气不和谵语者，少与调胃承气汤。着重发汗，复加烧针者，四逆汤主之。（29）（《伤寒论》）

问曰：证象阳旦，按法治之而增剧，厥逆，咽中干，两胫拘急而谵语。师曰：言夜半手足当温，两脚当伸，后如师言。何以知此？答曰：寸口脉浮而大，浮为风，大为虚，风则生微热，虚则两胫挛，病形象桂枝，因加附子参其间，增桂令汗出，附子温经，亡阳故也。厥逆，咽中干，烦躁，阳明内结，谵语烦乱，更饮甘草干姜汤，夜半阳气还，两足当热，胫尚微拘急，重与芍药甘草汤，尔乃胫伸，以承气汤微溏，则止其谵语。故知病可愈。（30）（《伤寒论》）

→ 医家经典论述 ←

成无己："脉浮自汗出，小便数而恶寒者，阳气不足也；心烦脚挛急者，阴气不足也。阴阳气血俱虚，则不可发汗，若与桂枝攻表，则又损伤阳气，故为误也。得之便厥，咽中干，烦躁吐逆者，先作甘草干姜汤，复其阳气，得厥愈足温，乃与芍药甘草汤，益其阴血，则脚胫得伸。阴阳虽复，其有胃燥谵语，少与调胃承气汤，微溏，以和胃气。重发汗为亡阳，加烧针则损阴。《内经》曰："荣气微者，加烧针则血不行"。重发汗复烧针，是阴阳之

气大虚，四逆汤以复阴阳之气。"（《注解伤寒论》）

徐大椿："此汤乃纯阴之剂，以复其阴也，阴阳两和而脚伸矣。"（《伤寒论类方》）

柯琴："用甘草以生阳明之津，芍药以和太阴之液，其脚即伸，此亦用阴和阳法也。"（《伤寒附翼》）

尤在泾："芍药甘草汤，甘酸复阴之剂，阴生则两脚自伸矣。"（《伤寒贯珠集》）

钱潢："重与芍药甘草汤，以和阴养血，舒其筋而缓其拘急，胫乃得伸矣。"（《伤寒溯源集》）

·················· → 医家临床应用 ← ··················

徐春甫："芍药甘草汤，治小儿热腹痛，小便不通及痘疹肚痛。"（《古今医统》）

程国彭："止腹痛如神，脉迟为寒加干姜，脉洪为热加黄连。"（《医学心悟》）

尾台榕堂：芍药甘草汤，治腹中挛急而痛者，小儿夜啼不止，腹中挛急甚者，亦奇效。"（《类聚方广义》）

刘渡舟："二药相合，酸甘合化为阴，可以养血平肝，缓解筋脉拘挛，善治血脉拘急疼痛，对于因血虚而引起的两足痉挛性疼痛或腓肠肌痉挛性疼痛不可伸者多有良效，故有'去杖汤'的美称。"（《刘渡舟伤寒论讲稿》）

李宇航："本方化裁所用于治疗胃痛、腹痛、胆绞痛、肾绞痛、肌肉疼痛、痛经、头痛、神经痛、支气管痉挛等。本方加附子即为芍药甘草附子汤，可两补阴阳，治阴阳皆虚，恶寒者。"（《伤寒论研读》）

五、茵陈蒿汤

【茵陈蒿汤】

茵陈蒿六两　栀子十四枚，擘　大黄二两，去皮

上三味，以水一斗二升，先煮茵陈，减六升，内二味，煮取三升，去滓，分三服。小便当利，尿如皂荚汁状，色正赤，一宿腹减，黄从小便去也。

【方解】本方中三味药皆是味苦性寒之品，苦能燥湿，寒能胜热，且茵陈、栀子通利小便，大黄泄热，故为治发黄的主方。

【方歌】

二两大黄十四栀，茵陈六两早煎宜，

身黄尿短腹微满，解自前阴法最奇。

→ 《伤寒论》相关条文 ←

阳明病，发热汗出者，此为热越，不能发黄也。但头汗出，身无汗，剂颈而还，小便不利，渴引水浆者，此为瘀热在里，身必发黄，茵陈蒿汤主之。(236)(《伤寒论》)

伤寒七八日，身黄如橘子色，小便不利，腹微满者，茵陈蒿汤主之。(260)(《伤寒论》)

→ 《金匮要略》相关条文 ←

谷疸之为病，寒热不食，食即头眩，心胸不安，久久发黄，为谷疸。茵陈蒿汤主之。(13)(《金匮要略·黄疸病脉证并治》)

→ 医家经典论述 ←

成无己："王冰曰：小热之气，凉以和之；大热之气，寒以取之。发黄者，热之极也，非大寒之剂则不能彻其热。茵陈蒿味苦寒，酸苦涌泄为阴，酸以涌之，苦以泄之，泄甚热者，必以苦为主，故以茵陈蒿为君。心法南方火而主热，栀子味苦寒，苦入心而寒胜热，大热之气，必以苦寒之物胜之，故以栀子为臣。大黄味苦寒，宜补必以酸，宜下必以苦，推除邪热，必假将军攻之，故以大黄为使。苦寒相近，虽热甚，大毒必祛除。分泄前后，复得利而解矣。"(《伤寒明理方论》)

徐大椿："先煮茵陈，则大黄从小便出，此秘法也。"(《伤寒论类方》)

柯琴："阳明多汗，此为里实表虚，反无汗，是表里俱实矣。表实则发黄，里实故腹满也。但头汗出，小便不利，与麻黄连翘证同。然彼属太阳，因误下而表邪未散，热虽里而未深，故口不渴，腹不满，仍当汗解，此属阳明，未经汗下，而津液已亡，故腹满，小便不利，渴欲饮水，此瘀热在里，非汗吐所宜矣。身无汗，小便不利，渴欲饮水，此瘀热在里，非汗吐所宜矣。身无汗，小便不利，不得用白虎；瘀热发黄，内无津液，不得用五苓。故制茵陈汤以佐栀子、承气之所不及也。但头汗，则身黄而面目不黄；若中风不得汗，则一身及面目悉黄。以此见发黄是津液所生病。茵陈，禀北方之色，经冬不调，受霜承雪，故能除热邪留结，率栀子以通水源，大黄以调胃

实，令一身内外之瘀热，悉从小便而出，腹满自减，而津液无伤。此茵陈汤为阳明利水之妙剂也。"(《伤寒来苏集》)

吴谦："身黄，湿热之为病也，湿盛于热，则黄色晦；热盛于湿，则黄色明。如橘子色者，谓黄色明也。伤寒七八日，身黄色明，小便不利，其腹微满，此里热深也。故以茵陈蒿治疸病者为君，佐以大黄，使以栀子，令湿热从大小二便泻出，则身黄腹满自可除矣……此详申谷疸之为病也。未成谷疸之时，其人多病寒热。寒热作时，则不能食；寒热止时，则或能食，虽能食，然食后即头晕目眩，心烦不安。此为湿瘀热郁而内蒸，将作谷疸之征也，久久身面必发黄，为谷疸矣。宜茵陈蒿汤利下，使从大小二便而出之。"(《医宗金鉴》)

> **医家临床应用**

陈慎吾："(各家医案)治一身发黄，大便难者。发黄，小便不利，腹微满，寒热不食，头眩，心胸不安者。本方为治发黄圣剂，以腹满，小便不利为主。若心下郁结，大柴胡加茵陈佳。本方之治黄，以发黄为标，以小便不利为本。虽然病原不在膀胱，乃胃实移热，又当以小便不利为标，胃实为本。设去大黄而服山栀、茵陈以治本证，鲜见有效。"(《陈慎吾伤寒论讲义》)

刘渡舟："茵陈蒿是寒凉药，能够清热利湿，利肝胆，所以能够治黄疸。每个药都有主导作用，清利湿热的药很多，但是治疗黄疸，哪个药都不如茵陈理想。所以茵陈蒿治疗黄疸，有点儿像特效药，非吃不可。"(《刘渡舟伤寒论讲稿》)

李宇航："现广泛用于治疗病毒性肝炎，如急性黄疸型肝炎、淤胆型肝炎、胆石症、胆石症术后、胆道感染、肝脓肿等病证。"(《伤寒论研读》)

六、麻黄连轺赤小豆汤

【麻黄连轺赤小豆汤】

麻黄二两,去节　连轺二两,连翘根　杏仁四十个,去皮尖　赤小豆一升　大枣十二枚,擘　生梓白皮切,一升　生姜二两,切　甘草二两,炙

上八味，以潦水一斗，先煮麻黄再沸，去上沫，内诸药，煮取三升，去滓，分温三服，半日服尽。

【方解】本方是麻黄汤去桂枝加连轺、赤小豆、生梓白皮和姜枣而成。麻、杏、姜、枣发散表邪，使热外散；赤小豆清热利小便，使湿热下出；梓

白皮苦寒，能散湿热之邪；连翘根下热气，故本方为解表清热利湿剂。潦水是积存的雨水，取其味薄而不助湿的意思。《神农本草经》云梓白皮"主热，去三虫"。

【方歌】

> 黄病姜翘二两麻，一升赤豆梓皮夸，
> 枣须十二能通窍，四十杏仁二草嘉。

·········→ 《伤寒论》相关条文 ←·········

伤寒瘀热在里，身必黄，麻黄连翘赤小豆汤主之。(262)(《伤寒论》)

·········→ 医家经典论述 ←·········

钱潢："瘀，留蓄壅滞也。言伤寒郁热，与胃中之湿气，互结湿蒸，如淖泽中之淤泥，水土黏污而不分也。故成注引经文云：湿热相交，民多病瘅。盖以湿热胶固，壅积于胃，故曰瘀热在里，身必发黄也。麻黄之用，非热在里而反治表也。赤小豆之用，所以利小便也。翘根梓皮，所以解郁热也。上文云：无汗而小便不利者，身必发黄，故治黄之法，无如汗之，则湿热从毛窍而散。利其小便，则湿热由下窍而泄。故以麻黄连翘赤小豆汤主之。"(《伤寒溯源集》)

唐宗海："在里，言在肌肉中，对皮毛而言，则为里也。肌是肥肉，气分所居，肉是瘦肉，血分所藏。若热入肌肉，令气血相蒸，则汗滞不行，是名瘀热。气瘀则为水，血瘀则为火，水火蒸发于肌肉中，现出土之本色，是以发黄。故用麻黄、杏仁发皮毛以散水于外，用梓白皮以利水于内。梓白皮，象人之膜，人身肥肉，均生于膜上，膜中通利，水不停汗，则不蒸热，故必利膜而水乃下行。此三味是去水分之瘀热也。连翘散血分之热，赤豆疏血分之结。观仲景赤豆当归散，是疏结血，则此处亦同。此二味是去血分之瘀热也。尤必用甘、枣、生姜宣胃气，协诸药，使达于肌肉。妙在潦水，是云雨既解之水，用以解水火之蒸郁，为切当也。"(《伤寒论浅注补正》)

·········→ 医家临床应用 ←·········

汪机："治湿热蕴于肌表而发黄。"(《医学原理》)

唐祖宣："临床上广泛用于治疗胃炎初起，头面浮肿，哮喘，荨麻疹等疾病，临证以发热，恶寒，无汗，小便不利为本证要点。"(《唐祖宣伤寒论类方解》)

蒋健："此方不应局限于治疗表证未解瘀热在里之发黄证，凡符合风湿热郁闭之病机者，皆可化裁应用。本方临床常用于治疗荨麻疹、湿疹、异位性皮炎、水痘、带状疱疹、风疹、银屑病、皮肤瘙痒症、痒疹等各种皮肤病，疗效满意，亦可用于急慢性肾炎、病毒性肝炎、渗出性胸膜炎等疾病。"（《伤寒论汤证新解》）

李宇航："急性黄疸型肝炎、淤胆型肝炎、胆囊炎、急性肾小球肾炎、急性气管炎、支气管哮喘、过敏性鼻炎、荨麻疹、皮肤过敏性丘疹等病证，以外有风寒表邪，内有湿热为辨证要点。"（《伤寒论研读》）

七、麻黄升麻汤

【麻黄升麻汤】

麻黄二两半，去节 升麻一两一分 当归一两一分 知母十八铢 黄芩十八铢 萎蕤十八铢，一作菖蒲 芍药六铢 天门冬六铢，去心 桂枝六铢，去皮 茯苓六铢 甘草六铢，炙 石膏六铢，碎，绵裹 白术六铢 干姜六铢

上十四味，以水一斗，先煮麻黄一两沸，去上沫，内诸药，煮取三升，去滓，分温三服，相去如炊三斗米顷，令尽汗出愈。

【方解】本方清上（肺）温下（脾）、运脾通阳、补泻并投。方中麻黄、桂枝升发阳气，使邪仍从表散。升麻于阴中升阳，治喉痹肿痛，为解毒要药。黄芩、知母、天冬、石膏清在上之热，干姜温在下之寒。当归、芍药养阴和血，白术、茯苓补脾止泻，葳蕤补而能润，甘草和药解毒。

【方歌】

两半麻升一两归，六铢苓术芍冬依，

膏姜桂草同分两，十八铢今芩母萎。

······························→ 《伤寒论》相关条文 ←······························

伤寒六七日，大下后，寸脉沉而迟，手足厥逆，下部脉不至，喉咽不利，唾脓血，泄利不止者，为难治，麻黄升麻汤主之。（357）（《伤寒论》）

······························→ 医家经典论述 ←······························

成无己："大下之后，下焦气虚，阳气内陷，寸脉迟而手足厥逆，下部脉不至。厥阴之脉，贯膈上注肺，循喉咙。在厥阴随经射肺，因亡津液，遂成肺痿，咽喉不利而唾脓血也。《金匮要略》曰：肺痿之病，从何得之，被

快药下利，重亡津液，故得之。若泄利不止者，为里气大虚，故云难治。与麻黄升麻汤，以调肝肺之气。"（《注解伤寒论》）

柯琴："伤寒六七日，大下后，寸脉沉而迟。夫寸为阳，主上焦，沉而迟，是无阳矣。沉为在里，则不当发汗。迟为脏寒，则不当清火。且下部脉不至，手足厥冷，泄利不止，是下焦之元阳已脱，又咽喉不利吐脓血，是上焦之虚阳无依而将亡，故扰乱也。如用参、附以回阳，而阳不可回，故曰难治，则仲景不立方治也明矣。此用麻黄、升麻、桂枝以散之，汇集知母、天冬、黄芩、芍药、石膏等大寒之品以清之，以治阳实之法，治亡阳之证，是速其阳之毙也。"（《伤寒附翼》）

刘渡舟："误下之后，表邪遏于胸中，阴寒逆于腹内，寒盛于中，乃是本证的病机特点。麻黄升麻汤，善于发越胸中阳郁之邪，此乃寒热并用而又能透邪外出的一种治疗方法。"（《伤寒论校注》）

> **医家临床应用** ←

蒋健："治疗范围广泛，涉及头面五官、呼吸、消化、神经等多个系统，症状表现也是各异，但都有共同的'上热下寒'表现。'上热'既可是口舌生疮、牙龈肿痛、咽痛咳嗽、胃痛嘈杂等肺胃实热的表现，亦可是潮热盗汗、烘热不眠、胸膈虚烦、五心烦热等阴虚火旺的表现；'下寒'则表现得较为单纯一致，手足逆冷、小便清长、大便溏泻等一派元阳虚损，失却温煦，固摄升提失司的表现。本方以麻黄、升麻两味药物命名，说明该方以宣散郁火及升阳举陷之法为主，正符合《内经》'火郁发之''下者举之'的治疗原则。因此临床运用时只要在辨证中把握'火郁于上''阳陷于下'的类证表现就可以使用麻黄升麻汤发越郁阳，清上温下。"（《伤寒论汤证新解》）

唐祖宣："本方药味多，剂量小，寒热并用，攻补兼施，而重在宣发郁阳，扶正达邪，对后世医家有所启迪。如唐代孙思邈的千金萎蕤汤，从其方药组成和治疗作用看，与麻黄升麻汤有某些近似之处，甚至可以说是从麻黄升麻汤演变而来的。又如阳和汤治流注、阴疽，补中益气汤治阳虚外感，升麻葛根汤治时疫痘疹，普济消毒饮治大头瘟等，均与本方可能有继承关系。"（《唐祖宣伤寒论类方解》）

八、瓜蒂散

【瓜蒂散】

瓜蒂一分，熬黄　赤小豆一分

上二味，各别捣筛，为散已，合治之，取一钱匕，以香豉一合，用热汤七合，煮作稀糜，去滓，取汁和散，温顿服之。不吐者，少少加，得快吐乃止。诸亡血虚家，不可与瓜蒂散。

【方解】

本方中瓜蒂苦寒，赤小豆味酸，两者合用，有酸苦涌泄之功，豆豉轻清宣泄，可加强催吐的作用。因瓜蒂有毒，煮糜送药，又有固护胃气之意。故本方为涌吐之剂，善治痰食壅阻胸脘之疾。如《神农本草经》云瓜蒂"主大水，身面四肢浮肿，下水，杀蛊毒，咳逆上气，及食诸果病在胸腹中，皆吐下之"。

【方歌】

病在胸中气分乖，咽喉息碍痞难排，

平行瓜豆还调豉，寸脉微浮涌吐佳。

──────── ➢ 《伤寒论》相关条文 ⬅ ────────

病如桂枝证，头不痛，项不强，寸脉微浮，胸中痞硬，气上冲喉咽，不得息者，此为胸有寒也。当吐之，宜瓜蒂散。(166)(《伤寒论》)

病人手足厥冷，脉乍紧者，邪结在胸中，心下满而烦，饥不能食者，病在胸中，当须吐之，宜瓜蒂散。(355)(《伤寒论》)

──────── ➢ 《金匮要略》相关条文 ⬅ ────────

宿食在上脘，当吐之，宜瓜蒂散。(24)(《金匮要略·腹满寒疝宿食病脉证治》)

──────── ➢ 医家经典论述 ⬅ ────────

成无己："病如桂枝证，为发热、汗出、恶风，言邪在表也。头痛、项强，为桂枝汤证具。若头不痛，项不强，则邪不在表而传里也。浮为在表，沉为在里。今寸脉微浮，则邪不在表，亦不在里，而在胸中也。胸中与表相应，故知邪在胸中者，犹如桂枝证而寸脉微浮也。以胸中痞硬，上冲咽喉不得息，知寒邪客于胸中而不在表也。《千金》曰：气浮上部，填塞心胸，胸中满者，吐之则愈。与瓜蒂散，以吐胸中之邪。"(《注解伤寒论》)

徐大椿："此方专于引吐而已。"(《伤寒论类方》)

柯琴："胃者，地，土生万物，不吐者死，必用酸苦涌泄之味，因而越之，胃阳得升，胸寒自散，里之表和，表之表亦解矣，此瓜蒂散为阳明之表剂……手足为诸阳之本。厥冷则胃阳不达于四肢。紧则为寒，乍紧者，不厥时不紧，言紧与厥相应也。此寒结胸中之脉证。心下者，胃口也。满者胃气逆，烦者胃火盛。火能消物，故饥；寒结胸中，故不能食。此阴并于上，阳并于下，故寒伤形，热伤气也。非汗下温补之法所能治，必瓜蒂散吐之。此通因塞用法，又寒因寒用法。"(《伤寒来苏集》)

吴谦："瓜蒂极苦，赤小豆味酸，相须相益，能疏胸中实邪，为吐剂中第一品也。而佐香豉汁合服者，借谷气以保卫气也。服之不吐，少少加服，得快吐即止者，恐伤胸中元气也。此方奏功之捷，胜于汗下，所谓汗、吐、下三大法也。"(《医宗金鉴》)

刘渡舟："胸中痞硬是胸有痰邪，胸阳闭塞，气机不利，营卫不和，所以这个病有点儿像桂枝汤证，症状特点是"胸中痞硬，气上冲咽喉，不得息"，并且是六部脉皆沉，只有寸脉微浮的，这是邪气要从上越而出，所以因势利导，用瓜蒂散以引吐之。"(《刘渡舟伤寒论讲稿》)

·············· ➤ **医家临床应用** ◄ ··············

葛洪："用本方治胸中多痰，头痛不欲食。"(《肘后备急方》)

李杲："用本方治饮食过饱，填塞胸中。"(《内外伤辨》)

汪昂："治卒中痰迷，涎潮壅盛，颠狂烦乱，人事昏沉，五痫痰壅，及火气上冲，喉不得息，食填太阴，欲吐不出。亦治诸黄急黄。本方除赤豆，加郁金、韭汁，鹅翎探吐，亦名三圣散，治中风风痫，痰厥头痛。"(《医方集解》)

吴鞠通："用本方去香豉加山栀，亦名瓜蒂散，治上焦温病，心烦不安，痰涎壅盛，胸中痞塞欲呕，无中焦证者，或疫邪留于胸膈，胸膈满闷，欲吐不吐之证。"(《温病条辨》)

郑卫平："治痰湿热郁郁上脘之酒湿停聚；痰湿蒙蔽清窍所致之抽搐失语；痰涎壅塞上脘所致之厥逆失语。"(《唐祖宣伤寒论解读》)

九、吴茱萸汤

【吴茱萸汤】

吴茱萸一升，洗 人参三两 生姜六两，切 大枣十二枚，擘上四味，以水七升，煮取二升，去滓，温服七合，日三服。

【方解】本方中吴茱萸温胃散寒，降逆止呕；生姜温散寒气，和胃止呕；两者配伍，使胃中寒邪得散，胃气得以和降。人参、大枣补虚和胃。故本方有温中散寒，补益中州，降逆止呕之功。《神农本草经》云吴茱萸"主温中，下气，止痛，咳逆，寒热，除湿，血痹，逐风邪，开腠理"。

【方歌】

升许吴黄三两参，生姜六两救寒侵，

枣投十二中宫主，吐利头疼烦躁寻。

《伤寒论》相关条文

食谷欲呕，属阳明也，吴茱萸汤主之。得汤反剧者，属上焦也。（243）（《伤寒论》）

少阴病，吐利，手足逆冷，烦躁欲死者，吴茱萸汤主之。（309）《（伤寒论》）

干呕，吐涎沫，头痛者，吴茱萸汤主之。（378）（《伤寒论》）

《金匮要略》相关条文

呕而胸满者，吴茱萸汤主之。（8）（《金匮要略·呕吐哕下利病脉证并治》）

干呕吐涎沫，头痛者，吴茱萸汤主之。（9）（《金匮要略·呕吐哕下利病脉证并治》）

医家经典论述

成无己："上焦主内，胃为之市，食谷欲呕者，胃不受也，与吴茱萸汤，以温胃气。得汤反剧者，上焦不内也，以治上焦法治之。"（《注解伤寒论》）

徐大椿："吐涎沫，非少阳之干呕。然亦云干呕者，谓不必食谷而亦呕也。头痛者，因阳明之脉上于头。此胃中有寒饮之症。"（《伤寒论类方》）

尤在泾："食谷欲吐，有中焦与上焦之别。盖中焦多虚寒，而上焦多火逆也。阳明中虚，客寒乘之，食谷则吐，故宜吴茱萸汤，以益虚而温胃。若得汤反剧，则仍是上焦火逆之病，宜清降而不宜温养者矣。"（《伤寒贯珠集》）

柯琴："吴茱萸辛苦大热，禀东方之气色，人通于肝，肝通则木得遂其生矣。苦以温肾，则水不寒；辛以散邪，则土不扰。佐人参固元气而安神明，助姜、枣调营卫以补四末。此拨乱反正之剂，与麻黄、附子之拔帜先登、附子、真武之固守社稷者，鼎足而立也。若命门火衰，不能腐熟水谷，故食谷欲呕。若干呕吐涎沫而头痛，是脾肾虚寒，阴寒上乘阳位也。用此方鼓动先天之少火，而后天之土自生；培植下焦之真阳，而上焦之寒自散。开少阴之关，而三阴得位者，此方是欤？"（《伤寒附翼》）

→ 医家临床应用 ←

汪昂："以本方加附子，名吴茱萸加附子汤，治疗寒疝腰痛，牵引睾丸，尺脉沉迟。总之，以呕、痛、冷为必见证。"（《医方集解》）

刘渡舟："吴茱萸汤治呕吐，治虚寒，治胃脘疼痛，治呕吐涎沫，治下利，总之，治中焦有寒的，这个方子很好，临床效果很佳。"（《刘渡舟伤寒论讲稿》）

李克绍："曾治一老年女性，每人睡后即口流涎沫，及醒时，枕巾即全已湿透，回忆《伤寒论》中吴茱萸汤能治干呕吐涎沫，即予吴茱萸汤原方，竟获痊愈。"（《李克绍伤寒解惑论》）

郑卫平："治头痛、呕吐、下利、烦躁、厥逆。吴茱萸性虽燥烈，但对浊阴不降，厥冷上逆，吞酸胀满之证服之多效，每用30g，亦无不舒之感。临床中对于服后导致格拒呕吐者，可采取冷服法。"（《唐祖宣伤寒论解读》）

李宇航："本方主要用于急慢性胃肠炎、慢性胃溃疡、神经性呕吐、幽门痉挛、神经性头痛、梅尼埃综合征、疝痛等，证属肝胃虚寒，浊阴上逆者。本方加附子，名吴茱萸加附子汤，可治寒疝腰痛，牵引睾丸、脉沉迟等。"（《伤寒论研读》）

十、黄连阿胶汤

【黄连阿胶汤】

黄连四两　黄芩二两（一本二两）　芍药二两　鸡子黄二枚　阿胶三两，一云三挺

上五味，以水五升，先煮三物，取二升，去滓，内胶烊尽，小冷，内鸡子黄，搅令相得，温服七合，日三服。

【方解】本方中黄连、黄芩清心热，以下交于肾；阿胶滋肾阴，以上承于心；鸡子黄补心血，芍药泄热和阴。本方清上滋下，扶正祛邪，交通心肾，为治少阴热化证之主方。《神农本草经》言阿胶"主心腹内崩，劳极，洒洒如疟状，腰腹痛，四肢酸疼，女子下血，安胎"。

【方歌】

四两黄连三两胶，二枚鸡子取黄敲，
一芩二芍心烦治，更治难眠睫不交。

·············→ 《伤寒论》相关条文 ←·············

少阴病，得之二三日以上，心中烦，不得卧，黄连阿胶汤主之。（303）
（《伤寒论》）

·············→ 医家经典论述 ←·············

成无己："阳有余，以苦除之，黄连、黄芩之苦以除热；阴不足，以甘补之，鸡子黄、阿胶之甘以补血；酸，收也，泄也，芍药之酸，收阴气而泄邪热也。"（《注解伤寒论》）

徐大椿："此少阴传经之热邪，扰动少阴之气，故以降火养阴为治，而以鸡子黄引药下达。"（《伤寒论类方》）

柯琴："此病发于阴，热为在里，与二三日无里证而热在表者不同。按少阴受病当五六日发，然发于二三日居多。二三日背恶寒者，肾火衰败也，必温补以益阳；反发热者，肾水不藏也，宜微汗以固阳。口燥咽干者，肾火上走空窍，急下之以存津液。此心中烦不得卧者，肾火上攻于心也，当滋阴以凉心肾……鸡感巽化，得心之母气者也。黄禀南方火色，率芍药之酸，入心而敛神明，引芩、连之苦，入心而清壮火。驴皮被北方水色，入通于肾，济水性急趋下，内合于心，与之相溶而成胶，是火位之下，阴精承之。凡位以内为阴，外为阳，色以黑为阴，赤为阳。鸡黄赤而居内，驴皮黑而居外，法坎宫阳内阴外之象，因以制壮火之食气耳。"（《伤寒来苏集》）

尤在泾："少阴之热，有从阳经传入者，有自受寒邪，久而变热者。曰二三日以上，谓自二三日至五六日，或八九日，寒极而变热也。至心中烦不得卧，则热气内动，尽入血中，而诸阴蒙其害矣。盖阳经之寒变，则热归于气或入于血；阴经之寒变，则热入于血而不归于气，此余历试之验也。故用黄连、黄芩之苦，合阿胶、芍药、鸡子黄之甘，并入血中，以生阴气而除邪热。成氏所谓'阳有余以苦除之，阴不足以甘补之'是也。"（《伤寒贯珠集》）

刘渡舟："黄连、黄芩苦以泻心火，使心火下降，阿胶、鸡子黄为血肉有情之品，可补心肾之阴，'以有情补有情'，加芍药既可泻火，又可化阴、平肝。"（《刘渡舟伤寒论讲稿》）

········· → **医家临床应用** ← ·········

尾台榕堂："本方治久痢，腹中热痛，心中烦而不得眠，或便脓血者。"（《类聚方广义》）

吴鞠通："用此方治疗少阴温病，真阴欲竭，壮火复炽，心烦不得卧。"（《温病条辨》）

郑卫平："治肾阴亏虚，心火上炎所致之眩晕；阴虚火旺，心肾不交而致之失眠；肾阴受灼，精关不固所致之遗精。"（《唐祖宣伤寒论解读》）

李宇航："多用于治疗失眠、心悸、烦躁、血证等。西医病名如神经衰弱症、甲状腺功能亢进、功能性子宫出血、更年期综合征等病机相符者。"（《伤寒论研读》）

十一、桃花汤

【桃花汤】

赤石脂一斤，一半全用，一半筛末　干姜一两　粳米一升

上三味，以水七升，煮米令熟，去滓，温服七合，内赤石脂末方寸匕，日三服。若一服愈，余勿服。

【方解】本方中赤石脂涩肠止泻止血；粳米留连药性，固护胃气；干姜温中散寒，又可止血。三药合用，共奏涩肠固脱之功效。

【方歌】

> 一斤粳米一斤脂，脂半磨研法亦奇，
>
> 一两干姜同煮服，少阴脓血是良规。

········· → **《伤寒论》相关条文** ← ·········

少阴病，下利便脓血者，桃花汤主之。（306）（《伤寒论》）

少阴病，二三日至四五日腹痛，小便不利，下利不止，便脓血者，桃花汤主之。（307）（《伤寒论》）

········· → **《金匮要略》相关条文** ← ·········

下利便脓血者，桃花汤主之。（42）（《金匮要略·呕吐哕下利病脉证并治》）

→ 医家经典论述 ←

成无己："涩可去脱，赤石脂之涩以固肠胃；辛以散之，干姜之辛以散里寒；粳米之甘以补正气。"（《注解伤寒论》）

方有执："腹痛，寒伤胃也；小便不利，下利不止者，胃伤而土不能制水也；便脓血者，下焦滑脱也。"（《伤寒论条辨》）

徐大椿："兼末服，取其留滞收涩。寒热不调，则大肠为腐，故成脓血，与下利清谷绝不同。"（《伤寒论类方》）

柯琴："石脂性涩以固脱，色赤以和血，味甘而酸。甘以补元气，酸以收逆气，辛以散邪气，故以为君。半为块而半为散，使浊中清者归心而入营，浊中浊者入肠而止利也。火曰炎上，又火空则发，得石脂以实肠，可以遂其炎上之性矣。炎上作苦，佐干姜之苦温以从火化，火郁则发之也。火亡则不生土，臣以粳米之甘，使火有所生，还成有用之火。土中火用得宣，则水中火体得位，下陷者已上达，妄行者亦以归原，火自升则水自降矣。不清火而脓血自止，不导水而小便自利矣"（《伤寒来苏集》）

尤在泾："少阴病，下利便脓血者，脏病在阴，而寒复伤血也，血伤故腹痛，阴病故小便不利，与阳经挟热下利不同，故以赤石脂理血固脱，干姜温里散寒，粳米安中益气。"（《伤寒贯珠集》）

吴鞠通："治下焦温病致虚之下利脓血，谓'温病脉法当数，今反不数，而濡小者，热撤里虚，里虚下利稀水，或便脓血者，桃花汤主之。'"（《温病条辨》）

钱潢："桃花汤，非湿热暴利，积多气实之所宜，盖所以治阴寒滑利之剂也。"（《伤寒溯源集》）

→ 医家临床应用 ←

刘渡舟："这个下利便脓血是控制不住。同时，这种下利往往见于续发，先有寒性下利，后来出现大便里带脓血，血色发暗，同时大便有点儿滑脱的倾向，这就要用桃花汤来治疗。"（《刘渡舟伤寒论讲稿》）

姜建国："现代临床常用本方辨证用于治疗：虚寒滑脱之久泄、久痢、虚寒性吐血、便血、伤寒肠出血、妇女崩漏、带下、功能性子宫出血等。"（《伤寒论》）

郑卫平："以本方加减治疗脾肾阳虚所致菌痢、肠炎转为慢性便脓血者，临床中若四肢厥冷者加参附，若红多兼热者稍加黄连，小便不利者加茯苓；

治疗胃溃疡或食管静脉出血，病机属中焦虚寒者，干姜以 15～30g 为宜，酌加三七粉，呕者加半夏，正虚加人参；治疗脾肾阳虚，阴寒内盛，下利不止引起的腹痛。"(《唐祖宣伤寒论解读》)

十二、半夏散及汤

【半夏散及汤】

半夏洗 桂枝去皮 甘草炙

上三味，等分，各别捣筛已，合治之，白饮和服方寸匕，日三服。若不能散服者，以水一升，煎七沸，内散两方寸匕，更煮三沸，下火，令小冷，少少咽之。半夏有毒，不当散服。

【方解】本方中半夏消痰开结；桂枝通阳散寒；甘草缓急止痛。三药合用，共奏散寒涤痰，开结止痛之功。白饮即白米汤，和药内服，取其健脾胃，益津气，又可致半夏、桂枝之辛燥，以防劫阴。本方为散剂，若因肿闭过甚不能服散者，亦可作汤剂服，即半夏汤。服药少少咽之，使药物持续作用于咽喉，以收内外同治之效。《神农本草经》云半夏"主伤寒，寒热，心下坚，下气，喉咽肿痛"。

【方歌】

半夏桂甘等分施，散须寸匕饮调宜，

若煎少与当微冷，咽痛求枢法亦奇。

········· → 《伤寒论》相关条文 ← ·········

少阴病，咽中痛，半夏散及汤主之。(313)(《伤寒论》)

········· → 医家经典论述 ← ·········

成无己："甘草汤主少阴客热咽痛，桔梗汤主少阴寒热相搏咽痛，半夏散及汤主少阴客寒咽痛也。"(《注解伤寒论》)

方有执："此以风邪热甚，痰上壅而痹痛者也。故主之以桂枝祛风也，佐之以半夏消痰也，和之以甘草除热也，三物者，是以为咽痛之一治法也。"(《伤寒论条辨》)

徐大椿："治上之药，当小其剂，《本草》：半夏治咽喉肿痛，桂枝治喉痹，此乃咽喉之主药，后人以二味为禁药何也。"(《伤寒论类方》)

柯琴："此必有恶寒欲呕证，故加桂枝以散寒，半夏以除呕，若夹相火，

则辛温非所宜矣。"(《伤寒来苏集》)

　　尤在泾:"少阴咽痛,甘不能缓者,必以辛散之;寒不能除者,必以温发之。盖少阴客邪,郁聚咽嗌之间,既不得出,复不得入,设以寒治,则聚益甚,投以辛温,则郁反通,《内经》'微者逆之,甚者从之'之意也。半夏散及汤,甘辛合用,而辛胜于甘,其气又温,不特能解客寒之气,亦能劫散咽喉怫郁之热。"(《伤寒贯珠集》)

　　钱潢:"前条云二三日咽痛,初邪尚轻,故但以甘草、桔梗汤和缓阳邪,清肺下气而已。此条云咽中痛,则阳邪较重,故以半夏之辛滑,以利咽喉而开其黏饮,乃用桂枝以解卫分之风邪,又以甘草和之。后人以半夏辛燥、桂枝温热而疑之,不知少阴咽痛,阴经之阳邪,非半夏之辛滑,不足以开咽喉之锁结,风邪在经,非桂枝之温散,不能解卫分之阳邪,况所服不过一方寸匕,即使作汤,亦一二方寸匕,煎三沸,待小冷而少少咽之耳,且半夏本滑而不燥,桂枝亦温而不热,少少用之,亦复何害。"(《伤寒溯源集》)

······························ ➤ 医家临床应用 ◀ ·······························

　　王肯堂:"半夏桂枝甘草汤,治暴寒中人咽痛。"(《类方准绳》)

　　邹存淦:"暴寒中人,伏于少阴经,旬日始发为咽痛者,俗名肾伤寒,用半夏、桂枝、甘草,姜汁调暴寒袭入肌肤。"(《外治寿世方》)

十三、猪肤汤

【猪肤汤】

猪肤一斤

　　上一味,以水一斗,煮取五升,去滓,加白蜜一升,白粉五合熬香,和令相得,温分六服。

　　【方解】本方中猪肤性味甘寒,滋肾养阴;白粉和脾止泻;白蜜清润炎上之火,且有缓药下行之效。诸药合用,滋养肾阴而清虚热,补脾润肺而止咽痛。

　　【方歌】

斤许猪肤斗水煎,水煎减半滓须捐,
再投粉蜜熬香服,烦利咽痛胸满痊。

································→ **《伤寒论》相关条文** ←································

少阴病，下利、咽痛、胸满、心烦，猪肤汤主之。（310）（《伤寒论》）

································→ **医家经典论述** ←································

成无己："猪，水畜也，其气先入肾。少阴客热，是以猪肤解之；加白蜜润燥除烦；白粉以益气断利。"（《注解伤寒论》）

徐大椿："此亦中焦气虚，阴火上炎之症，以甘咸纳之。"（《伤寒论类方》）

柯琴："猪为水畜，而津液在肤，君其肤以除上浮之虚火；佐白蜜、白粉之甘，泻心润肺而和脾，滋化源，培母气。水升火降，上热自除而下利止矣。"（《伤寒来苏集》）

尤在泾："少阴之脉，从肾上贯肝膈，入肺中，循喉咙。其支别者，从肺出络心，注胸中。阳邪传入少阴，下为泄利，上为咽痛，胸满心烦，热气充斥脉中，不特泻伤本脏之气，亦且消烁心肺之阴矣。猪水畜而肤甘寒，其气味先入少阴，益阴除客热，止咽痛，故以为君，加白蜜之甘以缓急，润以除燥而烦满愈，白粉之甘能补中，温能养脏而泄利止矣。"（《伤寒贯珠集》）

刘渡舟："猪皮是甘寒之药，有滋阴清热作用，可养肺阴，滋肾阴，除客热，以治咽痛。白蜜是白色的好蜂蜜，润燥养血。白米粉是五谷之一，能养胃气。因为下利以后，脾胃不足，所以用米粉以补下后之虚。本方既能够润肺，又能够滋肾，清虚热，生津液，还能够治下后的脾胃之虚。"（《刘渡舟伤寒论讲稿》）

郑卫平："虚火上炎之咽痛，其咽部多不太红肿，唯觉干痛，痛势也不剧烈，不若风热实证之红肿痛甚。既非实热之证，故无须苦寒之品以直折其火，证属阴虚火炎，虽属少阴，实与肺有关，即秦皇士所说："少阴咽痛，以肾水不足，水中火发，上刑肺金"。故以猪肤汤滋肾、润肺、补脾。"（《唐祖宣伤寒论解读》）

································→ **医家临床应用** ←································

张璐："徐君育，素禀阴虚多火，且有脾约便血证，十月间患冬温，发热咽痛，重用麻黄、杏仁、半夏、枳、橘之属，遂喘逆倚息不得卧，声飒如哑，头面赤热，手足逆冷，右手寸关虚大微数，此热伤手太阴气分也，与葳蕤、甘草等均不应，为制猪肤汤一瓯，令隔汤顿热，不时挑服，三日声清，终剂而痛如失。"（《张氏医通》）

陆渊雷："本方滑润而甘，以治阴虚咽痛，其咽当不肿，其病虽虚而不甚寒，非亡阳之少阴也。"(《伤寒论今释》)

十四、甘草汤、桔梗汤

【甘草汤】

甘草二两

上一味，以水三升，煮取一升半，去滓，温服七合，日二服。

【桔梗汤】

桔梗一两　甘草二两

上二味，以水三升，煮取一升，去滓，分温再服。

【方解】 本方甘草能清热解毒，桔梗能宣肺开结，且兼有排脓除痰的作用。二方是治咽痛的祖方。

【方歌】

> 甘草名汤咽痛求，方教二两子多收，
> 后人只认中焦药，谁识少阴主治优。
> 甘草汤投痛未瘥，桔加一两莫轻过，
> 奇而不效须知偶，好把经文仔细哦。

················· ➤ 《伤寒论》相关条文 ← ·················

少阴病二三日，咽痛者，可与甘草汤；不差，与桔梗汤。(311)(《伤寒论》)

················· ➤ 《金匮要略》相关条文 ← ·················

咳而胸满，振寒脉数，咽干不渴，时出浊唾腥臭，久久吐脓如米粥者，为肺痈，桔梗汤主之。(12)(《金匮要略·肺痿肺痈咳嗽上气病脉证治》)

················· ➤ 医家经典论述 ← ·················

成无己："阳邪传于少阴，邪热为咽痛，服甘草汤则瘥；若寒热相搏为咽痛者，服甘草汤，若不瘥，与桔梗汤以和少阴之气。"(《注解伤寒论》)

徐大椿："大甘为土之正味，能制肾水越上之火，佐以辛苦开散之品，《别录》云：疗咽喉痛。"(《伤寒论类方》)

柯琴："但咽痛，而无下利胸满心烦等证，但甘以缓之足矣。不瘥者，

配以桔梗，辛以散之也。其热微，故用此轻剂耳。"（《伤寒来苏集》）

尤在泾："此亦热传少阴而上为咽痛之法。甘草汤甘以缓急，寒以除热也。其甚而不瘥者，则必以辛发之，而以甘缓之。甘草、桔梗，甘辛合用而甘胜于辛，治阴虚客热，其法轻重，当如是耳。"（《伤寒贯珠集》）

吴谦："少阴病二三日，咽痛无他证者，乃少阴经客热之微邪，可与甘草汤缓泻其少阴之热也。若不愈者，与桔梗汤，即甘草汤加桔梗以开郁热，不用苦寒者，恐其热郁于阴经也。"（《医宗金鉴》）

·········· ➤ 医家临床应用 ◄ ··········

葛洪："喉痹专用神效方，桔梗、甘草煮取服，即消，有脓即出。"（《肘后备急方》）

孙思邈："甘草汤，治肺痿涎唾多，出血，心中温温液液者。"（《备急千金要方》）

甘草汤，治热毒肿，或身生瘭浆。又治舌卒肿起，满口塞喉，气息不通，顷刻杀人。"（《圣济总录》）

杨士瀛："诸痈疽，大便秘方，生甘草一两，右锉碎，井水浓煎，入酒温服，能疏导恶物。"（《仁斋直指》）

刘渡舟："甘草和桔梗这两味药合在一起，能开喉痹，解毒，消肿。"（《刘渡舟伤寒论讲稿》）

郑卫平："桔梗汤，后世名甘桔汤，是治疗咽喉疾病的基本方，后世治疗咽痛等咽喉疾病的诸多方剂多由本方加味而成。"（《唐祖宣伤寒论解读》）

李宇航："主要用于咽喉口舌诸病，如咽痛、急慢性咽炎、扁桃体炎、喉炎等，现代临床可以本方配用清热解毒药或养阴清热药，能够发挥引经作用，治疗上呼吸道感染、肺部感染、慢性支气管炎等。"（《伤寒论研读》）

十五、苦酒汤

【苦酒汤】

半夏洗，破如枣核，十四枚　鸡子去黄，内上苦酒，着鸡子壳中，一枚

上二味，内半夏，着苦酒中，以鸡子壳置刀环中，安火上，令三沸，去滓，少少含咽之，不差，更作三剂。

【方解】本方中苦酒清热消肿；鸡子白清热润燥；半夏消痰开结。故本方适用于红肿腐烂，兼有痰涎的咽痛者。

【方歌】

生夏一枚十四开，鸡请苦酒搅几回，

刀环棒壳煎三涕，咽痛频吞绝妙哉。

→《伤寒论》相关条文 ←

少阴病，咽中伤，生疮，不能语言，声不出者，苦酒汤主之。（312）（《伤寒论》）

→ 医家经典论述 ←

成无己："热伤于络，则经络干燥，使咽中伤，生疮，不能言语，声不出者，与苦酒汤以解络热，愈咽疮。"（《注解伤寒论》）

徐大椿："咽中生疮，此必迁延病久，咽喉为火所蒸腐。此非汤剂之所能疗，用此药敛火降气，内治而兼外治法也。"（《伤寒论类方》）

柯琴："取苦酒以敛疮，鸡子以发声。而兼半夏者，必因呕而咽伤，胸中之痰饮尚在，故用之。且以散鸡子、苦酒之酸寒，但令滋润其咽，不令泥痰于胸膈也。置刀环中，安火上，只三沸即去滓，此略见火气，不欲尽出其味，意可知矣。鸡子黄走血分，故心烦不卧者宜之；其白走气分，故声不出者宜之。"（《伤寒来苏集》）

尤在泾："少阴热气随经上冲，咽伤生疮，不能语言，音声不出，东垣所谓'少阴邪入于里，上接于心，与火俱化而克金也'。故与半夏之辛以散结热、止咽痛；鸡子白甘寒入肺，清热气、通声音；苦酒苦酸，消疮肿、散邪毒也。"（《伤寒贯珠集》）

郑卫平："是证虽亦属热，系痰热郁闭，咽喉腐溃之证，故其治疗非甘草汤、桔梗汤所能胜任，须用苦酒汤涤痰消肿，敛疮止痛，利窍通声。"（《唐祖宣伤寒论解读》）

→ 医家临床应用 ←

姜建国："现代用本方治疗口腔溃疡、咽炎、扁桃体炎、小儿重舌等病证，对咽喉部炎症、水肿溃烂、咽痛、失音均有良效。"（《伤寒论》）

十六、乌梅丸

【乌梅丸】

乌梅三百枚 细辛六两 干姜十两 黄连十六两 当归四两 附子六两，炮，去皮 蜀椒四两，出汗 桂枝去皮，六两 人参六两 黄柏六两

上十味，异捣筛，合治之，以苦酒渍乌梅一宿，去核，蒸之五斗米下，饭熟捣成泥，和药令相得，纳臼中，与蜜杵二千下，丸如梧桐子大。先食饮服十丸，日三服，稍加至二十丸，禁生冷滑物臭食等。

【方解】

虫得酸则静，见辛则伏，遇苦则下，故本方中以乌梅之酸，连、柏之苦，配伍姜、辛、椒、附、桂枝之辛以制蛔。姜、附温脏寒，黄连清膈热，以安蛔。蛔虫扰动，气血必乱，故又加当归、人参以调和气血。又，方中连、柏厚肠胃，乌梅酸敛止利，三者皆能止利。姜、附、川椒祛寒止利，桂枝、细辛通阳散寒，当归、人参补气血，故久利致上热下寒者，本方亦主之。

【方歌】

六两柏参桂附辛，黄连十六厥阴遵，

归椒四两梅三百，十两干姜记要真。

················→《伤寒论》相关条文 ←················

伤寒脉微而厥，至七八日肤冷，其人躁，无暂安时者，此为脏厥，非蛔厥也。蛔厥者，其人当吐蛔。今病者静，而复时烦者，此为脏寒。蛔上入其膈，故烦，须臾复止，得食而呕，又烦者，蛔闻食臭出，其人常自吐蛔。蛔厥者，乌梅丸主之。又主久利。(338)(《伤寒论》)

·············→《金匮要略》相关条文 ←·············

蛔厥者，当吐蛔。令病者静而复时烦，此为藏寒，蛔上入膈，故烦。须臾复止，得食而呕，又烦者，蛔闻食臭出，其人当自吐蛔。(7)(《金匮要略·趺蹶手指臂肿转筋阴狐疝蛔虫病脉证治》)

蛔厥者，乌梅丸主之。(8)(《金匮要略·趺蹶手指臂肿转筋阴狐疝蛔虫病脉证治》)

·············→ 医家经典论述 ←·············

成无己："肺生气，肺欲收，急食酸以收之，乌梅之酸以收肺气；脾欲

缓，急食甘以缓之，人参之甘以缓脾气；寒淫於内，以辛润之，以苦坚之，当归、桂、椒、细辛之辛以润内寒；寒淫所胜，平以辛热，姜、附之辛热以胜寒；蛔得甘则动，得苦则安，黄连、黄柏之苦以安蛔。"(《注解伤寒论》)

徐大椿："治久痢之圣方也，其能治蛔。"(《伤寒论类方》)

柯琴："伤寒脉微、厥冷、烦躁者，在六七日，急灸厥阴以救之。此至七八日而肤冷，不烦而躁，是纯阴无阳，因藏寒而厥，不治之证矣。然蛔厥之证，亦有脉微肤冷者，是内热而外寒，勿遽认为藏厥而勿治也。其显证在吐蛔，而细辨在烦躁。藏寒则躁而不烦，内热则烦而不躁。其人静而时烦，与躁而无暂安者迥殊矣。此与气上撞心，心中疼热，饥不能食，食即吐蛔者，互文以见意也。夫蛔者，昆虫也，因所食生冷之物，与胃中湿热之气，相结而成。今风木为患，相火上攻，故不下行谷道而上出咽喉，故用药亦寒热相须也。此是胸中烦而吐蛔，不是胃中寒而吐蛔，故可用连、柏。要知连、柏是寒因热用，不特苦以安蛔。看厥阴诸证，与本方相符，下之利不止，与又主久利句合，则乌梅丸为厥阴主方，非只为蛔厥之剂矣。……蛔从风化，得酸则静，得辛则伏，得苦则下。故用乌梅、苦酒至酸者为君；姜、椒、辛、附、连、柏，大辛大苦者为臣；佐参、归以调气血；桂枝以散风邪；借米之气以和胃，蜜之味以引蛔，少与之而渐加之，则烦渐止而蛔渐化矣。食生冷则蛔动，得滑物则蛔上入膈，故禁之。"(《伤寒来苏集》)

尤在泾："伤寒脉微而厥，寒邪中于阴也，至七八日，身不热而肤冷，则其寒邪未变可知。乃其人躁无暂安时者，此为脏厥发躁，阳气欲绝，非为蛔厥也。蛔厥者，蛔动而厥，其人亦躁，但蛔静则躁亦自止，蛔动则时复自烦，非若脏寒之躁无有暂安时也。然蛔之所以时动而时静者，何也？蛔性喜温，脏寒则蛔不安而上膈，蛔喜得食，脏虚则蛔复上而求食，甚则呕吐，涎液从口中出。按古云：蛔得甘则动，得苦则安。又曰：蛔闻酸则静，得辛热则止。故以乌梅之酸，连、柏之苦，姜、辛、归、附、椒、桂之辛，以安蛔温脏而止其厥逆，加人参者，以蛔动中虚，故以之安中而止吐，且以御冷热诸药之悍耳。"(《伤寒贯珠集》)

李克绍："乌梅酸能补肝体，治消渴；当归润肝燥；细辛散肝急；连、柏清上热；姜、附、椒、桂温下寒；人参补正，故亦为消渴气上撞心，心中痛热，饥而不欲食之主方。"(《李克绍伤寒论讲义》)

李克绍："柯韵伯云：乌梅丸为厥阴病主方，非只为蛔厥之剂矣。又云：仲景此方，本为厥阴诸证之法，叔和编于吐蛔条下，令人不知有厥阴之主方，观其用药，与诸证相符合，岂只吐蛔一证耶。厥利发热诸证诸条，不立方治，当知治法不出此方矣。柯氏这发挥和论断，真是临床经验之谈，我对此有亲身的体会。我接触临床工作，已四十余年之久，每遇到消渴病人，或胃痛病人，食欲不振者，吐蛔者，慢性腹泻久治不愈之人，除蛔虫病可以不受舌赤限制即与以乌梅丸外、其余诸病，都必须兼见舌赤少苔、用乌梅丸才颇有把握。这就证明，舌赤少苔是厥阴病的特点，而乌梅丸能清上热、温下寒、养肝阴、疏肝用，安蛔制蛔，应用多般，所以是厥阴病的主方。"(《李克绍医论医话》)

刘渡舟："肝体阴而用阳，肝体阴是说肝藏血，血为阴；用阳指肝主疏泄。它在寒邪的抑郁之下，木火之气上冲，病发为'消渴，气上撞心，心中疼热'。肝体阴不足，所以用乌梅味酸入肝，保肝阴，敛肝气；当归甘润微香，补血养阴，同乌梅一起养肝阴，补肝之体。黄连、黄柏苦以泄之，泄肝之用。黄连、黄柏都是苦寒之药，能够泻火，能治"气上撞心，心中疼热"，这和少阴病治法不一样。少阴病阳虚绝对没有用苦寒药的，厥阴病可以用，为什么？一个是在肾，一个是在肝。附子、细辛、桂枝都是辛温之药，炮附子补阳而有守，不像生附子补中有发。厥阴病阳气是虚的，桂枝和细辛有散寒作用。附子以补阳，桂枝、细辛以散经中之寒邪，人参补中益气。厥阴病是个寒热错杂证，重点在肝经，所以加一些热药，补阳的，散寒的，兼而有之。"(《刘渡舟伤寒论讲稿》)

➤ 医家临床应用 ◄

刘渡舟："它有两个作用，一个是治厥阴病的寒热错杂证，由肝的阳气抑郁到一定的程度，郁积而发'消渴，气上撞心，心中疼热'，即第一条的证候；另一个是治蛔厥。现在中西医结合用乌梅丸不那么复杂，大都就用四味药，乌梅、黄连、川椒、甘草，治胆道蛔虫，效果挺好的。乌梅丸治厥阴病的寒热错杂之证很好，调理肝胃不和，效果也是挺好的，常用来治疗肝胃不和所致的呕吐、胃痛、下利。乌梅丸又主久利。乌梅有酸敛的作用，又有附子、人参，所以久利不止，寒热错杂，脏腑冷暖，下焦不约，适合用乌梅丸。"(《刘渡舟伤寒论讲稿》)

胡希恕："治虚寒久利不已，祛蛔。"(《胡希恕伤寒论讲座》)

李克绍："通过临床得到证实的是厥阴病反应在舌诊上，必舌赤少苔，反应在脉诊和症状上，必脉沉微、四肢厥逆。这正是风火郁闭于里，不能条达，而且阴气最少，阴中有阳的反应，所以张卿子说：'尝见厥阴消渴数症，舌尽赤红、脉微、厥冷、渴甚。'从以上可以看出，厥阴病的病位在肝和心包；病理是阴中有阳，寒热错杂；症状是消渴、心中疼热、不欲食或吐蛔。这样，治则就得清上热、温下寒、养肝阴、疏肝用，而乌梅丸一方，恰好就具备了这样一些作用。所以临床上不管这些症状是个别的或单独出现，或者几个症状同时出现、只要是舌赤少苔，用乌梅丸都有效。尤其是乌梅一味，是以上这厥阴病证的必用和特效之药。"（《李克绍医论医话》）

余国俊："提出胃下垂可以从肝论治，考虑为木土不和，肝旺乘脾，胆热胃寒证予乌梅丸加味。"（《中医师承实录》）

李士懋："乌梅丸的应用指征：1.脉弦按之减，此即肝馁弱之脉。弦脉可兼濡、缓、滑、数、细等，只要弦而按之无力，统为肝之阳气馁弱之脉。2.症见由肝阳虚所致引发的症状，只要有一二症即可。两者具备，即可用乌梅丸加减治疗。"（《李士懋田淑霄医学全集》）

郑卫平："乌梅丸不仅是治疗蛔厥证的主方，同时也是治疗厥阴病阴阳失调，木火内炽，寒热错杂证的主方。可以治疗阴邪化寒所致之蛔厥，临床中若厥逆烦躁重者，重用附子、干姜、人参，呕吐重者重用黄连、干姜；治久利乃泻利日久，正气虚弱，形成寒热错杂之证，热重增连柏，寒甚重姜附，利色白者增干姜，赤者重用黄连；治正虚热郁，脾湿肾寒所致之泄泻；治胃逆脾陷，肾阳衰微，寒热错杂之呕吐亡阳，若加半夏、茯苓、吴茱萸其效更佳。"（《唐祖宣伤寒论解读》）

李宇航："乌梅丸临床应用广泛，包括胆道蛔虫病、蛔虫性肠梗阻、慢性肠炎、结肠炎、慢性细菌性痢疾、过敏性腹泻、十二指肠球部溃疡、慢性萎缩性胃炎、崩漏、带下、痛经、月经不调以及慢性角膜炎、角膜溃疡等辨证属于寒热错杂者。"（《伤寒论研读》）

十七、白头翁汤

【白头翁汤】

白头翁二两　黄连三两　黄柏三两　秦皮三两

上四味，以水七升，煮取二升，去滓，温服一升，不愈，更服一升。

【方解】 本方中白头翁苦寒，入肝清血分之湿热，有止毒利之功；黄连、黄柏苦寒，清热厚肠胃；秦皮苦寒而涩，清肝热，坚阴止利。为治疗厥阴热痢及湿热痢、热毒痢、脓血痢之主方。

【方歌】

　　　　三两黄连柏与秦，白头二两妙通神，

病缘热利时思水，下重难通此方真。

→《伤寒论》相关条文 ←

热利下重者，白头翁汤主之。（371）（《伤寒论》）

下利欲饮水者，以有热故也，白头翁汤主之。（373）（《伤寒论》）

→《金匮要略》相关条文 ←

热利下重者，白头翁汤主之。（43）（《金匮要略·呕吐哕下利病脉证治》）

→ 医家经典论述 ←

成无己："利则津液少，热则伤气，气虚下利，致后重也。与白头翁汤，散热厚肠。"（《注解伤寒论》）

程应旄："下重者，厥阴经邪热下入于大肠之间，肝性急速，邪热盛则气滞壅塞，其恶浊之物急欲出而不得，故下重也。"（《伤寒论后条辨》）

徐大椿："凡下重皆属于热，治利口渴下重者如神。"（《伤寒论类方》）

柯琴："暴注下迫属于热。热利下重，乃湿热之秽气郁遏广肠，故魄门重滞而难出也。下利属胃寒者多，此欲饮水，其内热可知。"（《伤寒来苏集》）

尤在泾："伤寒热邪入里，因而作利者，谓热利。下重即后重，热邪下注，虽利而不得出。白头翁苦辛除邪气，黄连、黄柏、秦皮苦以坚之，寒以清之，涩以收之也。伤寒自利不渴者，为脏有寒，太阴自受寒邪也，下利欲饮水者，以里有热，传经之邪，厥阴受之也，白头翁汤除热坚下，中有秦皮，色青味苦，气凉性涩，能入厥阴，清热去湿而止利也。"（《伤寒贯珠集》）

郑卫平："本证与少阴病篇桃花汤证，皆见下利便脓血。但桃花汤证为肾气虚，关门不固，脾阳脾气虚，不能摄血，故症见下利滑脱不禁，绝无里急后重之症，所便脓血晦暗不泽，腥冷不臭，且以伴见口淡不渴、舌淡不红等。本证热利下重，脓血色泽鲜亮，臭浊腐秽，伴口渴欲饮等诸热象。"（《唐祖宣伤寒论解读》）

→ 医家临床应用 ←

孙思邈："治疗赤滞下血，连月不瘥。"（《备急千金要方》）

陶华："胃热利白腹垢，脐下必热，便下垢腻赤黄，或渴，黄芩汤、白头翁汤、柏皮汤通用之。"（《伤寒六书》）

尾台榕堂："热痢下重，渴欲饮水，心悸腹痛者，白头翁汤主治也。又治

眼目郁热，赤肿阵痛，风泪不止者。又为洗熏剂，亦有效。"（《类聚方广义》）

叶天士："陈氏，温邪经旬不解，发热自利，神识有时不清，此邪伏厥阴，恐致变径，治宜白头翁、黄连、黄芩、秦皮、黄柏、生芍药。"（《临证指南医案》）

陈慎吾："（各家医案）治热盛而不需下剂者。治目热、赤肿、阵痛、风泪不止、又，为洗、蒸剂亦效。治热利下重心悸者，下利渴欲饮水，心悸腹痛者，肛门灼热如火，阿米巴性痢疾及一般疫痢。"（《陈慎吾伤寒论讲义》）

李宇航："本方重在苦寒直清里热，坚阴厚肠，凉肝解毒，多用于细菌性痢疾、阿米巴痢疾、急性肠炎和慢性非特异性结肠炎等病机相符合者。"（《伤寒论研读》）

十八、牡蛎泽泻散

【牡蛎泽泻散】

牡蛎熬 泽泻 蜀漆暖水洗，去腥 葶苈子熬 商陆根熬 海藻洗，去咸 瓜蒌根各等分

上七味，异捣，下筛为散，更入臼中治之，白饮和服方寸匕，日三服，小便利，止后服。

【方解】本方中牡蛎咸寒渗湿清热；泽泻泻膀胱之湿热；瓜蒌根解烦渴，行津液；蜀漆祛痰逐水；葶苈子破气滞，消水肿；商陆苦寒，专于行水，治肿满小便不利；海藻咸寒，能润下，使湿热从小便出。尤适用于湿热壅结下焦者。《神农本草经》言牡蛎"主伤寒寒热、温疟洒洒，惊恚怒气"。

【方歌】

病瘥腰下水偏停，泽泻蒌根蜀漆葶，
牡蛎商陆同海藻，捣称等分饮调灵。

································ ➔ 《伤寒论》相关条文 ← ································

大病差后，从腰以下有水气者，牡蛎泽泻散主之。（395）（《伤寒论》）

➔ 医家经典论述 ←

成无己："大病瘥后，脾胃气虚，不能制约肾水，水溢下焦，腰以下为肿也。《金匮要略》曰：腰以下肿，当利小便。与牡蛎泽泻散，利小便而散水也……咸味涌泄，牡蛎、泽泻、海藻之咸以泄水气。《内经》曰：湿淫于内，平以苦，佐以酸辛，以苦泄之。蜀漆、葶苈、瓜蒌、商陆之酸辛与苦以

导肿湿。"(《注解伤寒论》)

徐大椿："水流向下,此治水病之主方。"(《伤寒论类方》)

尤在泾："大病新瘥而腰以下肿满者,此必病中饮水过多,热邪虽解,水气不行,浸渍于下,而肌肉肿满也。是当以急逐水邪为法,牡蛎泽泻散咸降之力居多,饮服方寸匕。不用汤药者,急药缓用,且不使助水气也。若骤用补脾之法,恐脾气转滞而水气转盛,宁不泛滥为患耶?"(《伤寒贯珠集》)

—————— ➤ 医家临床应用 ← ——————

陈慎吾："本方治实肿阳水大验,不拘于腰以下肿。虚家忌用,病后胃虚,肾虚者慎不可服。"(《陈慎吾伤寒论讲义》)

刘渡舟："治肝硬化腹水,牡蛎泽泻散是治实性水的,有水还有热,脉沉而有力,小便不利,肚子胀,下肢肿,用手按着发硬。如果按之如泥,肚子一摸发软,这个方子它就不好用,所以这个方子治实证,不治虚证。"(《刘渡舟伤寒论讲稿》)

十九、蜜煎导方、猪胆汁方

【蜜煎导方】

食蜜七合

上一味,于铜器内,微火煎,稍须凝如饴状,搅之,勿令焦著,欲可丸,并手捻作挺,令头锐,大如指,长二寸许。当热时急作,冷则硬。以内谷道中。以手急抱,欲大便时,乃去之。

【猪胆汁方】

大猪胆一枚,泻汁,和少许法醋,以灌谷道中,如一食顷,当大便,出宿食恶物,甚效。

【方解】
本方蜜煎以蜂蜜为料,性平味甘,滑润兼备,入肺与大肠经,润滑肠道,导引燥粪下行,适用于肠中津枯之大便硬者。灌肠法以猪胆汁或土瓜根榨汁,两者皆味苦性寒,归肺与大肠经,汁液润滑纳入谷道中,清热润肠而导便下行。

【方歌】

蜜煎熟后样如饴,温纳肛门法本奇,

更有醋调胆汁灌,外通两法审谁宜。

阳明病，自汗出，若发汗，小便自利者，此为津液内竭，虽硬不可攻之。须自欲大便，宜蜜煎导而通之。若土瓜根及大猪胆汁，皆可为导。（233）（《伤寒论》）

➙ 医家经典论述 ←

成无己："津液内竭，肠胃干燥，大便因硬，此非结热，故不可攻，宜以药外治而导引之。"（《注解伤寒论》）

徐大椿："须待也，言必待其自欲大便，而后用此法。"（《伤寒论类方》）

柯琴："本自汗，更发汗，则上焦之液已外竭；小便自利，则下焦之液又内竭。胃中津液两竭，大便之硬可知。虽硬而小便自利，是内实而非内热矣。盖阳明之实，不患在燥而患在热。此内既无热，只须外润其燥耳。连用三'自'字，见胃实而无变证者，当任其自然，而不可妄治。更当探苦欲之病情，于欲大便时，因其势而利导之，未欲便者，宜静以俟之矣。此何以故？盖胃家实，固是病根，亦是其人命根，禁攻其实者，先虑其虚耳。"（《伤寒来苏集》）

尤在泾："前条（前条指第203条）汗多复汗，亡津液大便硬者，已示不可攻之意，谓须其津液还入胃中，而大便自行。此条复申不可攻之戒，而出蜜煎等润导之法，何虑之周而法之备也。总之，津液内竭之人，其不欲大便者，静以需之；其自欲大便者，则因而导之。仲景成法，后人可以守之而无变也。"（《伤寒贯珠集》）

刘渡舟："'宜蜜煎导而通之'。蜜煎导，是润肠止燥之外导。'若土瓜根'，或者用土瓜根，土瓜根是宣气通燥的一种外导之法。'与大猪胆汁'，要用一个大的猪胆汁。猪胆汁的导法叫清热润燥的导法。'皆可为导'，就是皆可用作导便的方法。"（《刘渡舟伤寒论讲稿》）

➙ 医家临床应用 ←

陈慎吾："（各家医案）用蜜五合，煎凝时加皂角末五钱，作挺，以猪胆汁或油润谷道内之。猪胆汁方不用醋，以小竹管插入胆口，一头油润入谷道中，以手抵胆，其汁自入，土瓜根捣汁用。"（《陈慎吾伤寒论讲义》）

郑卫平："本证的治疗方法，一是用蜜煎纳入肛门内，就近润滑而导便外出，相当于通便栓剂；二是用土瓜根捣汁或大猪胆汁和少许食醋灌入肛门

内导便外出，此相当于灌肠通便。"（《唐祖宣伤寒论解读》）

姜建国："此外导法对于津亏便硬，或年迈体虚，阴血素亏，大便干涩难下，而又不堪使用攻下剂者，甚为适宜。"（《伤寒论》）

第二节　杂法方类方鉴别

杂法方类方鉴别见表12。

表12　杂法方类方鉴别表

方名	组成	主症	脉象	辨证要点	治法	方源
《伤寒论》杂法方类方						
赤石脂禹余粮汤	赤石脂、禹余粮	下利不止		下利，下焦滑脱	涩滑固脱	《伤寒论》（159）
炙甘草汤	甘草、生姜、人参、生地黄、桂枝、阿胶、麦门冬、麻子仁、大枣	心动悸汗出而闷肺痿涎唾多，心中温温液液者	脉结代	脉结代，心动悸（太阳累及少阴）虚劳汗出、脉结悸肺痿涎唾多	助心血，复脉生津除热，以润肺痿	《伤寒论》（177），《金匮要略·血痹虚劳病脉证并治》附《千金》方，《金匮要略·肺痿肺痈咳嗽上气病脉证治》附《外台》方
甘草干姜汤	甘草、干姜	厥，咽中干，烦躁，吐逆吐涎沫，遗尿小便数，眩		桂枝误发少阴之汗，阳虚厥逆，阴伤咽干，阴阳两虚，先复其阳肺痿，吐涎沫，不渴者，肺中冷	温脾肺，回胃阳，行津液（辛甘化阳）温上寒以制下虚	《伤寒论》（29），《金匮要略·肺痿肺痈咳嗽上气病脉证治》（5）
芍药甘草汤	白芍药、甘草	脚挛急		下肢拘挛，津血不足	和阴血（酸甘化阴）	《伤寒论》（29）

续表

方名	组成	主症	脉象	辨证要点	治法	方源
茵陈蒿汤	茵陈蒿、栀子、大黄	但头汗出，身无汗，剂颈而还，小便不利，渴引水浆者 身黄如橘子色，小便不利，腹微满 寒热不食，食即头眩，心胸不安，久久发黄		阳明病，湿热发黄（瘀热在里） 湿热发黄，里实腹满 谷疸	利小便，除湿热相蒸除郁热结实	《伤寒论》（236、260），《金匮要略·黄疸病脉证并治》（13）
麻黄连轺赤小豆汤	麻黄、连轺、杏仁、赤小豆、大枣、生梓白皮、生姜、甘草	身黄		伤寒瘀热在里，黄见于外，湿热郁蒸兼有表邪	宣肺利气，解表散寒，清热利湿，健脾和中，表里双解之剂	《伤寒论》（262）
麻黄升麻汤	麻黄、升麻、当归、知母、黄芩、葳蕤、芍药、天门冬、桂枝、茯苓、甘草、石膏、白术、干姜	手足厥逆，咽喉不利，唾脓血，泄利不止	脉寸沉尺下部脉不至	大下后，邪郁于里寒热错杂，上热下寒表里不解，气血阴阳难以顺接，正虚邪陷不易调治	发越郁阳，和解表里，清上温下，扶正益阴	《伤寒论》（357）
瓜蒂散	瓜蒂、赤小豆、香豉	胸中痞硬，气上冲喉咽不得息 手足厥冷，心下满而烦，饥不能食 宿食在上脘	脉乍紧	胸中痞硬，气上冲咽（胸中寒） 手足厥冷，心下满而烦（胸中实致厥） 宿食在上脘	吐胸中寒邪吐上脘实邪	《伤寒论》（166、355），《金匮要略·腹满寒疝宿食病脉证治》（24）
吴茱萸汤	吴茱萸、人参、生姜、大枣	食谷欲呕吐，利，手足逆冷，烦躁欲死 干呕吐涎沫，头痛 呕而胸满		阳明胃寒 少阴病，吐利，中焦有寒，阳气被扼 肝胃寒饮上逆 胸阳不足，寒邪上逆	温中降逆，除胃蓄寒水祛寒温胃，降逆止呕散寒止呕，温胃降逆散寒降逆，补中益阳	《伤寒论》（243、309、378），《金匮要略·呕吐哕下利病脉证治》（8、9）

续表

方名	组成	主症	脉象	辨证要点	治法	方源
黄连阿胶汤	黄连、黄芩、芍药、鸡子黄、阿胶	心中烦，不得卧		肾阴不足，心火偏亢（少阴阴虚热化证）	补心血以除热，心肾得交，水火既济（治少阴热化之剂）	《伤寒论》（303）
桃花汤	赤石脂、干姜、粳米	下利，便脓血腹痛，小便不利，下利不止，便脓血		少阴病下利脓血，脾肾阳虚，下焦滑脱 少阴病腹痛，小便不利，下利脓血	温肠涩滑补虚，涩肠固脱	《伤寒论》（306、307），《金匮要略·呕吐哕下利病脉证治》（42）
半夏散及汤	半夏、桂枝、甘草	咽痛		少阴咽中痛，外风寒内痰热	散寒降痰，止咳	《伤寒论》（313）
猪肤汤	猪肤	下利，咽痛，胸满，心烦		少阴病咽痛，下利胸满心烦（利后伤阴）	滋润解热，急则治标	《伤寒论》（310）
甘草汤	甘草	咽痛		少阴咽痛（客热为患）	缓中补虚，清热止痛	《伤寒论》（311）
桔梗汤	桔梗、甘草	咽痛咳而胸满，振寒，咽干不渴，浊唾腥臭，吐脓如米粥	脉数	少阴咽痛（客热挟痰）肺痈吐脓，热伤血脉	清热缓痛，宣肺豁痰，润肺气以清肺热解肺毒，排痈脓	《伤寒论》（311），《金匮要略·肺痿肺痈咳嗽上气病脉证治》（12）
苦酒汤	苦酒、半夏、鸡子	咽中伤，生疮，不能语言，声不出者		少阴病咽伤生疮，痰火互结咽糜阻塞	消肿解毒，散结降火	《伤寒论》（312）
乌梅丸	乌梅、细辛、干姜、黄连、当归、附子、蜀椒、桂枝、人参、黄柏	厥，肤冷，吐蛔，时烦，得食而呕	脉微	伤寒脉微而厥，藏寒吐蛔，病者静复时烦（蛔厥）	寒热并用，攻补兼施，温脏驱蛔，兼治久利，蜜丸少与而渐加，缓则治其本也	《伤寒论》（338），《金匮要略·趺蹶手指臂肿转筋阴狐疝蛔虫病脉证治》（7、8）

方名	组成	主症	脉象	辨证要点	治法	方源
白头翁汤	白头翁、黄连、黄柏、秦皮	热利下重下利，欲饮水者		热利下重下利欲饮水（厥阴热利）	除热止利	《伤寒论》（371、373），《金匮要略·呕吐哕下利病脉证治》（43）
牡蛎泽泻散	牡蛎、泽泻、蜀漆、葶苈子、商陆根、海藻、瓜蒌根	腰以下有水气		大病瘥后，下焦气化失常，湿热壅滞膀胱不泻	利小便以消下肿，去水而不伤津液	《伤寒论》（395）
蜜煎导方猪胆汁方	食蜜、猪胆汁	自汗出，小便自利，大病硬		阳明病，津液内竭，大便硬	润肠导便（因势利导法）清热导便	《伤寒论》（233）

第三节　杂法方类方临床应用

医案一

王某，女，65岁。初诊日期：2018年3月20日。

[主诉]胃脘部拘挛疼痛反复发作1年余，加重1周。

[病史]患者1年前无明显诱因出现胃脘部疼痛，自服气滞胃痛颗粒略缓解，此后反复发作，便自购胃药治疗。1周前食生硬食物后胃脘部拘挛疼痛加重，服药未见显效，遂来诊。刻下：胃脘部拘挛疼痛，时有刺痛，疼痛位于剑突之下，位置固定，伴脘腹胀满，餐后胀甚，夜寐欠佳，纳差，大便正常。舌质淡暗，苔少，脉细涩。既往有高血压病史1年，1周前查胃镜示：慢性萎缩性胃炎，十二指肠球部溃疡。

[辨病辨证]胃痛（胃阴不足，瘀血停滞）。

[治法]养血和胃，化瘀止痛。

[方宗]芍药甘草汤合丹参饮。

[处方]炒白芍15g，炙甘草15g，丹参15g，砂仁（后下）5g，香附15g，海螵蛸20g，炙鸡内金15g，生麦芽15g，炒麦芽15g，苏梗（后下）15g，连翘15g，酸枣仁15g，夜交藤15g，麦冬15g，五味子5g，生姜5g，

大枣5g。10剂,水煎服。

二诊:2018年4月2日。患者服药后胃脘部拘痛减轻,仍时有刺痛,位置固定,伴疲倦乏力,食后脘腹胀满,纳食欠佳,夜寐改善,大便略干。舌质淡暗,苔薄,脉细无力。自述近期血压升高,用药控制不理想。上方去夜交藤,加柏子仁15g,牛膝10g,沙参15g。10剂,水煎服。

三诊:2018年4月17日。患者胃脘部拘痛缓解,偶有刺痛,仍疲倦乏力,偶有劳累后汗出,纳可,食后脘腹胀满,夜寐尚可,大便干稀不调。舌质淡略暗,苔薄白,舌边略有齿痕,脉细。血压近期控制尚可。上方去苏梗、柏子仁,加生黄芪30g,仙茅10g,炒山药15g,炒白术10g。10剂,水煎服。

四诊:2018年4月30日。患者胃痛明显缓解,脘腹胀满、汗出减轻,乏力,口微干,不欲饮,纳可,寐安,大便略干,小便略黄。舌质淡,苔薄,舌边略有齿痕,脉缓。上方加生地黄20g。10剂,水煎服。

按语 患者胃脘部拘挛疼痛反复发作,虽无明显诱因,但常服用行气止痛胃药,耗伤肝胃之阴,阴血不足,日久瘀血内生,则见时有刺痛,位置固定;血瘀气滞,则见脘腹胀满,纳差,餐后胀甚;胃不和则卧不安,故见夜寐欠佳;舌质淡暗,苔少,脉细涩均为胃阴不足,瘀血停滞之象。治以养血和胃,化瘀止痛之法,以芍药甘草汤合丹参饮加减治疗。方中炒白芍、炙甘草相配伍,二药剂量相同,芍药酸苦微寒,益阴养血,炙甘草甘温,补中缓急,一酸一甘,合化为阴,使阴液恢复,筋脉得养,挛急得伸。如刘渡舟云:"二药相合,酸甘合化为阴,可以养血平肝,缓解筋脉拘挛,善治血脉拘急疼痛"。丹参活血化瘀,防止久病入络,香附疏肝理气止痛,砂仁温中化湿行气,三药合用还有丹参饮之意,具有活血化瘀止痛的作用;海螵蛸、鸡内金和胃制酸,消化积滞;生、炒麦芽健胃消食除胀;苏梗、连翘清热解毒,降逆和胃;酸枣仁、夜交藤、五味子宁心、安神、通络;麦冬益气养阴;姜枣为引,使诸药补而不滞,滋而不腻,活血而不伤阴,化瘀而不伤正。二诊考虑患者久虚久瘀气阴俱亏,继拟养血和胃,化瘀止痛法,去夜交藤,加柏子仁养心安神,润肠通便;牛膝活血化瘀,引血归经;沙参益气养阴。三诊瘀血渐消,正气尚虚,继守上方去苏梗、柏子仁,加生黄芪补益中气;白术健脾运脾;仙茅补益先天之本;炒山药补脾益肾,阴阳同调。四诊正气渐复,营阴不足,加生地黄清热凉血,养阴生津。

医案二

余某,女,56岁。初诊日期:2016年3月5日。

[主诉] 反复腹泻 6 年，加重 1 周。

[病史] 患者 6 年前饮用大量凉啤酒后出现腹泻，腹痛，口服藿香正气水后好转。此后反复腹泻，大便不成形，每日 3~4 次，偶有腹痛，吃凉或油腻食物后则加重。1 周前，进食凉物后上述症状加重，为进一步诊治就诊于我门诊。刻下：腹泻，大便不成形，每日 5~6 次，纳呆，倦怠乏力，舌淡苔白，脉沉细。平素性格急躁。肠镜：正常。胃镜：慢性浅表性胃炎，HP（+）。

[辨病辨证] 泄泻（脾胃虚弱）。

[治法] 健脾益气，温中补虚，化湿止泻。

[方宗] 参苓白术散合吴茱萸汤。

[处方] 党参 20g，炒白术 10g，茯苓 10g，炒山药 15g，炒薏苡仁 20g，土茯苓 25g，陈皮 15g，砂仁（后下）5g，炙甘草 10g，生姜 5g，大枣 5g。7 剂，水煎服。

二诊：2016 年 3 月 12 日。患者腹泻减轻，大便次数明显减少，每日 1~2 次，倦怠乏力缓解，食后恶心欲吐，偶有腹痛，便后疼痛缓解，舌淡苔白，脉沉细。上方加防风 15g，吴茱萸 5g。10 剂，水煎服。

治疗 1 个月余，告之诸症好转，大便成形，可以进食少量凉的食物。

按语 该患中年女性久病，致脾胃亏虚，运化无权，清浊不分，故腹泻，大便不成形，次数多；中焦虚寒，运化失常，则纳差，不敢进油腻、凉食物；脾胃亏虚不能运化水谷精微，气血生化乏源，故倦怠乏力，舌脉为脾胃虚弱之象。方中以参苓白术散健脾益气除湿，陈皮理气和胃，使补而不滞，合党参、白术、炙甘草、茯苓、大枣又有异功散之效；加土茯苓除湿止泻；加生姜温胃散寒。二诊加吴茱萸温运脾阳而止泻。合党参、生姜、大枣成吴茱萸汤以温中补虚，降逆止呕。如《伤寒论》曰："食谷欲呕，属阳明也，吴茱萸汤主之"，因呕吐不甚，故用量较小。加防风，取风性清扬，风能除湿，合白术、陈皮有痛泻要方之意。风药取风药疏肝理气，胜湿之用，祛风之药味多辛，性疏散，可疏肝理气，助脾健运，抑木扶土，从而肝气条达，脾胃升降之气，升者自升，降者自降，《丹溪心法》有言"气血冲和百病不生"，但应注意风药大多温燥易伤阴，胃阴不足不适宜应用。

医案三

苑某，女，24 岁。初诊：2020 年 7 月 7 日。

[主诉] 腹泻伴黏液脓血便反复发作 1 年。

[病史]患者1年前因进食生冷油腻食物后出现腹泻、黏液脓血便，经治疗病情好转，此后黏液脓血便反复出现，伴里急后重，食怕凉。服美沙拉嗪后出现过敏，其余西医治疗效果不良，病情渐加重，就诊于我处。刻下：腹泻伴黏液脓血便，每日5~6次，血色鲜艳，里急后重，肠鸣，食怕凉，烦躁，纳差，寐可，小便可。舌淡红，苔薄白，脉沉。2019年3月13日肠镜示"溃疡性结肠炎"。

[辨病辨证]久痢（脾阳虚衰，水湿内盛）。

[治法]温中健脾，利湿止泻。

[方宗]桃花汤合参苓白术散。

[处方]赤石脂10g，炮姜10g，党参10g，炒白术15g，炒白扁豆10g，炒山药15g，肉豆蔻15g，土茯苓50g，炒薏苡仁50g，木香5g，砂仁（后下）10g，防风15g，地榆炭20g，棕榈炭20g，生地黄20g，泽泻15g，生甘草10g，沙参15g，荆芥穗15g，荷叶15g，儿茶（包煎）5g，仙鹤草30g，佩兰（后下）5g，炒苍术15g，炙鸡内金15g，海螵蛸20g，醋延胡索15g，补骨脂15g，煅龙骨（先煎）35g，煅牡蛎（先煎）35g，草豆蔻15g，生姜10g，大枣5g。14剂，水煎服。

二诊：患者腹泻次数减少、便中脓血明显减少，以黏液为主，肠鸣好转，怕凉好转，烦躁好转，舌淡胖有齿痕，苔薄白，脉沉迟。上方减生地黄，赤石脂加至25g，炒山药加至30g，另加藿香（后下）5g，干姜5g。14剂，水煎服。

随诊，服药1个月后上症明显好转。

按语 患者饮食不节，过食寒凉，伤及脾胃，日久致脾肾阳虚，寒湿凝滞，而致滑脱不禁，故出现腹泻，黏液脓血便，伴有肠鸣，里急后重，怕食凉，纳差等症，故治以温中健脾，利湿止泻。《伤寒论》云："少阴病，下利，便脓血者，桃花汤主。"故以桃花汤合参苓白术散为主方加减治疗。方中赤石脂配伍炮姜温中涩肠止痢；党参配伍沙参既加强健脾之功，又不伤脾阴，润燥相济，相得益彰；党参、白术、土茯苓益气健脾渗湿为主；辅以山药、甘草、姜枣健脾益气；并用扁豆、薏苡仁、砂仁、苍术助白术、土茯苓以健脾渗湿；木香醒脾理气化湿；补骨脂合肉豆蔻为二神丸，配伍草豆蔻补脾益肾，涩肠止泻；佩兰醒脾除湿；龙骨、牡蛎收涩固肠；生地黄、泽泻补肾利小便以实大便；荷叶升清利湿；风能胜湿，加防风辛散，祛风利湿，与健脾药同用以祛湿止泻；醋延胡索理气止痛；鸡内金运脾消食，防诸药滞涩脾胃。对症治疗止血止泻以荆芥穗治风兼治血者；海螵蛸、儿茶收敛止血，收湿敛疮；仙鹤草收敛止血又可止泻；地榆炭凉血止血，解毒敛疮；棕榈炭药性平和，味苦而涩，为收敛止血之要药，广泛用于各种出血之证。二诊患者腹泻减轻，便中脓血明显减少，以黏液为主，故减生地黄，另增加赤石脂用量配伍干姜温中健脾，涩肠止痢；增加山药用量补脾益肾；加藿香以醒脾化湿。

医案四

李某，男，30岁，初诊：2004年7月3日。

[主诉] 腹痛，里急后重，泻下黏液脓血便时发时止3年余。

[病史] 患者3年前因饮食不当引起腹痛，腹泻，泻下赤白黏液，泻后腹痛减轻，自服氟哌酸、泻痢停3天后症状好转。此后每遇进食生冷或辛辣食物则泄泻，里急后重，并伴有黏液脓血便，腹痛隐隐。口服抗生素后可改善症状。其后下利时作时止，缠绵不愈。1年前因饮酒再次引起泄泻，泻下赤白黏液，里急后重伴腹痛、恶心、厌食等，症状加重。在我市某医院就诊，按"溃疡性结肠炎"治疗，静脉滴注氢化可的松及抗生素等对症处理后好转，此后长期口服强的松及柳氮磺吡啶治疗。用上述药物近半年病情好转，但患者逐渐出现食欲不振、恶心、呕吐、头痛等症状。查肝功能，提示肝损害，停用上述药物进行保肝治疗，并改服中药治疗。曾服参苓白术散、白头翁汤等处方，治疗3个月余仍不愈，后转入我院治疗。刻下：腹痛，喜温喜按，泻下黏液或黏液脓血便，1~2小时一次，便后痛减，里急后重，时发时止，伴口苦、咽干、纳呆，小腹坠胀，消瘦，手足不温，体倦乏力。舌红，苔白腻，脉弦滑。便常规：黏液脓血便，镜检见红细胞、巨噬细胞及脓细胞。电子结肠镜检查：结肠黏膜粗糙呈细颗粒状，弥漫性充血水肿，血管纹理模糊，质脆出血，有脓性分泌物；病变处见多发性糜烂及浅溃疡。

[辨病辨证] 休息痢（寒热错杂）。

[治法] 温清并用，调气行血。

[方宗] 乌梅丸。

[处方] 乌梅30g，细辛6g，干姜10g，当归15g，黄连10g，黄柏10g，附子10g，人参10g，川椒8g，补骨脂、五味子、炒白术、白芍各15g，吴茱萸6g，木香、枳实、甘草各12g，7剂，水煎服。

二诊：服用上药7剂后，患者症状减轻，饮食见好，腹痛明显缓解。大便每日3~4次，夹有赤白脓血，稍有里急后重，余无不适，舌脉同前。续服10剂。

三诊：服用上药 10 剂后，患者精神好，饮食正常，口苦，咽干等症状消失，大便日 2~3 次，夹少量赤白脓血，但仍有手足不温、体倦乏力，余无不适，舌红苔白，脉细。上方中加桂枝 12g，黄芪 40g，续服 15 剂。

四诊：服上药 15 剂后，患者精神佳，饮食睡眠均正常，大便每日 1~2 次，偶见少许白黏冻但无脓血，余无不适，续服三诊处方 15 剂。

五诊：服上药 15 剂后，精神佳，饮食睡眠正常，大便每日 1~2 次，无黏液及脓血，舌淡苔白，脉虚弱，改以参苓白术散加味：山药、炒薏苡仁、炒扁豆各 20g，白芍、陈皮、白术、砂仁、桔梗、赤石脂各 15g，人参 10g，黄芪 40g，茯苓、莲子心、甘草各 12g。续服 1 个月后。服药后各种症状均消失。再服参苓白术散合理中丸 3 个月，以巩固疗效。嘱其注意保暖，不适随诊。

随访至今病情无复发。

按语 本患者初因饮食不节而积滞于大肠，以致气血壅滞肠道，传化失司，脂膜血络损伤，腐败化为脓血而成痢疾。初始未彻底治愈，致下利日久。复因服西药损伤正气，致正虚邪恋，胃肠传导失司，故缠绵难愈，时发时止；阳虚生寒，则小腹坠胀，喜温喜按，手足不温。湿热留滞不去，病根未除，故感受外邪或饮食不当而诱发，发则便下脓血，里急后重，腹部疼痛，形成寒热错杂之久痢。故治以乌梅丸加减温清并用，调气行血，消补兼施之法，扶正祛邪。如《伤寒论类方》谓之为："治久痢之圣方也。"方中重用乌梅以涩肠止泻；黄连、黄柏清热燥湿而止痢；附子、干姜、川椒、细辛温肾暖脾；人参、当归补气行血；木香、枳实调气行滞；五味子酸温，固肾益气，涩精止泻；吴茱萸辛苦大热，温暖脾肾以散阴寒；补骨脂温肾暖脾，固涩止泻；白术健脾燥湿；白芍柔肝理脾，调和气血，而止泻痢腹痛。甘草甘平，益胃和中，调和诸药，与芍药相配，又能缓急而止腹痛。诸药相合，温中补虚，清热燥湿止痢。方中调气和血与柔肝理脾合用，"调气则后重自除，行血则便脓自愈"，肝脾调和则腹痛得平。同时合四神丸以增强温阳止痢功效，三诊加桂枝、黄芪以加强温阳补虚之力。待病情好转后，五诊肠中湿热已祛，症状以脾虚湿盛为主，又以参苓白术散，理中丸健脾益气，温中除湿，巩固疗效。最终获得痊愈。

医案五

姜某，女，60 岁。初诊日期：2016 年 2 月 2 日。

[主诉] 舌体疼痛伴右侧灼烧感 10 年前余，加重 1 年。

[病史] 患者 10 余年前无明显诱因出现舌体疼痛，时轻时重，常于食辛辣后加重，伴舌右侧灼烧感，舌强语塞，嘴角向右侧歪斜，进食困难，曾就诊于当地医院，诊断为"舌炎"，行中西药治疗后症状无好转。近 1 年来，情绪抑郁，右侧舌体红肿热痛症状明显加重，右侧舌体出现 1cm×1cm 大小溃疡面，面部萎缩，嘴角右侧歪斜，疼痛难忍，严重影响睡眠和进食。刻下：舌痛，呈灼烧样，嘴角歪斜，心烦，胃中热，口干，纳差，便秘，眠欠安。舌质红绛少苔，脉细。

[辨病辨证] 口疮（阴阳失衡，虚实夹杂）。

[治法] 滋阴清热，调和阴阳。

[方宗] 乌梅丸。

[处方] 乌梅 10g，细辛 5g，沙参 15g，当归 15g，炙鸡内金 20g，海螵蛸 15g，儿茶（单包）5g，藿香（后下）5g，生石膏（先煎）25g，焦栀子 10g，生地黄 15g，泽泻 10g，珍珠母（先煎）30g，桃仁 15g，火麻仁 20g，郁李仁 15g，杏仁 15g，生甘草 10g。10 剂，水煎服。

二诊：2016 年 2 月 18 日。患者舌痛症状明显减轻，舌体溃疡面基本愈合。偶反酸，寐可，大便略干，舌质红少苔，脉细。上方加煅瓦楞子（先煎）25g，玉竹 10g，玉米须 15g，知母 10g。10 剂，水煎服。

后随诊患者舌痛、舌疮痊愈，未复发。

按语 患者久病而致脾胃阴虚，阴阳失调，阴虚燥热，虚实夹杂。因脾胃阴虚为本，燥热为标，津液不能上承及下达则有口干，便秘，并伴心烦，胃热，反酸；虚火上炎，则有舌体红肿热痛，舌体溃疡，舌强语塞，嘴角向患侧歪斜。治以调和阴阳，滋阴清热。以乌梅丸为基础方加减治疗，其中乌梅味酸入肝可生津，又敛阴柔肝以制木，防木乘土；细辛芳香气浓以祛风止痛；当归补血活血；另加沙参养阴益胃生津；炙鸡内金运脾消食；海螵蛸制酸；儿茶生肌收湿敛疮；藿香芳香化浊；生石膏，焦栀清热除烦；生甘草清热解毒，补脾益气；生地黄清热养阴生津，合泽泻利水引热邪外出；珍珠母平肝潜阳安神；桃仁活血，合火麻仁、郁李仁、杏仁润肠通便。二诊上方加煅瓦楞子以制酸，加玉竹合沙参，生地黄取益胃汤养阴益胃生津之意，玉米须利尿以引邪外出，知母滋阴润燥。

《素问·至真要大论》："诸痛痒疮，皆属于心。"《辨舌指南·观舌总纲》："舌痹者，强而麻也，乃心绪烦忧，忧思暴怒，气凝痰火而成。"《灵枢·经脉》："是主脾所生病者，舌本痛。"《备急千金要方·舌论》："多食甘则舌根痛而外发落。"《医学摘粹·杂证要法》："舌之疼痛热肿专责君火之升炎"。《舌诊研究》："舌色红润，舌尖有突起小刺状，可疼痛，多见于失眠及夜间劳作之人。"《辨舌指南》指出"舌色鲜红，无苔点，舌底无津，舌面无液者，阴虚火炎也。"可见舌痛与多个脏腑相关，可因脾胃失调而发病。

乌梅丸来源于《伤寒论》，可缓肝调中，清上温下。寒热错杂形成的机理：肝为刚脏，内寄相火，心包亦有相火。相火者，辅君火以行事，随君火以游行全身。当肝寒时，阳气馁弱，肝失升发、舒达之性，则肝气郁。当然，这种肝郁，是因阳气馁弱而郁，自不同于情志不遂而肝气郁结者，此为实，彼为虚。既然阳气虚馁而肝郁，则肝中相火也不能随君游行于周身，亦为郁，相火郁则化热。这就是在阳气虚馁的脏寒基础上，又有相火内郁化热，因而形成了寒热错杂证，正如尤在泾所云："积阴之下，必有伏阳。"厥阴篇的本质是因肝阳虚而形成寒热错杂证，治之亦应在温肝的基础上调其寒热，寒热并用，燮理阴阳。所以乌梅丸中以附子、干姜、川椒、桂枝、细辛五味热药以温阳，益肝之用；人参益肝气，乌梅、当归补肝之体；连、柏泻其相火内郁之热，遂形成在补肝为主的基础上，寒热并调之方。所以，对应阴阳失调的口灼症，选用寒热并调之乌梅丸治疗。如《医宗金鉴》云："酸辛甘苦、寒热并用，故能解阴阳错杂，寒热混淆之邪也。"此正是李师以乌梅丸为底方另加余药治疗此病之意。

主要参考文献

1. 唐静雯. 唐祖宣伤寒论类方解 [M]. 北京：北京科学出版社，2017.

2. 李宇航. 伤寒论研读 [M]. 北京：中国中医药出版社，2016.

3. 段治钧. 胡希恕经方精义笔录 [M]. 北京：北京科学技术出版社，2017.

4. 蒋健，周华. 伤寒论汤证新解 [M]. 上海：上海科学技术出版社，2016.

5. 冯世纶，张长恩. 经方传真：胡希恕经方理论与实践 [M]. 2版. 北京：中国中医药出版社，2008.

6. 李庆业，高琳，王云阁，等. 汤头歌诀白话解 [M]. 北京：人民卫生出版社，2006.

7. 陈慎吾. 陈慎吾伤寒论讲义 [M]. 北京：中国中医药出版社，2008.

8. 胡希恕. 胡希恕伤寒论讲座 [M]. 北京：中国中医药出版社，2018.

9. 郑卫平，罗德轩，刘韧，等. 唐祖宣伤寒论解读 [M]. 北京：学苑出版社，2019.

10. 王国强，周仲瑛. 伤寒论浅注 [M]. 湖南：湖南科技出版社，2013.

11. 李培生. 伤寒论讲义 [M]. 上海：上海科学技术出版社，2018.

12. 姜建国. 姜建国伤寒论讲稿 [M]. 北京：人民卫生出版社，2016.

13. 陈慎吾，陈大启. 陈慎吾金匮要略讲义 [M]. 北京：中国中医药出版社，2017.

14. 秦伯未. 增补谦斋医学讲稿 [M]. 北京：中国医药科技出版社，2020.

15. 秦伯未. 金匮要略杂病浅说 [M]. 北京：中国医药科技出版社，2014.

16. 刘渡舟. 伤寒论十四讲 [M]. 北京：人民卫生出版社，2013.

17. 林慧光，杨士瀛医学全书. [M]. 北京：中国中医药出版社，2016.

18. 朱良春，廖正来. 汤头歌诀详解 [M]. 北京：中国中医药出版社，2020.

19. 李吉彦，沈会. 中医脾胃病临证思辨录 [M]. 北京：人民卫生出版社，2019.

20. 刘渡舟. 刘渡舟伤寒论讲稿 [M]. 北京：人民卫生出版社，2008.

21. 熊廖笙. 熊廖笙伤寒名案选新注 [M]. 北京：人民军医出版社，2008.

22. 李克绍. 伤寒百问 [M]. 北京：中国医药科技出版社，2018.

23. 刘渡舟. 金匮要略诠解 [M]. 北京：人民卫生出版社，2013.

24. 胡希恕. 胡希恕金匮要略讲座 [M]. 北京：中国中医药出版社，2018.

25. 刘渡舟. 伤寒论临证指要 [M]. 2 版. 北京：学苑出版社，2003.

26. 王绵之. 王绵之方剂学讲稿 [M]. 北京：人民卫生出版社，2005.

27. 张文选. 温病方证与杂病辨治 [M]. 北京：人民卫生出版社，2007.

28. 蒋健，周华. 伤寒论汤证新解 [M]. 上海：上海科学技术出版社，2000.

29. 李克绍. 伤寒解惑论 [M]. 北京：中国医药科技出版社，2018.

30. 陆渊雷. 伤寒论今释 [M]. 北京：学苑出版社，2011.

31. 李克绍. 李克绍医论医话 [M]. 北京：中国医药科技出版社，2018.

32. 余国俊. 中医师承实录 [M]. 北京：中国中医药出版社，2018.

33. 李士懋，田淑霄. 李士懋田淑霄医学全集 [M]. 北京：中国中医药出版社，2015.

34. 李嘉璞. 伤寒论临床辨略 [M]. 济南：山东科技出版社，1995.

35. 郝万山. 伤寒论讲稿 [M]. 北京：人民卫生出版社，2007.

36. 颜新. 孟河医派脾胃证治存真 [M]. 北京：中国中医药出版社，2019.

37. 李凯丽，赵立群. 《伤寒杂病论》水饮凌心证的辨证论治 [J]. 世界最新医学信息文摘，2019，19（6）：207-208.

38. 李福海，苏凤哲，冯玲. 路志正教授"风类"药应用心法 [J]. 环球中医药，2012，5（1）：47-49.

39. 覃堃，王辉，但文超，等. 何庆勇运用泽泻汤的经验 [J]. 世界中西医结合杂志，2019，14（5）：636-638.

40. 许生，黄笛，夏娟娟，等. 基于"水郁折之"探析《伤寒论》水郁治法 [J]. 中医学报，2020，35（7）：1408-1411.

41. 谷丙亚. 含茵陈方剂在黄疸病中的应用 [J]. 中医学报，2016，31（3）：416-418.